伏牛山药用植物志

第三卷

尹卫平　王忠东等　著

林瑞超　主审

本书承河南科技大学学术著作出版基金资助

科学出版社

北　京

内 容 简 介

　　《伏牛山药用植物志》是中国中原地区植物的总信息库和基础性科学资料,它主要记载了伏牛山地区药用植物的种类和分布情况,共分7卷。本卷是继第二卷伏牛山区大宗药材和常用药材篇的继续,与第一卷和第二卷的各论衔接,列为第三卷。本卷收载了伏牛山地区分布的常用药材共91种,编写顺序统一按照中文笔画排列。编写者根据多年该地区的植物志资料和大量的文献调查,加上作者近年的实地考察详情汇总编著而成。书中的每个药用植物的描述包括:药材名称,汉语拼音,英语名称,概述,商品名,别名(药材的别名),基原(包括拉丁名,伏牛山区主产的品种),原植物(基原中收载的植物),药材性状,种质来源,生长习性及基地自然条件(只描述适合本品种生长的土壤情况,或本品种生长的土壤类型),种植方法(包括种植繁育标准和病虫害防治),采收加工(包括分级标准),化学成分,鉴别与含量测定,附注(收载一些伏牛山区分布的同类药用植物)和主要参考文献。本卷所述材料丰富,内容翔实,有重要的科学价值和实用价值。

　　本书是一个具有高度综合性利用价值的数据库,可作为相关学科的研究生和科技工作者的参考书。

图书在版编目(CIP)数据

伏牛山药用植物志. 第3卷/尹卫平等著. —北京:科学出版社,2011
 ISBN 978-7-03-030966-2

Ⅰ.①伏… Ⅱ.①尹… Ⅲ.①药用植物-植物志-河南省 Ⅳ.①Q949.95

中国版本图书馆 CIP 数据核字(2011)第 079528 号

责任编辑:张会格 王 玥/责任校对:林青梅
责任印制:钱玉芬/封面设计:陈 敬

科 学 出 版 社 出版
北京东黄城根北街 16 号
邮政编码:100717
http://www.sciencep.com

强 击 印 刷 厂 印刷
科学出版社发行 各地新华书店经销

*

2011年5月第 一 版　　开本:787×1092 1/16
2011年5月第一次印刷　　印张:24
印数:1—800　　　　　　字数:580 000

定价:98.00 元
(如有印装质量问题,我社负责调换)

前　言

　　《伏牛山药用植物志》（第三卷）是《伏牛山药用植物志》（第二卷）大宗药材和常用药材篇的继续。本卷收载品种包括寄生草本、蕨类植物、裸子植物和被子植物91种。本卷编排仍以各论叙述形式，编写顺序统一按照笔画排列。编写内容除药材名称，概述，植物形态、生态环境、产地分布、药用部位、药材性状、种质来源，生长习性及基地条件、种植方法、采收加工，商品等级外，还尽可能地收载了各种药用植物的化学成分、含量测定，药理作用等最新研究内容。

　　基于伏牛山药用植物和相关中药材资源调查研究，涉及植物药，是一项复杂的系统研究工程，涉及学科多，难度大，周期长，需要多部门、多行业、多学科、多层次、多方位互相配合，分工协作，共同努力。因此本书在撰写过程中，始终聚焦在以下三个方面。

　　1　　促进加强伏牛山植物药或中药材质量标准规范化的研究

　　植物药和中药材质量标准的规范化研究是中药复方药物标准化研究的基础和先决条件。

　　2　　促进伏牛山绿色植物药材生产与中药资源的可持续发展

　　绿色中药材（green crude drug）必须保证是无污染的、农药残留和重金属含量应在十分安全的范围内，药效物质基础的含量稳定、可靠，并有严格的质量标准加以控制。因此本卷在采收加工项中，均增添了对药材植物的环境、安全要求。另外，中药材特别是野生药材，由于受到价格和市场的影响，常易招致资源产生毁灭性的破坏，因此必须积极采取引种、栽培、种质保存、宏观调控等一系列挽救、研究及合理利用等综合措施。

　　3　　研究开发伏牛山药用植物，目的在于促进中药研究的现代化，参与国际市场的竞争。

　　这部著作的前三卷，内容涵盖了伏牛山产道地药材、大宗常用药材共241种。本卷共58万字。其中尹卫平撰写前言并负责统稿等。周惠云13万字、陈雅维10万字、刘普13万字、李国芝10万字、张延萍12万字。最后由尹卫平教授、王忠东教授定稿，林瑞超教授主审，在此表示感谢。

　　另外本书编写时间仓促，加上作者经验和水平所限，尤其还有更多研究工作有待深入研究探讨，所以书中难免有疏漏和不妥之处，欢迎读者批评指正。在此对支持本书的出版作出贡献的所有人员，包括所有主要参考文献的作者表示深切的谢意！

著者

2011年3月

目　录

刀豆

Daodou

SEMEN CANAVACIE

【概述】刀豆是伏牛山常用中药材，刀豆始载于《本草纲目》，列于谷部菽豆类。李时珍云："刀豆本草失载，惟近时小书载其暖而补元阳也。又有人病后呃逆不止，声闻邻家。或令取刀豆子烧存性，白汤调服二钱即止……刀豆人多种之。三月下种，蔓生引一二丈，叶如豇豆叶而稍长大，五六七月开紫花如蛾形。结荚，长者近尺，微似皂荚，扁而剑脊，三棱宛然……老则收子，子大如拇指头，淡红色。"刀豆原产美洲热带地区，我国全国各地均有栽培，主产于广东、湖南、湖北、江苏、浙江、安徽、四川、陕西等地。刀豆味甘，性温，归胃、大肠、肾经，温中，下气，益肾，可用于治疗虚寒呃逆呕吐，肾虚腰痛。《本草纲目》记载刀豆能"温中下气，利肠胃，止呃逆，益肾补元"。《中药材手册》称刀豆具有"补肾，散寒，下气，利肠胃，止呕吐。治肾气虚损，肠胃不和，呕逆，腹胀，吐泻"的功效。

药材刀豆是豆科刀豆属一年生缠绕性草本植物刀豆 *Canavalia gladiata*（Jarq.）DC. 的种子。刀豆既可以作为食品，同时也是一种常见的中药。刀豆的果实和嫩荚果也可以食用，具有较高的营养和食疗价值。刀豆含有尿毒酶、血细胞凝集素、刀豆氨酸等。近年来，又在嫩荚中发现刀豆赤霉Ⅰ和Ⅱ等，有治疗肝性昏迷和抗癌的作用。刀豆对人体镇静也有很好的作用，可以增强大脑皮质的抑制过程，使神志清晰，精力充沛。

刀豆的同属植物洋刀豆 *Canavalia ensiformis*（L.）DC. 的种子也可以作为"刀豆"使用。

刀豆在整个伏牛山区均有栽培。

【商品名】刀豆

【别名】挟剑豆、野刀板藤、葛豆、刀豆角、大弋豆、关刀豆、刀巴豆、马刀豆、梅豆、大刀豆、刀鞘豆

【基原】本品为豆科植物刀豆 *Canavalia gladiata*（Jarq.）DC. 的种子。

【原植物】一年生缠绕草质藤本，长达 3m。茎无毛。三出复叶；叶柄长 7～15cm；顶生小叶宽卵形，长 8～20cm，宽 5～16cm，先端渐尖或急尖，基部阔楔形，侧生小叶偏斜，基部圆形；具短柄；托叶细小。总状花序腋生，花疏，有短梗；苞片卵形，早落；花萼钟状，萼管长约 1.5cm，二唇形，上萼 2 裂片大而长，下唇 3 裂片小而不明显；花冠蝶形，淡红色或淡紫色，长 3～4cm，旗瓣圆形，翼瓣较短，约与龙骨瓣等长，龙骨瓣弯曲；雄蕊 10，连合为单体，对着旗瓣的 1 枚基部稍离生，花药同型；子房具短柄，被毛。荚果大而扁，长 10～30cm，直径 3～5cm，被伏生短细毛，边缘有隆脊，先端弯曲成钩状；种子 10～14 颗，长约 3.5cm，宽约 2cm，厚达 1.5cm，种皮粉红色或红色，种脐约占种子全长的 3/4，扁平而光滑，花期 6～7 月。果期 8～10 月。

【药材性状】种子扁卵形或扁肾形，长 2～3.5cm，宽 1～2cm，厚 0.5～1.5cm。表面淡红色、红紫色或黄褐色，少数类白色或紫黑色，略有光泽，微皱缩，边缘具灰褐色种脐，长约为种子的 3/4，宽约 2mm，其上有类白色膜片状珠柄残余，近种脐的一端有凹点状珠孔，另端有深色的合点，合点与种脐间有隆起的种脊。质硬，难破碎。种皮革质，内表面棕绿色，平滑，子叶黄白色，胚根位于珠孔一端，歪向一侧。气微，味淡，嚼之具豆腥气。

【种质来源】栽培

【生长习性及基地自然条件】刀豆喜温暖，不耐寒霜。对土壤要求不严，在土壤 pH 5.0～7.5 均能正常生长，但以 pH 5～6、土层深厚、排水良好、肥沃疏松的砂壤土或黏壤土为佳。若在重黏土或水渍地直播，种子不易出苗且易烂种。

【种植方法】

一、立地条件

选择排水良好、土层深厚、肥沃疏松的田块作苗床，用人粪尿和适量过磷酸钙作基肥，翻耕整平后筑畦，畦宽 130～150cm。

二、繁殖方法

1. 种子繁殖

播种前要选种，宜选粒大、饱满、大小均匀、无机械损伤或虫咬伤的籽粒作种，并预先在太阳下晒 1～2d。播种采用穴播，行株距 15cm×13cm 左右，每穴点播 1 粒种子，种子种脐向下，以利吸收水分。播后先盖细土 2～3cm，再盖一层谷糠，以利发芽和子叶出土（低温天气加盖塑料薄膜，保温保湿），并注意勿多浇水，以免烂种。

播种后，一般 7～10d 后出苗，幼苗有 2 片真叶时即可移栽定植。定植田块先深翻做垄，打穴，每亩①用腐熟栏肥 1300～1500kg，深施穴内，并浇施人粪尿。

2. 移栽

采用直播或育苗移栽两种方式均可。刀豆作为大面积高产栽培则以育苗移栽为好。育苗移栽不仅能提早播种时间，延长生长期，且比直播高产。刀豆种子发芽最低温度为 15℃，根据情况，育苗移栽一般在 3 月下旬至 4 月上旬，土壤温度稳定在 15℃时进行播种。

三、田间管理

1. 插杆搭架引蔓

蔓生刀豆在苗高 30～40cm，茎蔓顶端弯曲扭转时，及时搭架插杆引蔓。架高要求在 200cm 以上，以便于进出采摘，架材宜用坚固木料，以防倒塌，主架上要另铺竹木杆或用绳子纵横相连。插杆长应在 200cm 以上，以便引蔓上架，待茎蔓上架稳定后，

———————————

① 1 亩≈666.7m²，后同。

可撤去插杆。

2. 肥水管理

刀豆开花前不宜多浇水，要注意中耕保墒，以防落花落荚。4 叶期结合中耕除草，每亩用复混肥 25～30kg 进行第 1 次追肥。坐荚后第 2 次追肥，以磷、钾肥为主，一般每亩用过磷酸钙 15kg、氯化钾 10kg，同时注意经常浇水，保证充足的水分。在结荚盛期视情况追施 2 或 3 次叶面肥；结荚中后期以氮、磷、钾配合追肥 1 或 2 次，以防早衰延长结荚期。开花结荚期还应适当摘除侧蔓或进行摘心、疏叶，以利提高结荚率。

四、病虫害防治

刀豆抗逆性强，常见的病虫害主要有根腐病、蚜虫和斑螯等。根腐病可用 70％托布津或 50％多菌灵 500～600 倍液浇根防治。蚜虫可用灭扫利乳油 3000 倍液或吡虫啉乳油 2500 倍液喷雾防治。斑螯可在早晨露水未干不能飞动时，戴手套捕捉，用开水烫死，晒干供药用。

【采收加工】9～11 月摘取成熟荚果，晒干，剥取种子。

环境、安全要求：农药、化肥等的使用必须符合国家的相关规定，不得污染环境。

【化学成分】刀豆种子含蛋白质 28.75％，淀粉 37.2％，可溶性糖 7.50％，类脂物 1.36％，纤维 6.10％及灰分 1.90％。还含有刀豆氨酸（canavanine），刀豆四胺（canavalmine），γ-胍氧基丙胺（γ-guanidinooxyproprlamine），氨丙基刀豆四胺（aminopropylcanavalmine）和氨丁基刀豆四胺（aminobutylcanavalmine）（Matsuzaki et al., 1990）。种子中还含刀豆球蛋白 A（concanavaline A）和凝集素（agglutinin）（Kojima et al., 1991；Wong and Ng 2005）。

【鉴别】

1. 显微鉴别

刀豆种皮横切面：表皮为 1 列栅状细胞，种脐部位则为 2 列，长 170～272μm，宽 14～26μm，壁自内向外增厚，外缘有 1 条光辉带。表皮下为 2～6 列支柱细胞，种脐部位列数更多，呈哑铃状，长 60～172μm，宽 34～63μm，缢缩部宽 12～24μm，壁厚 1.7～5μm。其下为 10 余列薄壁细胞，内侧细胞呈颓废状。种皮下方为 1 至数列类方形或多角形胚乳细胞。种脐部位栅状细胞外侧有种阜，细胞类圆形，不规则长柱形，壁较厚；内侧具管胞岛，椭圆形，壁网状增厚，其二侧为星状组织，细胞星芒状，有大型的细胞间隙。

2. 理化鉴别

取样品粗粉 0.5g，加 70％乙醇 7ml，沸水浴 20min，放冷过滤，滤液浓缩至 0.2ml，吸取 20μl，点样于硅胶 G 1％CMC 薄层板上，以正丁醇-乙酸-水（3：1：1）展开，晾干。以 1％茚三酮试剂喷雾后，于 105℃烤 5min，可见紫红色斑点（检查氨基酸）。

【附注】

洋 刀 豆

Yangdaodou

SEMEN CANAVALIAE ENSIFORMIS

【概述】洋刀豆 *Canavalia* ensiformis（L.）DC. 和刀豆 *Canavalia gladiata* (Jarq.）DC. 是同属植物，其种子也作药材"刀豆"用。和刀豆一样在伏牛山区均有分布。

【商品名】刀豆

【别名】挟剑豆、野刀板藤、葛豆、刀豆角、大弋豆、关刀豆、刀巴豆、马刀豆、梅豆、大刀豆、刀鞘豆

【基原】为豆科植物洋刀豆 *Canavalia ensiformis*（L.）DC. 的种子。

【原植物】直立或半直立草本或亚灌木，高 60～100cm。植株初时被白毛、短伏毛，渐变无毛。三出复叶；小叶斜卵状长圆形或椭圆形，长 8～19cm，宽 7～9cm，先端急尖或渐尖，并有细尖头；基部楔形或圆楔形，侧生小叶偏斜。总状花序长 25～38cm，近基部开始有花；花序轴有密集、肉质、隆起的节；小苞片着生于萼基部，鳞片状；花冠紫色，蝶形，长 25mm；子房近无柄，被白色短柔毛，花柱无毛。荚果长 20～35cm，宽 2.5～4cm，果瓣厚革质；种子 10～14 颗，椭圆形，略扁，长达 3cm，宽约 2cm，种皮白色，种脐约为种子的 1/2。花期 6 月，果期 8 月。

【药材性状】种子表面白色或类白色，种脐长约为种子的 1/2。均以粒大、饱满、色淡红者为佳。

【种质来源】本地栽培

【生长习性及基地自然条件】喜温暖，不耐寒霜。对土壤要求不严，但以排水良好而疏松的砂壤土栽培为好。

【种植方法】同刀豆

【采收加工】9～11 月摘取成熟荚果，晒干，剥取种子。

环境、安全要求：农药、化肥等的使用必须符合国家的相关规定，不得污染环境。

【化学成分】洋刀豆种子含淀粉 50%，蛋白质 31.00%～31.54%，脂质 3.48%～4.14%，纤维 8.44%～9.24%，灰分 2.85%～3.04%，总糖 2.48%～2.75% 及还原糖 0.26%～0.40%。种子脱脂后经分析含油酸（oleic acid）、亚油酸（linoleic acid）、亚麻酸（linolenic acid）等脂肪酸，而不皂化部含羽扇豆醇（lupeol）、豆甾醇（stigmasterol）和 β-谷甾醇（β-sitosterol）。种子还含皂苷，即羽扇豆醇-3-O-β-D-吡喃木糖基（1→4)-O-β-D-吡喃葡萄糖苷 [lupeol-3-O-β-D-xylopyranosyl（1→4）-O-β-D-glucopyranoside]，刀豆球蛋白 B（concanavaline B），L-刀豆氨酸及刀豆毒素（canatoxin）。叶中含芸香苷（rutin）和槲皮苷（quercitrin）。

【鉴别】同刀豆

【主要参考文献】

李宁，李铣，冯志国等. 2007. 刀豆的化学成分. 沈阳药科大学学报，24 (11)：676～678

梅晓青，林伟群. 2002. 刀豆栽培技术. 上海蔬菜，(4)：21，22

Kojima K, Ogawa H, Seno N et al. 1991. Purification and characterization of *Canavalia gladiata* agglutinin. Carbohydrate Research, 213 (25)：275～282

Matsuzaki S, Hamana K, Okada M et al. 1990. Aliphatic pentaamines found in *Canavalia gladiata*. Phytochemistry, 29 (4)：1311, 1312

Wong J H, Ng T B. 2005. Isolation and characterization of a glucose/mannose/Rhamnose-specific lectin from the knife bean *Canavalia gladiata*. Archives of Biochemistry and Biophysics，439 (1)：91～98

十 大 功 劳
Shidagonglao
CAULIS MAHONIAE

【概述】本品为伏牛山大宗药材。十大功劳，自古就有异物同名问题，《本经逢原》和《本草纲目拾遗》述及的十大功劳是冬青科植物枸骨。《植物名实图考》卷三十八木类有两种十大功劳，与前者不同，其一："十大功劳，生广信。丛生，硬茎直黑，对叶排比，光泽而劲，锯齿如刺，梢端生长须数茎，结小实似鱼子兰。"；其二："十大功劳，叶细长，齿短无刺，开花成簇，亦如鱼子兰。"前者为阔叶十大功劳，后者较近细叶十大功劳。十大功劳性苦、寒。归肝、胃、大肠经。现代做药用的是十大功劳的根、茎和叶。十大功劳叶：滋阴清热。主治肺结核，感冒；根、茎：清热解毒。主治细菌性痢疾，急性肠胃炎，传染性肝炎，肺炎，肺结核，支气管炎，咽喉肿痛。外用治眼结膜炎，痈疖肿毒，烧、烫伤。十大功劳在我国大约有 40 种，伏牛山产 2 种，为阔叶十大功劳和十大功劳。

【商品名】十大功劳

【别名】黄天竹、土黄柏、刺黄芩、猫儿刺、土黄连、八角刺、刺黄柏、木黄连、竹叶黄连、鼠不爬、羊角莲、老鼠黄

【基原】本品为小檗科植物阔叶十大功劳 *Mahonia bealei* (Fort.) Carr. 或细叶十大功劳 *Mahonia fortunei* (Lindl.) Fedde 的干燥茎。

【原植物】常绿灌木，高达 2m。全株无毛。奇数羽状复叶，长 8～23cm；小叶 3～9 片，革质，矩圆状披针形，长 8～12cm，宽 1.2～1.9m，

细叶十大功劳：常绿灌木，高达 2m。根和茎断面黄色，叶苦。一回羽状复叶互生，长 15～30cm；小叶 3～9 片，革质，披针形，长 5～12cm，宽 1～2.5cm，侧生小叶片等长，顶生小叶最大，均无柄，先端急尖或渐尖，基部狭楔形，边缘有 6～13 刺状锐齿；托叶细小，外形。总状花序直立，4～8 个簇生；萼片 9，3 轮；花瓣黄色，6 枚，2 轮；花梗长 1～4mm。浆果圆形或长圆形，长 4～6mm，蓝黑色，有白粉。花期 7～10 月。

阔叶十大功劳：常绿灌木，高 1～4m。茎表面土黄色或褐色，粗糙，断面黄色。羽

状复叶互生，厚革质，具柄，基部扩大包茎，奇数羽状复叶，长 25～40cm，叶柄基部扁宽抱茎；小叶 7～15 片，广卵形至卵状椭圆形，长 3～14cm，宽 2～8cm，先端渐尖成刺齿，边缘反卷，每侧有 2～7 枚大刺齿。总状花序粗壮，丛生于枝顶；苞片小，密生；萼片 9，排成 3 轮，花瓣 6，淡黄色，先端 2 浅裂，近基部内面有 2 蜜腺；雄蕊 6；子房上位，1 室。浆果卵圆形，熟时蓝黑色，有白粉。花期 3～4 月，果期 10～11 月。

【药材性状】本品为不规则的块片，大小不等。外表面灰黄色至棕褐色，有明显的纵沟纹及横向细裂纹，有的外皮较光滑，有光泽，或有叶柄残基。质硬，切面皮部薄，棕褐色，木部黄色，可见数个同心性环纹及排列紧密的放射状纹理，髓部色较深。气微，味苦。

【种质来源】本地野生或栽培

【生长习性及基地自然条件】十大功劳属于暖温带植物，具有较强的抗寒能力，当冬季气温降到 0℃ 以下时虽然落叶，但茎秆不会受冻死亡，春暖后可萌发新叶。不耐暑热，在高温下不但生长停止，叶片也会干尖。它们在原产地多生长在阴湿峡谷和森林下面，属阴性植物。喜排水良好的酸性腐殖土，极不耐碱，较耐旱，怕水涝，在干燥的空气中生长不良。

【种植方法】

一、立地条件

选择疏松肥沃的沙质土壤或冲积土。整地作畦 0.067hm²。施足农家基肥 1500kg 左右。畦宽 150cm，常根据种子的多少而定。

二、繁殖方法

繁殖方法分为种子繁殖、扦插繁殖、分株繁殖和移栽四种。

1. 种子繁殖

果实在 11 月下旬成熟，12 月采果，先不要脱粒，把它们堆积起来，过一段时间后熟，再搓去果皮，把种子掏干净，阴干后与湿沙混合贮藏过冬。

种子采收后，需要用湿沙贮藏，放在一定的容器中或挖坑处理。贮藏到第二年 3～4 月开始播种。在作好的育苗畦上开成浅沟，沟距 25cm、沟深 7cm，把种子均匀播入沟内，轻轻覆土。也有的地方采取穴播。穴距 20cm 左右。每穴撒种子 4 粒左右，覆土 6cm 左右，每 67m² 播种量 20kg。穴播节省种子。播种后保持土壤湿润，2 周左右的时间即能出苗。

2. 扦插繁殖

露地扦插应在 3 月下旬进行，选冬季落叶的健壮茎秆作插穗，按 15cm 一段截开，插入疏松的沙土中，入土深 10cm，并搭设苇帘遮阴。在北方应在 6～7 月选嫩枝扦插，插条长 10～12cm，保留先端 1 个复叶，将复叶先端的小叶剪掉。只留基部 2 枚小叶并将其剪掉 1/2，用素沙土插入大花盆中，入土深 5cm。遮阴养护，立秋后可长出新根，入冬前分苗上盆，然后移入温室越冬。

3. 分株繁殖

十大功劳的茎秆呈丛状直立向上生长，分枝力弱，扦插繁殖时需截秆采条，使母株暂时无法观赏，因此多结合翻盆换土，把整丛植株分开来，上盆栽种，成活后对原有茎秆进行短截，促使根系萌发新的根蘖条而形成新的株丛。

4. 移栽

苗需要在育苗床培育 2～3 年后可移栽，一般选择每年的 3～4 月移栽，干旱半干旱地区秋天 9～10 月移栽为好。栽植前把幼苗挖出来，并且剪去一部分叶子，减少蒸发面积，整好地，作成 130cm 的畦，畦长根据苗的多少和地形具体确定。行株距各按 30cm 挖坑栽一株，填土踏实至地面平，浇定根水，水渗后再覆盖一层隔墒土。

三、田间管理

十大功劳性强健，在南方可栽在园林中观赏树木的下面或建筑物的北侧，也可栽在风景区山坡的阴面，地面勿积水。不需要灌溉和追肥，生长 2～3 年后可进行一次平茬。让它们萌发新茎秆和新叶来更新老的株形，如不平茬，老叶黄尖但不能脱落，新叶长不出来，相当难看。育苗床没有出苗前，保持土壤湿润，育苗床见草即拔，干旱时不下雨要适当浇水。移栽后，每年要除草，追肥 2 或 3 次，冬季要修剪树形，去掉残枝。

【采收加工】十大功劳栽植 4～5 年即可收获，果实成熟后呈蓝绿色，采摘果子，砍茎秆。叶子全年都可采用，晒干，在每年秋冬挖根，晒干或供备用。

环境、安全要求：农药、化肥等的使用必须符合国家的相关规定，不得污染环境。

【化学成分】

1) 生物碱类：小檗碱、掌叶防己碱（palmatine）、药根碱（jatrorrhizine）、木兰碱（magnoflorine）（董雷，2008）。

2) 挥发油类：2-庚烯醛（2-heptenal）、(6-甲基)-6-已烯-2-酮 [(6-methyl)-6-hexene-2-ketone]、罗丁醇（rhodin alcohol）、桉油醇（eucalyptusoil alcohol）、1,1-二乙氧基己烷（1,1-diethoxy-hexane）、沉香醇（linalool）、樟脑（camphor）、顺式-13-十八烯酮、异龙脑（isoborneol）、(R)-4-甲基-1-(1-甲基) 乙基-3-环己烯-1-醇 [R-4-methyl-1-(1-methyl)-ethyl-3-cyclohexene-1-ol]、环柠檬醛（cyclocitral），异环柠檬醛（heterocyclocitral）、1-(2-呋喃基) 环己酮 [1-(2-furyl)-cyclohe-xanone]、3,7-二甲基-7-石蜡烯醛（3,7-dimethyl-7-olefinealdehyde）、1- [(2,6,6-三甲基)-1,3-环己二烯-1-酮]-2-1- [1-(2,6,6-trimethyl)-1,3-cyclohexadiene-1-ketone]、4-(2,6,6-三甲基-2-环己烯)-3-丁烯-2-酮 [4-(2,6,6-trimethyl-2-cyclohexene)-3-butene-2-ketone]、 (反)-香叶基丙酮（anti-geranyl acetone）、4-(2,6,6-三甲基-1-环己烯基)-3-丁烯-2-酮 [4-(2,6,6-trimethyl-1-cyclohexene)-3-butene-2-ketone]、石竹烯氧化物（caryophyllene oxide）、6,10,14-三甲基-2-十五烷酮（6,10,14-trimethyl-2-pentadecanone）、6,10,14-三甲基-5,9,13-十五烷三烯-2-酮（6,10,14-trimethyl-5,9,13- trialkylene-2-ketone）、13-甲基十五烷酸甲酯（13-methyl pentadecanoic acid methyl ester）、十六烷酸乙酯（hexadecanoic acid ethyl ester）（董雷和牟凤辉，2008）。

【鉴别与含量测定】

一、鉴别

1. 显微鉴别

　　1) 阔叶十大功劳。茎横切面：表皮细胞 1 列外被角质层，皮层分布众多纤维束。中柱鞘部位纤维束呈环状排列，木化。维管束外韧型，韧皮部约占 1/3；形成层成环，射线细胞 1~3 列，髓部大，约占直径的 1/2，细胞壁木化。本品薄壁细胞含众多淀粉粒，有的含草酸钙结晶。

　　2) 细叶十大功劳。茎横切面与阔叶十大功劳茎极为相似，仅皮层纤维束较少。中柱鞘部纤维束排列成断续环状。草酸钙结晶偶见。

2. 理化鉴别

　　1) 取本品粉末 0.1g，加 1% HCl 5ml，水浴温浸 15min，过滤，滤液加碘化铋钾试剂数滴生成橙红色沉淀（检查生物碱）。

　　2) 取本品粉末 0.3g，加甲醇 5ml，超声处理 15min，过滤，滤液加甲醇至约 5ml，作为供试品溶液。另取盐酸小檗碱对照品、盐酸巴马汀对照品、盐酸药根碱对照品，加甲醇制成每毫升各含 0.5mg 的混合溶液，作为对照品溶液。照药典薄层色谱法（附录 Ⅵ B）试验，吸取上述两种溶液各 1μl，分别点于同一硅胶 G 薄层板上，以苯-乙酸乙酯-甲醇-异丙醇-浓氨试液（6:3:1.5:1.5:0.5）为展开剂，置氨蒸气饱和的展开缸内，展开，取出。晾干，置紫外光灯（365nm）下检视。供试品色谱中，在与对照品色谱相应的位置上，出现三个相同的黄色荧光斑点。

二、含量测定

　　1) 色谱条件与系统适用性试验。以十八烷基硅烷键合硅胶为填充剂；以乙腈-0.05mol/L 磷酸二氢钾缓冲液（用磷酸调 pH 至 3.0）（30:70）为流动相；检测波长为 265nm。理论板数按盐酸小檗碱峰计算应不低于 5000。

　　2) 对照品溶液的制备。精密称取盐酸小檗碱对照品适量，加乙腈-水（3:7）混合溶液制成每毫升含 20μg 的溶液，即得。

　　3) 供试品溶液的制备。取本品粗粉 0.25g，精密称定，精密加入盐酸-甲醇（1:100）混合溶液 50ml，称定重量，冷浸 30min，超声处理（功率 500W，频率 40kHz）45min，放至室温，再称定重量，用盐酸-甲醇（1:100）混合溶液补足减失的重量，摇匀，过滤，弃去初滤液，精密量取续滤液 5ml，蒸干，残渣加乙腈-水（3:7）混合溶液使溶解，转移至 5ml 量瓶中并稀释至刻度，摇匀，过滤，取续滤液，即得。

　　4) 测定法。分别精密吸取对照品溶液与供试品溶液各 10μl，注入液相色谱仪，测定，即得。

　　本品按干燥品计算，含盐酸小檗碱（$C_2OH_{17}NO_4 \cdot HCl$）不得少于 0.20%。

【主要参考文献】

董雷，牟凤辉. 2008. 阔叶十大功劳叶挥发油成分 GC-MS 分析. 特产研究，01：20~22

千 金 藤
Qianjinteng
RADIX STEPHANIAE

【概述】本品为伏牛山大宗药材。千金藤始载于《本草拾遗》："千金藤，有数种，南北名目不同，大略主疗相似，或是皆近于藤。生北地者，根大如指，色如漆；生南土者，黄赤如细辛。舒、庐间有一种藤似木蓼，又有鸟虎藤、绕树、冬青，亦名千金藤。又山林间有草生，叶头有瘿子，似鹤膝，叶如柳，亦名千金藤。又一种似荷叶，只钱许大，亦呼为千金藤，一名古藤，主痢及小儿大腹。千金者，以贵为名，岂俱一物，亦状异而功名同。南北所用，若取的称，未知孰是。其中有草，今并入木部，草部亦重载也。"千金藤性苦、辛，寒。清热解毒，利尿消肿，祛风止痛。用于咽喉肿痛，牙痛，胃痛，水肿，脚气，尿急尿痛，小便不利，外阴湿疹，风湿关节痛；外用治跌打损伤，毒蛇咬伤，痈肿疮疖。我国有15种，河南有4种，伏牛山产有千金藤和华千金藤两种。产于河南大别山、桐柏山和伏牛山南部；生于山坡、溪畔或路旁。

【商品名】千金藤

【别名】小青藤、铁板膏药、金线钓乌龟、粉防己、公老鼠藤、野桃草、爆竹消、金线吊青蛙、朝天药膏、合钹草、土番薯、野薯藤、金盆寒药、山乌龟

【基原】为防己科千金藤属植物千金藤 *Stephania japonica* (Thunb.) Miers. 以根或藤茎入药。

【原植物】木质藤本，长4~5m。全株无毛。小枝有细纵条纹。叶宽卵形或卵形，长4~8cm，宽3~7.5cm，先端钝，基部圆形、近截形或微心脏形，全缘，背面通常粉白色，掌状脉7~9条；叶柄长5~8cm。花序伞状或聚伞状，腋生；总花梗长2.5~4cm；花小，淡绿色，有梗；雄花萼片6~8个，花瓣3~5个；雌花萼片与花瓣均为3~5个，花柱3~6裂，外弯。核果近球形，直径约6mm，红色。花期5月；果熟期8~9月。

【种质来源】本地野生

【采收加工】7~8月采收茎叶，晒干，9~10月挖根，洗净晒干。

【化学成分】二氢巴马亭（dihydropalmatine）、巴马亭（palmatine）、4-紫堇酚碱（4-corydalmine）、去氢紫堇单酚碱（dehydrocorydalmine）、次表千金藤碱（hypo-epistephanine）、千金藤福灵（stepholine）、千金藤醇灵（stephanoline）、高千金藤醇灵（homostephanoline）、轮环藤酚碱（cyclanoline）、迈它千金藤碱（metaphanine）、原千金藤碱（protostephanine）、表千金藤碱（epistephanine）、千金藤碱（stephanine）、岛藤碱（insularine）、莲花宁碱（hasubanonine）、千金藤比斯碱（stebisimine）、原迈它千金藤碱（prometapha-nine）等，尚含氧化千金藤碱（oxostephanine）、异氧化千金藤（lanuginosine）、16-氧原位变千金藤碱（16-oxprometaphanine）、千金藤梅辛碱（stephamiersine）、表千金藤梅辛碱（epi-stephaniersine）及千金藤苏诺林碱（stephasunoline）等微量生物碱。（黄建明和郭济贤，1998；马养民，2004）

【鉴别】

取本品 5g，加甲醇 10ml，温浸 20min，过滤，滤液回收蒸干，加 10ml 稀盐酸溶解，过滤，取滤液各 1ml 分置于两支试管内，一管内滴加碘化钾试液 1 或 2 滴，立即产生棕红色沉淀，另一管内滴加碘-碘化钾试液 2 滴，立即产生棕红色沉淀。

【附注】

华千金藤 *Stephania sinica* Diels

木质藤本。根圆柱状，外皮灰褐色，内部白色。茎无毛，叶三角状卵形，长 5～12cm，宽 8～18cm，先端渐尖，基部圆形或心脏形，两面无毛，主脉多为 9 条；叶柄长可达 10cm 以上。总花梗长 4～6cm；雄花小梗长 0.7mm，萼片 6 个，倒卵状长圆形，长约 1cm，光滑；花瓣 3～4 个，宽倒卵形，长 0.8mm。核果倒卵圆形，直径约 5mm。花期 6～7 月，果熟期 7～8 月。

【主要参考文献】

黄建明，郭济贤. 1998. 中国千金藤属 *Stephania* 植物中生物碱类化学成分的研究进展. 华西药学杂志，02：
　　10～12

马养民. 2004. 千金藤属植物化学成分研究. 西北林学院学报，19（3）：125～130

土　大　黄
Tudahuang
RADIX RUMICS

【概述】 土大黄药用始载于《质问本草》。《纲目拾遗》名"金不换"，曰："金不换，亦名救命王，似羊蹄根，而叶圆短，本不甚高。"其味苦、辛，性凉。具有清热解毒，止血，祛瘀，通便，杀虫等功效。用于肺脓肿，肺结核咯血，衄血，流行性乙型脑炎，急、慢性肝炎，便秘等症的治疗；外用跌打损伤，烧烫伤，痈疖肿毒，流行性腮腺炎，疥疮，湿疹，皮炎等症的治疗。伏牛山区有零星分布。

【商品名】 土大黄

【别名】 吐血草、箭头草、救命王、红筋大黄、广角、止血草、野大黄、血三七、金不换

【基原】 为蓼科酸模属植物土大黄 *Rumex daiwoo* Makino 的根。

【原植物】 多年生草本，高达 100cm。茎直立，绿紫色，有多数纵沟。基生叶有长柄，卵形或卵状长椭圆形，先端钝，基部心脏形；茎生叶渐小，有短柄或无柄；托叶鞘膜质。花排成圆锥花序；花两性，小，绿色；花被片 6 个，2 轮，在果期内轮花被片无瘤状突起，边缘具细齿；雄蕊 6 个。瘦果卵形，有 3 棱，茶褐色。花期 5～6 月；果熟期 7～8 月。

【药材性状】 干燥根肥厚粗大，外表暗褐色，皱褶而不平坦，直径约 3cm，有少

数分枝，顶端有茎基与叶基残余呈棕色鳞片状及须毛纤维状，有的具侧芽及须状根，并有少数横纹。根粗长圆锥形，长约 17cm，直径达 1.8cm，表面棕色至棕褐色，上段具横纹，其下具多数纵皱纹，散有横长皮乳样疤痕及点状须根痕。质硬，一般切成块状，断面黄色，可见棕色形成层环及放射状纹理。气微，味稍苦。

【种质来源】本地野生

【生长习性及基地自然条件】喜凉爽、温湿环境，耐严寒，对土壤要求不严格，但不宜黏土或低洼积水的地区栽培。

【种植方法】种子繁殖，春、夏、秋季均可播种，条播，行距 1.5 尺，覆土 1 寸左右，保持土壤湿润，1 周左右出苗，每亩播种量 0.75～1kg。苗高 1 寸左右间苗，株距 1 尺。生长期间，培土 1 或 2 次，可促进根部生长。有蚜虫为害时，可用乐果乳剂 0.5kg 加水 1000kg 喷洒（谢宗万，1996）。

【采收加工】秋季挖根，洗净，切片，晒干或鲜用。

环境、安全要求：农药、化肥等的使用必须符合国家的相关规定，不得污染环境。

【化学成分】土大黄中的有效成分主要为蒽醌类衍生物，如大黄酚、大黄素、大黄素甲醚、大黄根酸，大黄酚苷以及 1,8-二羟基-3-甲基-9-蒽酮等。还含有酸模素、6-O-丙二酰基-β-甲基-D-吡喃葡萄糖苷、阿斯考巴拉酸以及大量鞣质。

此外，土大黄中还含有多种微量元素，如钡、铜、锗、锑、磷、铯、钛、锌，钙等。

【显微鉴别与含量测定】

一、显微鉴别

根横切面：木栓层薄。皮层为薄壁组织，有的薄壁细胞含有草酸钙簇晶，直径50～60μm。韧皮部细胞压缩。形成层环明显。木质部导管单个散在或数个成群，呈径向排列。无髓。本品薄壁细胞含淀粉粒，类梭形、类球形，长径 5～32μm。根茎中央有髓部。

二、含量测定

土大黄中大黄素的含量测定

1）色谱条件与系统适用性试验。以十八烷基硅烷键合硅胶为填充剂；以甲醇-0.25％磷酸（80：20）为流动相。流速 1.1ml/min，柱温 45℃，检测波长为 436nm。

2）对照品溶液的制备。精密称取大黄素对照品（经五氧化二磷干燥至恒重）适量，用甲醇制成每毫升含 0.1mg 的溶液，作为对照品溶液。

3）供试品溶液的制备。取土大黄药材适量，粉碎，过 60 目筛，精密称取 1.5g（水分≤9.0％），置索氏提取器中，加入乙醇适量，沸石数粒，置水浴加热回流提取至无色，提取液置水浴浓缩至约 5ml，放冷，加入稀盐酸 5ml，氯仿 30ml，置水浴（80℃左右）加热水解 30min，放冷，水液用氯仿萃取 3 次（20ml，15ml），合并 3 次氯仿液，挥干氯仿，残渣用甲醇洗涤并转入 10ml 量瓶中，稀释至刻度，摇匀，取上清液离心后即为样品溶液。

4）测定法。精密吸取对照品溶液与样品溶液各 10μl，分别注入液相色谱仪，测定，即得（王锦红和洪字农，2004）。

【附注】下列同属植物，亦分布在伏牛山地区同等入药。

1. 皱叶酸模，牛舌头棵 *Rumex crispus* L.

多年生草本，高 50～100cm。茎直立，通常不分枝，有浅沟槽。茎生叶有长柄，披针形或矩圆状披针形，长 12～25cm，宽 2～4cm，先端急尖，基部楔形，边缘有波状皱褶，两面无毛；茎生叶向上渐小，叶柄较短；托叶鞘膜质，筒状。花序为数个腋生总状花序合成一狭长的圆锥花序；花两性；花被片 6 个，2 轮，在果时内轮花被片增大，宽卵形，顶端急尖，基部心形，全缘或有不明显的牙齿，有网纹，全部有瘤状突起；雄蕊 6 个；柱头 3 个，画笔状。瘦果椭圆形，有 3 棱，褐色，有光泽。花期 5～6 月；果熟期 7 月。产于河南伏牛山区。生于山坡湿地，沟谷、河岸及路旁。

2. 巴天酸模，牛舌头棵，土大黄 *Rumex patientia* L.

多年生草本，高 1～1.5m。茎直立，粗壮，不分枝或分枝，有沟槽。基生叶有粗壮长柄，矩圆状披针形，长 15～30cm，宽 4～8cm，先端急尖或圆钝，基部圆形或近心脏形，全缘或边缘波状；上部叶小而狭，近无柄；托叶鞘筒状，膜质。大形圆锥花序，顶生或腋生；花两性；花被片 6 个，2 轮，在果期内轮花被片增大，宽心脏形，有网纹，全缘，一部或全部有瘤状突起；雄蕊 6 个；柱头 3 个。瘦果卵形，有三锐棱，褐色，光亮。花期 5～6 月；果熟期 6～7 月。产于河南太行山和伏牛山北部。生于山坡路旁、山沟水旁潮湿地方。

3. 尼泊尔酸模 *Rumex nepalensis* Spreng.

多年生草本。高 40～100cm。茎直立，有沟槽。基生叶有长柄，矩圆状卵形或三角状卵形，长 10～15cm，宽 4～8cm，先端急尖，基部心脏形，边缘有波状皱褶，两面无毛；上部叶较小，有短柄或近无柄；托叶鞘膜质。花序圆锥状，顶生；花两性；花被片 6 个，2 轮，在果时内轮花被片增大，宽卵形，一部或全部背面有瘤状突起，边缘有针刺状牙齿，齿端为钩状；雄蕊 6 个；柱头 3 个。瘦果卵形，有 3 棱，褐色，光亮。花期 5～6 月；果熟期 7～8 月。

4. 羊蹄，牛舌头棵，土大黄 *Rumex japonicus* Houtt.

多年生草本，高 50～100cm。茎直立，不分枝，稍粗壮。基生叶有长柄，长椭圆形或卵状矩圆形，长 10～25cm，宽 4～10cm，先端稍钝，基部心脏形，边缘有波状皱褶；茎生叶较小，有短柄，基部楔形、两面无毛；托叶鞘筒状，膜质，无毛。花序为狭圆锥状；花两性；花被片 6 个，2 轮，在果时内轮花被片增大，卵状心脏形，先端急尖，基部心脏形，边缘有不整齐牙齿，全部生瘤状突起；雄蕊 6 个；柱头 3 个。瘦果宽卵形，有 3 棱，黑褐色，有光泽。花期 4～5 月；果熟期 6 月。

【主要参考文献】

段瑞，苏雪慧，曲晓兰等. 2009. 泰山土大黄总蒽醌含量的测定. 中国实用医药，4（13）：31，32

王锦红，洪字农. 2004. 土大黄含量测定方法的研究. 中国药业，13 (2)：48，49

谢宗万. 1996. 全国中草药汇编. 上册. 北京：人民卫生出版社，37，38

土 茯 苓
Tufuling
RHIZOMA SMILACIS GLABRAE

【概述】始载于《名医别录》，《本草乘雅半偈》曰："土茯苓者，九土之精气所钟也。一名禹，续平水土，有如神禹；言余粮者，食之当谷不饥耳。味甘淡，气平和，性无毒。故主调中止泄，黄中通理之为用乎。若健行不睡，强筋骨，治拘挛，利关节，此阴以阳为用，应地无疆，自强不息矣。若疮痈肿，侵淫筋骨，以耽淫人，火炽水涸，水位之下，藉土承之，承则化，化则肾火归，而肾水溢矣。"土茯苓味甘、淡，性平，归肝、胃经。具有除湿，解毒，通利关节、调中止泻、健脾胃等功效。临床上用于湿热淋浊，带下，痈肿，瘰疬，疥癣，梅毒及汞中毒所致的肢体拘挛，筋骨疼痛。近年来临床和药理治疗试验表明，土茯苓在用于抗癌、抗动脉硬化和治疗冠心病、心绞痛等方面均有一定的效果。

产于伏牛山南部的西峡、内乡、南召、淅川。生于海拔 1200m 以下的林下、灌丛中或山谷阴湿处。

【商品名】红土苓

【别名】禹余粮、冷饭团、毛尾薯、山猪粪、土苓、山奇良、仙遗粮、饭团根

【基原】本品为百合科植物光叶菝葜 *Smilax glabra* Roxb. 的干燥根茎。

【原植物】攀援灌木。根状茎粗厚，块状，常由匍匐茎相连接，粗 2～5cm；茎长 1～4m，光滑，无刺。叶薄革质，狭椭圆状披针形至狭卵状披针形，长 6～15cm，宽 1～7cm，先端渐尖，基部圆形或楔形，背面通常绿色，有时带苍白色；叶柄长 5～20mm，狭鞘占全长的 1/4～3/5，有卷须，脱落点位于近顶端。伞形花序通常具 10 余朵花，总花梗长 1～8mm，通常明显短于叶柄，极少与叶柄近等长；在总花梗和叶柄之间有一芽，花序托膨大，连同多数宿存小苞片呈莲座状，宽 2～5mm；花绿白色，六角状球形，直径约 3mm，雄花外花被片近扁圆形，宽约 2mm，兜状，背面中央具纵槽，内花被片近圆形，宽约 1mm，边缘有不规则齿，雄蕊靠合，与内花被片近等长，花丝极短；雌花外形与雄花相似，但内花被片边缘无齿，具 3 枚退化雄蕊。浆果直径 7～10mm，熟时紫黑色，具白粉。花期 6～7 月，果熟期 10 月（丁宝章和王遂义，1997）。

【药材性状】本品略呈圆柱形，稍扁或呈不规则条坟，有结节状隆起，具短分枝，长 5～22cm，直径 2～5cm。表面黄棕色或灰褐色，凹凸不平，有坚硬的须根残基，分枝顶端有圆形芽痕，有的外皮现不规则裂纹，并有残留的鳞叶。质坚硬。切片呈长圆形或不规则，厚 1～5mm，边缘不整齐；切面类白色至淡红棕色，粉状，可见点状维管束及多数小亮点；质略韧，折断时有粉尘飞扬，以水湿润后有黏滑感。气微，味微甘、涩。

【种质来源】本地野生

【生长习性及基地自然条件】喜温暖湿润气候，耐干旱和荫蔽。砂质壤土或黏壤土均可栽培。

【种植方法】用种子繁殖，春季播种为宜。生长期应经常松土除草，苗高 30 cm 左右，应搭架以利藤蔓攀援。

【采收加工】

1. 采收

夏、秋两季采挖，除去须根，洗净，干燥；或趁鲜切成薄片，干燥。

2. 炮制

除去杂质；未切片者，浸泡、洗净、润透、切薄片、干燥。

3. 分级

土茯苓商品均不分等级，均为统货。以块大、干燥、粉性大、经脉少、断面呈淡棕色者为佳。

环境、安全要求：农药、化肥等的使用必须符合国家的相关规定，不得污染环境。

【化学成分】土茯苓中主要成分有皂苷类、黄酮类、甾醇类化合物以及烯、醇、酚、酸、酯、酮、砜等化合物，现分述如下。

1. 甾体皂苷类

1）螺甾烷醇类（spirostanols）：①提果皂苷类、新提果皂苷类、菝葜皂苷类：包括提果皂苷元（tigogenin，25R-sp-5α-3β-ol）、新提果皂苷元（neotigogeni，25S-sp-5α-3β-ol）、提果皂苷、新提果皂苷、洋菝葜皂苷元（sarsasapogenin，25S-sp-5β-3β-ol）、新甾体皂苷元（25S-sp-5β-3β，6β-diol）等。②薯蓣皂苷类：薯蓣皂苷元（diosgenin，25R-sp-5-en-3β-ol）、薯蓣皂苷（dioscin）、纤细薯蓣皂苷（gracillin）、薯蓣皂苷前皂苷元、薯蓣皂苷元-3-O-乙酰化合物。③laxogenin 皂苷类：华东菝葜甾体皂苷元（laxogenin，25R-sp-5α-3β-ol-6-one）、菝葜素 A（smilaxin A）、菝葜素 B（smilaxin B）、华东菝葜皂苷（sieboldiin）及华东菝葜皂苷 B（sieboldiin B）等。

2）呋甾烷醇类（furostanols）：甲基前纤细薯蓣皂苷（Me protodioscin）、22-羟基甲基前纤细薯蓣皂苷、甲基前薯蓣皂苷（Me protogracillin）、伪原薯蓣皂苷、proto-pb、methylproto-pb 等。

2. 黄酮及其苷类

落新妇苷（astilbin）、异黄杞苷（isoengelitin）、异落新妇苷（isoastibin）、土茯苓苷（TuFuling glecoside）（图 1），另有表儿茶精、花旗松素、槲皮素等常见黄酮类化合物。

3. 甾醇类及其苷类

菝葜属中已分离到的甾醇类有 β-谷甾醇、豆甾醇、菜油甾醇。甾醇苷类有胡萝卜素苷、谷甾醇-3-O-β-D-吡喃葡萄糖苷和豆甾醇-3-O-β-D-吡喃葡萄糖苷。

4. 酸类

琥珀酸、棕榈酸、2-甲基丁二酸、紫丁香酸、乙二酸、8,9-二丙基-二十八烷酸。

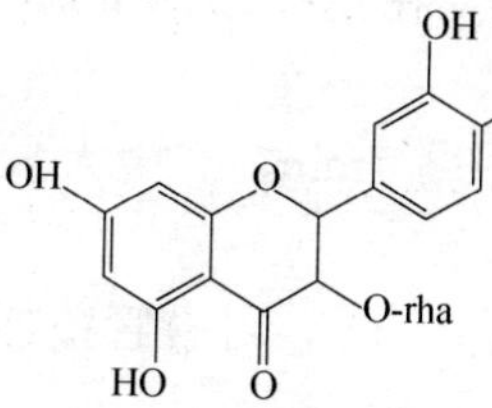

落新妇苷

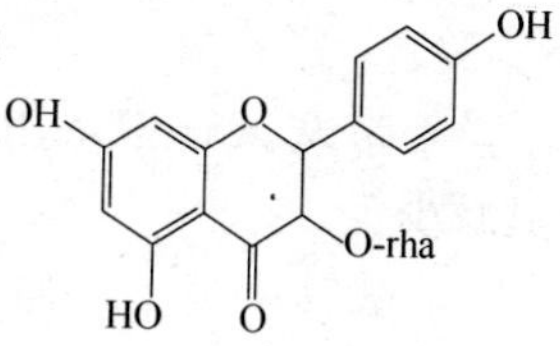

异黄杞苷

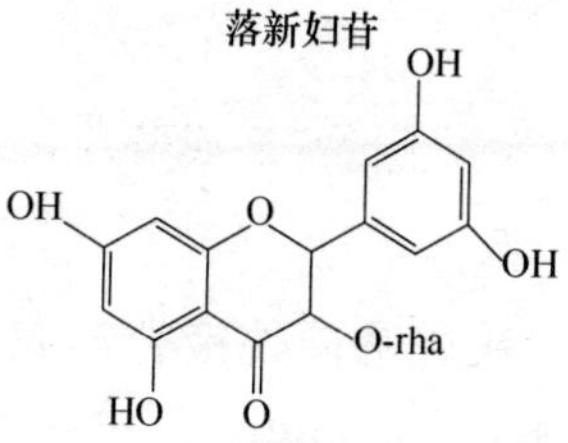

异落新妇苷

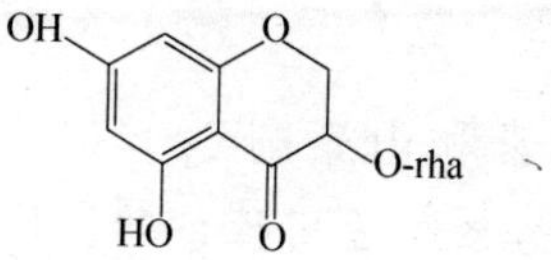

土茯苓苷

图 1　土茯苓中部分化合物的结构式

5. 酯类

正十六酸甲酯、十八碳二烯酸酯及戊二酸丁二酯等。

6. 其他类

含有生物碱、氨基酸、糖类、酚类和有机磷（肖晶等，2001）。

【鉴别与含量测定】

一、鉴别

1. 显微鉴别

本品粉末淡棕色。淀粉粒甚多，单粒类球形、多角形或类方形，直径 8～48μm，脐点裂缝状、星状、三叉状或点状，大粒可见层纹；复粒由 2～4 分粒组成。草酸钙针晶束存在于黏液细胞中或散在，针晶长 40～144μm，直径约 5μm。石细胞类椭圆形、类方形或三角形，直径 25～128μm，孔沟细密；另有深棕色石细胞，长条形，直径约 50μm，壁三面极厚，一面菲薄。纤维成束或散在，直径 22～67μm。具缘纹孔导管及管胞多见，具缘纹孔大多横向延长。

2. 理化鉴别

（1）薄层色谱。取本品粉末 5g，加乙醇 50ml，于水浴中回流 1h，放冷，过滤，滤液回收乙醇。残渣加稀硫酸 20ml，回流水解 3h，放冷，用氯仿提取 2 次，每次 20ml，合并氯仿液，用少量水吸取氯仿中的酸，蒸去氯仿，残渣加少量己烷溶解，作为供试品溶液。另取薯蓣皂苷元、替告皂苷元对照品。加己烷配成 1mg/ml 的溶液，作为对照品溶液。按照薄层色谱法（《中华人民共和国药典》2005 版一部，附录ⅥB）实验，分别吸取供试品溶液和对照品溶液各 10μl，分别点于同一硅胶 G 薄层板上，以氯仿-乙酸乙酯（90∶10）的溶液为展开剂，展开，取出，以饱和磷钼酸的乙醇溶液为显色剂，喷雾，于 110℃烘 5min。供试品色谱中，在与对照品色谱相应的位置上，均显示蓝色斑点。

（2）检查皂苷。取本品粉末 1g，加水 10ml，在 60℃ 水浴上加热 10h，过滤，滤液作为供试品进行以下实验。

1）取滤液 2ml，置于带塞试管中，用力振荡 1min，产生大量蜂窝状泡沫，放置 10min，泡沫不会明显减少。

2）取滤液 2ml，置于试管中蒸干，加乙酐 0.5ml，再沿管壁加浓硫酸，两液界面呈现紫红色环。

二、含量测定

1. 土茯苓中槲皮素和山柰酚

（1）色谱条件与系统适用性试验。以十八烷基硅烷键合硅胶为填充剂；以甲醇-0.5％磷酸水溶液（55∶45）为流动相；检测波长 365nm。理论板数以槲皮素和山柰酚分别为 6243 和 9439。

（2）对照品溶液的制备。分别精密称取槲皮素、山柰酚对照品适量，加甲醇溶解制成每毫升中含槲皮素 0.03mg、山柰酚 0.03mg 的溶液，即得。

（3）供试品溶液的制备。取本品粉末（过三号筛）约 2g，精密称定，精密加入甲醇 50ml，回流提取 2h，过滤，收集滤液。滤渣加 30ml 甲醇继续回流 1h，过滤，洗涤滤渣，合并滤液，定容至 100ml 容量瓶。从中精密吸取提取液 25ml，加入 25％盐酸 2.5ml，85℃ 水解 4h，水解液蒸干，残渣用 25ml 饱和氯化钠溶液分次转移至分液漏斗中，用乙酸乙酯萃取 4 次（25ml，25ml，20ml，20ml）。合并萃取液，蒸干。残渣用甲醇溶解并转移至 10ml 容量瓶中，甲醇稀释至刻度，摇匀，以 0.45μm 微孔滤膜过滤，即得。

（4）标准曲线的制备。分别精密吸取对照品溶液 1.0ml，2.0ml，3.0ml，4.0ml，6.0ml，8.0ml，10.0ml，分别置于 10ml 容量瓶中，用甲醇稀释至刻度，摇匀，分别取 10μl 注入液相色谱仪，可得槲皮素和山柰酚的标准曲线。

（5）测定法。取供试品溶液 10μl，注入液相色谱仪，根据标准曲线计算，即得（颜彦等，2008）。

2. 土茯苓中总鞣质的测定

（1）实验条件。分光光度计，采用磷钼钨酸比色法测定总鞣质的含量，波长 760nm。以碳酸钠溶液作为碱液，浓度为 12.2％。在碱性条件下，酚类化合物可以将钨钼酸还原，生成蓝色的化合物。

（2）对照品溶液的制备。精密称取没食子酸对照品 50.21mg，置 100ml 棕色量瓶中，加水溶解并稀释至刻度，摇匀。精密量取 5ml，置 50ml 棕色量瓶中，用水稀释至刻度，摇匀，即得（每毫升中含没食子酸 0.050 2mg）。

（3）供试品溶液的制备。取本品粉末（过三号筛）约 2g，精密称定，加 60％丙酮 50ml，称重，超声，提取 30min，冷却，再称定重量，加适量溶剂补足失重，过滤。取续滤液 25ml，水浴蒸至无丙酮味，加水定容至 25ml，摇匀。精密吸取 7ml，置 100ml 棕色量瓶中，加水定容，摇匀，即得。

（4）标准曲线的制备。精密吸取对照品溶液 1.0ml，2.0ml，3.0ml，4.0ml，5.0ml，分别置于 25ml 棕色量瓶中，各加入磷钼钨酸试液 1ml，再分别加水 4ml，3ml，

2ml，1ml，0ml，用 12.2%碳酸钠溶液稀释至刻度，摇匀。以相应的试剂为空白对照，放置 30min 后，在 760nm 波长处测定吸光度，以吸光度为纵坐标，浓度为横坐标，经计算得线性回归方程。

（5）测定法。①总酚：除加水量改为 3ml，碱液浓度改为 12.2%，其他按照《中华人民共和国药典》2005 版附录ⅥX 操作。②不被吸收的多酚：除加水量改为 3ml，碱液浓度改为 12.2%，其他按照《中华人民共和国药典》2005 版一部附录ⅥX 操作（于国平等，2008）。

【附注】下列同属植物，亦分布在伏牛山地区同等入药。

1. 菝葜，金刚刺 *Smilax china* L.（*S. japonica* A. Gray）

攀援灌木。根状茎粗厚，坚硬，不规则的块状，粗 2～3cm；茎长 1～3m，稀达 5m，疏生刺。叶薄革质或坚纸质，干后通常红褐色或近古铜色，圆形、卵形或宽卵形，长 3～10cm，宽 1.5～10cm，背面淡绿色，稀苍白色；叶柄长 5～15mm，占全长的 1/2～2/3，具宽 0.5～1mm（一侧）的鞘，几乎都有卷须，脱落点位于靠近卷须处。伞形花序具 10 余朵或更多花，常呈球形；总花梗长 1～2cm；花序托膨大，近球形，较少稍延长，具小苞片；花黄绿色，外花被片长 3.5～4.5mm，宽 1.5～2mm，内花被片稍狭；雄花中花药比花丝稍宽；雌花与雄花大小相似，具 6 枚退化雄蕊。浆果直径 6～15mm，熟时红色，有白粉。花期 4～5 月；果熟期 9～10 月。

产于大别山、桐柏山和伏牛山南部；生于海拔 1500m 以下的林下、灌丛中、路旁、河谷或山坡上。根状茎可提取淀粉和栲胶，或酿酒；也可入药，有祛风活血等功效。

2. 短梗菝葜，铁角灵仙 *Smilax scobinicaulis* C. H. Wright（*S. brevipes* Warb.）

攀援藤本。茎枝通常有刺，刺针状，长 4～5mm，稍黑色。叶卵形或椭圆状卵形，干后有时变为黑褐色，长 4～12.5cm，宽 2.5～8cm，先端渐尖，基部圆形或浅心形；叶柄长 5～15mm，托叶窄狭，在叶柄中部以上 2/3 处着生卷须。花序伞形，总花梗很短，一般不及叶柄长度的 1/2；花梗细，长 3～5mm；雌花具 3 枚退化雄蕊。浆果直径 6～9mm，黑色；种子 1 粒，红褐色。花期 5～6 月；果熟期 8～9 月。

产于伏牛山等各山区；生于海拔 500～2000m 的林下、灌丛或山坡阴处。根状茎和根入药，在河南称铁角灵仙，有祛风除湿功效，治关节痛。

3. 托柄菝葜 *Smilax discotis* Warb.

攀援灌木。茎长 0.5～3m，疏生刺或近无刺。叶纸质，通常近椭圆形，长 4～20cm，宽 2～10cm，先端渐尖，基部心形，背面灰白色，具 3～5 条脉；叶柄长 3～15mm，脱落点位于近顶端，有时具卷须，鞘与叶柄等长或稍长，宽 3～5mm（一侧），近半圆形或卵形，多少呈贝壳状。伞形花序，总花梗长 1～4cm；花序托稍膨大，有时延长，具多数小苞片；花黄绿色；雄花外花被片长约 4mm，宽约 1.8mm，内花被片宽约 1mm；雌花较雄花略小，具 3 枚退化雄蕊。浆果直径 6～8mm，熟时黑色，具白粉。花期 4～5 月；果熟期 9～10 月。

产于伏牛山、大别山和桐柏山；生于海拔 500～2000m 的林下、灌丛中或山坡阴处。

【主要参考文献】

丁宝章，王遂义. 1997. 河南植物志. 第四册. 郑州：河南科学技术出版社，445

肖晶，魏锋，林瑞超. 2001. 菝葜属植物的研究进展. 中国药学杂志，36（6）：369～372

颜彦，李文霞，叶晓川. 2008. RP-HPLC 同时测定菝葜药材中总槲皮素和山柰酚含量. 药物分析杂志，28（2）：288～290

于国平，孙进，赵君等. 2008. 菝葜中总鞣质的含量测定. 中国药师，11（11）：1331～1333

大 血 藤
Daxueteng
CAULIS SARGENTODOXAE

【概述】 本品为伏牛山区大宗药材。《植物名实图考》载："罗思举《简易草药》：大血藤即千年健，汁浆即见血飞，又名血竭，雌、雄二本。治筋骨疼痛，追风、健腰膝……蔓生，紫茎，一枝三叶，宛如一叶劈分，或半边圆或有角而方，无定形，光滑厚韧。根长数尺，外紫内白，有菊花心，掘出曝之，紫液津润。浸酒一宿，红艳如血，市医常用之。"根据上述形态描述并参考其附图，均与今日市售大血藤相符。大血藤味苦涩，性平，归大肠、肝经。有清热解毒，活血，祛风之功效。用于肠痈腹痛，经闭痛经，风湿痹痛，跌扑肿痛等症。产于伏牛山南部、大别山和桐柏山区。生于山坡或山沟疏林中。河南省南阳地区也作鸡血藤用。

【商品名】 大血藤

【别名】 血通、红藤、槟榔钻、大活血、红皮藤、千年健、半血莲、血木通

【基原】 本品为木通科植物大血藤 *Sargentodoxa cuneata*（Oliv.）Rehd. et Wils. 的干燥藤茎。

【原植物】 落叶木质藤本，长达 8m。小叶 3 个，顶生小叶菱状卵形，有柄，侧生小叶斜卵形，无柄，无毛，背面稍有白粉。腋生总状花序下垂，花单性，雌雄异柱；花黄色，萼片与花瓣均 6 个，花瓣极小，鳞片状；雄花有雄蕊 6 个，与花瓣对生；雌花有 6 个退化雄蕊，心皮多数，离生。浆果肉质，有柄，多数生于球形花托上。种子卵形。花期 5 月；果熟期 9～10 月。

【药材性状】 本品呈圆柱形，略弯曲，长 30～60cm，直径 1～3cm。表面灰棕色，粗糙，外皮常呈鳞片状剥落，剥落处显暗红棕色，有的可见膨大的节及略凹陷的枝痕或叶痕。质硬，断面皮部红棕色，有数处向内嵌入木部，木部黄白色，有多数细孔状导管，射线呈放射状排列。气微，味微涩。

【种质来源】 本地野生或种植

【生长习性及基地自然条件】 以低山地区的溪沟两旁和林边，土层深厚肥沃，排水良好的坡地为宜。

【种植方法】 一般以压条繁殖为主。冬季落叶后，把母株较长的茎藤分枝，分别绕成直径约 30cm 的圈，每枝 1 圈，在株旁开穴，把圈斜放穴里，然后盖土压紧，使半圈埋

入土里，半圈露在地面，以利在土中的一半能够生根，露出地面的一半能够长出新的枝条。至来年冬季将所压枝条挖起，按照根的生长情况，将其剪断，使成单株。然后在选好的土地上，按株行距1～1.4m开穴，穴要深大，以能把新株茎藤栽入2/3长较好。栽后覆土打紧，并适当浇水。在林边成片栽培的第1、2年内，适当中耕除草，追肥。

【采收加工】

1. 采收

秋、冬两季采收，除去侧枝、截段、干燥。

2. 加工

除去杂质、洗净、润透、切厚片、干燥。

3. 分级

以藤茎均匀、不老不嫩、无枝叶者为佳。

环境、安全要求：农药、化肥等的使用必须符合国家的相关规定，不得污染环境。

【化学成分】迄今已从大血藤中分离到了多种化学成分，主要为蒽醌、三萜、甾醇及木脂素类化合物（图2）。

1）蒽醌类物质：分离得到了大黄素（emodin，即3-甲基-1,6,8-三羟基蒽醌）、大黄素甲醚（physcion，即3-甲基-6-甲基-1,8-二羟基蒽醌）和大黄酚（chrysophanol）。

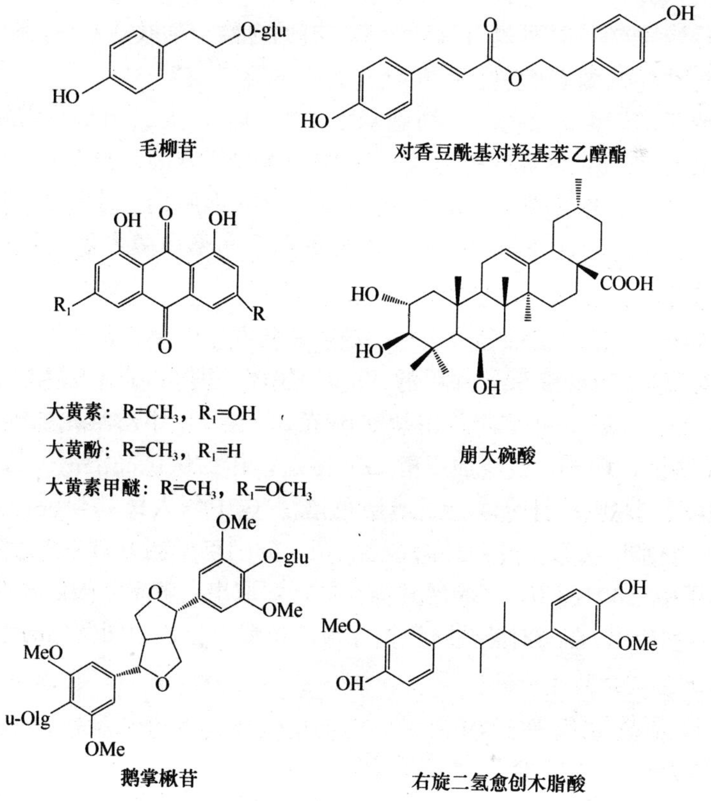

毛柳苷

对香豆酰基对羟基苯乙醇酯

大黄素：R=CH₃，R₁=OH
大黄酚：R=CH₃，R₁=H
大黄素甲醚：R=CH₃，R₁=OCH₃

崩大碗酸

鹅掌楸苷

右旋二氢愈创木脂酸

图2　大血藤中部分化合物的结构式

2）三萜类化合物：到目前为止，已从大血藤中分离得了三个三萜及其皂苷类化合物。其中大血藤素（rosamultin）和异大血藤素（kajichigoside F1），其结构均属于苷元通过 C_{28} 位的羧基与糖相连的酯苷类化合物，并且都表现出较强的溶血功能和抗病毒活性。后又从大血藤中获得一个三萜类化合物，鉴定为崩大碗酸（madasiatic acid）。

3）甾体类化合物：β-谷甾醇（β-stitosterol）和胡萝卜苷（daucosterol，即 β-谷甾醇-D-葡萄糖苷）。

4）木脂素类化合物：大血藤中含有多种木脂素类化合物。鹅掌楸苷（liriodendrin）、无梗五加苷以及右旋二氢愈创木脂酸 [（＋)-dihydroguaiaretic acid]。

5）其他成分：大血藤中还含有香荚兰酸、原儿茶酸和对香豆酰基对羟基苯乙醇酯、毛柳苷等物质（毛水春等，2003）。

【鉴别与含量测定】

一、鉴别

1. 显微鉴别

1）本品横切面。木栓层为多列细胞，含棕红色物。皮层石细胞常数个成群，有的含草酸钙方晶。维管束外韧型。韧皮部分泌细胞常切向排列，与筛管群相间隔；有少数石细胞群散在。束内形成层明显。木质部导管多单个散在，类圆形，直径约 $400\mu m$，周围有木纤维。射线宽广，外侧石细胞较多，有的含数个草酸钙方晶。髓部可见石细胞群。薄壁细胞含棕色或棕红色物。

2）粉末特征。呈淡黄棕色。石细胞众多，类卵形、类三角形或纺锤形，长 $38\sim72\mu m$，直径 $25\sim40\mu m$，多数胞腔内含一至数个草酸钙方晶，径 $9\sim18\mu m$；木纤维窄长，直径 $28\sim36\mu m$，壁厚强木化，纹孔明显；薄壁细胞内含有草酸钙方晶，长 $9\sim45\mu m$；具缘纹孔导管，直径约 $400\mu m$；木栓细胞多角形，微木化；分泌细胞长圆形，内含黄棕色物质。

2. 理化鉴别

薄层色谱：取本品粗粉 5g，加甲醇 50ml，超声处理 30min，过滤，滤液蒸干，残渣加 2%氢氧化钠溶液 10ml 溶解，用盐酸调节 pH 至 2，用乙醚振摇提取 3 次，每次 10ml，合并乙醚液，挥干，残渣加甲醇 2ml 溶解，作为供试品溶液。另取大血藤对照药材 5g，同法制成对照药材溶液。照薄层色谱法（《中华人民共和国药典》2005 版一部，附录ⅥB）试验，吸取上述两种溶液各 $2\mu l$，分别点于同一硅胶 G 薄层板上，以三氯甲烷-丙酮-甲酸（8：1：0.8）为展开剂，展开，取出，晾干，喷以 2%三氯化铁乙醇溶液。供试品色谱中，在与对照药材色谱相应的位置上，显相同颜色的斑点。

二、含量测定

1. 大血藤提取物种绿原酸含量的测定

1）色谱条件与系统适用性试验。以十八烷基硅烷键和硅胶为填充剂，以 0.4%磷酸水溶-乙腈（85：15）为流动相，流速 1.0ml/min，检测波长 327nm，柱温室温。

2）对照品溶液的制备。精密称取对照品绿原酸 3mg 置 100ml 棕色量瓶中，加 50％甲醇定容，制成 0.03mg/ml 的溶液，即得（10℃以下保存）。

3）供试品溶液的制备。取大血藤药材置烘箱中 50℃ 干燥，粉碎过 50 目筛。精密称取大血藤药材干燥粉末 5g，加 10 倍量 70％乙醇于圆底烧瓶中，75℃热回流提取 2h，提取 2 次，合并两次提取液，过滤，上复合型大孔树脂柱，上样体积为 10ml，上样浓度为 0.5g/ml，柱直径 2cm，柱高 7.4cm，先用 2 倍柱体积水洗脱，再分别使用 3 倍柱体积的 30％乙醇和 3 倍柱体积的 70％乙醇洗脱，洗脱流速为 1ml/min。收集洗脱液，置 250ml 量瓶中，加乙醇稀释至刻度，混匀作供试品溶液。

4）标准曲线的制备。精密吸取对照品绿原酸溶液 $4\mu l$，$6\mu l$，$8\mu l$，$10\mu l$，$12\mu l$，$14\mu l$，$16\mu l$，按上述色谱条件测定峰面积，以峰面积积分值为纵坐标，浓度为横坐标绘制标准曲线。

5）测定法。取供试品溶液 $10\mu l$，按色谱条件进行 HPLC 分析，带入标准曲线计算，即得。

2. 大血藤提取物中总皂苷的含量测定

1）实验方法及条件。以 5％香草醛-冰醋酸溶液和高氯酸为显色剂，测定皂苷在 548nm 下的吸光度。

2）对照品溶液的制备。精密称取人参皂苷 Re 对照品 7.7mg，置 10ml 量瓶中，加甲醇定容，制成 0.77mg/ml 的溶液。

3）供试品溶液的制备。提取方法同绿原酸测定时供试品溶液制备项下的方法。取 1ml 溶液在 60℃水浴中蒸发至干。加 5％香草醛-冰醋酸溶液 0.2ml，高氯酸 0.8ml，密塞于 60℃水浴显色 15min 后置冰浴中冷却，加冰醋酸 5ml，即得。

4）标准曲线的绘制。分别取对照品溶液 $20\mu l$，$30\mu l$，$40\mu l$，$50\mu l$，$100\mu l$，$200\mu l$，余下步骤按供试品溶液制备项下操作，按照以空白溶液作参比，分别在 548nm 下测定吸光度。以吸光度为纵坐标，浓度为横坐标绘制标准曲线。

5）测定法。取供试品若干，按照实验条件进行吸光度的测定，将吸光度值代入标准曲线计算，即得（王宇歆等，2008）。

【主要参考文献】

毛水春，崔承彬，顾谦群. 2003. 中药大血藤化学成分和药理活性的研究进展. 天然产物研究与开发，15（6）：559~562

王宇歆，李惠芬，周静等. 2008. 大血藤有效部位含量测定及对腹腔感染细菌的抑制活性的研究. 中成药，30（8）：1230~1232

大　蓟
Daji
HERBA CIRSII JAPONICI

【概述】始载于《名医别录》，列为中品，记载"大蓟是虎蓟，小蓟是猫蓟，叶并而多刺，相似。田野甚多，方药不复用，是贱之故"。李时珍对该文解释云"曰虎、曰猫，因其苗状狰狞也"。由此也可看出，大蓟和小蓟由于原植物性状功效相似而易混淆。《唐本草》曰："大小蓟叶虽相似，功力有殊。大蓟生山谷，根疗痈肿；小蓟生平泽，不能消肿，而俱能破血。"苏颂作进一步描述："小蓟……苗高尺余，叶多刺，心中出花头，如红蓝花而青紫色……大蓟根苗与此相似，但肥大耳。"根据明《本草品汇精要》中所绘的冀州大蓟彩图，有人推断古人使用的大蓟很可能是刻叶刺儿菜 *Cirsium seto-sum* (Willd.) MB.。而《本草纲目》中的大蓟图显示茎叶多刺，似为飞廉属 *Cardus*。但从《本草蒙筌》、《本草原始》、《植物名实图考》中的附图看，大蓟图却与近代大蓟商品中的日本蓟相似，即为药典中所收录的正品大蓟。

　　大蓟味甘、苦，性凉，归心、肝经。有凉血止血，祛瘀消肿之功效。可用于衄血，吐血，尿血，便血，崩漏下血，外伤出血，痈肿疮毒等症的治疗。产于河南省伏牛山等各山区，生于海拔 1000m 以上的山坡草地，山谷路旁。

【商品名】大蓟草

【别名】大刺儿菜、大刺盖、老虎刺、山萝卜、刺萝卜、鸡母刺、大恶鸡婆、山老鼠、马蓟

【基原】本品为菊科植物蓟 *Cirsium japonicum* Fisch. ex DC. 的干燥地上部分。

【原植物】多年生草本，高 50～100cm。根多数，肉质，纺锤状。茎直立，有分枝，被灰黄色透明长毛。基生叶有柄，矩圆形或披针状长椭圆形，长 15～30cm，宽 5～8cm，先端急尖，基部渐狭，入柄成翅状，羽状深裂，具刺，裂片 5～8 对，表面疏被透明长毛，背面脉上有长毛；中部叶似基部叶，较小，无柄，基部抱茎；上部叶渐小。头状花序单生于枝端，其下常退化苞叶 1 或 2 个；总苞近球形，长 1.5～2cm，宽 2.5～4cm，被蛛丝状毛；总苞片 6 或 7 层，线状披针形，外层的较小，顶端有短刺，内层的较长，无刺。花紫红色，长 1.5～2cm。果实长椭圆形，稍扁，长约 4mm。冠毛暗灰色，较花冠稍短，羽毛状。花期 5～6 月；果熟期 6～7 月（丁宝章和王遂义，1997）。

【药材性状】本品茎呈圆柱形，基部直径可达 1.2cm；表面绿褐色或棕褐色，有数条纵棱，被丝状毛；断面灰白色，髓部疏松或中空。叶皱缩，多破碎，完整叶片展平后呈倒披针形或倒卵状椭圆形，羽状深裂，边缘具不等长的针刺；上表面灰绿色或黄棕色，下表面色较浅，两面均具脓白色丝状毛。头状花序顶生，球形或椭圆形，总苞黄褐色，羽状冠毛灰白色。气微，味淡。

【种质来源】本地野生或栽培

【生长习性及基地自然条件】喜温暖湿润气候，耐寒，耐旱。适应性较强，对土壤要求不严。以土层深厚，疏松肥沃的砂质壤土栽培为宜。

【种植方法】用种子、分株、根芽繁殖，以种子繁殖为主。种子繁殖：春播 3～4 月；秋播 9 月，以秋播为好。7～8 月种子成熟后，割下头状花序，晒干、脱粒、扭净、备用。穴播：按行株距 30cm×30cm 开穴，穴深 3～5cm，种子用草木灰拌匀后播入穴内，覆土。分株繁殖：3～4 月挖掘母株，分成小丛，每穴 1 丛，覆土压实，浇水。根芽繁殖：利用带芽的根进行栽种。

田间管理：生长期进行中耕除草 2 或 3 次，结合追施人畜粪肥，倒苗后要增施堆肥、厩肥等。

【采收加工】

1. 采收

夏、秋两季花开时采割地上部分，除去杂质，晒干。

2. 分级

以色灰绿、无杂质者为佳。

环境、安全要求：农药、化肥等的使用必须符合国家的相关规定，不得污染环境。

【化学成分】

1）黄酮和黄酮苷类：大蓟中目前已分离得到 5,7-二羟基-6,4′-二甲氧基黄酮、蒙花苷、柳穿鱼叶苷、粗毛豚草素 7-O-新橙皮糖苷（hispidulin-7-O-neohesperidoside）、蓟黄素葡萄糖苷（cirsimaritin-4′-glucoside）、小蓟草黄酮（cirsitakaogenin）、小蓟草黄酮苷（cirsitakaoside）、5,7-二羟基-8,4′-二甲氧基黄酮、5,7-二羟基-8,4′-二甲氧基黄酮-7-O-β-D-葡萄糖苷、香叶木素、槲皮素等。

2）挥发油：大蓟中含有多种挥发油，如单紫杉烯、二氢紫杉烯、四氢单紫杉烯、六氢单紫杉烯、十五烯、石竹烯、罗汉柏烯、α-雪松烯。

3）三萜和甾醇：目前已经分离得到 β-谷甾醇、豆甾醇、Φ-乙酰蒲公英甾醇、蒲公英甾醇、α-香树脂醇、β-香树脂醇、β-乙酸香树脂醇。

4）长链炔烯醇：目前已分离得到 ciryneol A、ciryneol B、ciryneol C、ciryneol D、ciryneol E 等（符玲等，2003）。

5）其他：除了以上成分外，还分离得到丁香苷、绿原酸、菊糖、三十二烷醇、飞廉碱、土木香多糖、胡萝卜苷、胸腺嘧啶、尿嘧啶等物质（陈凯云等，2007）。

【鉴别与含量测定】

一、鉴别

1. 显微鉴别

叶的表面观：上表皮细胞多角形；下表皮细胞类长方形，垂周壁波状弯曲。气孔不定式或不等式，副卫细胞 3～5 个。非腺毛 4～18 细胞，顶端细胞细长而扭曲，直径约 7μm，壁具交错的角质纹理。

2. 理化鉴别

薄层色谱：取本品粉末 1g，加甲醇 10ml，超声处理 30min，过滤，滤液蒸干，残渣加甲醇 2ml 使溶解，作为供试品溶液。另取大蓟对照药材 1g，同法制成对照药材溶液。照薄层色谱法（《中华人民共和国药典》2005 版一部附录ⅥB）试验，吸取上述两种溶液各 1～2μl，分别点于同一聚酰胺薄膜上，以乙酰丙酮-丁酮-乙醇-水（1∶3∶3∶13）为展开剂，展开，取出，晾干，喷以三氯化铝试液，晾干，置紫外光灯（365nm）下检测。供试品色谱中，在与对照药材色谱相应的位置上，显相同颜色的荧光主斑点。

二、含量测定

大蓟中黄酮类物质柳穿鱼叶苷含量的测定

1）色谱条件与系统适用性试验。以十八烷基硅烷键合硅胶为填充剂；以乙腈-0.1％磷酸溶液（21：79）为流动相；检测波长为330nm。理论板数按柳穿鱼叶苷峰计算应不低于3000。

2）对照品溶液的制备。精密称取柳穿鱼叶苷对照品适量，加70％乙醇制成每毫升含55μg的溶液，即得。

3）供试品溶液的制备。取本品粉末约0.5g，精密称定，置锥形瓶中，精密加入70％乙醇100ml，称定重量，加热回流1h，放冷，再称定重量，用70％乙醇补足减失的重量，过滤，取续滤液，即得。

4）测定法。分别精密吸取对照品溶液与供试品溶液各10μl，注入液相色谱仪，测定，即得。

本品按干燥品计算，含柳穿鱼叶苷（$C_{28}H_{34}O_{15}$）应不少于0.20％。

【附注】下列同属植物，亦分布在伏牛山地区同等入药。

烟管蓟 *Cirsium pendulum* Fisch.

二年生或多年生草本，高1～2m。茎直立，上部分枝，被蛛丝状毛。基生叶和茎下部叶在花期枯萎，宽椭圆形，长40～50cm，宽20cm，先端尾尖，基部渐狭成具翅的柄，羽状深裂，裂片上侧边缘具长尖齿，边缘有刺；中部叶狭椭圆形，长15～25cm，无柄，稍抱茎或不抱茎；上部叶渐小。头状花序单生于枝端，有时近于双生，有长或短花序梗，下垂，直径约3～4cm；总苞卵形，基部凹，直径1～3cm，被疏蛛丝状毛；总苞片多层，外层短，顶端刺尖，外反，内层长，直立，先端短渐尖；花紫色，花冠长17～22mm，筒部细长，丝状，比檐部长2～2.5倍。瘦果矩圆形，长3～3.5mm，稍扁；冠毛灰白色，羽状，长18mm。花期6～8月；果熟期7～9月。产伏牛山和太行山，生于海拔1800m以上的山坡草地。

【主要参考文献】

陈凯云，罗小泉，陈海芳. 2007. 中药大蓟的研究进展. 江西中医学院学报，19（4）：80，81

丁宝章，王遂义. 1997. 河南植物志. 第三册. 郑州：河南科学技术出版社，684

符玲，龚千锋，钟凌云. 2003. 大蓟的研究进展综述. 江西中医药，（10）：42，43

小 茴 香

Xiaohuixiang

FRUCTUS FOENICULI

【概述】小茴香为伏牛山常用中药，始载于《唐本草》。为历代本草所记载，《唐本草》载："（茴香）叶似老胡荽，极细，茎粗，高五、六尺，丛生。"《图经本草》："茴香，《本经》不载所出，今交、广诸蕃及近郡皆有之。入药多用蕃舶者，或云不及近处者有力。三月生叶，似老胡荽，极疏细，作丛，至五月高三、四尺。七月生花，头如伞盖，黄色，结实如麦而小，青色。北人呼为土茴香，茴、蘹声近故云耳。八、九月采实阴干。今近地人家园圃种之甚多。"《本草纲目》："茴香宿根深，冬生苗，作丛，肥茎丝叶，五、六月开花如蛇床花而色黄，结子大如麦粒，轻而有细棱，俗呼为大茴香。今惟以宁夏出者第一，其他处者谓之小茴香。自番舶来者实大如柏实，裂成八瓣，一瓣一核，大如豆，黄褐色，有仁，味更甜，俗呼舶茴香，又曰八角茴香，其形色与中国茴香迥别，但气味同尔。北人得之咀嚼荐酒。"小茴香味辛、苦，性温，入肾、膀胱、胃经。小茴香具有散寒止痛，活血，理气和胃之功效。用于寒疝腹痛、睾丸偏坠、经闭痛经、胸胁脘腹疼痛、产后淤阻、跌扑肿痛、食少吐泻等症。

　　药材小茴香为伞形科多年生宿根性草本植物茴香 *Foeniculum vulgare* Mill. 的干燥成熟果实。小茴香又名茴香、香丝菜、谷茴香，有去蝇辟臭的功效；其根、茎、叶、种子皆可食用，也可入药。它的茎叶是一种特殊香菜，是制造香烟的上好原料，不含尼古丁，可防治鼻炎、咽喉炎、头痛。种子可作调味品，提取的茴香油既可以食用，又可以药用，能刺激胃肠神经血管，促进消化液分泌，增加胃肠蠕动，排除积存的气体，有健胃、行气、利胆、抗溃疡、松弛气管平滑肌和抗菌的功效，另外挥发油对肿瘤细胞有较强抑制作用，能升高白细胞，增强机体抵抗力的作用。茴香油还可以作为化妆品的精油使用。

　　小茴香原产于地中海一带，后传入我国新疆安原县，从汉代开始传入中原，现主产于甘肃、山西、山东、内蒙古等地。

　　小茴香在伏牛山区有栽培。

　　【商品名】小茴、小茴香、茴香

　　【别名】蘹香（《药性论》）、小茴香（《千金方》）、土茴香（《图经本草》）、野茴香（《履巉岩本草》）、大茴香（《朱氏集验医方》）、谷茴香、谷香（《现代实用中药》）、香子（《中国药植志》）、小香（《四川中药志》）

　　【基原】为伞形科多年生宿根性草本植物茴香 *Foeniculum vulgare* Mill. 的果实。

　　【原植物】多年生草本，高 0.6～2m，全株有粉霜，有强烈香气。茎直立，上部分枝，有棱。叶互生，2～4 回羽状细裂，最终裂片丝状，长 0.4～4cm，宽约 0.5mm；下部叶具长柄，基部鞘状抱茎，上部叶的柄一部或全部成鞘。复伞形花序顶生，无总苞和小总苞；伞幅 8～30，不等长；花梗 5～30；花小，金黄色。双悬果矩圆形，果棱尖锐，具特异芳香气。花期 6～7 月；果期 10 月。各地有栽培。

　　【药材性状】本品为双悬果，呈圆柱形，有的稍弯曲，长 4～8mm，直径 1.5～2.5mm。表面黄绿色或淡黄色，两端略尖，顶端残留有黄棕色突起的柱基，基部有时有细小的果梗。分果呈长椭圆形，背面有纵棱 5 条，接合面平坦而较宽。横切面略呈五边形，背面的四边约等长。有特异香气，味微甜、辛。以粒大饱满、色黄绿、香气浓者为佳。

　　【种质来源】栽培居群

　　【生长习性及基地自然条件】古人对小茴香的生长特点有如下描述："三月生

叶，至五月高三、四尺，七月生花，八、九月采实。"虽然很粗糙，但其本说明了小茴香的生长规律，小茴香适应性很强，对气候和土壤要求不严，抗干旱，喜高温强光，怕阴雨。丘陵和山区均能生长，但以在稍冷凉而中等肥沃的丘陵及山区生长较好，病虫较少，结果较多；若栽培在海拔较低，温暖有平坝，或肥沃的土壤，则茎叶徒长，结果较少，在过湿过黏的低洼地则生长不良，故应选海拔较高、气候较冷凉、土壤肥沃中等而稍黏、排水良好的坡地栽培为宜。由于小茴香植株矮小，根系较浅，一般分布在土层5～10cm处，最适宜种植在有机质含量1.5%～1.8%的沙壤土地上。

小茴香最适宜生长期的温度为15～20℃，高于25℃生长缓慢，低于5℃生长受到抑制。播种时地温5～10℃，15～16d出苗，12～15℃时7～8d出苗。播种至成熟85～95d，开花到成熟25～30d。

【种植方法】

一、选地整地

茴香根系分布较深强大，抗旱怕涝，适应性强，最好选土层深厚，通透性强，排水良好的沙壤或轻沙壤土种植，切忌种植在盐碱土和黏性重的地块上。整地要细致。每亩施用优质农家肥1000kg以上，过磷酸钙50kg；尿素20kg，翻地12～18cm深，打碎土块作畦，畦宽1.5m，浇足底水，以备播种。

注意：小茴香不能与小麦间作或套作，也不能连作，要轮作。

小茴香籽粒小，顶土力差，在整地时，要做到细、松、净、平、碎、墒六字标准，整地时要犁、耙、耕结合一条龙复式作业，达到地无小坑，无3cm以上的土块，无残膜、杂草、茎秆，土松、地平、墒足。

二、种子繁殖

1. 种子处理

播前将种子放入15℃左右冷水中浸泡12h，并进行搓洗，然后在18～20℃条件下催芽，待种子露白时开始播种。也可用5mg/kg赤霉素浸泡12h，以促进发芽。

2. 播种方式

可用撒播或条播，条播采用20cm等行距或15cm×30cm宽窄行。也可开沟筑垄播种，或作小畦播种，播后镇压提墒，促壮苗齐苗。每亩用种量0.5～0.75kg；秋冬栽培可加大用种量到0.7～0.8kg。

3. 播种时期

春播在2～3月，秋播在10月中下旬至11月中旬，一般以秋播较好。窝播时行距1～1.2m，株距0.3～0.6m，深度2～3cm。播后立即浇水，保持气温在15℃以上，畦面湿润，以利出苗。将种子与拌有人畜粪水的灰混匀后播种。

三、田间管理

当幼苗显行时，应及时中耕松土、保墒，拔除株间杂草，如遇雨应及时横向耙地，以利幼苗生长。由于小茴香田间杂草种类多，生长快，须在封垄之前除净，中后期如有菟丝子危害，可采用40％地乐安乳油200～300倍药液在下午5时后喷雾防治，必要时人工拔除。

小茴香生长期短，生长量小，需肥水不多，一般在播前施足基肥和种肥，不需灌水施肥，若土壤瘠薄，在封垄前（3或4片真叶）结合灌头水每亩撒施尿素8～10kg，以水调肥，以肥促苗。在开花前期和灌浆期，每亩喷磷酸二氢钾200～250g，促多坐果，多结实，提高籽粒重量。在开花后期和灌浆初期灌第2次水，在灌浆末期灌第3次水，促早熟。灌水要坚持早晚灌，要适时适量，避免高温灌水，减少死苗，坚持看苗、看地、看天灌水是小茴香丰产的关键。

四、病虫害防治

小茴香生长期间主要病虫害有：菌核病、白粉病、灰斑病；虫害有地蛆、蚜虫、黄凤蝶、蛞蝓、蜗牛等。病害用70％代森锰锌可湿性粉剂600～700倍液或75％百菌清可湿性粉剂500～600倍液防治；地蛆用500倍的敌百虫灌根，蚜虫用2.5％溴氰菊酯乳油2000倍液防治。

【采收加工】小茴香是无限花序，花期较长，籽粒成熟不一致，应采取分次采收，即一级分枝花序成熟先采收第一次，二级花序成熟采收第二次，也可根据客户需要按不同成熟度进行采收，一般在8～10月进行。当小茴香籽实发黄、茎叶显萎枯时，即可收获。小茴香易落粒断枝，因此收获应在早晨或傍晚进行。收割后要根据要求及时放在通风处阴干或晒干，防止雨淋和暴晒造成籽粒变色，以保障质量（易思荣等，2009）。

环境、安全要求：农药、化肥等的使用必须符合国家的相关规定，不得污染环境。

【化学成分】

1）挥发油：果实含挥发油约3％～6％，主要成分为茴香醚（anethole）50％～60％、小茴香酮（fenchone）18％～20％。尚含：α-蒎烯（α-pinene）、α-水芹烯（α-phellandrene）、莰烯（camphene）、二戊烯（dipentene）、茴香醛（anisaldehyde）、茴香酸（anisic acid）、爱草脑（estragole）。另含顺式茴香醚（cis-anethole）、对聚伞花素（p-cymene）、东当归酞内酯（ligustilide）、亚丁基苯酞（butylidenephthalide）、β-蒎烯（β-pinene）、月桂烯（myrcene）、柠檬烯（limonene）、莳酮（fenchone）、冰片烯（bornylene）、1,8-桉叶油素（1,8-cineole）、反式-β-罗勒烯、新别罗勒烯、α-占巴烯、莳醇乙酸乙酯、对甲氧桂皮酸己酯、对甲氧苯基丙酮（p-methoxyphenylaceton）等成分。

2）脂肪油：小茴香果实含脂肪油约18％，其脂肪酸组成中，洋芫荽子酸（petroselinic acid）占60％、油酸（oleic acid）22％、亚油酸（linoleic acid）14％、棕榈酸（palmitic acid）4％。尚含大于C_{18}的醇（stearyl alcohol）、花生酸（arachidic acid)、山嵛酸（docosanoic acid）等所成的蜡。

　　3）甾醇类：β-谷甾醇（β-sitosterol）、豆甾醇（stigmasterol）、Δ^7-豆甾烯醇（Δ^7-stigmastenol）、菜油甾醇（campesterol）、胆甾醇（cholesterol）、Δ^7-菜油甾烯醇（Δ^7-campestenol）、Δ^5-燕麦甾醇（Δ^5-avenasterol）、菜油甾二烯醇（campestadienol）和豆甾二烯醇（stigmastadienol）。

　　4）氨基酸：小茴香果实中含主要含谷氨酸（glutamic acid）、谷酰胺（glutamine）、天冬氨酸（aspartic acid）、天冬酸（asparagine）、脯氨酸（proline）、精氨酸（arginine）、丙氨酸（alanine）及γ-氨基丁酸（γ-aminobutyric acid）。

　　5）其他类化合物：果实含槲皮素（quercetin）、植物甾醇酰基β-果糖呋喃苷、7-羟基香豆素（7-hydroxy coumarin）、6,7-二羟基香豆素（6,7-dihydroxy coumarin）、齐墩果酸等（付起凤等，2008）。

【鉴别与含量测定】

一、鉴别

1. 显微鉴别

　　1）分果横切面：外果皮为1列切向延长的扁小表皮细胞；外被角质层。中果皮为数列薄壁细胞；油管6个，其中接合面2个，背面每2果棱间1个，油管略呈椭圆形或半圆形式，切向约至250μm，周围有多数红棕色扁小分泌细胞；维管束柱位于果棱部位，同2个外韧维管束及纤维束连接而成，木质部为少数细小导管，韧皮部位于束柱两侧，维管束柱内、外侧有多数大型木化网纹细胞。内果皮为1列扁平细胞，长短不一。种皮为1列扁长细胞，含棕色物，于接合面中央为数列细胞，有细小种脊管束。内胚乳细胞多角形，含多数细小糊粉粒，其中又含细小簇晶；并有少量脂肪油。

　　2）粉末特征：黄棕色。①外果皮表皮细胞表面观多角形或类方形，壁稍厚。气孔不定式，副卫细胞4个。②网纹细胞类长方形或类长圆形，壁稍厚；微木化，有卵圆形或矩圆形网状纹孔。③油管壁碎片黄棕色或深红棕色，完整者宽至250μm，可见多角形分泌细胞痕。④内果皮镶嵌层细胞表面观狭长，壁菲薄，常数个细胞为一组，以其长轴相互作不规则方向嵌列。此外，有内胚乳细胞、草酸钙簇晶、木薄壁细胞等。

2. 薄层鉴别

　　取本品粉末2g，加乙醚20ml，超声处理10min，过滤，滤液挥干，残渣加氯仿1ml使溶解，作为供试品溶液。另取茴香醛对照品，加乙醇制成每毫升含1μl的溶液，作为对照品溶液。

　　照薄层色谱法（《中华人民共和国药典》2005版附录Ⅵ B）试验，吸取供试品溶液5μl、对照品溶液1μl，分别点于同一以羧甲基纤维素钠为黏合剂的硅胶G薄层板上，以石油醚（60~90℃）-乙酸乙酯（17∶2.5）为展开剂，展至8cm，取出，晾干，喷以二硝基苯肼试液。供试品色谱中，在与对照品色谱相应的位置上，显相同的橙红色斑点。

二、挥发油含量测定

参照挥发油测定法、(《中华人民共和国药典》2005 版附录 ⅩD) 测定。本品含挥发油不得少于 1.5% (ml/g)。

【主要参考文献】

付起凤, 张艳丽, 许树军等. 2008. 小茴香化学成分及药理作用的研究进展. 中医药信息, 25 (5): 24~26
易思荣, 李娟, 全健. 2009. 小茴香的优质高产栽培. 特种经济动植物, 1: 38

小 叶 丁 香
Xiaoyedingxiang
SYRINGA PUBESCENS

【概述】小叶丁香产自河南、河北、陕西等地, 河南主要分布在伏牛山区。生于海拔 800~2000m 山地沟内或崖石上。民间用其花、果实泡茶饮用, 有消炎、镇咳和治疗肝炎肝之疗效, 但至今未被药典收录。其药用价值也未发现有文献记载, 所有我国药典和药志以前均未见收录, 也未见系统的化学成分的研究报道。近年来, 基于该植物重要的药用价值, 河南省医学科学研究所李月华教授和河南科技大学尹卫平教授以及赵天增研究员课题组对该植物进行了系统的药理药效及植化或药用物质基础的研究, 为木樨科植物防治肝病的研究奠定了科学的理论基础。

【商品名】小叶丁香

【别名】毛 (叶) 丁香、雀舌花、巧玲花

【基原】为木樨科丁香属植物小叶丁香 *Syringa pubescens* Turcz. 的干燥花。

【原植物】灌木, 高 2~4m。小枝细长, 无毛或有短柔毛。叶卵圆形, 棱状卵圆形, 长 3~8cm, 先端短渐尖, 基部宽楔形或近圆形, 边缘有细毛, 背面有短柔毛, 脉上尤密; 叶柄长 5~12mm, 有柔毛。花序长 7~16cm, 紧密, 无毛; 花淡紫色, 有香气, 花冠筒长 1.2~1.5cm。果长约 1cm, 先端钝, 有疣状突起。花期 4~6 月; 果熟期 8~9 月 (丁宝章和王遂义, 1997)。

【种质来源】本地野生, 亦有种植

【生长习性及基地自然条件】小叶丁香喜充足阳光, 也耐半阴、耐寒、耐旱、耐瘠薄, 病虫害较少。以排水良好、疏松的中性土壤为宜, 忌酸性土, 忌积湿、涝。小叶丁香生态适应性强。

【种植方法】

一、立地条件

选择土质疏松肥沃的沙质土壤、排水良好、较干燥的地块。

选地整地：秋深翻 30～40cm，春浅翻，耙细压平，结合整地施有机肥 2500～3000kg/亩，或磷酸二铵 15～20kg/亩为底肥，然后做成长 10m、宽 1.5m、高 15～20cm 的高床。

二、繁殖方法

可用播种、扦插、嫁接、压条和分株等法繁殖。小叶丁香多用种子繁殖。

1. 播种方法

1）秋季播种。在土壤结冻前进行秋播。播种前用温水浸种一昼夜，捞出种子充分控干，播入预先打好的垄中，1m 垄长播种量 5～6g，覆土厚 1.0～1.5cm，播种后要进行平整，如果土壤干旱要进行灌溉。

2）春季播种。土壤处理播种前 1 年秋季翻地，翻土深 25～35cm，翌年春旋耕、碎土，捡除多年生杂草宿根，施基肥，每亩可施磷酸二铵 8kg，将肥料撒匀圃地，结合整地作高床，将肥料均匀施入耕作层，播种前 1 周将 30% 辛硫磷颗粒剂撒在床面上，再浅翻入土中，每公顷用药 15kg 左右。

3）苗床播种。可在 5 月上旬进行苗床播种，采用条播方式，按 10cm 行距开沟，将种子均匀地播撒在沟内，覆土厚 1cm 左右，床播每 10m² 播种量为 250g 左右，当年苗高可达 30cm 左右，地径可达 0.35cm 以上。也可不进行种子处理直接进行播种繁殖，播后 30d 左右出苗。

2. 种子处理

春播前 2 周开始，用温水浸种 1 昼夜，捞出种子凉干，混入河沙，种沙体积比为 1：2，保持种沙湿度为饱和含水量的 60%，种沙温度为 10～20℃，每天翻动 1 或 2 次，20～30d 即可发芽播种。

三、田间管理

1）防除春季霜冻危害。从出苗至春季霜冻结束，注意收看当地霜冻天气预报信息，霜冻到来时覆盖与灌水是有效防霜害措施，霜冻后立刻灌水也可减轻冻害损失。

2）苗期除草。幼苗在出土结束后 6 周，每亩可用拿捕净 20% 乳油 60ml 加水 30kg 喷施，防除杂草。也可结合松土进行人工除草。

3）间苗与补苗。幼苗出全后 5～6 周开始间苗与补苗，最好在阴雨天同时进行间苗与补苗，间苗后应适当灌水，以淤塞间苗后苗根空隙，防止留圃苗因根系松动、失水而死亡，移栽壮苗成活率在 95% 以上。

4）灌溉。幼苗期根系分布浅，灌水应"小水勤灌"，始终保持土壤湿润。随着幼苗的生长，延长两次灌水间隔时间，增加每次灌水量，促使根系向下生长，灌水一般在早晨或傍晚进行。

5）苗木越冬。土壤冻结前完成起苗，保留主根长 15cm，起苗后入假植场或窖藏越冬。

四、病虫害防治

小叶丁香花病虫害很少。主要害虫有蚜虫、袋蛾及刺蛾。可用 800～1000 倍 40%乐果乳剂或 1000 倍 25% 的亚胺硫磷乳剂喷洒防治。

五、留种技术

9 月中旬，蒴果由绿色变为黄褐色，为种子成熟标志，应及时采集。从小枝上采集果穗后及时放入通风干燥的室内阴干，不宜暴晒。以免种子强度失水而丧失生命力。在室内堆放厚度 4～5cm。并经常翻动使其慢慢阴干，待有 2/3 蒴果开裂时，即可用柳条或其他木棒抽打脱粒，除去秕籽即得净籽，将干净的种子装入布袋或麻袋放在干燥、通风的地方贮藏（高玉艳，2009；李玉琴，2009）。

【采收加工】夏秋季采收，晒干或鲜用。

环境、安全要求：农药、化肥等的使用必须符合国家的相关规定，不得污染环境。

【化学成分】小叶丁香在河南民间作为药茶广泛流传，用于消炎、镇咳、感冒、喉痛和治疗肝炎等。本研究室对小叶丁香的药用价值进行过系统的研究。尹卫平、赵天增等首次报道小叶丁香的挥发油成分（尹卫平等，1998）。该研究组自 1993 年起对该植物进行了研究，发现其粗提物有一定的预防和治疗化学性及免疫性肝损伤的作用。进一步的药理实验表明，该粗提物抗肝纤维化疗效显著，治愈平稳持久，且无毒副作用。在此基础上，河南医科所与河南省化学研究所天然产物室和河南科技大学等联合攻关，90年代末对小叶丁香花进行了系统的植物化学成分的研究，发现保肝有效成分为裂环环烯醚萜苷类化合物和寡糖苷类的化合物（Yin et al.，2008；吴鸣建等，2003a），并从小叶丁香中首次分离得到橄榄苦苷（oleuropein）、10-羟基橄榄苦苷（10-hydroxyoleuropein）、oleoside-11-methyl-ester 及 2-(3,4-二羟基苯基）乙醇 ［2-(3,4-dihydroxyphenyl) ethanol］ 以及黄酮苷类化合物：山奈苷（kaempferol-3,7-α-L-dirhamnoside）和山奈酚-3-O-β-D-葡萄糖-7-α-L-鼠李糖苷（kaempferol-phenol-3-O-β-D-glucoside-7-α-L-rhamnoside）（吴鸣建等，2003b；李利英等，2009）。河南科技大学天然产物研究所进一步对小叶丁香原料药的研制及抗肝纤维化药有效成分进行了详细的研究，填补了小叶丁香抗肝纤维化在药物化学研究方面的空白。

【主要参考文献】

丁宝章，王遂义. 1997. 河南植物志. 第三册. 郑州：河南科学技术出版社，240

高玉艳. 2009. 小叶丁香的播种繁殖. 特种经济动植物，(6)：26

李利英，刘普，尹卫平. 2008. 小叶丁香抗肝纤维化作用有效成分及工艺研究. 中国万方博硕论文

李利英，刘普，尹卫平. 2009. 新药材小叶丁香有效成分提取工艺研究. 中成药，11：112～114

李玉琴. 2009. 小叶丁香播种育苗技术. 农业科技通讯，(2)：149

吴鸣建，张海艳，尹卫平等. 2003a. 小叶丁香化学成分的研究（Ⅰ）. 中草药，34 (1)：7～9

吴鸣建，张海艳，尹卫平等. 2003b. 小叶丁香化学成分的研究（Ⅱ）. 中草药，34 (7)：594，595

尹卫平，赵天增，李月华. 1998. 丁香属河南小叶丁香挥发油成分的研究. 中草药，29 (4)：225，226

Yin W P, Zhao T Z, Zhang H Y. A Novel oligosaccharide ester from Syringa pubescens. Journal of Asian Natural

Products Research，2008，10（1）：95～100

小 通 草

Xiaotongcao

MEDULLA STACHYURI/MEDULLA HELWINGIAE

【概述】小通草以形似通草但细瘦而得名。20 世纪 60 年代《四川中药志》即已收载，但它不是历代本草记载的通草。因为小通草的产量较大，所以目前市场上以小通草较为多见。小通草甘、淡、寒。归肺、胃经。用清热，利尿，下乳等功效。常用于小便不利，乳汁不下，尿路感染等症的治疗。《中华人民共和国药典》2005 版一部收载的小通草原植物有三种，分别为喜马山旌节花、中国旌节花和青荚叶。其中，喜马山旌节花产于伏牛山，生于海拔500～2300m 的灌丛或杂木林中，尤其在溪沟旁或藤本植物较多的地方常见。中国旌节花产于伏牛山、大别山。生于海拔500～1200m 的山谷、溪沟边、林中或林缘。青荚叶产于伏牛山和大别山。生于海拔1000m 的山沟和山坡丛林中。（注小通草和通草是名称相似而来源不同的两种药物。通草为五加科植物通脱木的干燥茎髓；小通草为旌节花科植物喜马山旌节花、中国旌节花或山茱萸科植物青荚叶的干燥茎髓。小通草切面平坦，无空心；通草切面平坦，中空或有半透明薄膜，实心者少见。小通草气微，无味，通草气微，味淡。小通草的性味与归经是：甘、淡、寒，归肺、胃经，其功能与主治为：清热利尿，下乳，用于小便不利、乳汁不下、尿路感染。通草性味与归经是：甘、淡、微寒，归肺、胃经，其功能与主治为：清热利尿、通气下乳，用于湿热尿赤、淋病涩痛、水肿尿少、乳汁不下。不过，目前，药理实验已发现，不同品种的通草及小通草均具有较好的利尿、抗炎和解热作用，为其临床应用提供了一定药理学依据）。

【商品名】小通草

【别名】通草棍、小通花、鱼泡通、喜马拉雅旌节花、通草树、通条树

【基原】本品为旌节花科植物喜马山旌节花 *Stachyurus himalaicus* Hook. f. et Thoms.、中国旌节花 *Stachyurus chinensis* Franch. 或山茱萸科植物青荚叶 *Helwingia japonica*（Thunb.）Dietr. 的干燥茎髓。

【原植物】

1. 喜马山旌节花

落叶灌木或小乔木，高 2～5m。树皮平滑，黑褐色或栗褐色。小枝光滑无毛，紫色或棕色带绿。叶半革质或坚纸质，矩圆状椭圆形或椭圆形，长 7～12cm，宽 3.5～5.5cm，顶端尾状渐尖，尾尖长达 2cm，基部圆形，边缘具细锯齿，表面亮绿，背面淡绿色，中脉带红色，侧脉 6～8 对；叶柄长 10～20mm，带紫红色。花雌雄异株，常由25 朵以上的花组成下垂的穗状花序，长 6～15cm，生于叶腋；雄花苞片三角形；小苞片三角状倒卵形，黑褐色，长 2mm，萼片 4 个，矩圆形，绿黄色，长 4.5mm，宽2mm，花瓣 4 个，倒卵形，黄色，长 8mm，宽 5mm，雄蕊 8 个，花丝粗壮，长 6mm，

退化子房卵形，瘦小，胚珠不发育；雌花的雄蕊只有雌蕊的一半长，花药无花粉，雌蕊常伸出瓣外，子房倒卵形，被稀疏的白色长茸毛。浆果圆球形，直径 8mm；果梗长 2mm。花期 2～3 月；果熟期 6～8 月。

2. 中国旌节花

落花灌木，高 2～3m。树皮光滑，紫褐色。幼枝紫红色，老枝深棕色，无毛。叶纸质，卵形或卵状椭圆形，长 6～15cm，宽 3.5～6cm，顶端渐尖，基部阔楔形，少近圆形，边缘有较稀疏的锯齿，齿尖向外展，齿端有加厚的小尖头，带红色，叶脉在腹面凹陷，背面凸起，中脉带红色，侧脉 5～7 对；叶柄长 1.5～2.5cm，暗红色。花单性异株或杂性，常由 15～20 朵花组成下垂的穗状花序，长 3～9cm；花黄色；子房长卵形，子房和花柱均被白色长茸毛。浆果，近于球形，直径 6mm；果梗长 2～2.5mm。花期 3 月；果熟期 5～7 月。

3. 青荚叶

落叶灌木，高 1～3m。小枝圆柱形，具条纹，黄绿色，无毛。叶纸质，卵形，卵状椭圆形，稀为卵状披针形，长 3～12cm，宽 2～7.5cm，先端渐尖，基部近圆形或宽楔形，常偏斜，边缘具细锯齿，近基有刺状齿，表面绿色，稍具光泽，两面均无毛，侧脉 7～8 对，明显；叶柄长 1～4cm；托叶钻状，边缘具睫毛，早落。雄花 5～12 多组成密聚伞花序；雌花具梗，单生或 2 或 3 朵簇生于叶面中部或近基部；花淡绿色，花柱 3～5 个。核果近球形，黑色，具 3～5 棱，直径 4～5mm，具种子 3～5 个。花期 5 月；果熟期 7～8 月（丁宝章和王遂义，1997）。

【药材性状】

1. 旌节花

呈圆柱形，长 30～50cm，直径 0.5～1cm。表面白色或淡黄色，无纹理。体轻，质松软，捏之能变形，有弹性，易折断，断面平坦，无空心，显银白色光泽。水浸后有黏滑感。气微，无味。

2. 青荚叶

表面有浅纵条纹。质较硬，捏之不易变形。水浸后无黏滑感。

【种质来源】本地野生

【生长习性及基地自然条件】喜温暖气候，一般土壤条件均可生长，但宜选择肥沃、疏松的砂壤土或壤土栽培为好。

【种植方法】秋季采收成熟的果实，晒干贮藏作种。2～3 月，在苗床上按行距 30cm 开沟条播。第二年苗高 50cm 左右时，在春季按行株距 2m×1m 开穴移栽。栽后每年中耕除草 2 或 3 次，追肥 1 或 2 次（赵国平等，2006）。

【采收加工】秋季采收，此时髓部水分充足，质量较好。一般砍伐 2～3 年的茎，切成 30～50cm 长。趁鲜用细木棍或圆竹筒顶出茎髓，晒干，切片。

环境、安全要求：农药、化肥等的使用必须符合国家的相关规定，不得污染环境。

【化学成分】其化学成分含有多糖，多种氨基酸及铁、钠、锰、锌、钙等多种无机元素（肖培根，2002）。

【鉴别】

本品横切面：①旌节花。均为薄壁细胞，类圆形、椭圆形或多角形，纹孔稀疏；有黏液细胞散在。中国旌节花有少数草酸钙簇晶，喜马山旌节花无簇晶。②青荚叶。薄壁细胞纹孔较明显，含无色液滴，有少数草酸钙簇晶，无黏液细胞。

【附注】下列植物，亦分布在伏牛山地区同等入药。

1. 棣棠花，通草，黄榆叶梅 *Kerria japonica* （L.）DC.

灌木，高 1～2m。小枝绿色，无毛；髓白色，质软。叶卵形或三角状卵形，长 2～8cm，宽 1.2～3cm，先端渐尖，基部截形或近圆形，边缘有尖锐重锯齿，无毛或疏生短柔毛；叶柄长 5～15mm，无毛；托叶钻形，膜质，边缘具白毛。花单生于当年生侧枝顶端；花梗长 1～2.5cm，无毛；花鲜黄色，直径 3～4.5cm；萼筒无毛；萼裂片卵状三角形或椭圆形，长约 5mm，全缘，两面无毛；花瓣长圆形或近圆形，长 1.8～2.5cm，先端微凹；雄蕊长不及花瓣之半；花柱顶生，与雄蕊近等长。瘦果褐黑色，半圆形。花期 5～6 月；果熟期 7～8 月。产于河南伏牛山、大别上和桐柏山区。生于海拔400～2300m 的山坡、山谷灌丛或杂木林中。

2. 鹅掌柴，鸭脚木 *Schefflera octophylla* Harms

乔木或灌木，高 2～15m。掌状复叶，小叶 6～9 个，长椭圆形至卵状椭圆形，长9～17cm，宽 3～5cm，幼时密生星状短柔毛，全缘，侧脉 7～10 对；小叶柄不等长。大型顶生圆锥花序，长 20～30cm，初密生星状短柔毛；花白色，芳香；萼 5～6 个细齿，花瓣 5 个，无毛；雄蕊 5～6 个，比花瓣略长；子房 5～7 室；花柱合生成粗短的柱状；花盘平坦，果实球形，黑色，直径 5mm，有不明显的棱；宿存花柱粗短，长 1mm以下，柱头头状。花期 11～12 月；果期 12 月。

【主要参考文献】

丁宝章，王遂义. 1997. 河南植物志. 第三册. 郑州：河南科学技术出版社，58，186

肖培根. 2002. 新编中药志. 第三册. 北京：化学工业出版社，694

赵国平，戴慎，陈仁寿. 2006. 中药大辞典. 上册. 上海：上海科学技术出版社，351，352

小　檗

Xiaobo

RHIZOMA BERBERIS

【概述】本品为伏牛山大宗药材。小檗之名始载于《新修本草》，云："其树枝叶与石榴无别，但花异，子细黑圆如牛李子尔。生山石间，所在皆有。"小檗性苦，寒。清热燥湿，泻火解毒。用于细菌性痢疾，胃肠炎，副伤寒，消化不良，黄疸，肝硬化腹水，泌尿系感染，急性肾炎，扁桃体炎，口腔炎，支气管炎；外用治中耳炎，目赤肿痛，外伤感染。具有清热解毒、抗菌、抗氧化、抗肿瘤、降脂调脂的作用。伏牛山产有小黄连刺、细叶小檗和大叶小檗 3 种。小黄连刺味苦；性寒，具有清热燥湿、泻火解毒的功效。用于治疗湿热泻痢、火眼肿痛、热淋带下、痈肿疮毒、湿疹。三种小檗均可入药，而且根、根皮、茎、茎皮都能入药。有清热燥湿，泻火解毒，散瘀的功能。主治细菌性痢疾，胃肠炎，副伤寒，消化不良，黄疸，肝硬化腹水，泌尿系感染，急性肾炎，扁桃体炎，口腔炎，支气管炎，结膜炎，痈肿疮疖，血崩，瘰疬，热痹；外用治中耳炎，目赤肿痛，外伤感染，跌打损伤。细叶小檗叶全缘，大叶小檗和刺叶小檗叶缘具刺状细锯齿或细针状疏齿牙。大叶小檗叶较大，刺叶小檗叶较小；细叶小檗总状花序4～10余朵，大叶小檗总状花序10～20余朵，刺叶小檗花单一，很少为2花。伏牛山区均有分布。

【商品名】小檗

【别名】三颗针、狗奶子、酸醋溜、刺刺溜、刺黄连、刺黄柏子檗、山石榴、三颗针、大山黄刺

【基原】为小檗科小檗属植物小黄连刺 *Berberis wilsonae* Hemsl.、细叶小檗 *Berberis poiretii* Schneid.、黄芦木（大叶小檗）*Berberis amurensis* Rupr. 或其同属植物其他种的根、根皮、茎及茎皮。

【原植物】

1. 小黄连刺

锥花小檗，半常绿或落叶灌木，高可达3m。枝条棱显着，幼枝微有柔毛，老枝无毛棕黄色，具多数黑色疣点，刺三分叉，长8～20mm，细瘦。叶几无柄，近革质，4～15个簇生；叶片倒卵状长圆形至倒卵形，长8～25mm，宽4～11mm，先端圆形，有短尖，基部渐狭，叶中部以上边缘具3～8个疏生刺状锯齿，齿距2～3mm，上面暗黄绿色，下面灰色，有白倭，两面网脉显著。花多数，密生成无梗的短圆锥花序，花序直立，长1～2.5cm，有花10～30朵，花浅黄色，直径约6mm；萼片长约3.5mm；花瓣倒卵形，内轮花瓣先端微凹，基部有短爪；子房有胚珠2。浆果椭圆形或球形，长6～7mm，成熟时灰红色。花期5～6月，果期7～9月。

2. 细叶小檗

檗科小檗属落叶灌木植物，高1～2m。老枝灰黄色，幼枝紫褐色，生黑色疣点，具条棱；茎刺缺如或单一，有时三分叉，长4～9mm。叶纸质，倒披针形至狭倒披针形，偶披针状匙形，长1.5～4cm，宽5～10mm，先端渐尖或急尖，具小尖头，基部渐狭，上面深绿色，中脉凹陷，背面淡绿色或灰绿色，中脉隆起，侧脉和网脉明显，两面无毛，叶缘平展，全缘，偶中上部边缘具数枚细小刺齿；近无柄。穗状总状花序具8～15朵花，长3～6cm，包括总梗长1～2cm，常下垂；花梗长3～6mm，无毛；花黄色；苞片条形，长2～3mm；小苞片2，披针形，长1.8～2mm；萼片2轮，外萼片椭圆形或长圆状卵形，长约2mm，宽1.3～1.5mm，内萼片长圆状椭圆形，长约3mm，宽约2mm；花瓣倒卵形或椭圆形，长约3mm，宽约1.5mm，先端锐裂，基部微缢缩，略呈爪，具2枚分离腺体；雄蕊长约2mm，药隔先端不延伸，平截；胚珠通常单生，有时2枚。浆果长圆形，红色，长约9mm，直径约4～5mm，顶端无宿存花柱，不被白粉。花期5～6月，果期7～9月。

3. 大叶小檗

落叶灌木，高1.5～2m树皮暗灰色。枝灰黄色，有纵棱，枝节上生有三叉锐刺状

的变态叶，稀单刺或五叉锐刺，刺长 1～1.5cm。叶簇生刺腋的短枝上，倒披针状椭圆形，或倒卵状椭圆形，长 6～8cm，宽 2～3.5cm，先端钝头，基部渐窄如叶柄状，边缘有小刺尖锯齿，上面绿色，下面色淡，网状脉显著隆起。总状花序生于短枝端，有 10 朵花左右，花黄绿色。萼片 6 个。花瓣 6 个。雄蕊 6 个。浆果，长椭圆形，熟后为红色。

【药材性状】茎枝圆柱形，稍直，多分枝，直径 1～5mm，长短不一。表面黑褐色或棕黑色，具纵皱纹，针刺多单一，稀三叉。质硬，易折断，折断面纤维性；横切面皮部淡黄色，木部黄色，有较密放射状纹理，髓部较小，黄白色。气微，味苦。以茎枝粗壮、断面色黄者为佳。

【种质来源】本地野生或栽培

【生长习性及基地自然条件】对光照要求不严，喜光也耐阴，喜温凉湿润的气候环境，耐寒性强，也较耐干旱瘠薄，忌积水涝洼，对土壤要求不严，但以肥沃而排水良好的沙质壤土生长最好，萌芽力强，耐修剪。

【种植方法】以播种繁育为主，也可扦插繁殖。播种于 9～10 月采种，秋播或将种子层积至翌年春播。扦插可在春、秋进行，用当年生半木质化枝作插穗，生根容易。苗木移植春秋均可，但北方地区冬季干燥多风，以春植为宜。整形修剪宜在春季萌芽前进行，枝条生长过旺，而影响观赏者，亦应随时修剪。栽培容易，适时施肥、浇水，注意中耕除草和病虫防治。

一、播种繁育

1. 播种时间

在春季土壤解冻后的 3 月下旬至 4 月上旬进行。

2. 立地条件

在播种前深翻土壤 30cm，清除杂草、树根及其他杂物，然后进行作垄或作床及土壤消毒等工作。

3. 作垄及作床

小檗可采用高床育苗及宽垄育苗，尤其是在容易引起土壤板结的壤土及黏土上更是如此。在沙壤土上可以采用低床可平床育苗。先做高床。高床的规格：长×宽×高＝(10～15)m×（1～1.2）m×（0.2～0.25）m，床间距 30～40cm。作床前应划线，床面平整，边角分明，大小相等，规格为一致。然后作宽垄，宽垄的规格为长×宽×高＝(10～15)m×0.4m×0.3m，垄间距 30cm，作垄时做到：大小一致，平直，土块破碎，整齐美观。然后进行土壤消毒，在播种前的 3～5d，选择晴朗的天气，用 5％的多菌灵喷洒床面或垄面，进行土壤消毒。播种前 3～5d 喷洒 1：100 的氟乐灵，可减少杂草滋生。

4. 种子处理

主要是种子的消毒及催芽工作，两者可以结合起来同时进行。方法是：把小檗种子浸泡在 5％的多菌灵溶液中 24～36h，然后捞出，与经过消毒过筛的湿河沙按种子与河沙的体积比为 1∶3 混合均匀。然后选择地势高，背风向阳，地下水位小于 1.5m 的地方，挖一四壁垂直的催芽坑，坑的大小依种子的数量而定。在催芽坑的最底下添 5cm 的河沙，然后放置通气秆（用 4～6 根玉米秆作成），在把种子与河沙的混合物放置其中，上面覆盖 5cm 的河沙，再覆盖 5cm 的黄土即可。随时检查种子的发芽情况。一般情况下，北京平原地区 3 月下旬催芽后，10～15d 种子即可裂口发芽。

5. 播种要点

（1）垄播。用播种小镐在垄的两侧各开出宽深各 5cm 的播种沟。开沟时做到深浅一致，大小相等，端直。撒种时要均匀，不漏播，不重播。播种量为每亩 15kg。覆土厚度为 3～5cm 较合适。覆土后用镇压机镇平或踩实，通过侧方灌溉灌一次透水。

（2）高床播种。在做好的高床上，均匀撒种，种子间距 1～1.5cm。覆土厚度 2cm。覆土后喷雾，灌透水。

二、扦插繁殖

1. 播种

秋季果实成熟采摘后沙藏。第二年 4 月，撒播在消过毒的疏松肥沃的苗床上，覆土 2～3cm 浇透水，以后保持苗床湿润不积水。苗高 3～5cm 时，每周施一次浓度 5％ 的全元素液肥，翌春按 5cm×10cm 的株行距移栽于大田。

2. 压条

5 月把红叶小檗下部枝条每隔 15cm 环剥一处，宽 0.5～1cm，深达木质部。用百万分之十的萘乙酸溶液涂抹环剥处，然后把枝条埋入土中。要保证有一个小枝组露在外面，以利光合作用的进行。保持土壤湿润，2 个月左右可以生根，秋后可将子株剪离母体分栽。

3. 扦插

扦插是繁殖红叶小檗的重要途径。插条少用木箱或直径较大的盆，插条多使用苗床。插床应选在地势高燥无积水的场所，扦插基质要疏松、肥沃、通气性好。一般插床宽 1m，长 4～5m，四周用砖砌 50cm 高，周围留排水孔，下部垫 10m 厚的碎石子，上面是阔叶树或针叶树下天然沤制多年的腐叶土。基质要用 50％ 的多菌灵粉剂消毒，每 100kg 土施 5kg 药剂。拌土后，覆盖塑料薄膜 3～5d，能很好地杀死土壤中的多种病原微生物。

9～11 月剪取 1～2 年生或当年生半木质化枝条，剪成 12～15cm 每段，剪口成斜形，保留 1～3 片叶。插条下部放入 1/1000 高锰酸钾液中泡 24h，既能消毒又能促进插条生根。用竹片打孔，把插条垂直插入苗床，浇透水。插后及时搭设塑料薄膜棚架，覆盖 40％～80％ 遮光网（随着插条的生根逐步换透光率高的遮光网），根据干湿温度计指数及时喷水、防风，保证空气相对湿度在 80％ 以上，温度 25℃ 左右，这样的环境条件能够使插条成活率达 90％ 以上。

三、田间管理

1. 松土除草

播种后如杂草大量滋生，可通过人工或机械方法进行清除杂草，除草时应做到"除小、除早、除了"的原则。松土厚度 2～3cm。

2. 施肥灌溉

当苗高 3～5cm 时进行土壤，复合肥每亩用量 10～15kg 即可。依土壤墒情及时灌溉。

3. 病虫防治

小檗苗期，要注意苗木立枯病的预防，通过提早播种、高垄育苗、土壤消毒、种子发芽出土时每隔 10d 喷洒 5% 的多菌灵（连续喷洒 3 次）等措施，可以得到较好的预防。其他病虫害较少，未见危害发生。

4. 苗木防寒

在入冬前的 11 月中旬灌冻水，然后埋土防寒。

四、病害防治

小檗极易生白粉病，尤其是在大面积栽植，又通风不良的情况下更为严重。一旦发现此病，应立即用三唑酮稀释 1000 倍液进行叶面喷雾，一般情况下，一周一次，连续 2～3 次即可治愈。

【采收加工】春、秋季采挖，洗净晒干。

环境、安全要求：农药、化肥等的使用必须符合国家的相关规定，不得污染环境。

【化学成分】生物碱类：小檗碱（berberine）、氧化小檗碱（oxyberberine）、掌叶防己碱（palmatine）、尖刺碱（oxyacanthine）、小檗胺（berbamine）、异汉防己碱（isotetrandrine）、非洲防己胺（columbamine）、药根碱（jatrorrhizine）、巴马亭（palmatine）、氧化爵床碱（oxyacanthine）、木兰花碱（magnoflorine）（吕光华等，1999）。

【鉴别】

1. 显微鉴别

茎横切面：木栓层为 10 余列木栓细胞，排列紧密。皮层较窄；纤维单个散在，壁薄。维管束外韧型，20～28 个环列；韧皮部较窄；束中形成层 2～3 列细胞；木质部发达，导管直径可达 $50\mu m$，木纤维众多，排列紧密。射线较平直，宽 1～7 列细胞。髓约占直径的 1/4，由薄壁细胞组成，有的细胞含草酸钙柱晶或方晶。

2. 理化鉴别

取粉末少许置载玻片上，加 2% 盐酸 1 滴，静置片刻后镜检，可见盐酸小檗碱针晶簇。另取粉末少许置载玻片上，滴加 30% 硝酸 1 或 2 滴，静置片刻后镜检，可见黄色硝酸小檗碱针晶簇，加热后结晶消失并显红色。

【主要参考文献】

吕光华，王立为，陈建民等. 1999. 小檗属植物生物碱成分测定. 中草药，6（12）：12～14

川　乌

Chuanwu

RADIX ACONITI

【概述】 始载于《神农本草经》，列为下品。《名医别录》中陶弘景谓："乌头与附子同根，附子八月果，乌头四月采。春是茎叶初生有脑头。如乌鸟之头，故谓之乌头。"《神农本草经》中记载："主中风，恶风，出汗，除寒湿痹，咳逆上气，破积聚，寒热。其汁煎之，名射罔，杀禽兽。一名奚毒，一名即子，一名乌喙。"《本草纲目》将其列入毒草部，并曰："乌头，气味辛温，有大毒……"。从上述描述可知，古人对川乌的毒性早已有了深刻的认识，并在医疗实践中予以高度的重视，强调川乌必须炮制后方可使用。川乌味辛、苦，性热，有大毒。归心、肝、肾、脾经。有祛风除湿，温经止痛等功效，可用于风寒湿痹，关节疼痛，心腹冷痛，寒疝作痛，麻醉止痛。其侧根就是附子，炮制后就是常用的附片。因为是附生于川乌的主根上，故名附子。它们的来源，药用部位，加工方法，性状等不尽相同，功效也有区别。但两者目前的混用状况比较严重，使用时必须进行区别，加以纠正。

川乌在河南伏牛山、太行山、大别山和桐柏山区有广泛分布。生于海拔 1000m 以上的山沟或山坡草地及灌丛中。

【商品名】 川乌

【别名】 川乌头、乌喙、奚毒、即子、鸡毒、毒公、耿子、乌头

【基原】 本品为毛莨科植物乌头 *Aconitum carmichaeli* Debx. 的干燥母根。

【原植物】 多年生草本，高 60～150cm。块根倒圆锥形，长 2～4cm。叶五角形，长 6～11cm，宽 9～15cm，3 深裂至全裂，中间裂片宽菱形或菱形，先端急尖，近羽状分裂，小裂片三角形，侧生裂片斜扇形，不等 2 深裂。总状花序狭长，密生短柔毛，萼片 5 个，深蓝色，外面有微柔毛，上萼片高盔形，高 2～2.6cm。花瓣 2 个，无毛，有长爪，距长 1～2.5mm，心皮 3～5 个，通常有微柔毛。蓇葖果长 1.5～1.8cm，种子有膜质翅。花期 8～9 月；果熟期 9～10 月。

【药材性状】

1. 生川乌

本品呈不规则的圆锥形，稍弯曲，顶端常有残茎，中部多向一侧膨大，长 2～7.5cm，直径 1.2～2.5cm。表面棕褐色或灰棕色，皱缩，有小瘤状侧根及子根脱离后的痕迹。质坚实，断面类白色或浅灰黄色，形成层环纹呈多角形。气微，味辛辣、麻舌。

2. 制川乌

本品为不规则或长三角形的片。表面黑褐色或黄褐色，有灰棕色形成层环纹。体轻，质脆，断面有光泽。气微，微有麻舌感。

【种质来源】 本地野生或栽培

【生长习性及基地自然条件】喜温暖湿润的气候和充足的阳光，川乌为块根作物，对土壤选择较为严格。在海拔 1800～2600m 地区，应选择地势较高，阳光充足，土层深厚，土质疏松肥沃，水源方便，能排能灌，呈中性反应的油沙土和白沙土及灰汤土的阳坡地段栽培最为适宜。黏土则不宜种植。川乌切忌连作，前作最好是马铃薯和玉米地块为宜。也最多种两年，否则易产生病害，严重影响产量。

【种植方法】

一、选地整地

对整地要求严格，马铃薯、玉米收获后，应及时翻耕、炕土，使土壤充分熟化，增加肥力，减少病虫害。播种前再犁 2 次。暴晒数日打垡，使土壤充分匀细、疏松，做到地平垡细。按东西向每墒 2m 宽，拉直绳子，两头插稳木桩再开沟，沟宽 30cm，沟深 18～20cm，播种后，依次按相同方法和距离进行理墒。

二、繁殖方法

块根繁殖。最佳播种节令为 11 月或中旬，"立冬"节为宜，最迟 11 月底，过早过迟都会影响产量。大田块根播种量川乌块根的大小关系着产量的高低。播种块根以 150 个/kg 为宜，每亩播种量 100～120kg，过大过小产量都不理想。过大虽然收割时单位面积产量高，但减去播种量，其产量还不如意的，过小虽然单位面积的播种量减少，但由于母体养分供应不足，幼苗细弱，长势差，产量低，经济效益也不好。

于 11 月初或中旬开沟条播，沟深 18～20cm，播种时块根"倒栽"，芽向下，根向上，这是高产措施之一。播种时每亩施用腐熟的农家肥 1.5～2t、磷肥 50kg、尿素 6kg，施后再盖上一层 3～5cm 细土。

三、田间管理

1）合理密植。以 1.5 万株/亩为宜。具体方法是：每垄宽 2m，播种 8 行，沟宽 33cm，行距 25cm，株距 18cm，过密叶片白粉病严重，产量低，质量差；过稀群体产量低。

2）追肥。幼苗 4～6 片叶时，追施第 1 次厩肥，以 50kg 清水兑 5～6kg 粪水或兑尿素 300～400g。施用的原则是：浓度要稀，施用量要大，既施了肥又抗了旱。第 2 次追肥在植株开花前 15～20d 进行，施复合肥 30～33kg/亩，以 50kg 清水兑复合肥 500～600g，施在植株根部。下雨后，地块潮湿，可干施，先用锄头将行间掏成小沟，把复合肥施入沟内，再盖上泥土，减少肥效损失，提高利用率。

3）灌溉。合理灌水保证苗齐，出苗后整个生长发育期需要保持适当的湿润环境。

4）中耕管理。①幼苗出土前，耕地 1 次。幼苗全部出土后如发现病株，应拔出烧毁，利用预备苗带土移栽，时间宜早不宜迟。②开花前中耕 1 次。③修根是栽培川乌的特殊管理措施，是提高产量质量，促进块根肥大的根本措施，一般修根两次，第 1 次是"春分"节后，株高 50cm 左右进行。这时植株茎秆基部已生育小川乌块根，先用心脏形铁铲，把植株附近的泥土刨开，露出茎基和母根。每株只留母根两边较大的块根 8～10 个，把侧生在茎基和母根上较小及多余的削掉。然后将刨出下一株的泥土覆盖在上一株的塘内，再修下一株。第2次修根在"芒种"节进行，但泥土不能刨得过深，必须削去茎基部上新生的小川乌。每次修根应注意不损伤叶片和茎秆、割断须根，否则影响块根生长膨大。④封顶打杈。为使养分集中于地下块根，川乌需封顶打杈。一般在植株现花蕾时开始打尖，最迟在开花时必须打尖，每株留叶15～20个。经过打尖后的植株，又会长出腋芽消耗养分，应随时摘除，但摘芽时不要伤害老叶，以免影响光合作用。总之，应做到地无川乌花，株无腋芽。

四、病虫害防治

川乌的病害很多，虫害很少。发现的病害有霜霉病、菌核病、白粉病等。

（1）霜霉病

1）为害症状：苗期为害较为普遍，植株发病时，以叶片背面有一层霜霉层为主要特征。霜霉层初为白色，后变为灰黑色，致使叶片枯黄而死。一般常见于晚秋低温多雨、多湿时，发病迅速而严重，可造成植株死亡。

2）防治技术：苗期及时拔出病株烧毁，病窝用石灰消毒后补苗。可用1：1：200倍的波尔多液喷施预防，发病时可用25％的多菌灵500～800倍溶液（1kg药兑500～800kg清水），实行叶面喷施防治。

（2）菌核病

1）为害症状：该病是川乌生长后期最严重的病害，在6～7月高温高湿的气候条件下发病。植株受害后，茎基先呈褐色，很快长出白色系状菌。当环境适宜时，病菌很快扩大，并逐渐形成菌核。菌核初为白色小粒，随后扩大为淡黄色，最后变成褐色。在病症表现的同时，植株开始凋萎，病部软腐，最后全株死亡。

2）防治技术：与霜霉病相同，拔除病株，采用波尔多液、多菌灵喷施。

（3）白粉病

1）为害症状：植株叶片受害时，初期出现形白色绒状霉斑，后扩大连片，使叶片布满一层白面状的霉层。此霉层为病原菌的菌丝或分生孢子，霉层中的小黑点为病菌的子囊壳，破裂后散出子囊孢子危害植株。此病常在高温干燥或施氮肥过量，植株过密，通风透光不良的环境发生。

2）防治技术：发病前，用波尔多液进行预防；发病后，用25％粉锈宁和50％的托布津，1：500和800倍液喷施防治（邓庭丰和李培清，2001）。

【采收加工】

1. 采收

6月下旬至7月上旬采挖，除去地上部分茎叶，摘下子根（附子），取母根（川乌头），去净须根、泥沙，晒干。

2. 炮制

生川乌拣去杂质，洗净灰屑，晒干。

制取川乌，个头大小分开，用水浸泡至内无干心，取出，加水煮沸4～6h（或蒸6～8h）至取大个及实心者切开内无白心，口尝微有麻舌感时，取出，晾至六成干，切片，干燥。

环境、安全要求：农药、化肥等的使用必须符合国家的相关规定，不得污染环境。

【化学成分】 川乌中含乌头碱（aconitine）、次乌头碱（hypaconitine）、中乌头碱（mesaconitine）、塔拉胺（talatisamine）、消旋去甲基衡州乌药碱（demethylcoclaurine）、异塔拉定（isotalatizidine）、新乌宁碱（neoline）、准噶尔乌头碱（songorine）、附子宁碱（fuziline）、去甲猪毛菜碱（salsolinol）、异飞燕草碱（isodelphinine）、苯甲酰中乌头原碱（benzoylmesaconitine）、多根乌头碱（karakoline）、森布星（senbusine）A、森布星（senbusine）B、14-乙酰塔拉胺（14-acetyltalatisamine）、脂乌头碱（lipoaconitine）、脂次乌头碱（lipohypaconitine）、脂去氧乌头碱（lipodeoxyaconitine）、脂中乌头碱（lipomesaconitine）、北草乌碱（beiwutine）、川附宁（chuanfunine）、3-去氧乌头碱（3-deoxyaconitine）、惰碱（ignavine）、荷克布星（hokbusine）A 及 B、尿嘧啶（uracil）、乌头多糖（aconitan）A、乌头多糖 B、乌头多糖 C、乌头多糖 D。

【鉴别与含量测定】

一、鉴别

1. 显微鉴别

1）本品横切面：后生皮层为棕色木栓化细胞；皮层薄壁组织偶见石细胞，单个散在或数个成群，类长方形、方形或长椭圆形，胞腔较大；内皮层不甚明显。韧皮部散有筛管群；内侧偶见纤维束。形成层类多角形。其内外侧偶有 1 至数个异型维管束。木质部导管多列，呈径向或略呈"V"形排列。髓部明显。薄壁细胞充满淀粉粒。

2）粉末灰黄色：淀粉粒单粒球形、长圆形或肾形，直径 $3\sim22\mu m$；复粒由 $2\sim15$ 分粒组成。石细胞近无色或淡黄绿色，呈类长方形、类方形、多角形或一边斜尖，直径 $49\sim117\mu m$，长 $113\sim280\mu m$，壁厚 $4\sim13\mu m$，壁厚者层纹明显，纹孔较稀疏。后生皮层细胞棕色，有的壁呈瘤状增厚突入细胞腔。导管淡黄色，主为具缘纹孔，直径 $29\sim70\mu m$，末端平截或短尖，穿孔位于端壁或侧壁，有的导管分子粗短拐曲或纵横连接。

2. 理化鉴别

1）取本品粉末约 5g，加乙醚 30ml 与氨溶液 3ml，浸渍 1h，时时振摇，过滤，取滤液 6ml，蒸干，残渣加 7% 盐酸羟胺甲醇溶液 10 滴与 0.1% 麝香草酚酞甲醇溶液 2 滴，滴加氢氧化钾饱和的甲醇溶液至显蓝色后，再多加 4 滴，置水浴中加热 1min，用冷水冷却。滴加稀盐酸调节 pH 至 $2\sim3$，加三氯化铁试液 1 或 2 滴与三氯甲烷 1ml，振摇，上层液显紫色。

2）荧光鉴别：取本品粉末 0.5g，加乙醚 10ml 与氨溶液 0.5ml，振摇 10min，过滤。滤液置分液漏斗中，加硫酸液（0.25mol/L）20ml，振摇提取，分取酸液适量，用水稀释后照紫外可见分光光度法（《中华人民共和国药典》2005 版一部附录Ⅴ A）测定，在 231nm 的波长处有最大吸收。

3）薄层色谱：取本品粉末 1g，加 10% 氨溶液 1ml，乙醚 10ml 冷浸 24h，过滤，滤液挥干，残渣用二氯甲烷洗入 1ml 容量瓶中定容，作为样品溶液。另取乌头碱、中乌头碱、次乌头碱用二氯甲烷制成 1mg/ml 溶液作为对照品溶液。吸附剂：高效硅胶 GF254 薄层板。展开剂：环己烷-乙酸乙酯-二乙胺（V/V＝8：1：1）。显色剂：碘化铋钾-碘化钾（1：1）的混合试液显色供试液色谱与对照品色谱相应的位置显相同的色斑。

二、含量测定

川乌中新乌头碱、次乌头碱及乌头碱含量的测定

1）色谱条件与系统适用性试验。以十八烷基硅烷键合硅胶为填充剂；以甲醇-水-氯仿-三乙胺（70：30：2：0.1）；流速：1.0ml/min；检测波长：230nm；柱温：室温。

2）对照品溶液的制备。分别精密称取乌头碱、次乌头碱、新乌头碱适量，加二氯甲烷溶解配制成浓度分别为 0.39mg/ml，1.00mg/ml，1.00mg/ml 的对照品溶液。精密吸取 1ml，置入 10ml 尖底具塞试管中，精密加入 0.01mol/L H_2SO_4 溶液 1ml，涡旋 2min，离心 5min（3000r/min），水层即为对照品溶液。

3）供试品溶液的制备。取制川乌粗粉约 10g，精密称定，加氨溶液 4ml 润湿，再加乙醚 50ml，浸泡 14h，过滤。药渣用乙醚洗涤 3 次，每次 15ml，合并乙醚液，60℃以下蒸干乙醚，残渣用二氯甲烷溶解并定量转移至 5ml 量瓶中，精密吸取 1ml，置入 10ml 尖底具塞试管中，精密加入 0.01mol/L H_2SO_4 溶液 1ml，涡旋 2min，离心 5min（3000r/min），水层即为供试品溶液。

4）测定法。分别精密吸取对照品溶液与供试品溶液各 20μl，注入液相色谱仪，测定，即得（朱俊访等，2008）。

【附注】下列同属植物，亦分布在伏牛山地区同等入药。

1. 瓜叶乌头，藤乌头 *Aconitum hemsleyanum* Pritz.

多年生缠绕草本。茎分枝，无毛。茎中部叶五角形，长约 10cm，宽约 8cm，3 深裂，中间裂片梯状菱形，先端渐尖，3 浅裂，上部边缘具粗齿，侧生裂片不等，2 浅裂，背面基部及叶柄有柔毛。花序有 2～12 朵花，花序轴与花梗无毛或疏生微柔毛；萼片 5个，蓝紫色，外面无毛或疏生短柔毛，上萼片高盔形，高 2～2.5cm，具短喙；花瓣 2个，距长 2mm；心皮 5 个，无毛，稀生微柔毛。蓇葖果长 1.2～1.5cm。花期 6～8 月；果熟期 8～9 月。产于河南伏牛山和桐柏山区。生于海拔 1000m 以上的山坡灌丛或山谷溪旁和疏林中。

2. 展毛川鄂乌头 *Aconitum henryi* Pritz. var. *villosum* W. T. Wang

多年生缠绕草本。块根萝卜形或倒圆锥形，长 1.5～3.8cm。茎幼时具柔毛。茎中部叶卵状五角形，长 7～12cm，宽 4～10cm，3 全裂，中间裂片披针形或菱状披针形，先端渐尖，边缘疏生粗牙齿，侧生裂片不等地 2 裂，幼叶两面或老叶仅背面基部及叶柄有毛。花序有（1～）3～6 朵花；花序轴及花梗有白色柔毛；萼 5 个，蓝色，上萼片高盔形，高 2～2.5cm，有毛，具尖喙；花瓣 2 个；雄蕊多数；心皮 3 个。蓇葖果 3 个。花期 7～9 月；果熟期 8～10 月。产河南伏牛山区，生于海拔 1000m 以上的溪旁、沟边或杂木林中。

3. 松潘乌头 *Aconitum sungpanense* Hand. -Mass.

多年生缠绕草本，长达 1.5m。块根近圆柱形，长约 3.5cm。茎无毛或近无毛。叶

五角形，长 8～12cm，宽 5.8～10cm，3 全裂，中间裂片卵状菱形，先端渐尖，近羽状浅裂，具缺刻状牙齿，侧生裂片不等地 2 深裂，无毛。花序具 2～9 朵花，无毛或疏生反曲的微柔毛；花梗长 2～4cm；萼片 5 个，淡蓝紫色，无毛或疏被微柔毛，上萼片盔形，高 1.8～2.2cm，喙不明显；花瓣无毛或疏生短毛，距长 1～2mm；心皮 3～5 个无毛或疏被短毛。花期 7～8 月；果熟期 9～10 月。产于河南伏牛山区。生于海拔 1000m 以上的山地灌丛或杂木林中。

4. 狭盔乌头 *Aconitum chinense* Paxt. var. *angustius* W. T. Wang et Hsiao

多年生草本，高 50～100cm。块根倒卵形，长约 3.5cm。茎有反曲柔毛。叶 3～5 全裂，中间裂片又 3 深裂，侧生裂片不等地 2 裂，沿脉及叶柄有柔毛。总状花序顶生或腋生；花序轴及花梗有反曲柔毛；萼片 5 个，蓝紫色，外面被弯曲短毛，上萼片盔形；花瓣 2 个；有长爪；心皮 3～5 个，无毛。蓇葖果 3～5 个，内向开裂。花期 8～9 月；果熟期 9～10 月。产于伏牛山、大别山和桐柏山区。生于山坡草地或灌丛中。鞘柄乌头

5. 高乌头，麻布七 *Aconitum sinomontanum* Nakai

多年生草本，高至 1.5m。具直根。基生叶 1 个，茎生叶 4～6 个，散生，椭圆形，长 10～22cm，宽 5.5～15cm，3 深裂，中间裂片菱形，渐尖，中部以上具不等大的三角形小裂片和锐牙齿，侧生裂片较大。不等地 3 裂；基生叶与茎下部叶具 30～50cm 的长柄。总状花序长 20～50cm，密生反曲的微柔毛；花序下部的花梗长 2～2.5cm，中部以上的长 0.5～1.4cm；萼片 5 个，蓝紫色，上萼片圆筒形，高 1.6～3cm；花瓣 2 个，具长爪；心皮 3 个。蓇葖果长 1.1～1.7cm。花期 6～7 月；果熟期 8～9 月。产于河南太行山和伏牛山区；生于海拔 1000m 以上的山谷溪旁或山坡林下的腐殖质土上。

6. 花葶乌头 *Aconitum scaposum* Franch.

多年生草本，高 35～60cm。根近圆柱形，长约 10cm。茎具淡黄色短毛。基生叶 3～4 个，肾状五角形，长 8.5～22cm，宽 5.5～11cm，3 裂稍过中部，中间裂片倒梯状菱形，侧生裂片不等地 2 裂，两面散生短伏毛，背面沿脉较多；叶柄长 13～40cm，基部具鞘；茎生叶 2～4 个，聚生在近茎基部处，大的长达 7cm，具小叶片，小的鞘状，长 1.2～3cm。花序长 20～35cm，密生淡黄色柔毛；苞片披针形；小苞片生花梗基部，似苞片，较小；萼片 5 个，蓝紫色，上萼片圆筒形，高 1.3～1.5cm；心皮 3 个子房有长毛。蓇葖果不等大，长 0.75～1.3cm，疏被长毛。花期 7～8 月；果熟期 9～10 月。产于河南伏牛山区。生于海拔 1000m 以上的山谷阴湿处。

7. 铁棒锤 *Aconitum szechenyianum* Gay.

多年生草本，高 100cm。块根倒圆锥形。茎不分枝，上部疏生短柔毛。中部以上茎生叶紧密排列，具短柄，宽卵形，长 3～5.5cm，宽 2.5～5.5cm，3 全裂，裂片细裂，小裂片线形，宽 1～2.2mm，无毛。总状花序长 6～20cm，密生伸展黄色短柔毛；小苞片线形；萼片 5 个，淡黄色，稀紫色，外面有短毛，上萼片船状镰刀形，自基部至喙长 1.6～2cm；花瓣 2 个，无毛，距短；雄蕊多数；心皮 5 个，密被长柔毛。蓇葖果长圆形，长约 1.5cm，无毛。果熟期 9～10 月。产于河南伏牛山区。生于海拔 1000m 以上的山顶、山坡草地、灌丛中。

【主要参考文献】

邓庭丰，李培清. 2001. 川乌人工栽培技术措施. 云南科技管理，14（3）：63，64

朱俊访，李卓亚，沈志滨等，2008. HPLC法测定不同地区制川乌中新乌头碱、次乌头碱及乌头碱的含量. 食品与药品，10（5）：44～46.

川 续 断

Chuanxuduan

RADIX DIPSACI

【概述】为伏牛山道地药材，始载于《神农本草经》。《纲目》：《图经本草》云"续断，今陕西、河中、兴元府、舒、越、晋州亦有之。三月以后生苗，干四棱，似苎麻；叶亦类之，两两相对而生；四月开花，红白色，似益母花；根如大蓟，赤黄色。七月、八月采。"根入药，有行血消肿、生肌止痛、续筋接骨、补肝肾、强腰膝、安胎等效。味苦；辛；性微温。归肝；肾经。我国有9种1变种，包括川续断、日本续断、拉毛果、起绒草、劲直续断及变种、天目续断、涪陵续断、深紫续断及大头续断，伏牛山区有2种，即川续断和日本续断。生于沟边草丛、林边。

【商品名】川续断

【别名】川断、龙豆、属折、接骨、南草、接骨草、鼓槌草、和尚头、川萝卜根、马蓟、黑老鸦头、小续断、山萝卜

【基原】为川续断科植物川续断 *Dipsacus asperoides* C. Y. Cheng et T. M. Ai（*Dipsacus asper* Wall.）的干燥根。

【原植物】多年生草本，高40～100cm。主根一条至数条，圆锥状，黄褐色。茎中空，具6～8棱，棱有疏硬刺。基生叶丛生，有长柄，叶片琴状羽裂，长15～25cm，中裂片卵形，较大，侧裂片3～4对，长圆形；茎生叶对生，中裂片特长，宽披针形或椭圆形，长12cm，顶端渐尖，边缘有疏粗锯齿，侧裂片1～2对，较小，两面被短毛和刺毛，柄短或近无柄。头状花序球形，茎2～3cm；总花梗长10～25cm；总苞片披针形或线形，长1～1.5cm，被短毛，苞片倒卵形，长7～11mm，顶端有尖头状长喙，两边被短毛和刺毛；花萼4棱，浅盘状，4裂较深，外有短毛；花冠白色或黄色，花冠管长9～11mm，向上较宽，顶端4裂，裂片2大2小，外被短柔毛；雄蕊4个，外露，与花柱近等长；子房下位。瘦果长倒卵柱状，包于小总苞内，长4mm，顶端外露于小总苞外。花期7～9月；果熟期9～11月（丁宝章和王遂义，1997）。

【药材性状】本品呈圆柱形，略扁，有的微弯曲，长5～15cm，直径0.5～2cm。表面灰褐色或黄褐色，有稍扭曲或明显扭曲的纵皱及沟纹，可见横裂的皮孔样斑痕及少数须根痕。质软，久置后变硬，易折断，断面不平坦，皮部墨绿色或棕色，外缘褐色或淡褐色，木部黄褐色，导管束呈放射状排列。气微香，味苦、微甜而后涩（中华人民共和国药典委员会，2005）。

【种质来源】本地野生或栽培

【生长习性及基地自然条件】川续断喜温暖而较凉爽湿润的环境，耐寒忌高温，适宜海拔 1600m 以上的地区栽培，对土壤的要求不太严，但以土层深厚、排水良好的疏松砂壤土为佳。海拔较低的闷热地区种植川续断，地上部分生长旺盛，但根茎产量低。土壤板结、肥力低的生地种植，地下根茎分叉严重，影响药材的质量，且在阴雨天气中容易发生根腐病。

【种植方法】

一、立地条件

选择土层深厚、排水良好的疏松砂壤土田地，育苗地应选择有灌溉条件的平地，大田移栽地可以选用坡地，减少土地成本。播种前深耕，并施入腐熟农家肥 3～4.5kg/m²、复合肥 75 g/m² 作基肥，施肥后将地整平耙细，做成宽 1m、高 20cm 的高畦，留 40cm 宽的作业道。春播的苗床两边各垒土 3cm，以便于浇水和保水（吕丽芬等，2007）。

二、繁殖方法

1. 种子繁殖

种子繁殖是川续断的主要繁殖方式，此种繁殖方式能获得较多繁殖材料，省工省时，符合大面积生产，而且根系发育均匀，品质较好。

采种：9～10 月选择健壮植株上的果实，待呈黄绿色，充实饱满时，采回晾干再抖出种子，种子采收一定要及时，熟后易脱落散失。

播种：播种前将种子用 55℃温水浸泡 10h，捞出摊于盒内或放在纱布袋中，置温暖处催芽，每天浇水 1 或 2 遍，待芽萌动时即可播种，播种时间可分为春播或秋播，地势较高，寒冷较早的地区以春播为宜，在 3 月下旬至 4 月上旬播种，地势较低暖的地区，以秋播为宜，于采种后即行播种，此时气候温暖，雨水充足，土地湿润，种子发芽整齐。幼苗能安全越冬。播种方式可分穴播或条播。穴播按行距 30～40cm 开穴，株距 17～20cm，穴深 7～10cm，每穴播种 10 粒左右；条播以行距 25～30cm 开沟，沟深 3cm，宽 7～8cm，将种子均匀撒入沟内，播种后，先浇人畜粪尿再覆 1～2cm 薄土。

2. 分株繁殖

在川续断采收时，充分利用药用部分剩下的细根和根头，重新栽种，分蘖苗可剪去部分叶片，留下叶柄、心叶，以减少水分蒸发，种苗最好当天采挖当天栽种完，栽种密度为行距 40cm×株距 25～30cm，幼苗成活后能自然露地越冬。

三、栽培方式

川续断一般采用直播和育苗移栽这两种栽培方式，有灌溉条件的地方一般以直播为主，坡地以育苗移栽的方式种植。直播成本低，主根不易分叉，产品质量好，但对土地的要求较高。育苗移栽的方式种植主根分叉较多，但可以充分利用价值较低的坡地和山地。

1) 直播。一般以春播为主，春播时间在每年的 3 月进行。播种前厢面浇透水，种子与过筛的细土按 1∶3 的比例混合，均匀播下种子。种子用量一般为 3.75kg/m² 左右，播种后用耙子轻轻耙 1 遍，以厢面上不见种子为标准，可盖 2cm 厚的松毛，起到保水的作用。播种 20d 后逐步出苗，要及时拔除杂草，并保持土壤湿度在 60% 以上。秋播在每年的 11 月进行，方法与春播一致。

2) 育苗移栽。春播苗于当年的 7 月移栽，苗高 10cm 左右，长出 3 或 4 片叶，主根长 10～15cm 时就可以取苗移栽。取苗前如果没有下雨，应该先浇 1 遍水，起苗时用手握住根部轻轻地将苗拔起，土壤板结严重的地方用小铲从苗的间隙中松土后再拔苗，起出的小苗扎捆后放置阴凉处。取苗时可以结合定苗给育苗地定植足够量的种苗，充分合理利用土地资源。移栽以穴栽最好，也可以条播，当天取苗当天移栽，最迟不超过 2d，栽种时，株行距为 20cm×25cm，移栽时一定要让根系充分舒展，既不能弯曲，也不能将长的根系剪短，否则会严重分叉。移栽后 1d 以内若不下雨，就应及时浇定根水，所以一般选择阴雨天进行移栽，这样不但省时省力，而且移栽的成活率较高。

四、田间管理

1) 定苗。直播地当苗高 10cm 时按株行距 15cm×20cm 进行定苗，间除的幼苗可用于补缺塘，也可移栽。

2) 中耕除草。除草主要在幼苗期，根据实际情况而定，一般种植当年除草 2 次，以后每年除草 1 次即可。川续断相对于其他药用植物来说，田间杂草不是很多，每年植株封行后不需除草。

3) 肥水管理。直播川续断出苗 90 以后，结合除草施尿素 2.25kg/m²，或用 0.5% 的云大 120 喷施叶面，喷施后 6h 内淋雨需重喷。育苗移栽的川续断移栽 20d 后苗返青，追施尿素 3kg/m² 左右，所施尿素离苗 5cm 左右，追肥应在阴雨天气进行。第 2 年开始萌芽生长时，有灌水条件的地方灌水 1 次，施一些磷肥，没有灌水条件的田地只能雨季追施，一般施 7.5kg/m² 左右。

4) 摘花蕾。种植 1 年以上的川续断到了 7 月抽薹开花，为了集中营养使根茎粗壮，不留种的植株应及时割除花茎，叶子太旺盛的植株也可以割除部分叶子。

五、病虫害防治

1. 病害

川续断的病害一般有两种：白粉病和根腐病。

1) 白粉病。常在夏季高温干旱季节发生，发病初期用 0.2% 粉锈灵喷施。

2) 根腐病。是川续断的主要病害，一般种下的第 1 年很少出现根腐病，第 2 年 7 月、8 月是根腐病的高发时期。田块的地下水水位高、苗密度大、阴雨连天等都是发生根腐病的原因。预防以排水通风为主，发病初期用立枯净喷施，发病特别严重的应提前 1 年采收。

2. 虫害

1) 蚜虫。夏秋季危害幼嫩叶、花茎，影响植株生长，开花结籽，防治方法：可用

40％乐果 1000 倍液喷杀。

2）小地老虎。蝼蛄等地下害虫，咬断幼苗，根茎可用人工捕捉幼虫，灯光诱捕成虫，毒饵诱杀害虫，用 90％晶体敌百虫 1000 倍喷雾。

【采收加工】

1. 采收

通常产区春播者第二年秋季采收，秋播者第三年秋季采收，宜在秋季霜冻前进行，此时根部长得壮实，营养成分积累多，品质佳，采挖时先割去地上茎叶，再将根部全部挖起，除去泥土、芦头、细根，将根运用加工。

2. 加工

将鲜川续断日晒或微火烘至半干，集中堆置，盖上麻袋、棉絮，使其"发汗"变软，内部变成绿色，再晒或烘干，摘去须根即可。

3. 贮藏

置阴凉干燥处，防虫蛀，霉变。

环境、安全要求：农药、化肥等的使用必须符合国家的相关规定，不得污染环境。

【化学成分】

1）三萜皂苷类：从川续断中共分出了 22 种三萜皂苷类成分均为齐墩果烷型，分别于 C23，C28 位连接不同的糖链（张采文和薛翱，1991；杨尚军等，1993a；张永文和薛智，1991）。

2）生物碱类：薄层层析发现川续断含有 2 个生物碱即喜树次碱（venoterpine）和洋兰碱（cattleyine）（杨尚军等，1993b）。

3）环烯醚萜类：从川续断中分得一环烯醚萜苷类成分林生续断苷 I（sytvestroside I）（魏峰和楼之岑，1996）。

4）挥发油类：川续断挥发油共鉴定出 41 种化合物，其中萜类种类较少，而酚类化合物种类较多（吴知行等，1994）。

5）其他成分：从川续断中分离到蔗糖、β-谷甾醇、胡萝卜苷。此外还含 Ca、Fe、Mg、Zn、Cu 等微量元素（赵春桂等，1990）。

【鉴别与含量测定】

一、鉴别

1）本品横切面：木栓细胞数列，栓内层较窄。韧皮部筛管群稀疏散在；形成层环明显或不甚明显；木质部射线宽广，导管近形成层处分布较密，向内渐稀少，常单个散在或 2～4 个相聚；髓部小，细根多无髓；薄壁细胞含草酸钙簇晶。

2）粉末黄棕色：草酸钙簇晶甚多，直径 15～50 μm，散在或存在于皱缩的薄壁细胞中，有时数个排列成紧密的条状。纺锤形薄壁细胞壁稍厚，有斜向交错的细纹理。具缘纹孔及网纹导管直径约 72（90）μm。木栓细胞淡棕色，表面观类长方形、类方形、多角形或长多角形，壁薄。

3）理化：取本品粉末 3g，加浓氨溶液 4ml，拌匀，放置 1h，加三氯甲烷 30ml，超声处理 30min，过滤，滤液用盐酸溶液（4→100）30ml 分次振摇提取，提取液用浓氨溶液调节 pH10，再用三氯甲烷 20ml 分次振摇提取，合并三氯甲烷液，浓缩至约0.5ml，作为供试品溶液。另取川续断对照药材 3g，同法制成对照药材溶液。吸取上述两种溶液各 10μl，分别点于同一以 2%氢氧化钠溶液制备的硅胶 G 薄层板上，以苯-无水乙醇（9∶2）为展开剂，展开，取出，晾干，先喷以稀碘化铋钾试液，再喷以 5%亚硝酸钠的 70%乙醇溶液，放置片刻。供试品色谱中，在与对照药材色谱相应的位置上，显相同颜色的斑点。

4）取本品粉末 0.2g，加甲醇 15ml，超声处理 30min，过滤，滤液蒸干，残渣加甲醇 2ml 使溶解，作为供试品溶液。另取川续断皂苷Ⅵ对照品，加甲醇制成每毫升含1mg 的溶液，作为对照品溶液。照薄层色谱法（《中华人民共和国药典》2005 版附录Ⅵ B）试验，吸取上述两种溶液各 5μl，分别点于同一硅胶 G 薄层板上，以正丁醇-乙酸-水（4∶1∶5）的上层溶液为展开剂，展开，取出，晾干，喷以 10%硫酸乙醇溶液，加热至斑点显色清晰。供试品色谱中，在与对照品色谱相应的位置上，显相同颜色的斑点。

二、含量测定

1）色谱条件与系统适用性试验。以十八烷基硅烷键合硅胶为填充剂；以乙腈-水（30∶70）为流动相；检测波长为 212nm。理论板数按川续断皂苷Ⅵ峰计算应不低于 3000。

2）对照品溶液的制备。精密称取川续断皂苷Ⅵ对照品适量，加甲醇制成每毫升含1.5mg 的溶液。精密量取 1ml，置 10ml 量瓶中，加流动相稀释至刻度，摇匀，即得。

3）供试品溶液的制备。取本品细粉约 0.5g，精密称定，置具塞锥形瓶中，精密加入甲醇 25ml，密塞，称定重量，超声处理（功率 100W，频率 40kHz）30min，放冷，再称定重量，用甲醇补足减失的重量，摇匀，过滤。精密量取续滤液 5ml，置 50ml 量瓶中，加流动相稀释至刻度，摇匀，即得。

4）测定法。分别精密吸取对照品溶液与供试品溶液各 20μl，注入液相色谱仪，测定，即得。

本品按干燥品计算，含川续断皂苷Ⅵ（$C_{47}H_{76}O_{18}$）不得少于 2.0%。

【附注】

日本续断 *Dipsacus japonicus* Miq.

又名续断，产于全省各山区诸县；生于山坡草丛较湿处。全国各地均有分布。日本也产。多年生草本，高 100cm 以上。主根圆锥状，黄褐色。茎中空，多分枝，具 4～6棱，棱上有倒钩刺。基生叶具长柄，叶片长椭圆形，不裂或 3 裂；茎生叶对生，倒卵状椭圆形，长 10～20cm，宽 2～4cm，3 裂至 5 羽状深裂或不裂，中央裂片最大，两侧较小，裂片基部下延成狭翅，边缘具粗齿，两面被疏白毛，背面脉及叶柄均有钩刺。头状花序刺球状顶生，长 2～3cm，基部有总苞片数个，线形，具白色刺毛，长 0.5～2cm；苞片多数，长倒卵形，顶端稍平截，中间具锥刺状长喙，喙长 5～7mm；花常较苞片短；花萼盘状，4 浅裂，外被白柔毛；花冠紫红色，漏斗状，基部成短细筒，外被白色柔毛，4 裂，2 裂片稍大；雄蕊 4 个，稍外露；子房下位，包于囊状小总苞中，果时苞片增大，长 15mm，小总苞 4 棱柱状，顶有 8 齿。瘦果稍外露。花期 8～10 月；果熟期 11 月。

【主要参考文献】

丁宝章，王遂义. 1997. 河南植物志. 第三册. 郑州：河南科学技术出版社，533，534

吕丽芬，赵菊，陈翠等. 2007. 川续断高产栽培技术. 现代农业科技，23：150

魏峰，楼之岑. 1996. 川续断中林生续断苷的结构研究. 中草药，27（5）：265

吴知行，周胜辉，杨尚军. 1994. 川续断中挥发油的分析. 中国药科大学学报，25（4）：202

杨尚军，吴知行，任海红. 1993b. 川续断中生物碱的研究. 中国药科大学学报，24（5）：281

杨尚军，吴知行，周胜辉等. 1993a. 川续斯中三萜皂苷的研究. 药学学报，28（5）：276

张采文，薛翻. 1991. 川续断的化学成分研究. 药学学报，26（9）：676

张永文，薛智. 1991. 川续断中的新三萜皂苷. 药学学报，26（12）：911

赵春桂，司世麟，高薇等. 1990. 6 种安胎中草药微量元素的光谱测定. 中国中药杂志，15（5）：43

中华人民共和国药典委员会. 2005. 中华人民共和国药典. 北京：化学工业出版社. 231

川 楝 子
Chuanlianzi
FRUCTUS TOOSENDAN

【概述】川楝为伏牛山常用中药材，川楝始载于《神农本草经》，列为下品。历代本草多有著录。《本草纲目》记载："其子如小铃，熟则黄色，又名金铃子。导小肠膀胱之热，因引心胞相火下行，故心腹痛及疝气为要药。"；《神农本草经》载其："苦，寒。主温疾、伤寒太热烦狂，杀三虫疥疡，利小便水道。"；《医林纂要》载其："苦辛；寒。泻心火，坚肾水，清肺金，清肝火。核：怡疝，去痼冷。"。川楝为《中华人民共和国药典》（2005 年版）收载品种。川楝味苦、寒、有小毒；归肝、小肠、膀胱经。具有舒肝行气止痛，驱虫的功效。用于虫积腹痛，胁痛，疝痛，胸脘满闷。

药材川楝为楝科植物川楝 *Melia toosendan* Sied. et Zucc. 的果实。川楝主要分布于中国中部至西南部，华东等地的中亚热带常绿、落叶阔叶林区。在伏牛山区的栾川、嵩县、西峡等地有分布，为野生。

【商品名】川楝子

【别名】金铃子、楝实、金铃子、大果苦楝子、楝石、苦楝皮。

【基原】为楝科植物川楝 *Melia toosendan* Sied. et Zucc. 的果实。

【原植物】川楝为落叶乔木，高可达 10m；树皮暗褐色，有纵沟纹；嫩枝暗红色，密被星状鳞片。叶互生，为二回奇数羽状复叶，每一羽片有小叶 5～9 片，有时 3 片或 11 片；小叶卵形至椭圆状披针形，通常长 5～8cm，有时达 10cm，宽 2～4.5cm，顶端渐尖，基部浑圆，侧生小叶常不对称，全缘或有疏齿，初被星状毛，后变无毛或仅有稀疏柔毛；小叶柄短。春季开花；花紫色，两性，排成腋生圆锥花序；萼 5～6 深裂，裂片长椭圆形，短尖；花瓣 5～6 片，匙形，长 9～10mm，外面披疏柔毛；雄蕊数为花瓣数的2倍，雄蕊管筒状，顶端10～12裂齿。核果球形或椭球形，直径约3cm，黄色或栗黄色，果皮肉质；核坚硬，木质，有种子6～8枚。花期4～5月；果熟期10～12月。

【药材性状】 干燥果实呈球形或椭圆形，长径1.5～3cm，短径1.5～2.3cm。表面黄色或黄棕色，微具光泽，具深棕色或黄棕色圆点，微有凹陷或皱缩。一端凹陷，有果柄脱落痕迹，另一端较平，有一棕色点状蒂痕。果皮革质，与果肉间常有空隙。果肉厚，浅黄色，质松软。果核球形或卵圆形，两端平截，土黄色，表面具6～8条纵棱，内分6～8室，含黑紫色扁梭形种子6～8枚。种仁乳白色，有油性。气特异，味酸而苦。以表面金黄色，肉黄白色，厚而松软者佳。

【种质来源】 本地野生或栽培

【生长习性及基地自然条件】 生于海拔500～2100m的杂木林和疏林内或平坝、丘陵地带湿润处，常栽培于村旁附近或公路边。

【种植方法】

一、繁殖技术

1. 播种繁殖

1）选种。播种前首先要对种子进行挑选，种子选得好不好，直接关系到播种能否成功。最好是选用当年采收的种子。种子保存的时间越长，其发芽率越低。选用籽粒饱满、没有残缺或畸形、没有病虫害的种子。

2）播种。播种前对种子和播种用基质进行消毒。家庭对种子消毒常用60℃左右的热水浸种15min，然后再用温热水催芽12～24h。对播种用的基质进行消毒，最好的方法就是把它放到锅里炒热，任何病虫都能烫死。播种直接把种子放到基质中，按3cm×5cm的间距点播。播后覆盖基质，覆盖厚度为种粒的2～3倍。播后可用喷雾器、细孔花洒将播种基质淋湿。

3）播种后的管理。在深秋、早春季或冬季播种后，遇到寒潮低温时，可以用塑料薄膜把花盆包起来，以利保温保湿；幼苗出土后，要及时把薄膜揭开，并在每天上午的9：30之前，或者在下午的3：30之后让幼苗接受太阳的光照；当大部分的幼苗长出了3片或3片以上的叶子后就可以移栽。

2. 扦插繁殖

常于春末秋初用当年生的枝条进行嫩枝扦插，或于早春用去年生的枝条进行老枝扦插。进行嫩枝扦插时，在春末至早秋植株生长旺盛时，选用当年生粗壮枝条作为插穗。把枝条剪下后，选取壮实的部位，剪成5～15cm长的一段，每段要带3个以上的叶节。进行硬枝扦插时，在早春气温回升后，选取去年的健壮枝条作插穗。每段插穗通常保留3～4个节，剪取的方法同嫩枝扦插。

3. 压条繁殖

选取健壮的枝条，从顶梢以下15～30cm处把树皮剥掉一圈，剥后的伤口宽度在1cm左右，深度以刚刚把表皮剥掉为限。剪取一块长10～20cm、宽5～8cm的薄膜，上面放些淋湿的园土，像裹伤口一样把环剥的部位包扎起来，薄膜的上下两端扎紧，中间鼓起。4~6 周后生根。生根后，把枝条边根系一起剪下，就成了一棵新的植株.

二、种植方法

小苗移栽时，先挖好种植穴，在种植穴底部撒上一层有机肥料作为底肥（基肥），厚度为 4~6cm，再覆上一层土并放入苗木，将肥料与根系分开，避免烧根。放入苗木后，回填土壤，把根系覆盖住，并踩实土壤，浇一次透水。

三、日常管理

1）湿度。喜欢略微湿润的气候环境，要求生长环境的空气相对湿度在50%~70%。

2）温度。喜欢温暖气候，但夏季高温、闷热（35℃以上，空气相对湿度在80%以上）的环境不利于它的生长；对冬季温度要求很严，当环境温度在10℃以下停止生长，在霜冻出现时不能安全越冬。

3）光照。喜阳光，在秋、冬、春三季可以给予充足的阳光。

4）肥水。在平时的养护过程中，还要进行适当地肥水管理。春夏两季根据干旱情况，施用 2~4 次肥水：先在根颈部以外 30~100cm 开一圈小沟（植株越大，则离根颈部越远），沟宽、深都为 20cm。沟内撒进 12~25kg 有机肥，或者 50~250g 颗粒复合肥（化肥），然后浇上透水。入冬以后开春以前，照上述方法再施肥一次，但不用浇水。

【采收加工】秋、冬季果实成熟呈黄色时摘下，晒干。以表面金黄色、个大肉厚、完整而无破裂者为佳，包装贮藏用麻袋装载，存放于通风干燥处，防蛀。

环境、安全要求：农药、化肥等的使用必须符合国家的相关规定，不得污染环境。

【化学成分】

1）类柠檬苦素（limonoids）类化合物（图 3）：1α-顺芷酰氧基-3α-乙酰基-7α-羟基-12α-乙氧基楝木（1α-tigloyloxy-3α-acetxyl-7α-hydroxyl-12α-ethoxylnimbolinin），1α-苯甲酰氧基-3α-乙酰基-7α-羟基-12α乙氧基楝木林（1α-benzoyloxy-3α-acetxyl-7α-hydroxy-12α-ethoxyl-nimbolinin），异川楝素（isotoosendanin），1-O-顺芷酰基-1-O-苯甲酰-印楝醛（1-O-tigloyl-1-O-debenzoylohchinal），1-脱乙酰楝木林 A、B（1-deacetylnimbolin-in A，B），楝木林 B（nimbolinin B），螺甾烷（spirosendan），川楝素（toosendanin），脂苦楝子醇（lipomeliaol）、21-O-乙酰基-川楝三醇（21-O-acetyl-toosendantriol）、苦楝子酮（melianone），柠檬苦素 D（trichilinins D），柠檬苦素 E（trichilinins E），1-O-桂皮酰基柠檬苦素（1-O-cinnamoyltrichilinin），楝木次素 A、B、C、D、E、F（nimbolidin A，B，C，D，E，F），印楝沙兰林（salannin），toosendanal，12-甲氧基-沃氏藤黄辛（12-O-methox-ylvolkensin），苦楝子毒素 B₁（meliatoxin B₁），三唇素 H（trichilin H），3-O-乙酰奥琴醛（3-O-acetylohchinolal），奥琴内酯（ohchinolide C），奥琴醛（ohchi-nolal），丁内酯（butyrolactone），印苦楝酮（azadirone），乙酰柠檬苦素酮（acetyl-trichilenone）等。（Xie et al.，2008a，2008b；Zhang et al.，2010；Nakatani et al.，1996，1999；Zhou et al.，1996，1997；Tada et al.，1999）

2）挥发油：己酸（19.63%）、龙脑（1.16%）、异龙脑（2.32%）、棕榈酸

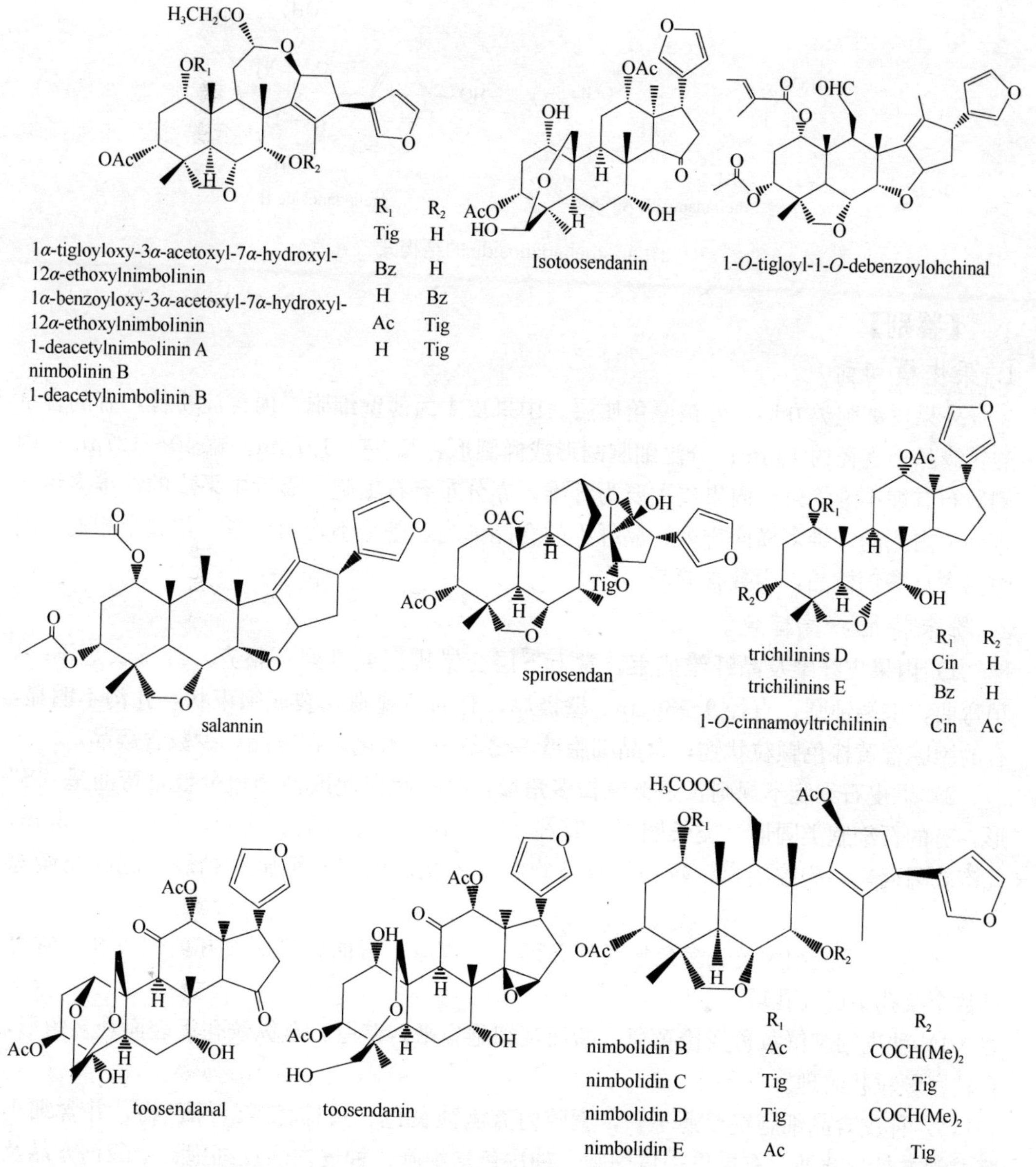

R₁ 和 R₂ 取代基:

	R₁	R₂
1α-tigloyloxy-3α-acetoxyl-7α-hydroxyl-12α-ethoxylnimbolinin	Tig	H
1α-benzoyloxy-3α-acetoxyl-7α-hydroxyl-12α-ethoxylnimbolinin	Bz	H
1-deacetylnimbolinin A	H	Bz
nimbolinin B	Ac	Tig
1-deacetylnimbolinin B	H	Tig

Isotoosendanin

1-O-tigloyl-1-O-debenzoylohchinal

salannin

spirosendan

	R₁	R₂
trichilinins D	Cin	H
trichilinins E	Bz	H
1-O-cinnamoyltrichilinin	Cin	Ac

toosendanal

toosendanin

	R₁	R₂
nimbolidin B	Ac	COCH(Me)₂
nimbolidin C	Tig	Tig
nimbolidin D	Tig	COCH(Me)₂
nimbolidin E	Ac	Tig

图 3　类柠檬苦素类化合物结构式

（6.44%）、棕榈酸乙酯（4.61%）、亚麻酸（2.93%）、油酸（2.72%）、亚麻酸乙酯（6.45%）、亚油烯酸乙酯（4.28%）（孙毅坤等，2004）。

3）其他类型化合物：川楝苷 A［3-甲氧基-5-羟基-9-(1′-O-β-D-葡萄糖)-苏式-丙三醇，meliadano-side A］、川楝苷 B［4-羟基-7,8-(2′,1′-O-β-D-葡萄糖)-丙三醇，meliada-noside B］（图 4）、正三十烷酸、正三十二烷醇、正十六烷酸（昌军等，1999）。

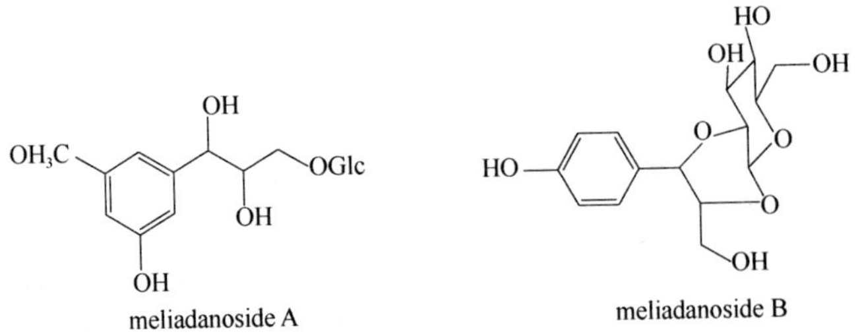

图 4　meliadanoside 的结构式

【鉴别】

1. 果皮横切面

外果皮细胞类方形，外被厚角质层。中果皮主为薄壁细胞，内含淀粉粒，有的含草酸钙簇晶，直径约 $16\mu m$；分泌细胞圆形或椭圆形，长 $85\sim197\mu m$，宽 $40\sim127\mu m$；内侧散布有细小维管束。内果皮主要为纤维，亦分布有石细胞，靠近中果皮的纤维多纵向排列，内侧的纤维多横向排列；晶纤维的含晶细胞，壁呈不均匀增厚，常数个相连，胞腔内含草酸钙棱晶，少数含簇晶。

2. 粉末特征：黄棕色。

1）内果皮纤维及晶纤维成束，常上下层交错排列或排列不整齐。纤维长短不一，稍弯曲，末端钝圆，直径 $9\sim36\mu m$，壁极厚，有的不规则纵裂成须束状，孔沟不明显，有的胞腔含黄棕色颗粒状物；含晶细胞壁厚薄不一，木化，含方晶，少数含簇晶。

2）果皮石细胞不规则长条形或长多角形，有瘤状突起或钝圆短分枝，弯曲呈"S"形，有的石细胞类圆形、类长圆形，直径 $14\sim54\mu m$，长约至 $150\mu m$，壁厚 $9\sim13\mu m$，孔沟较稀而短，胞腔细窄，每一短分枝胞腔呈星状；也有石细胞壁稍厚，胞腔充满棕色物。

3）果皮孔纹细胞类长多角形或长条形，壁稍厚，弯曲，具圆纹孔或斜纹孔，常可见数个纹孔集成纹孔域。

4）种皮细胞鲜黄色或橙黄色。断面观细胞扁平，壁厚，有纵纹孔；表面观多角形，有较密颗粒状纹理。

5）种皮含晶细胞壁厚薄不一，胸腔内充满淡黄色、黄棕色或红棕色物，并含细小草酸钙方晶。此外，有果皮表皮细胞、种皮色素细胞、种皮内表皮细胞、草酸钙方晶及簇晶。

3. 薄层色谱鉴别

取本品粉末 1g，加乙醇 30ml，超声处理 30min，过滤，滤液蒸干，残渣加乙醇 1ml 使溶解，作为供试品溶液。另取川楝子对照药材 1g，同法制成对照药材溶液。照薄层色谱法（《中华人民共和国药典》2005 版附录Ⅵ B）试验，吸取上述两种溶液各 $4\mu l$，分别点于同一以羧甲基纤维素钠为轴黏合剂的硅胶 G 薄层板上，以甲苯-丙酮（9:1）为展开剂，展开，取出，晾干，置碘蒸气中熏至斑点显色清晰。供试品色谱中，在与对照药材色谱相应的位置上，显相同颜色的斑点。

【主要参考文献】

昌军，宣利江，徐亚明. 1999. 川楝子中两个新的苯丙三醇苷. 植物学报，41（11）：1245～1248

孙毅坤，雷海民，魏宁漪等. 2004. 川楝子挥发油化学成分的 GC-MS 分析. 中国中药杂志，29（5）：475，476

Nakatani M，Shimokoro M，Zhou J B et al. 1999. Limonoids from *Melia toosendan*. Phytochemistry，52（4）：709～714

Nakatani M，Zhou J B，Nakayama N et al. 1996. Nimbolidins C-E，limonoid antifeedants from *Melia toosendan*. Phytochemistry，41（3）：739～743

Tada K，Takido M，Kitanaka S. 1999. Limonoids from fruit of *Melia toosendan* and their cytotoxic activity. Phytochemistry，51（6）：787～791

Xie F，Zhang C F，Zhang M et al. 2008. Two new limonoids from *Melia toosendan*. Chinese Chemical Letters，19（2）：183～186

Xie F，Zhang M，Zhang C F et al. 2008a. Anti-inflammatory and analgesic activities of ethanolic extract and two limonoids from *Melia toosendan* fruit. Journal of Ethnopharmacology，117（3）：463～466

Zhang Q，Liang J Y，Li Q S et al. 2010. New limonoids from the fruits of *Melia toosendan*. Chinese Chemical Letters，21（7）：838～841

Zhou J B，Minami Y J，Yagi F et al. 1997. Ring C-seco limonoids from *Melia toosendan*. Phytochemistry，46（5）：911～914

Zhou J B，Okamura H，Iwagawa T et al. 1996. Limonoid antifeedants from *Melia toosendan*. Phytochemistry，41（1）：117～120

马 齿 苋
Machixian
HERBA PORTULACAE

【概述】本品为伏牛山大宗药材。马齿苋出自《本草经集注》。马齿苋是因"其叶比并如马齿，而性滑利似苋"得名。《图经本草》："马齿苋旧不著所出州土，今处处有之。虽名苋类而苗叶与人苋辈都不相似。又名五行草，以其叶青，梗赤，花黄，根白，子黑也。"陶弘景于"苋实"项下云："今马苋别一种，布地生，实至微细，俗呼为马齿苋。亦可食，小酸。"指出了马齿苋的特点是铺地而生，种子细小，味酸。《本草纲目》谓："马齿苋处处园野生之。柔茎布地，细叶对生。六七月开细花，结小尖实，实中细子如葶苈子状。人多采苗煮晒为蔬。"马齿苋性寒，味甘酸；入心、肝、脾、大肠经。具有清热解毒，利水去湿，散血消肿，除尘杀菌，消炎止痛，止血凉血的功效。主治痢疾，肠炎，肾炎，产后子宫出血，便血，乳腺炎等病症。该种为药食两用植物。全草供药用，有清热利湿、解毒消肿、消炎、止渴、利尿作用；种子明目。现代研究，马齿苋还含有丰富的 SL_3 脂肪酸及维生素 A 样物质：SL_3 脂肪酸是形成细胞膜，尤其是脑细胞膜与眼细胞膜所必需的物质；维生素 A 样物质能维持上皮组织如皮肤、角膜及结合膜的正常机能，参与视紫质的合成，增强视网膜感光性能，也参与体内许多氧化过程。此外，马齿苋还可作兽药和农药；嫩茎叶可作蔬菜等。

约有 100 种以上，广布于温带。我国有 5 种，河南有 2 种。马齿苋 *Portulaca oleracea* L. 和大花马齿苋 *Portulaca grandiflora* Hook. 产河南各地，生于田间、路旁、宅畔。

【商品名】马齿苋

【别名】马齿草、马苋、五行草、马齿菜、马齿龙芽、五方草、长命菜、九头狮子草、酸苋、安乐菜、瓜子菜、长命苋、酱瓣豆草、蛇草、酸味菜、猪母菜、狮子草、地马菜、马蛇子菜、蚂蚁菜、马踏菜、长寿菜、马马菜、马舌菜、耐旱菜

【基原】本品为马齿苋科植物马齿苋 *Portulaca oleracea* L. 的干燥地上部分。夏、秋两季采收，除去残根及杂质，洗净，略蒸或烫后晒干

【原植物】一年生草本，常匍匐、肉质，无毛。茎圆筒形，光亮带紫色。叶楔状矩圆形或倒卵形，长 10～25mm。花 3～5 朵生枝端，直径 3～4mm，无梗；苞片 2～5 个，膜质；萼片 2 个；花瓣 5 个，黄色；柱头 4～6 裂，子房半下位，1 室。蒴果盖裂；种子多数，肾状卵形，直径不足 1mm，黑色，有小疣状突起。花期 5～9 月；果熟期 6～10 月。

【药材性状】多皱缩卷曲。常结成团。茎圆柱形，长可达 30cm，直径 0.1～0.2cm，表面黄褐色，有明显纵沟纹。叶对生或互生。易破碎，完整叶片倒卵形，长 1～2.5cm，宽 0.5～1.5cm；绿褐色，先端钝平或微缺，全缘。花小，3～5 朵生于枝端，花瓣 5 个，黄色。蒴果圆锥形，长约 5mm，内含多数细小种子。气微，味微酸。

【种质来源】本地野生或栽培

【生长习性及基地自然条件】喜温暖湿润气候，适应性较强，能耐旱，在丘陵和平地一般土壤都可栽培。

【种植方法】马齿苋有两种繁殖方式：种子繁殖、无性繁殖。马齿苋种子黑色、粒小，千粒重 2～3g，每亩用种 100g 左右，种子繁殖便于大面积生产；无性繁殖可行扦插，但不常用。

1. 种子繁殖

马齿苋种子细小，故要精细整地，并以条播为好。每亩施腐熟厩肥 2000kg，耕翻深度 15cm，打碎土块，畦面达到平、松、软细的要求，作宽 1m 的畦，沟宽 40cm。畦面开 21～24cm 宽的两条播种浅沟，进行条播。为了使播种密度均匀，可在种子中加入 100 倍种子重量的细沙进行撒播。因种子易掉入土壤孔隙中，播后只需轻耙表土，无须再行覆土。如果土壤干燥，则用洒水壶略喷湿畦面即可。当苗高 15cm 左右时，开始采拔幼苗供食，使株距保持 9～10cm，让其他苗继续生长。播后 25d 左右，株高 25cm 以上时，正式采收。一般幼苗单株产量达 35～40g。采收时要注意在植株根部留 2 或 3 节主茎，以后陆续采收。在生长期间，根据生长情况进行追肥，一般施用尿素 300 倍液 1 或 2 次，每亩每次用尿素 5kg。马齿苋几乎不发生病虫害，也就没有农药残毒问题。

2. 田间管理

播种或扦插后 15～20d 即可移入大田栽培，栽培面积较小时也可直接扦插到大田。移栽前将田土进行翻耕，结合整地每亩施入 1500kg 充分腐熟的人畜粪，或 15～20kg 三元复合肥，然后按 1.2m 宽开厢，按株行距 15cm×20cm 定植，然后浇透定根水。移栽最好选阴天进行，如在晴天移栽，栽后两天内应采取遮阴措施，并于每天傍晚浇水 1

次。移栽时按要求施足底肥后，前期可不追肥，以后每采收1或2次追1次稀薄人粪水，生长期间经常追施一点氮肥，其茎叶可以生长肥嫩粗大，增加产量，迟缓生殖生长，改善品质。形成的花蕾要及时摘除，以促进营养枝的抽生。干旱时要适当浇水，生长期间要注意除草。马齿苋很少发生病虫害，一般不需喷药。

【采收加工】夏、秋两季割取较嫩全草，除去根部及杂质。洗净泥土，用沸水烫或稍蒸后，晒干。以株小，质嫩，整齐少碎，叶多，青绿色无杂质者为佳。

环境、安全要求：农药、化肥等的使用必须符合国家的相关规定，不得污染环境。

【化学成分】全草含大量去甲肾上腺素（noradrenaline）和多量钾盐（包括硝酸钾、氯化钾、硫酸钾和其他钾盐）；左旋去甲肾上腺素（L-norabrenaline）、多巴（dopa）、多巴胺（dopamine）、甜菜素（betanidin）、异甜菜素（isobetanidin）、甜菜苷（betanin）、异甜菜苷（isobetanin）、草酸（oxalic acid）、苹果酸（malic acid）、柠檬酸（citric acid）、谷氨酸（glutamic acid）、天冬氨酸（aspartic acid）、丙氨酸（alanine）以及葡萄糖（glucose）、果糖（fructose），蔗糖（sucrose）等。全草尚含维生素A、维生素 B_1、维生素 B_2、维生素 PP、维生素 C、胡萝卜素、钙、磷、铁盐以及皂苷、鞣质、树脂、脂肪、尿素等。全草尚含生物碱、香豆精类、黄酮类、强心苷和蒽醌苷。马齿苋含蛋白质、脂肪、多种维生素和氨基酸，还含有丰富铜元素。（牛广财和朱丹，2005）

【鉴别】

1. 显微鉴别

1）茎（直径 2mm）的横切面：表皮细胞1列，显紫红色。皮层占茎的大部分，外侧为2～3列厚角组织，皮层薄壁细胞内含草酸钙簇晶，直径15～60μm，有时尚可见淀粉粒及细小棱状结晶。维管束外韧型，8～14个排列成环状，束间形成层明显。髓部细胞亦有含草酸钙簇晶。

2）叶表面观：叶上表皮细胞壁较平直，下表皮细胞的垂周壁呈波浪形；气孔平轴式，以下表皮为多，角质层纹理显著。叶肉组织中含有大量草酸钙簇晶，直径7～18～37μm，而叶肉组织细胞常轮廓不清。

3）粉末：灰绿色味酸。茎表皮细胞，长方形排列较整齐；叶表皮细胞气孔平轴式。淀粉粒较少，单粒及复粒，单粒类圆形，直径5～24μm，脐点呈点状、裂缝状或线形，层纹不明显，偶见复粒，由2或3个单粒组成。草酸钙簇晶，多存在于叶肉组织内。导管碎片，网纹主要来自茎中，尚见螺纹或环纹导管。果皮石细胞，多呈长梭形或长方形，薄壁性，常成群成片存在；少见壁略厚的类圆形，尚可见有具大形网孔的薄壁性木化细胞。种皮细胞碎片呈深棕红色，表面观细胞呈多角星状，表面密布不整齐小突起。

2. 理化鉴别

1）取本品粉末 2g，加 5％盐酸的乙醇溶液 15ml，加热回流 10min，趁热过滤，取滤液 2ml，加 3％碳酸钠溶液 1ml，置水浴中加热 3min 后，在冰水中冷却，加新配制的重氮化对硝基苯胺试液 2 滴，显红色（检查香豆精）。

2）取本品碎末 10g，加蒸馏水 100ml，并用甲酸调 pH 至 3～4，冷浸 24h，时时振摇，过滤，滤液置蒸发皿中在水浴上浓缩至约 10ml，过滤，滤液备用。取滤液数滴置比色板上，加 1% 铁氰化钾水溶液 1 或 2 滴，再加 1% 三氯化铁乙醇溶液 1 或 2 滴，溶液变绿色并出现蓝色沉淀（用去甲基肾上腺素 0.2% 水溶液及多巴水溶液做对照，结果相同）。

3）薄层层析　样品制备：取上述滤液供点样用。同时以 0.2% 去甲基肾上腺素水溶液及 0.1% 多巴甲酸水溶液对照。吸附剂：硅胶 G（青岛）。展开剂：正丁醇-冰醋酸-水（3：1：1）。展距 13cm。显色剂：0.2% 茚三酮乙醇溶液，喷雾后置红外灯下烘烤约 10min，显色，斑点呈淡紫红色（两种对照标准品初显紫红色，久置后则呈现淡棕色）。

【附注】

大花马齿苋 *Portulaca grandiflora* Hook

一年生肉质草本，高 10～15mm。茎直立或斜升，分枝，稍带紫色，光滑。叶圆柱形，长常 1～2.5cm，直径 1～2mm，叶腋丛生白色柔毛。花顶生，单一或数朵，直径 3～4cm，基部有叶状苞片，花瓣颜色鲜艳，有白、黄、红、紫等色。蒴果成熟时盖裂，种子小巧玲珑，银灰色。园艺品种很多，有单瓣、半重瓣、重瓣之分。

我国各地均有栽培：大部分生于山坡、田野间。

【主要参考文献】

牛广财，朱丹. 2005. 马齿苋化学成分及其药理作用研究进展. 安徽农业科学，6：94～95

乌　药

Wuyao

RADIX LINDERAE

【概述】本品为伏牛山大宗药材。乌药始载于《本草拾遗》。李时珍云："乌以色为名。"根色黑褐，故名乌药。《图经本草》："乌药，木似茶槚，高五、七尺。叶微圆而尖，作三丫，面青背白。四、五月开细花，黄白色，六月结实。（根）如山芍药，而有极粗大者，又似钓樟根。根似作车毂形如连珠状者佳，或云天台出者香白可爱，而不及海南者力大。"乌药性辛，温。归肺、脾、肾、膀胱经。其主要功效为行气止痛，温肾散寒。具顺气、开郁、散寒、止痛功效，能上理脾胃元气，下通少阴肾经。长叶乌药根入药，有散寒、理气、止痛之效；根、枝、叶治牛膨胀。伏牛山主要产有乌药、长叶乌药和庐山乌药 3 种。分别在伏牛山南部，生于山沟杂木林中。

【商品名】乌药

【别名】鳑魮树、铜钱树、天台乌药、斑皮柴、白背树、鲫鱼姜、细叶樟、土木香、白叶子树、香叶子

【基原】本品为樟科植物乌药 *Lindera aggregata*（Sims）Kosterm. 的干燥块根。全年均可采挖，除去细根，洗净，趁鲜切片，晒干，或直接晒干。

【原植物】常绿小乔木，高约 5m。树皮灰绿色。小枝细，幼时密被锈毛，后变为近无毛。叶革质，椭圆形、圆卵形或近圆形，长 3～7.5cm，宽 1.5～5cm，先端长渐尖

或尾状尖，基部圆形或急尖，离基 3 出脉，表面亮绿色，除幼时中脉被毛外均无毛，背面苍白绿色，被棕色柔毛；叶柄长 4～10mm，细弱，幼时被毛，后变无毛。伞形花序腋生，总梗极短或几无；花多数，花梗长 1.5mm，无毛；花被片 6 个，淡绿色。果椭圆形，长 9mm，直径 6mm，黑色；果梗长 4～7mm，稍被柔毛。花期 4～5 月；果熟期 8～9 月。

【药材性状】本品多呈纺锤状，略弯曲，有的中部收缩成连珠状，长 6～15cm，直径 1～3cm。表面黄棕色或黄褐色，有纵皱纹及稀疏的细根痕。质坚硬。切片厚0.2～2mm，切面黄白色或淡黄棕色，射线放射状，可见年轮环纹，中心颜色较深。气香，味微苦、辛，有清凉感。质老、不呈纺锤状的直根，不可供药用。

【种质来源】本地野生或栽培

【生长习性及基地自然条件】喜亚热带气候，适应性强。以阳光充足，土质疏松肥沃的酸性土壤栽培为宜。

【种植方法】

1. 选种

选取生长良好、粗壮的植株作为采种的母株。在每年立冬前后 20d 采摘核果。核果采摘后，清除外表皮，挑除变质及不饱满的种子，种子千粒重（80±4）g，进行湿沙藏，期间需勤检查，保持一定湿度。

2. 播种

在每年清明前后播种，选取排水良好，土壤肥沃的红壤土（或红黄壤土），播种前土壤应提前进行翻耕使其充分风化。播前施有机肥，采取条播或散播形式，播种密度约为每亩种子 5kg。播种后盖土（厚度在种子大小的 3 倍左右），并覆盖稻草（切割为 3～4cm 长）。

3. 幼苗管理

种子发芽后应根据气候情况搭建黑色遮阳网。幼苗萌芽后应及时除草，并对幼苗进行追肥，每 2 个月进行一次，至 9 月除去遮阳网以炼苗。平时应注意抗旱排涝。一般幼苗 1～2 年即可移栽。

4. 立地条件

移栽地应选取阳光充足，土壤肥沃处，在头年立冬之前进行翻耕整地，使土壤充分风化、熟化，同时除净杂草树根，耙碎整平，整成宽约 1m 的水平带。山地以红壤土（或红黄壤土）、微酸性为宜，土壤应深厚，山地坡度控制在 20°以内为宜。移栽前施有机肥，3 月初移栽种苗，每亩 2000～4000 株。种植时深度应为盖住根部上 2～3cm，踩实，浇定根水。应勤除草，施肥每年 2 或 3 次，适当修剪。

5. 病虫害防治

樟巢螟防治：以人工捕抓摘除虫巢和施药结合进行。冬季结合施肥深翻树冠下土壤，以冻死土中越冬结茧幼虫。

其他防治：其他防治根据实际情况采取具体方法，农药使用参照绿色食品有关农药使用规定（郭克明和王文芳，2009）。

【采收加工】生长 6～8 年后即可采挖，冬季挖根，除去细根，洗净晒干，称"乌药个"，趁鲜刮去棕色外皮，切片干燥，称"乌药片"。

环境、安全要求：农药、化肥等的使用必须符合国家的相关规定，不得污染环境。

【化学成分】挥发油主要含有龙脑（borneol）、柠檬烯（limonene）、β-草烯（β-humulene）等。叶中挥发油主要含有罗勒烯（ocimene）、月桂烯（myrcene）、聚伞花素（cymene）、莰烯（camphene）、龙脑、乙酸龙脑酯（bornyl acetate）、依兰烯（muurolene）、β-榄香烯（β-elemene）、β-草烯、β-蛇床烯（selinene）、荜澄茄烯（cadinene）等。

呋喃倍半萜及其内酯：桉烷型（selinane type）：香樟烯（lindestrene）；乌药烷型（lindenane type）：乌药烯（lindenene）、乌药醇（lindenenol）、乙酸乌药酯（lindenenyl acetate）、乌药酮（lindenenone）、乌药醚（linderoxide）、异乌药醚（isolinderoxide）；吉马烷型（germacrane type）：neosericenyl acetate、乌药内酯（linderalactone）、新乌药内酯（neolinderalactone）、乌药醚内酯（linderane）、伪新乌药醚内酯（pseudoneoolinderane）；榄烷型（elemane type）：异呋喃吉马烯（isofuranogermacrene）、异乌药内酯（isolinderalactone）、表二氢异乌药内酯（epidihydroisolineralactone）（许海丹等，2010）。

黄酮类：槲皮素（quercetin）、槲皮素-3-O-吡喃鼠李糖苷（quercetin-3-O-rhamnopyranoside）、山奈酚-3-O-L-吡喃阿拉伯糖苷（kaempferol-3-O-L-pyran arabinoside）、槲皮素-3-O-吡喃半乳糖苷（quercetin-3-O-galactopyranoside）、异鼠李素-3-O-葡萄糖（isorhamnetin-3-O-glucose）、鼠李糖苷（rhamnoside）、山奈酚-3-O-α-葡萄糖醛酸（kaempferol-3-O-α-glucuronic acid）、胡萝卜苷（daucosterol）、nubigenol、山奈酚-3-O-(6″-反式-对-肉桂酰基)-β-D-吡喃葡萄糖苷 [kaempferol-3-O-(6″-$trans$-on-cinnamyl)-β-D-glucopyranoside]，香叶木素-7-O-β-D-葡萄糖苷（Chrysoeriol-7-O-β-D-glucoside）和芦丁（rutin）（张朝凤等，2002；张朝凤等，2003）。

【鉴别与含量测定】

一、鉴别

1. 显微鉴别

1）根（直径 1.4cm）横切面：木栓层为 5 或 6 列木栓细胞，多破裂。皮层狭窄，散有较多的椭圆形油细胞，内含黄色挥发油滴。韧皮部常有单个纤维及油细胞散在。形成层成环。木质部占根的绝大部分，年轮明显；导管呈径向稀疏排列；木纤维发达，根中央尤甚；木射线宽 1 列细胞；油细胞少见。本品薄壁细胞含淀粉粒，有的含黄色内含物。

2）本品粉末：黄白色。淀粉粒甚多，单粒类球形、长圆形或卵圆形，直径 4～39μm，脐点叉状、人字状或裂缝状；复粒由 2～4 分粒组成。木纤维淡黄色，多成束，直径 20～30μm，壁厚约 5μm，有单纹孔，胞腔含淀粉粒。韧皮纤维近无色，长梭形，多单个散在，直径 15～17μm，壁极厚，孔沟不明显。具缘纹孔导管直径约至 68μm，具缘纹孔排列紧密。木射线细胞壁稍增厚，纹孔较密。油细胞长圆形，含棕色分泌物。

2. 理化鉴别

取本品粉末 1g，加石油醚（30～60℃）30ml，放置 30min，超声处理（保持水温低于30℃）10min，过滤，滤液挥干，残渣加乙酸乙酯 1ml 使溶解，作为供试品溶液。另取乌药对照药材 1g，同法制成对照药材溶液。再取乌药醚内酯对照品，用乙酸乙酯溶解，制成每毫升含 0.75mg 的溶液，作为对照品溶液。照薄层色谱法《中华人民共和国药典》2005 版附录Ⅵ D）试验，吸取供试品溶液 4μl、对照药材溶液 4μl、对照品溶液 3μl，分别点于同一硅胶 H 薄层板上，以甲苯-乙酸乙酯（15∶1）为展开剂，展开，取出，晾干，喷以 1％香草醛硫酸溶液。供试品色谱中，在与对照药材及对照品色谱相应的位置上，显相同颜色的斑点。

二、含量测定

1）色谱条件与系统适用性试验。以十八烷基硅烷键合硅胶为填充剂；以乙腈-水（56∶44）为流动相；检测波长为 235nm。理论板数按乌药醚内酯峰计算应不低于 2000。

2）对照品溶液的制备。精密称取乌药醚内酯对照品 10mg，置 100ml 量瓶中，用甲醇溶解并稀释至刻度，摇匀，精密量取 10ml，置 25ml 量瓶中，加甲醇至刻度，摇匀，即得（每毫升中含乌药醚内酯 40μg）。

3）供试品溶液的制备。取本品粗粉约 1g，精密称定，置索氏提取器中，加乙醚 50ml，提取 4h，提取液挥干，残渣用甲醇分次溶解，转移至 50ml 量瓶中，加甲醇至刻度，摇匀，过滤，取续滤液，即得。

4）测定法。分别精密吸取对照品溶液与供试品溶液各 10μl，注入液相色谱仪，测定，即得。

本品按干燥品计算，含乌药醚内酯（$C_{15}H_{16}O_4$）不得少于 0.030％。

【附注】

长叶乌药

常绿小乔木，高约 8m。树皮灰色。小枝密被绢毛，后几无毛。叶薄草质，卵状披针形至矩圆形，长约 10cm，宽约 4.5cm，先端尾尖，基部急尖，被毛或近无毛，基部 3 出脉，中脉及侧脉间有横脉相连，横脉互相平行，而与中脉及二侧脉斜交，表面淡绿色，背面带绿苍白色，疏生短毛或几无毛；叶柄长 1～1.5cm，无毛。伞形花序腋生，几无总梗，花梗长 2～3mm，密生柔毛；花被片 6 个，长 2～2.5mm，外面密生长柔毛。果椭圆形，长 7～8mm，直径 4～4.5mm；果梗长 5～15mm。花期 4～5 月；果熟期 8～9 月。

【主要参考文献】

郭克明，王文芳. 2009. 乌药高产栽培技术. 中国农技推广，11：25～27

许海丹，顾霞敏，叶文国. 2010. 乌药化学成分的分布特性研究. 时珍国医国药，21（1）：25，26

张朝凤，孙启时，俞桂新等. 2003. 乌药叶中黄酮类成分研究. 沈阳药科大学学报，5：12～14

张朝凤，孙启时，赵燕燕等. 2002. 乌药叶中黄酮类成分研究. 中国药物化学杂志，4：55，56

乌 莲 莓

Wulianmei

HERBA CAYRATICA JAPONICAE

【概述】乌莲莓为伏牛山常用中药材，始载于《唐本草》。为历代本草所记载，《唐本草》载："乌蔹莓，蔓生，叶似白蔹，生平泽。四月、五月采，阴干。"；《蜀本草》："乌蔹莓蔓生，茎端五叶，花青白色，俗呼为五叶莓，叶有五梗，子黑，一名乌蔹草。"；《本草纲目》："乌蔹莓，塍堑间甚多，其藤柔而有棱，一枝一须，凡五叶，叶长而光，有疏齿，面青背淡；七、八月结苞成簇，青白色，花大如栗，黄色，四出；结实大如龙葵子，生青熟紫，内有细子；其根白色，大者如指，长一、二尺，捣之多涎滑。"乌莲莓味酸、苦、寒、无毒。归心，肝，胃经。乌莲莓具有清热解毒，活血的功效，主热毒痈肿；疔疮；丹毒；咽喉肿痛；蛇虫咬伤；水火烫伤；风湿痹痛；黄疸；泻痢；白浊；尿血等症。现代药理研究表明乌莲莓具有抗菌，抗病毒，抗炎，增强免疫功能等作用。

乌莲莓为葡萄科植物乌蔹莓 *Cayratia japonica*（Thunb.）Gagnep. 的全草或根。乌莲莓生于山坡、路旁灌木林中，常攀援于它物上。广泛分布于陕西、甘肃、山东、江苏、安徽、浙江、江西、福建、台湾、河南、湖北、广东、广西、四川等地。此外，尚有变种毛叶乌蔹莓 *Cayratia japonica*（Thunb.）Gagn. var. *pubifolia* Merr. Et Chun 的全草，广西民间称为"红母猪藤"，亦同等作为乌莲莓入药。

本植物在伏牛山区的栾川、西峡、内乡、嵩县等地。

【商品名】乌莲莓

【别名】拔、莐葛（《尔雅》）、龙尾、虎葛（《尔雅》郭璞注）、五叶莓（陶弘景）、笼草、乌蔹草（《蜀本萐》）、五叶藤（《履巉岩本草》）、五爪龙草（《医学正传》）、赤葛、赤泼藤（《本草纲目》）、五龙草（《本草述》）、母猪藤（《草木便方》）、五叶茑（《现代实用中药》）、血五甲（《贵州省中医验方秘方》）、过山龙（《南京民间药草》）、母猪藤、五爪藤、鸡丝藤（《中国土农药志》）、五爪金龙（《浙江民间草药》）、小母猪藤（《四川中药志》）、地老鼠、铁散仙、酸甲藤、五甲藤、铁秤砣（《湖南药物志》）、五将草、过江龙（江西《草药手册》）、地五加（《贵州草药》）、野葡萄藤、老鸦眼睛藤、老鸦藤、黄眼藤、卿鱼藤（《上海常用中草药》）、止血藤（《南京地区常用中草药》）

【基原】药材乌莲莓为葡萄科植物乌蔹莓 *Cayratia japonica*（Thunb.）Gagnep. 的全草。

【原植物】乌蔹莓，多年生草质藤本。茎带紫红色，有纵棱；卷须二歧分叉，与叶对生。鸟趾状复叶互生；小叶 5，膜质，椭圆形、椭圆状卵形至狭卵形，长 2.5～8cm，宽 2～3.5cm，先端急尖至短渐尖，有小尖头，基部楔形至宽楔形，边缘具疏锯齿，两面脉上有短柔毛或近无毛，中间小叶较大而具较长的小叶柄，侧生小叶较小；叶柄长可达 4cm 以上；托叶三角状，早落。聚伞花序呈伞房状，通常腋生或假腋生，具长梗，有或无毛；花小，黄绿色；花萼不明显；花瓣 4，先端无小角或有极轻微小角；雄蕊 4，与花瓣对生；花盘肉质，浅杯状；子房陷于 4 裂的花盘内。浆果卵圆形，径 6～8mm，成熟时黑色。花期 5～6 月；果期 8～10 月。

【药材性状】茎圆柱形，扭曲，有纵棱，多分枝，带紫红色；卷须二歧分叉，与叶对生。叶皱缩；展平后为鸟足状复叶，小叶 5，椭圆形、椭圆状卵形至狭卵形，边缘具疏锯齿，两面中脉有毛茸或近无毛，中间小叶较大，有长柄，侧生小叶较小；叶柄长可达 4cm 以上。浆果卵圆形，成熟时黑色。气微，味苦、涩。

【种质来源】本地野生

【生长习性及基地自然条件】乌莲莓喜温暖湿润的气候。生长适温为 25～30℃，喜半阴环境。对土壤要求不严，庭院、篱旁、林缘等均可栽种（孙洪喜和颜桂英，1992）。

【种植方法】

一、繁殖技术

乌莲莓可以用扦插繁殖和种子繁殖。此外，还可用压条和分株繁殖。

1. 扦插繁殖

于春季选取粗壮茎蔓，截成长 12～15cm 的小段作插穗，按行株距 15cm×（3～4）cm 斜插入苗床，20d 左右，生根长叶时，按行株距 40cm×40cm 移栽。

2. 种子繁殖

于春季播种育苗。条播，行距 15cm，将种子均匀播入沟内，覆土 2～3cm，浇水保湿。

二、移栽

当苗高 20～25cm 时移栽。

三、田间管理

当苗高 30cm 左右时可搭架缚蔓，以利藤蔓攀援。在 6 月、7 月，追肥 1 或 2 次。

【采收加工】夏、秋两季割取藤茎或挖出根部，除去杂质，洗净，切段，晒干或鲜用。

环境、安全要求：农药、化肥等的使用必须符合国家的相关规定，不得污染环境。

【化学成分】

1）挥发油：全草含挥发油 0.005%，主要成分有：樟脑（camphor）、香桧烯（sabinene），咕吧烯（copaene）、β-波旁烯（β-bourbonene）、别香橙烯（alloaromadendrene）、β-榄烯（β-elemene）、γ-和 δ-荜澄茄烯（cadinene）、δ-荜澄茄醇（δ-cadinol）、檀香萜醇（santalol）、4,8-二甲基喹啉（4,8-dimethyl quinoline）、棕榈酸甲酯（methylpalmitate）、α-水芹烯（α-phellandrene）、乙酸龙脑酯（bornylacetate）、辣薄荷酮（piperitone）、α-松油醇（α-terpineol）、6,10,14-三甲基-2-十五烷酮（6,10,14-trimethyl-2-pentadecanone)、1-二十烷炔（1-eicosyne)、十甲基环己硅氧烷（decamethylcylo-hexasi loxane）等 30 种成分（罗莉等，1992)。

2) 黄酮类化合物：芹菜素（apigenin）、木樨草素（luteolin）、木樨草素-7-O-葡萄糖苷（luteolin-7-O-glucoside）、飞燕草素-3-对香豆酰槐糖苷-5-单葡萄糖苷（delphini-din-3-p-coumaroylsophoroside-5-monoglucoside)。

3) 营养成分：乌蔹莓每百克嫩叶含水分 83g、蛋白质 4.7g、脂肪 0.3g、碳水化合物 7g、钙 528mg、磷 69mg、铁 12.6mg、胡萝卜素 2.95mg、维生素 B_1 0.09mg、维生素 B_2 0.27mg、尼克酸 1.1mg、维生素 C 12mg。

4) 其他成分：羽扇豆醇（lupeol）、β-谷甾醇（β-sitosterol）、胡萝卜苷、棕榈酸（palmitic acid）以及阿拉伯聚糖（araban）、黏液质、硝酸钾、氨基酸等。根中预试含生物碱、鞣质、淀粉、树胶、黏液质等。果皮中含乌蔹色苷（cayratinin）（李京民等，1995)。

【显微鉴别】

1) 茎横切面：呈不规则椭圆形。表皮细胞外被乳状突起的角质层，有的细胞含红棕色色素。皮层狭窄，外侧棱脊处有厚角组织，内侧纤维束断续排列成环；黏液细胞散在，内含草酸钙针晶束；有的薄壁细胞含红棕列成环。髓部亦有黏液细胞，含有草酸钙针晶束。薄壁细胞含淀粉粒，有的含有红棕色色素。

2) 叶横切面：表皮外方被角质层，下表皮具非腺毛。叶肉组织中散有黏液细胞，内含草酸钙针晶束。中脉有 4 个外韧型线管束。上、下表皮凸起处具厚角组织（曹沛琴和宋学华，1992；肖文，2001)。

【主要参考文献】

曹沛琴，宋学华. 1992. 中药乌蔹莓的显微鉴定研究. 基层中药杂志，6 (2)：4～7

李京民，王静苹，袁立明. 1995. 乌蔹莓化学成分的研究. 中医药学报，2：52，53

罗莉，廖时萱，梁华清等. 1992. 乌蔹莓挥发油成分及其抗病毒活性. 第二军医大学学报，13 (2)：169～173

孙洪喜，颜桂英. 1992. 乌蔹莓生物学特性观察. 杂草科学，4：12，13

肖文. 2001. 乌蔹莓根茎的显微鉴定研究. 时珍国医国药，12 (7)：60

天 仙 子

Tianxianzi

SEMEN HYOSCYAMI

【概述】天仙子为伏牛山大宗药材，始载于《神农本草经》，原名莨菪子。《图经本草》称为天仙子。因含有莨菪碱及东莨菪碱，故有大毒。《本草纲目》云："莨菪、云实、防葵、赤商陆，皆能令人狂惑，昔人有未发其义者，盖此者皆有毒，能使痰迷心窍，蔽其神明，以乱其视听故耳。"我国有 3 种，即天仙子 Hyoscyamus niger L.、小天仙子 Hyoscyamus bohemicus F. W. Schmidt 及中亚天仙子 Hyoscyamus pusillus L.，河南有 1 种，为茄科植物莨菪 Hyoscyamus niger L. 的干燥成熟种子，分布于伏牛山区西峡、淅川、内乡诸县。入药，有麻醉、阵痛之效，治咳嗽、哮喘、镇痛等症。也可用于麻醉；种子油可制肥皂。性味苦、辛，温；归心、胃、肝经。

【商品名】天仙子

【别名】莨菪子、莨菪实、牙痛子、小颠茄子、米罐子、熏牙子

【基原】为茄科植物天仙子 *Hyoscyamus niger* L. 的干燥成熟种子。

【原植物】二年生草本，高 40～100cm，全株被黏性腺毛和长柔毛。根粗壮，肉质而后变纤维质，直径 2～3cm。基生叶莲座状，卵状披针形或长椭圆形，长达 30cm，宽 10cm，茎生叶互生，长圆形或卵圆形，长 3～10cm，宽 2～3cm，顶端钝或渐尖，边缘羽状浅裂或为不规则波状齿，上部叶无柄，基部半抱茎，下部叶有柄。花单生于叶腋，或在茎上端组成蝎尾状总状花序，通常偏向一侧；近无梗或有极短花梗；花萼筒状钟形，长 1～1.5cm，5 浅裂，花后增大成坛状，基部圆形，被腺毛和长柔毛，有 10 条纵肋，顶端具长刺；花冠钟状，长约为萼的 1 倍，黄绿色，有紫色脉纹，5 浅裂；雄蕊5 个，稍外露；子房近球形，2 室。蒴果卵状球形，长 1～2cm，藏于宿存萼内，盖裂；种子多数，肾状卵圆形，两面略扁，灰黄色或黄棕色。花果期 5～8 月（丁宝章和王遂义，1997）。

【药材性状】本品呈类扁肾形或扁卵形，直径约 1mm。表面棕黄色或灰黄色，有细密的网纹，略尖的一端有点状种脐。切面灰白色，油质，有胚乳，胚弯曲。气微，味微辛（中华人民共和国药典委员会，2005）。

【种植来源】本地野生或栽培

【生长习性及基地自然条件】性喜温暖湿润气候，生长适宜的温度为 20～30℃，不耐严寒，喜阳光，以土层深厚、疏松肥活、排水良好的中性及微碱性砂质壤土栽培为宜。忌连作，不宜以番茄等茄科植物为前作。

【种植方法】

一、种子繁殖

1）直播。北方播种时间为 3 月至 4 月中旬，长江流域可秋播或春播，以秋播为主。条播或穴播。

2）条播。行距 30～40cm，开浅沟，将种子均匀撒入，覆土，以盖没种子为度。

3）穴播。穴距 30cm×30cm 或 40cm×40cm，每穴播种 10 颗左右，播后可稍镇压，应经常浇水，温度在 18～23℃有足够的土壤湿度，播后 10d 左右出苗，苗齐后间苗 1 次，每穴留壮苗 1 株。

二、田间管理

秋播者中耕除草 3 次。第 1 次在当年 11～12 月，第 2 次于翌年 2～3 月，第 3 次在 4 月。春播者在 4 月上中旬、5 月下旬、6 月上旬各中耕 1 次。中耕宜浅，每穴中耕后追肥 1 次，以氮肥为主，先淡后浓，先少后多。4 月上旬及 5 月上旬花果期再用 2% 的磷酸钙溶液根外追肥两次，可提高种子产量。

三、病虫害防治

虫害有红蜘蛛，春季发生，可用化学药剂防治，并注意不宜选豆类、棉花、茄等为前作。

【采收加工】 通常于夏秋初果实成熟时割取果枝，晒干，打下种子，除去果壳、枝梗及杂质即可。

环境、安全要求：农药、化肥等的使用必须符合国家的相关规定，不得污染环境。

【化学成分】 含莨菪碱（hyoscyamine）、阿托品（atropine）、东莨菪碱（scopolamine）、l-东莨菪碱（l-scopolamine）、脂肪油等。莨菪种子含天仙子胺（hyoscyamine）、东莨菪碱（scopolamine）及阿托品（atropine）等。还含脂肪，脂肪酸组成为：肉豆蔻酸（myristic aicd）、棕榈酸（palmitic acid）、硬脂酸（stearic acid）、油酸（oleic acid）及亚油酸（linoleic acid）（李惠芬等，1999；王环等，2002；邢桂菊和尹松鹤，2006）。

【鉴别】

1）取本品粉末 0.5g，置试管中，加浓氨溶液 0.5ml，混匀，再加三氯甲烷 5ml，密塞，时时振摇半小时，过滤，滤液蒸干，残渣加 0.5ml 三氯甲烷使溶解，取溶液 5 滴，置水浴上蒸干，加发烟硝酸 4 滴，蒸干，残渣加无水乙醇 1ml 与氢氧化钾 1 小粒，显紫色。

2）取本品粉末 1g，加石油醚（30～60℃）10ml，超声处理 15min，弃去石油醚液，同上再处理一次，药渣挥干溶剂，加浓氨溶液-乙醇（1：1）混合溶液 2ml 湿润，加三氯甲烷 20ml，超声处理 15min，过滤，滤液蒸干，残渣加无水乙醇 0.5ml 使溶解，作为供试品溶液。另取硫酸阿托品对照品、氢溴酸东莨菪碱对照品，加无水乙醇制成每毫升各含 1mg 的混合溶液，作为对照品溶液。采用薄层色谱法（《中华人民共和国药典》2005 版附录Ⅵ B）试验，吸取上述两种溶液各 5μl，分别点于同一硅胶 G 薄层板上，以乙酸乙酯-甲醇-浓氨溶液（17：2：1）为展开剂，展开，取出，晾干，依次喷以碘化铋钾试液与亚硝酸钠乙醇试液。供试品色谱中，在与对照品色谱相应的位置上，显相同的两个棕色斑点。

【主要参考文献】

丁宝章，王遂义. 1997. 河南植物志. 第三册. 郑州：河南科学技术出版社，399，400

李惠芬，张庆伟，张晓梅等. 1999. 用离子对色谱技术同时测定天仙子中的三种生物碱. 中草药，30（3）：184

王环，潘莉，张晓峰. 2002. HPLC 法测定天仙子和马尿泡中 3 种托烷类生物碱的含量. 西北药学杂志，17（1）：9

邢桂菊，尹松鹤. 2006. 高效液相色谱法测定天仙子中莨菪碱及东莨菪碱的含量. 中国医院药学杂志，26（2）：236

中华人民共和国药典委员会. 2005. 中华人民共和国药典. 北京：化学工业出版社，37

天 师 栗
Tianshili
SEMEN AESCULI

【概述】 天师栗 *Aesculus. wilsonii* Rehd. 为七叶树科植物，亦称"猴板栗"。七

叶树科，落叶乔木。小枝密生细毛。掌状复叶对生，小叶 5～7 个，长倒卵形、矩圆形或倒披针形，有细锯齿，幼时下面密生灰色细毛，最后几天无毛。初夏开花，圆锥花序长达 30cm，花白色，有芳香。蒴果有尖顶。分布于江西西部、河南西南部、湖北西部、湖南、广东北部、四川、贵州和云南等地。木材可供建筑，细木工等用。种子脱涩后可食，中医上入药，亦称娑罗子，性温味甘，功能宽中下气，主治胃胀痛，疳积等疾，又为观赏树。

天师栗在伏牛山区的西峡、内乡、淅川等地有栽培。

【商品名】娑罗子、天师栗

【别名】猴板栗、刺五加

【基原】天师栗为七叶树科植物天师栗 *Aesculus. wilsonii* Rehd. 的种子。

【原植物】天师栗，落叶乔木，高 15～20m。树皮灰褐色，有淡灰褐色皮孔，成薄片状剥落，小枝红褐色，幼时密生柔毛，有白色皮孔。叶对生，有长柄，掌状复叶，小叶 5～7 片；小叶长椭圆形或长椭圆状倒披针形，长 10～25cm，宽 3～8cm，先端突长尖，基部阔楔形或梢圆，边缘有细锯齿，上面光滑，绿色，下面有绒毛或长柔毛；小叶柄长 6～30mm。花杂性；圆锥花序顶生，长约 30cm，密被灰黄色细毛，雄花位于上部，两性花位于下部；花萼筒状，5 浅裂，裂片圆形，大小不等，外面有细毛；花瓣 4 个，倒卵形，长 14～18mm，大小不等，外面密生细毛；雄蕊 7 枚，花丝细长，长短不一；两性花的子房 3 室，有黄色绒毛，花柱有长柔毛。蒴果卵圆形，顶端有短尖，表面有疣状凸起，3 裂；种子近圆形或扁圆形，栗褐色，光滑，各脐淡白色，约占种子底部 1/3。花期 4～5 月；果熟期 9～10 月。

【药材性状】天师栗的干燥果实与娑罗子相似，主要不同点是：果实卵形或倒卵形，表面斑点较稀，果壳干后厚约 1mm。

【种质来源】栽培

【生长习性及基地自然条件】生于海拔 1000～1800m 的暖带落叶阔叶林区，北亚热带落叶、常绿阔叶混交林区、中亚热带常绿、落叶阔叶林区。弱阳性，喜温暖湿润气候，不耐寒。分布于江西西部、河南西南部、湖北西部、湖南、广东北部、四川、贵州和云南等地。

【种植方法】同七叶树

【采收加工】霜降后采摘，晒 7～10d 后堆焖回潮，再用文火烘干，烘前用针在果皮上刺孔，以防爆破，且易干燥。亦有直接晒干或剥除果皮晒干者。

【化学成分】天师酸（tianshic acid），天师栗酸（wilsonic acid），富马酸（fumaric acid），乙酰谷氨酸（acetyl-L-glutamic acid），β-谷甾醇（β-sitosterol），胡萝卜苷（daucosterol），七叶皂苷（aescin）Ⅰa、Ⅰb、Ⅱa，异七叶皂苷（isoaescin）Ⅰa、Ⅰb、Ⅱa、Ⅱb、Ⅲa，七叶内酯（aesculetin），21-当归酰-原七叶树苷元。（陈雪松等，2000；杨岚等，1996；杨秀伟等，2002）。

【显微鉴别与含量测定】

一、显微鉴别

表皮细胞角部锥状或瘤状突起不明显；下皮细胞较少，长径 $31\sim55\mu m$，短径 $21\sim40\mu m$；分枝细胞较多，长径 $53\sim150\mu m$，短径 $13\sim52\mu m$。本品以大小均匀、饱满、断面黄白色者为佳。

二、含量测定

同娑罗子。

【主要参考文献】

陈雪松，陈迪华，斯健勇等. 2000. 天师栗化学成分的研究. 药学学报，35（3）：198～200

尉芹，马希汉，杨秀萍等. 2003. 娑罗子化学成分研究进展. 西北林学院学报，18（4）：126～129

魏锋，马玲云，马双成等. 2004. HPLC 法测定娑罗子中 4 种皂苷类成分的含量. 药物分析杂志，24（4）：400～402

杨岚，赵晓昂，马立斌. 1996. 天师栗中三萜皂苷原成分研究. 中国中药杂志，21（10）：617，618

杨秀伟，赵静，欧阳顺和. 2002. 天师栗三萜皂苷成分的研究. 中草药，33（5）：389～391

赵国珍，周大林，杜宏等. 2007. 伏牛山七叶树栽培技术. 特种经济动植物，3：34，35

无 花 果
Wuhuaguo
FRUCTUS FICI

【概述】无花果是大宗药材，始载于《救荒本草》，云："无花果出山野中，今人家园圃中亦栽，叶形如葡萄叶，颇长硬而厚，稍作三叉，枝叶间生果，初则青，小熟大，状如李子。色似紫茄色，味甜。"其形态特征描述与今之无花果大致相似。《本草纲目》载："无花果味甘平，无毒，主开胃、止泻痢、治五痔、咽喉痛。"无花果，性味甘平，擅长清热解毒消肿，有滋补、润肠、开胃、催乳等作用。现代科学研究发现，无花果能抑制癌细胞的蛋白质合成，使癌细胞失去营养而死，具有明显的抗癌、防癌、增强人体免疫功能的作用（尹卫平等，1998）。无花果叶性甘，微辛，平，有小毒。入心、大肠经。具有解毒消肿，行气止痛。治痔疮，肿毒，心痛的功效，临床上用作清热药，清热解毒药。

无花果，为桑科植物。无花果既是鲜食果品又是一种中药材。据科学家研究，无花果并不是没有花，它有花但是花很小，人们看不到而已。所以，人们才把它叫作"无花果"。无花果原产于欧洲地中海沿岸和中亚地区。无花果是人类最早栽培的果树树种之一，从公元前 3000 年左右至今已有近 5000 年的栽培历史。无花果大约西汉时引入中国，以长江流域和华北沿海地带栽植较多，北京以南的内陆地区仅见有零星栽培，目前除东北、西藏和青海外，我国其他省（自治区）均有无花果分布。虽然分布面广，但集中成片的极少，大多零星分布。大体来说，以山东、河南、陕西、甘肃、宁夏为进行无花果露地栽培的北限。

【商品名】无花果

【别名】映日果、奶浆果、蜜果、树地瓜、文先果、明目果、天生子

【基原】为桑科榕属植物无花果 *Ficus carica* L. 的果实，其根及叶也入药。

【原植物】落叶灌木或小乔木，高达 10m。小枝粗壮，具环状托叶痕。叶厚膜质，宽卵形或矩圆形，长 11～24cm，宽 9～22cm，掌状 3～5 裂，先端钝，基部心脏形，边缘波状或有粗齿，表面粗糙，背面有短毛；叶柄长 4～14cm；托叶三角形，早落。花序有短梗，单生叶腋，直径约 2.5cm；基部有苞片 3 个；雄花生瘿花序托内面的上半部，雄蕊 1～（3～5）个；瘿花花柱短；雌花生在另一花序托中，有长梗，萼片 5 个，花柱侧生或近顶生，柱头 2 裂。聚花果梨形，黑紫色。花期 6～8 月；果熟期 10 月。

【药材性状】聚花果圆锥形或类球形，长约 2cm，直径 1.5～2.5cm。表面淡黄棕色或棕黑色，有波状弯曲的纵棱线，上端稍平截，中央有圆形突起，基部较狭，连有果序柄及残序苞片。质硬，味甜。

【种质来源】栽培群居

【生长习性及基地自然条件】生态习性：喜温暖湿润的海洋性气候，喜光、喜肥，不耐寒，不抗涝，较耐干旱。在华北内陆地区如遇－12℃低温新梢即易发生冻害，－20℃时地上部分可能死亡，因而冬季防寒极为重要。大体说来，我国北至黄河流域，南至广东、海南、云南的广大地区均是我国无花果栽培的适宜生态区。无花果对土壤要求不严，在典型的灰壤土、多石灰的沙质土、潮湿的亚热带酸性红壤以及冲积性黏壤土上都能正常生长。它抗盐碱能力强，在盐碱地上也能良好地生长结果。无花果发源于西亚干旱地带，对水分条件要求不太严格，较抗旱。无花果不耐涝，建园宜选择地势高爽的山坡或排水通畅的平坝建园。无花果是较喜光的树种，园地尽量选择光照较好的阳坡或平坝地区。

无花果栽培容易，适应性广，对环境条件要求不严，凡年平均气温在 13℃以上，冬季最低气温在－20℃以上，年降水量在 400～2000mm 的地区均能正常生长挂果。

【种植方法】

一、定植

在温室内按南北行定植，行距 1.8m，共 41 行；每行 2 株，株距 3m。沿行向挖宽 50cm、深 60cm、长 5m 的定植沟，按照每亩施腐熟有机肥 4000kg、过磷酸钙 150kg、硫酸钾 10kg，与土壤搅拌均匀，然后回填至沟深的 4/5，踩实，浇水，覆一层表土。

定植选择晴天。苗木选用 1 年生苗，用生根粉沾根，按定好的点定植，先覆土，后提苗，使根系舒展，踩实后再覆土封埯，做渠灌水。间隔 1d 再灌水 1 次，干背后松土、整平，覆盖地膜。

定植后及时定干，定干南低北高，南株定干 10cm，北株 15cm。定干时剪口要平，将剪口用油漆密封好，然后用专用果树袋将树干套住，防止树苗抽干死亡。

二、温度管理

冬季定植的无花果苗，已经通过休眠，可以直接进行升温，白天温度控制在 20～25℃，夜间温度不低于 8℃。

萌芽后 50～70d 内，当 ≥10℃ 有效积温达 1400℃ 时，开始结果。为使结果部位降低，防止徒长，此时温度要相对低些，白天气温控制在 25℃，夜间气温控制在 13℃。

三、水肥管理

1. 施肥

比例为钙∶氮∶钾∶磷＝1.43∶1.00∶0.90∶0.30。氮、磷、钾三要素的配比，幼树以 1.0∶0.5∶0.7 为好；成年树以 1.00∶0.75∶1.00 为宜。基肥，以有机肥为佳，一般在落叶后的休眠期施用，要求 1kg 产量施有机肥 1.0～1.5kg。土壤追肥应结合浇水进行，开沟追肥、覆土浇水，不提倡地表撒施。果实生长发育期可叶面喷施 0.2% 磷酸二氢钾等叶面肥，以增大果个，提高产量。

2. 灌水

必须根据墒情及时补充水分。无花果主要的需水期是发芽期、新梢速长期和果实生长发育期。

四、建园

1. 园地选择

无花果喜温暖干燥，喜光性强，忌寒冷荫蔽。

2. 园地整理

做好水土保持。栽时要塘大肥足，苗壮根好，深度适宜。

3. 配置授粉

普通型品种自花授粉能结实，可以不配授粉树，但原生型、斯密奶型和中间型三类品种，自花授粉的结实率低，则需配置异花品种授粉。授粉树只需占总株数的 5% 即可。

4. 栽植密度

无花果树势强健，生长旺盛，树冠开阔，在温带和亚热带地区，多长成高大乔木，且又是喜光性强果树，所以株行距不宜过小。

5. 栽植时期

春栽的先发叶后生根，以秋栽为好。

五、修剪技术

无花果树易栽培，产量高，无花果树多能单性结实，一年结果多次。树栽后 2～3 年开始结果，6～7 年进入盛果期，产量逐年增加。为了促使树丰产稳产质优，应搞好修剪工作。

六、病虫害

钻心虫与天牛是其主要害虫，特别是钻心虫难以根治，对树木伤害极大。若以农药装填树心或虫孔，则对果实有残留与污染，不能生产出符合绿色食品标准的果实。

1. 玉米螟为害无花果的症状及防治

（1）症状

6月中旬到7月中旬第一代幼虫出现。幼虫从花芽和叶柄基部钻入茎内为害，蛀入孔附近皮色变黑，孔外有虫粪，破坏茎秆组织，影响养分输送，造成植株萎蔫、倒折，甚至死亡，经25～30d成熟后在花卉心叶或茎内化蛹。第2代幼虫出现在7月下旬至8月下旬，为害严重，10月底钻入花卉茎秆或玉米等粮食作物秸秆内越冬。

（2）防治方法

防治钻心虫要采取综合防治

1）农业防治：首先要消灭越冬虫源，在冬前剪掉寄生植物的茎秆，集中烧毁；对已受害又无培养价值的花卉进行剪除烧毁；在产卵期间采集卵块，进行消灭，减少孵化后的幼虫为害。

2）药剂防治：如幼虫已蛀入花卉茎秆，可从蛀入孔向茎内注入药剂，如80%敌敌畏乳剂200倍液，或50%敌百虫乳剂500倍液，或50%辛硫磷乳油1500倍液等，均有一定效果。

3）在成虫盛发期，利用黑光灯等诱杀成虫。

2. 无花果炭疽病防治方法

本病是无花果果实上重要病害，由于该病危害常使大批果实腐烂。

（1）危害症状

主要危害果实，亦可侵染枝条。果实受害后，在果面呈现圆形、稍凹陷、褐色斑块，随后在病斑上出现同心轮纹状黑色小点，天气潮湿时在其表现长出粉红色黏质物，即病菌的分生孢子团。最后病斑不断扩大，果实软化腐烂，有时干缩成僵果悬挂树上。枝条得病后呈淡褐色斑块，后逐渐干枯死亡。

（2）发病规律

病菌在僵果上越冬，第二年春产生分生孢子，由风雨传播，侵害枝梢和果实。以后在新的病斑上再产生孢子，进行重复侵染。天气潮湿，阴雨连绵能促使病害大发生。果实最初感病，由于症状不明显，较难察觉到，直至9月果实接近成熟，病斑迅速扩展，田间发病明显加重。

（3）防治方法

1）冬季认真清园，减少田间传染源。

2）在6～7月梅雨期及初秋应认真喷药保护果实。药剂可用50%多菌灵可湿性粉剂1000倍液，或70%百菌清可湿性粉剂800倍液，或80%炭疽福美可湿性粉剂800倍液。

【采收加工】适时采收，一般7～10月时采收无花果的适宜时期，在干燥的晴天对成熟果实分批采收，小心轻放，误伤果皮，当天采收的鲜果，当天出售或加工处理。充分成熟的果实，果顶的小孔渐渐裂开，果皮上的网纹明显易见，此时采收的果实，风味最佳。以干燥、青黑色或暗棕色、无霉蛀者为佳。

【化学成分】经研究表明，无花果干果、未成熟果、成熟果、无花果乳汁以及叶和根都含有抗癌活性成分。近年来，日本、法国、挪威和我国的科研人员相继开展了无花果抗癌防癌的现代研究，证实无花果含有多种抗癌活性物质，对 13 种癌细胞生长有明显抑制作用，对咽喉癌、食道癌、贲门癌、胃癌等有显著疗效；能够有效阻止癌细胞蛋白质的合成，使其自然死亡，而对人的健康肌体无任何毒副作用。其特点是无消化道副反应，能增进食欲，改善睡眠，减轻癌性疼痛，适用于年老体弱、化疗无效和化疗不能耐受或因白细胞低下不能胸腔内化疗以及胸水中等以下或增长较缓慢癌症患者的辅助治疗。

目前我国无花果研究和开发现状，尹卫平等在 90 年代初，就对无花果抗癌活性成分进行系统的分离与鉴定研究。她们发现（尹卫平等，1995a；尹卫平等，1997；尹卫平等，1998b）无花果叶的石油醚提取物具有一定的抗小鼠实验肝癌瘤株的作用，进一步分离得到 4 种结晶，其中结晶Ⅳ经药理实验证明为抗肿瘤成分。经精制分离后得到两种化合物Ⅳa 补骨脂素，Ⅳb 佛手柑内酯。她们还从无花果中提取了新的皂苷和糖苷化合物，并对其生物学活性进行了研究（尹卫平等，1998）。经研究发现，具抗癌活性的无花果新的香豆素化合物 6-(2-甲氧基，顺乙烯基) 7-甲基吡喃香豆素，经体外抗癌活性测试表明，该化合物几乎无毒，对人胃癌细胞（BGC-823）和人结肠癌细胞（HCT）抑瘤率分别为 41.39% 和 28.24%，对表皮癌 A431 抑瘤率为 47.21%，补骨脂素对 BGC-823 和 HCT 的抑瘤率分别为 39.32% 和 31.34%；佛手柑内酯对 BGC-823 和 HCT 的抑瘤率分别为 37.82% 和 34.10%。无花果叶水提液用乙醚萃取，经 GC/MS 分析，鉴定出 59 个化合物。其中补骨脂素、佛手柑内酯、苯甲醛和乙醛提取物经药效学试验均有明显的抗癌活性，对 L1210 小鼠白血病细胞株的抑制率分别为 51.02%、50.16%、38.78%、53.42%。南京农业大学与江苏省肿瘤医院药物室合作研究结果表明，无花果提取液对小鼠移植性肿瘤的抑制率达 40%~50%，高于人参 17%、蜂王浆 15%，比世界公认的芦笋效果还好。其中对艾氏腹水实体癌（EAC）瘤株的抑瘤率达 53.80%，对 S180 瘤株的抑瘤率达 41.82%，对 Lewis 瘤株的抑瘤率达 48.85%，对 HAC 瘤株的抑瘤率达 44.44%（毛新伟等，1998）。

尹卫平等（尹卫平等，1997，b）对无花果抗癌机理的研究结果表明，无花果所含苯甲醛是其抗癌的主要成分，香豆素类化合物和呋喃类小分子芳香物也有抗癌作用。此外，无花果还含有大量甾体和大环萜类化合物等许多营养物质，均有增强苯甲醛类芳香环抗癌作用的效果。小鼠试验证明，将无花果提取物为原料制备的 β-环糊精苯甲醛（简称 β-CDBA2）和全合成的苯甲醛为原料制备的 β-CDBA1 比较，β-CDBA2 有明显的抗癌活性。对小鼠宫颈癌 V14 的抑瘤率为 37%，最适剂量为每次 21.9mg/kg；对 S180 肉瘤腹水型和艾氏腹水癌有较小抑瘤作用。而合成品 β-CDBA1 无抗癌活性。据报道，根据体外生物活性筛选出无花果抽提物的抗癌有效部位在脂溶部分、石油醚和乙酸乙酯部分重合。其成分是香豆素类化合物、苯甲醛和呋喃类小分子芳环化合物，苯甲醛是抗癌作用的增效剂或活性分子之一。

1）生物碱和苷类成分：花椒毒素（xanthotoxin）、花椒毒酚（xanthotoxol）、紫花前胡苷元（purple Peucedanum aglycones）、β-谷甾醇（β-sitosterol）、β-香树脂醇芦丁（β-amyrin rutin）、无花果糖苷（fig glucoside）、呋喃香豆素-O-β-D-葡糖基呋喃糖苷（furocoumarin-O-β-D-glucosyl furan glycosides）、羽扇豆醇（lupine alcohol）、胡萝卜苷（daucosterol）。

2）有机酸类成分：枸橼酸（citrate）、延胡索酸（fumaric acid）、琥珀酸（succinic acid）、丙二酸（malonic acid）、脯氨酸（proline）、草酸（oxalic acid）、苹果酸（malic acid）、莽草酸（shikimic acid）、奎尼酸（quinic acid）。

3）其他成分：糖类、无花果朊酶（ficin）蛋白酶以及人体必需的多种氨基酸，天冬氨酸（aspartic acid）、甘氨酸（glycine）、谷氨酸（glutamic acid）、亮氨酸（leucine）、甲硫氨酸（methionine）、丙氨酸（alanine）等，并含寡肽如六肽（H-Ala-Val-Asp-Proile-Arg-OH），五肽（H-Leu-Tyr-Pro-Val-Lys-OH），三肽（H-Leu-Val-Arg-OH）。微量元素以钙（Ca）、铁（Fe）、锌（Zn）含量最高。由于无花果含有 18 种氨基酸、多种维生素、19 种微量元素、丰富的酶类、对人体有益的多糖、食物纤维、果胶等营养物质，食用后能使肠道中的各种有害物质被吸附排出体外，净化肠道，促进有益菌类增殖，抑制血糖上升，维持正常胆固醇含量，提高人体免疫功能，增强抗病能力，抗衰老。

无花果叶和果实中含有黄酮苷（与银杏叶成分相同），可防治心脑血管疾病，降血压。无花果含有大量无花果酶、维生素 C（vitamin C）、B 族维生素（vitamin B）及无花果蛋白酶（ficin）、脂酶、淀粉酶、酵母素和大量食物纤维，对痔疮便秘的治疗效果极好，可帮助消化并治疗腹泻肠胃炎等疾病。此外，无花果含有超氧化物歧酶（SOD）等多种酶类，干物质含量高，热量较低，具有减肥美容的功效。

【鉴别与含量测定】

一、鉴别

1. 显微鉴别

粉末特征：淡黄棕色。①草酸钙簇晶多存在于花托薄壁细胞内，直径 $10\sim17\mu m$。②花被碎片的边缘可见单细胞非腺毛，长 $33\sim10\mu m$，基部较粗，光端急尖；果柄基部非腺毛，长达 $330\sim450$（~600）μm，壁增厚。③果皮薄壁细胞内含有草酸钙结晶，呈方形、长方形、菱形，直径约 $5\mu m$。④导管细小，主要为螺纹导管。⑤乳汁管有时可见。

2. 理化鉴别

取本品粉末 5g，加水 50ml，温水浴上加热 15min。取滤 1ml，加碱性酒石酸铜试液 4 或 5 滴，在水浴上加温热 5min，发生红棕色沉淀。

二、含量测定

1）色谱条件。DiamonsilC$_{18}$柱、（154mm×4.6mm，5μm）；流动相为：甲醇：水

（62：38）；流速：1.0ml/min；检查波长：245nm；柱温：35℃；进样量：20μl。按外标法计算。

2）对照品溶液的制备。精密称取补骨脂素对照品 2.0mg、置于 25ml 量瓶中、加甲醇适量使溶解后定容、既得浓度为 80μg/mL 补骨脂素对照品溶液。

3）供试品溶液的制备。将无花果叶粉碎、过一号筛 20 目。精密称取干燥恒重的无花果叶粗粉 1g，置具塞锥形瓶中，加 50%乙醇 50ml，加热回流 4h，放冷，再称定重量，滤至 50ml 容量瓶中，用 50%乙醇定容至刻度，摇匀，即得。

4）测定法。分别精密吸取对照品溶液与供试品溶液各 20μl，注入液相色谱仪，测定，即得。

【附注】

1. 无花果叶

现代文献记载为无花果叶《全国中草药汇编》："淡、涩、平。散瘀消肿，止泻。治肠炎，腹泻，外用治痈肿。"

无花果叶含补骨脂素（psoralen）、佛手柑内酯（bergapten）、β-谷甾醇（β-sitosterol）、β-香树脂醇（amyrin）、蛇麻脂醇（lupeol），又含棕榈酸（palmitic acid）、缬草酸（valeric acid）、愈创木酚（guaiacol）、廿八烷（dctacosane）、芸香苷（rutin，0.1%）。

2. 无花果根

无花果根最早载于清、何克谏《生草药性备要》："治火病。"无花果根《全国中草药汇编》："淡、涩、平。"

【主要参考文献】

李亿坤. 2003. 无花果栽培与发展前景. 江西园艺，1：13，14

毛新伟，陈友地，杨伦等. 1998. 无花果的抗癌研究综述. 林产化工通讯，5：13～15

田景奎，王爱武，吴丽敏等. 2005. 无花果叶挥发油化学成分研究. 中国中药杂志，30（6）：474～476

谢绍诗，叶华，张文清. 2006. 无花果叶、根的药用研究进展. 海峡药学，18（06）：3～7

尹卫平，陈宏明，王天欣等. 1995a. 无花果抽提物抗肿瘤成分的分析. 新乡医学院学报，4：316～320

尹卫平，陈宏明，王天欣等. 1997b. 具有抗癌活性的一个新的香豆素化合物. 中草药，28（1）：3，4

尹卫平，陈宏明，阎福林. 1998. 从无花果中提取新的皂苷和糖苷化合物及其活性研究. 中草药，29（8）：505～507

尹卫平，王蕾. 1995a. 苯甲醛类衍生物的抗癌药效学研究. 新乡医学院学报，12（2）：116～119

木　贼

Muzei

HERBA EQUISETI HIEMALIS

【概述】本品为伏牛山大宗药材。始载于《嘉佑本草》："本品草干有节，面糙涩，制木骨者用之，磋搓则光净，犹云木之贼，故名。"《本草乘雅》："木以金为贼，金淫则木郁矣。木贼草独干寸节，具积仑以成升，中虚凌冬，合两明而作离，升木南征之象也。盖火为木子，刑所胜之金，复母所不胜之仇。"木贼甘，苦，平。归肺，肝经。散风热，退目翳。用于风热目赤，迎风流泪，目生云翳。木贼所含的硅酸盐和鞣质有收敛作用，从而对于接触部位，有消炎，止血作用。

　　该物种为中国植物图谱数据库收录的有毒植物，其毒性为全草有毒，马多食后引起反射机能兴奋，步行眼跄、站立困难、后肢麻痹等运动机能发生障碍，但食欲和神经活动仍能维持正常，到末期才受影响。急性中毒数小时至 1 日即倒毙，多则 2～8 日。牲畜如少量长期误食则呈慢性中毒，出现消瘦、下痢等。解剖发现小脑和脊髓充血、水肿。

　　河南分布有 5 种，为问荆、草问荆、木贼、节节草和犬问荆，产伏牛山区；生于疏林下、河边沙地或山坡草丛中。

　　【商品名】木贼

　　【别名】木贼草、锉草、节骨草、无心草、节节草、擦草、擦桌草

　　【基原】本品为木贼科植物木贼 *Equisetum hiemale* L. 的干燥地上部分。

　　【原植物】根状茎横走，黑色。地上茎常绿，多年生，一型，高 30～120cm，单一，中空，粗 6～10mm，有纵棱 20～30 条，棱上有疣状突起两行，沟内各有气孔线 1行。节间基部的叶鞘圆筒形，长 6～10mm，紧贴于茎，顶部及基部各有一黑褐色圈，中部灰绿色；叶鞘齿线状钻形，黑褐色，质厚，背面有 2 条棱脊，易脱落。孢子囊穗顶生，紧密，长圆形，尖头，无柄，长 7～13mm。

　　【药材性状】本品呈长管状，不分枝，长 40～60cm，直径 0.2～0.7cm。表面灰绿色或黄绿色，有 18～30 条纵棱，棱上有多数细小光亮的疣状突起；节明显，节间长2.5～9cm，节上着生筒状鳞叶，叶鞘基部和鞘齿黑棕色，中部淡棕黄色。体轻，质脆，易折断，断面中空，周边有多数圆形的小空腔。气微，味甘淡、微涩，嚼之有沙粒感。

　　【种质来源】本地野生

　　【生长习性及基地自然条件】木贼喜潮湿，生于山坡、河岸湿地，喜直射阳光。喜潮湿，耐阴，常生于山坡潮湿地或疏林下。盆栽冬季需移入不低于 0℃的室内越冬。

　　生于坡林下阴湿处、河岸湿地、溪边，喜阴湿的环境，有时也生于杂草地。

　　【种植方法】

　　孢子繁殖：采下孢子后立即播于土壤表面，稍覆土保持湿度。

　　分茎繁殖：将根茎切成 3～6cm 长的节段，栽于土壤中，覆土 4～5cm，常浇水，很易生根成活。

　　【采收加工】夏、秋两季采收，割取地上部分，洗净，晒干。

　　环境、安全要求：农药、化肥等的使用必须符合国家的相关规定，不得污染环境

　　【化学成分】

　　1）挥发油类：地上部分含挥发油，其中有机酸为琥珀酸（succinic acid）、延胡索酸（fumaric acid）、戊二酸甲酯（glutaric acid methyl ester）、对羟基苯甲酸（*p*-hydroxybenzoic acid）、间羟基苯甲酸（*m*-hydroxybenzoic acid）、阿魏酸（ferulic acid）、香草酸（vanillic acid）、咖啡酸（caffeic acid）、对甲氧基桂皮酸（*p*-methoxycinnamic acid）、间甲氧基桂皮酸（*m*-methoxycinnamic acid）。

2) 黄酮苷类：主要有山奈酸-3,7-双葡萄糖苷（kaempferol-3,7-diglucoside）、山奈酚-3-葡萄糖-7-葡萄糖苷（kaempferol-3-diglucoside-7-glucoside）、山奈酚-3-葡萄糖-7-双葡萄糖苷（kaempferol-3-glucoside-7-diglucoside）、棉花皮异苷（gossypitrin）、草棉苷（herbacetrin），蜀葵苷元-3-β-D-双葡萄糖苷-8-β-D-葡萄糖苷〔herbacetin-3-β-D-(2-O-β-D-glucopyranoside glucopyranoside)-8-β-D-glucopyranoside〕、棉花皮素-3-双葡萄糖苷-8-葡萄糖苷〔gossypetin-3β-D-(2-O-β-D-glucopyranosidoglucopyranoside)-8-β-D-glucopyranoside〕。

3) 生物碱：犬问荆碱（palustrine）及微量烟碱（nicotine）、香草醛（vanillin）、对羟基苯甲醛（p-hydroxybenzal-dehyde）、葡萄糖（glucose）、果糖（fructose），及磷、硅、鞣质、皂苷等。

【鉴别与含量测定】

一、鉴别

1. 显微鉴别

本品茎横切面：表皮细胞一列，外被角质层。表面有凹陷的沟槽和凸起的棱脊。棱脊上有透明硅质疣状突起 2 个，沟槽内有凹陷的气孔 2 个。表皮内为皮层薄壁组织，位于棱脊内方的厚壁组织成楔形伸入皮层薄壁组织中。沟槽内厚壁组织仅 1 或 2 层细胞，皮层薄壁细胞为长柱状或类圆形，沟槽下方有一空腔。内皮层有内外两列，外列呈波状环形，内列呈圆环状，均可见明显凯氏点。维管束外韧型，位于两列内皮层之间与纵棱相对，维管束内侧均有一束中腔，内皮层内方为髓薄壁细胞，扁缩，中央为髓腔。

2. 薄层层析鉴别

取本品粉末 1g，加 75％甲醇 25ml，盐酸 1ml，加热水解 1h，过滤，滤液蒸干，残渣加水 10ml 溶解，用乙酸乙酯提取 2 次，每次 10ml，合并乙酸乙酯液，蒸干，残渣加甲醇使溶解，作为供试品溶液。另取山奈素对照品，加甲醇制成每毫升含 1mg 的溶液，作为对照品溶液。按薄层色谱法试验，吸取供试品溶液 5μl 及对照品溶液 2μl，分别点于同一硅胶 G 薄层板上，以环己烷-乙酸乙酯-甲酸（8：4：0.4）为展开剂，展开，取出，晾干，喷以 5％三氯化铝乙醇溶液，立即置紫外光灯（365nm）下检视。供试品色谱中，在与对照品色谱相应的位置上，显相同颜色的荧光斑点。

二、含量测定

（1）色谱条件与系统适用性试验。以十八烷基硅烷键合硅胶为填充剂；以乙腈-0.4％磷酸溶液（50：50）为流动相；检测波长为 365nm。理论板数按山奈素峰计算应不低于 3000。

（2）对照品溶液的制备。精密称取山奈素对照品 10mg，置 100ml 量瓶中，加 75％甲醇使溶解并稀释至刻度，摇匀；精密量取 2ml，置 10ml 量瓶中，加 75％甲醇至刻度，摇匀，即得（每毫升中含山奈素 20μg）。

（3）供试品溶液的制备。取本品粉末（过三号筛）约 0.75g，精密称定，置具塞锥形瓶中，精密加入 75％甲醇 50ml，密塞，称定重量，加热回流 1h，放冷，再称定重量，用 75％甲醇补足减失的重量，摇匀，过滤，精密量取续滤液 20ml，加盐酸 5ml，置水浴中加热水解 1h，放冷，转移至 50ml 量瓶中，加 75％甲醇稀释至刻度，摇匀，过滤，取续滤液，即得。

【附注】

1. 问荆 节节草 Equisetum arvense

问荆，《本草拾遗》中记载："生伊洛间洲渚，苗似木贼，节节相续，亦名接续草。"全草可入药。其性味苦，平，归肝、心、膀胱经；具有清热利尿，凉血止血，活血化瘀，化痰止咳之功效。在临床上可用于高血压、冠心病、糖尿病、血脂、动脉粥样硬化及前列腺大等老年性疾病。

【原植物】地上茎一年生，二型。根状茎横走，有暗黑色球茎。生孢子囊穗的茎春季由根状茎发出，高 5～20mm，直径 2～4mm，带紫褐色，无叶绿素，有 12～14 条不明显的棱脊；叶鞘筒漏斗状，长 10～20mm，鞘齿棕褐色，厚膜质，每 2～3 齿连接成宽三角形。孢子囊穗长圆形，长 3～4cm，钝头，有柄，成熟后茎枯萎；孢子叶六角形，盾状着生，下面生有 6～8 个孢子囊。不育茎在孢子茎枯萎后生出，高 20～50cm，分枝轮生，棱脊上有横的波状隆起，沟内有带状气孔 2～4 行。叶退化，下部联合成漏斗状的鞘；鞘齿披针形或由 2～3 齿连成宽三角形，黑色，边缘灰白色，膜质。

产河南太行山和伏牛山；生于沟边、田边。分布于东北、华北、西北及西南各地（区）。北温带及北寒带也广泛分布。

【化学成分】

1）酸类及酚酸类：对羟基苯甲酸（p-hydroxybenzoic acid）、香草酸（vanillic acid）、原儿茶酸（protocatechuric acid）、没食子酸（gallic acid）、对羟基苯烯酸（p-coumaric acid）、阿魏酸（ferulic acid）、咖啡酸（caffeic acid）、乌头酸（aconitic acid）、阿拉伯酸（arabonic acid）、柠檬酸（citric acid）、富马酸（fumaric acid）、葡萄糖酸（gluconic acid）等水溶性酸类。

2）黄酮类化合物：柑橘素（naringenin）、二氢山奈素（dihydrokaempferol）、二氢槲皮素（dihydroquercetin）、芫花素-5-O-β-D-葡萄糖苷（genkwanin-5-O-β-D-glucopyranoside）、藤黄素-5-O-β-D-葡萄糖苷（luteolin-5-O-β-D-glucopyranoside）、6-氯芹菜素（6-chlorineapigenin）、原芫花素-4'-葡萄糖苷（protogenkwanin-4'-glucoside）。

3）糖苷类：问荆苷 A（equisetumoside A）、问荆苷 B（equisetumoside B）、问荆苷 C（equisetumoside C）、此外还有，尿苷（urindine）、次黄苷（hypoxanthine glycodides）、2'-脱氧次黄苷（2'-deoxytimes rehmaionoside）、松柏苷（evergreen glycoside）、莰非醇-3-O-β-D-槐糖基-7-O-β-D-吡喃葡萄糖苷（kaempferol-3-O-β-D-huaiglycosyl-7-O-β-D-glucopyranoside）等。

4）生物碱类：问荆碱（palustrine）、微量烟碱（nicotine）、香草醛（vanillin）、对羟基苯甲醛（p-hydroxybenzaldehyde）

5）其他：问荆中还含有蛋白质与氨基酸、茚满酮、问荆硅化物（sillicon compounds of equisetum)、木质素（lignin）、糖类和维生素等（李熙灿和杨小冬，2005）。

2. 草问荆 节节草 *Equisetum pratense*

根状茎黑褐色。地上茎二型。孢子茎发达，淡褐色，不分枝，有明显棱脊。叶鞘齿膜质，长三角形，有长尖；孢子囊穗单生顶端，长圆形，钝头，有柄，成熟后茎端枯萎，产生分枝（即营养枝）；分枝轮生，绿色，柔软细长，与主茎成直角。营养枝叶鞘长 0.8～1.7cm，鞘筒较鞘齿为长，齿常分离，少有 2 或 3 个连合，膜质，长三角形，中央黑褐色，有颜色较浅的宽膜质边缘。产河南各山区。

【化学成分】山柰酚-3-双葡萄糖苷（kaempferol-3-diglucoside）、山柰酚-3-芸香糖苷（kaempferol-3-rutinoside）、山柰酚-3,7-双葡萄糖苷（kaempferol-3,7-diglucoside）、槲皮素-3-芸香糖-7-葡萄糖苷（quercetin-3-rutinoside-7-glucoside）、槲皮素（quercetin）、山柰酚（kaempferol）。

3. 节节草 *Equisetum ramosissimum* Desf

【原植物】地上茎常绿，多年生，一型，高 18～100cm，基部多分枝，枝中空，有纵棱脊 6～20 条，狭而粗糙，含有硅质的疣状突起 1 行，或有小横纹，沟内有气孔线 1～4 行。节间基部的叶鞘筒状，长约 2 倍于径；叶鞘齿短三角形，灰色，近膜质，有易落的膜质尾尖。孢子囊穗生于枝顶，长圆形，长 5～25mm，橘黄色，无柄，有小尖头。

产河南各地；生于路旁、砂地、荒原、溪边、田间地埂。分布于全国各地。

全草含生物碱、果糖、葡萄糖、β-谷甾醇、豆甾醇、廿八烷、卅烷、芹菜素（apigenin）、木樨草黄素（luteolin）和 Pb、Sb、Sn、As、Zn、Cu、Ni、Co 等元素。

【化学成分】$5\alpha,6\alpha$-环氧-β-紫罗兰酮-3-O-β-D-葡萄糖苷（$5\alpha,6\alpha$-epoxy-β-ionone-3-O-β-D-glucopyranoside）、地支普内酯（loliolide）、环阿尔屯烷-24（30）-烯-3β醇［cycloartane-24(30)-ene-3β-ol］，环阿尔屯烷-22（23）-烯-3β醇［cycloartane-22(23)-ene-3β-ol］、麦角甾-6,22-二烯-3β,5α,8α-三醇（ergosta-6,22-diene-3β,5α,8α-triol）、木栓醇（friedelinol）、芹菜素（apigenin）、芫花素（genkwanin）、芫花素-5-O-β-D-葡萄糖苷（genkwanin-5-O-β-D-glucopyramoside）、芹菜素-5-O-β-D-葡萄糖苷（apigenin-5-O-β-D-glucoside）、木樨草素（luteolin）、槲皮素-3-O-β-D-葡萄糖苷（quercetin-3-O-β-D-glucoside）、山柰酚-3-O-β-D-葡萄糖苷（kaempferol-3-O-β-D-glucopyramoside）、山柰酚-3-O-β-D-葡萄糖-7-O-β-D-葡萄糖苷（kaempferol-3-O-β-D-glucose-7-O-β-D-glucopyramoside）、腺嘌呤核苷酸（adenine nucleotide）、β-谷甾醇（β-sitosterol）、胡萝卜苷（daucosterol）（王小雄和贾忠建，2005）。

4. 犬问荆 节节草 *Equisetum palustre*

【原植物】地上茎一年生，一型。根状茎匍匐，细长，黑褐色，常具块茎。不育茎与生孢子囊穗的茎软弱，高 20～50cm，粗 2～3mm，分枝轮生，稀单一，中心孔小形，有棱脊 5～12 条；棱脊圆形，狭，表面有横的波状隆起。叶鞘漏斗状，鞘齿三角形，短而阔，黑褐色，有膜质白边，宿存。孢子囊穗长圆形，长 15～20mm，钝头，有短梗（5～12mm）。

产河南各地；生于水边湿地、河边砂地。

【主要参考文献】

丁宝章，王遂义. 1997. 河南植物志. 第三册. 郑州：河南科学技术出版社，9～11

李熙灿，杨小冬. 2005. 问荆化学成分及其药理作用的研究进展. 辽宁中医学院学报，7（6）：633～635

王小雄，贾忠建. 2005. 节节草化学成分的研究. 西北植物学报，25（12）：2524～2528

中华人民共和国药典委员会. 2010. 中华人民共和国药典（2010 年版一部）. 北京：化学工业出版社

水 龙 骨
Shuilonggu
RHIZOMA POLYPODIODIS NIPPONICAE

【概述】本品为伏牛山大宗药材。始载于《本草拾遗》，以草石蛋名之。云："叶似大叶金星，根黑色，如蛋。"水龙骨性苦，凉。入心、肝、肺三经。主治化湿、清热、祛风、通络。治痧秽泄泻、痢疾、淋病白浊、风痹、腰痛、火眼、疮肿。根状茎入药，有行气活血、消肿、散瘀、补肾、杀虫之效，主治跌打损伤、骨折、劳伤、腰腿疼、半身不遂、秃疮等。

河南省有 3 种，为水龙骨、友水龙骨和中华水龙骨。产于河南伏牛山南部、大别山和桐柏山区；生于林下岩石上。

【商品名】水龙骨

【别名】石蚕、石豇豆、青石莲、青龙骨、青石蚕、岩蚕、无毛老鼠尾、兰士柚、青蚕、鼠尾草、达藤骨箕、岩针、绿岩蚕、石塔蚕、草石蚕、跌打粗、骟鸡尾、青竹标、人头发、岩鸡尾、青豆梗、绿脚代骨丹、石龙、拐枣金钗、爬岩姜、青筋、鸡尾天麻、九连环、岩尾七

【基原】蕨类水龙骨科水龙骨属植物水龙骨 *Polypodium nipponicum* Mett.，以根状茎入药。四季可采，洗净，鲜用或晒干。

【原植物】植株高 30～40cm。根茎长而横走，粗 3～4mm，通常除先端被棕褐色披针形鳞片外，全部近光滑，灰白色。叶远生，草质，柄长 10～16cm，禾秆色，基部疏生鳞片，向上光滑；叶片长圆披针形至披针形，长 20～25cm，宽 6～8cm，羽状深裂几达羽轴；裂片 18～30 对，彼此以狭间隔分开，线状披针形，长 3～5cm，宽 5～6mm，基部较宽，钝头或尖头，全缘，下部 2～3 对常反折，基部 1 对略短，两面密生灰白色柔毛。孢子囊群小，圆形，略陷入叶肉中，着生于网眼内的小脉顶端，较近中脉。

【药材性状】干燥的根茎，呈细棒状，稍弯曲，有分歧，肉质。长 6～10cm，直径 3～4mm。表面黑褐色，光滑，有纵皱纹，并被白粉，一侧有须根痕或残留的须根。质硬而脆，易折断，断面较光滑。气无，味微苦。

【种质来源】本地野生

【生长习性及基地自然条件】生于阴湿岩石上或树干上。

【采收加工】全年可采挖，洗净，鲜用或晒干。

【化学成分】水龙骨根茎中含多种类型的三萜化合物，其中属何帕烷型（hopane）的有：22（29）-何帕烯［hop-22（29）-ene］、21-何帕烯（hop-21-ene）、17（21）-何帕烯［hop-17（21）-ene］、17β，21β-环氧何帕烷（17β，21β-epoxyhopane）、东北贯众醇（dryocrassol）、东北贯众醇乙酸酯（dryocrassyl acetate）、何帕-22-醇（22-hydroxyhopane）、13（18）-新何帕烯［neohop-13（18）-ene］、8-羊齿烯（fern-8-ene）、7-羊齿烯（fern-7-ene）、7,9（11）-羊齿二烯［ferna-7,9（11）-diene］、17-α-H-三去甲何帕-21-酮（17-α-H-trisnorhopan-21-one）；属齐墩果烷型（oleanane）的有：18-齐墩果烯（olean-18-ene）、12-齐墩果烯（olean-12-ene）、11,13（18）-齐墩果二烯［oleana-11,13（18）-diene］、计曼尼醇乙酸酯（germanicyl acetate）、β-香树酯醇乙酸酯（β-amyrin acetae）、11,13（18）-齐墩果二烯-3β-醇-乙酸酯［oleana-11,13（18）-dien-3β-ylacetate］、14-蒲公英赛烯（taraxer-14-ene）、16-氧代-14-蒲公英赛烯（16-oxo-taraxer-14-ene）、7α-羟化-14-蒲公英赛烯（7α-hydroxytaraxer-14-ene）、9（11）-多花独尾草烯［multiflor-9（11）-ene］、8-多花独尾草烯（multiflor-8-ene）、7-多花独尾草烯（multiflor-7-ene）、7-多花独尾草烯-3β-醇-乙酸酯（multiflor-7-en-3β-ylacetate）、3-无羁萜烯（friedel-3-ene）；属蒲公英甾烷型（taraxastane）的有：4-蒲公英甾烯（4-taraxastene）；属环菠萝烷型（cycloartane）的有：（24R）-环鸦片甾烯醇乙酸酯［（24R）-cyclolaudenyl acetate］、（24R）-环水龙膏甾烯醇乙酸酯［（24R）-cyclomargenyl acetate］、（24R）24-乙基-9,19-环羊毛甾-25-烯-3-醇-乙酸酯［（24R）24-ethyl-9,19-cyclolanost-25-en-3-ol acetate］、环木菠萝烷醇乙酸酯（cycloartanyl acetate）、24-亚甲基环木菠萝烷醇乙酸酯（24-methylenecycloartanyl acetate）、24,24-二甲基-25-环木菠萝烯醇乙酸酯（24,24-dimethylcycloart-25-enyl-acetate）、31-去甲基环鸦片甾烯醇乙酸酯（31-norcyclolaudenly acetate）、31-去甲基环木菠萝烷醇乙酸酯（31-norcycloartanyl acetate）、环桉烯醇乙酸酯（cycloeucalenyl acetate）；属达玛烷型（dammarane）的有：奥内那-3,21-二烯（aonena-3,21-diene）；属岭南臭椿烷型（malabaricane）的有：水龙骨-7,17,21-三烯（podioda-7,17,21-triene）、水龙骨-8,17,21-三烯（podioda-8,17,21-triene）；甾醇化合物（sterols）：（24R）-4α,24-二甲基-7,25-胆甾二烯-3β-醇-乙酸酯［（24R）-4α,24-dimethylcholesta-7,25-dien-3β-ylacetate］、（24R）-4α-甲基-24-乙基-7,25-胆甾二烯-3β-醇-乙酸酯［（24R）-4α-methyl-24-ethylcholesta-7,25-dien-3β-yl acetate］（龚苏晓，2001）。

【显微鉴别】根茎横切面：表皮细胞 1 列，椭圆形，外壁稍厚，薄壁细胞类圆形或多角形，内含众多油滴和少数颗粒状物；维管束周韧型，外侧为 1 列内皮层细胞。

【附注】

1. 友水龙骨 *Polypodium amoenum* Wall

植株高 25～70cm。根状茎长而横走，密生棕色鳞片。叶远生，纸质，下面疏生褐色卵状披针形小鳞片，上面光滑；叶片长圆状披针形，长 25～40cm，宽 10～22cm，羽状深裂几达叶轴；羽片 15 对或更多，线状披针形，长 5～8cm，宽 1～2cm，先端渐尖，边缘有缺刻状锯齿，下部羽片不缩短；叶脉特显，有网眼两行；叶柄禾秆色，有关节和根状茎相连。孢子囊群稍离开主脉，无盖。

产河南伏牛山南部浙川、西峡及大别山区新县、商城、罗山等县；生于林下石上或树上。分布于长江以南及西南各省（区）。根状茎入药。

2. 中华水龙骨 *Polypodium pseudoamoenum* Ching（*P. subamoenum* var. *chinense* Christ）

植株高 20～40cm。根状茎长而横走，粗 2～3mm，密生黑褐色、卵状披针形、长渐尖、粗筛孔而透明的鳞片。叶疏生，草质；叶片长圆形或阔披针形，长 10～30cm，宽 7～11cm，先端尾状渐尖，基部不狭缩，羽状深裂；上面光滑，下面沿叶轴生有小鳞片，裂片 15～20 对或更多，近对生，线状披针形，长 3.5～5cm，宽 5～7mm，先端渐尖，基部较宽，边缘有锯齿；叶脉明显，沿主脉两侧各有 1 行网眼，有内藏小脉 1 条，网眼外有短而分离的小脉伸向叶边；叶柄长 10～20cm，粗约 2mm，基部密被鳞片，向上光滑，上面有 1 纵沟。孢子囊群小，圆形，顶生于网眼内的小脉上，较近主脉，通常稍陷于叶肉中。

产河南伏牛山嵩县的龙池、卢氏县的大块地、栾川县的老君山、鲁山县的石人山、灵宝县的河西。

【主要参考文献】

龚苏晓. 2001. 蕨类成分：友水龙骨中的三萜化合物. 国外医学·中医中药分册，04：39，40

牛　至

Niuzhi

HERBA ORIGANII

【概述】牛至为伏牛山道地药材品种，以"小叶薄荷"之名始载于《植物名实图考》，谓"用以散寒、发表，胜于薄荷"。为唇形科牛至属植物，该属我国仅牛至一个种。牛至全草入药，具有清热解表、利尿消肿之功效。辛，温。临床用于预防流感、治疗黄疸、小儿疳积、中暑、感冒、腹痛、呕吐、胸膈胀满、气阻食滞、小儿积食腹胀、腹泻、月经过多、崩漏带下、皮肤瘙痒及水肿等症。其叶对刀伤有特殊疗效。全草亦可提芳香油，除供调配香精外，亦作酒曲配料。曾被收载于《中华人民共和国药典》（1977 年版一部），产于伏牛山等地，生于路旁、山坡、林下及草地，海拔 500～3600m。

【商品名】牛至

【别名】江宁府茵陈、小叶薄荷、满坡香、土香薷、白花茵陈、香草、五香草、山薄荷、暑草、对叶接骨丹、土茵东、黑接骨丹、滇香薷、香薷、小甜草、止痢草、琦香、满山香

【基原】为唇形科牛至属牛至 *Origanum vulgare* L. 的干燥全草。

【原植物】多年生草本，高 50～100cm。茎直立，被倒向具节白色长毛。叶卵形或卵状长圆形，长 1.5～3.5cm，宽 1～2cm，先端钝圆，茎部渐狭呈楔形，全缘，两面

均被伏贴具节长毛，具散生褐色腺点；叶柄长 5～10mm，密被白色伏贴毛。聚伞花序多数于先端集聚成圆锥花序；苞片叶状，倒卵形、卵状长圆形或倒披针形，长约 5mm，具缘毛，表面被短柔毛及散生腺点；花萼钟状，绿色或紫色，较苞片短，外面被短柔毛及散生腺点，内面喉部有白色柔毛状毛环，5 裂片三角形；花冠白色、粉红色或有时紫色，管状钟形，长 7mm，两性花的冠筒长 5mm，长于花萼，雌花冠筒短于花萼，长约 3mm，外面被短柔毛及散生腺点，内面喉部散生短柔毛，上唇直立，先端微凹，下唇张开，长 2mm，3 裂，中裂片较大，侧裂片较小，均长圆状卵圆形；雄蕊 4，在两性花中，后对短于上唇，前对略伸出花冠，在雌性花中，前后对近相等，内藏，花丝丝状，扁平，无毛，花药卵圆形，2 室，两性花有三角状楔形的药隔分隔，室叉开，而雌性花中药隔退化雄蕊的药室近于平行；花盘顶端；花柱略超出雄蕊，先端不相等 2 浅裂，裂片钻形。小坚果卵圆形，长约 0.6mm，先端圆，基部骤狭，微具棱，褐色，无毛。花期 7～9 月；果期 10～12 月（丁宝章和王遂义，1997）。

【药材性状】本品多切成段，长 20～60cm，直径 0.2～0.4cm。茎下部近圆柱形，上部方柱形，少分枝；直径约 0.5cm。表面紫棕色或黄棕色，上部灰绿色，密被贴伏的细毛茸。节间明显，长 1.5～4cm；折断面中空或具髓部。叶对生，多皱缩，完整叶片展开后呈卵形、卵圆形或宽卵形，全缘。上表面暗绿色或黄绿色；下表面颜色稍深，两面密被棕黑色的腺点；叶脉明显，叶柄长 1.5～2.5cm。聚伞花序顶生，花萼钟状，5 裂，边缘密生白色细柔毛，花冠多已脱落。小坚果卵圆形，褐色。气微香，味微苦。

【种质来源】本地野生或栽培

【生长习性及基地自然条件】喜光，耐瘠薄，宜植于排水良好处。喜碱性土，是良好的地被植物。生于海拔 500～3600m 的山坡、林下、草地或路旁。

【种植方法】

一、育苗技术

1. 种质资源引进

植物的分布和利用受自然地理及气象因子的影响，牛至生性喜温暖、光照，较耐寒、耐湿、抗干旱，适宜微酸疏松的温暖地区生长。北京郊区露地种植，冬季略培土覆盖即能安全越冬。所以在种质资源引进的过程中应在尊重客观条件和气象条件的前提下进行科学引种（蒲继延等，2008）。

2. 大棚整地

选择地下水位较低、土壤肥力比较高、土壤不易板结、土壤透气性好的沙性土壤的大棚。每亩施有机肥 1500kg，深翻并整畦，畦子宽度为 1.2～1.5m 为宜，将畦子整理平整并用钉齿耙疏松地表。

3. 播种

当大棚内最低气温和最低地温分别稳定在 8℃和 15℃时就可以开始育苗工作。育苗播种用种量为 6.3g/m²，播种时将种子均匀撒播于整理好的畦内，覆盖约 0.2mm 厚的细沙或细土。为了防止扎根太深不好移栽，在播种后可以用人工踩踏的方式对表土镇压

1或2遍。

4. 育苗期管理

1）温度控制。牛至草育苗最适气温为15~25℃，当大棚内气温高于26℃时打开通风口降温，降湿。当牛至草苗生长高度达到2.5cm左右时打开通风口开始炼苗，炼苗初期要做到早上打开通风口晚上关闭通风口，打开通风口时要注意打开的空隙要由小到大，要打开的通风口数量由少到多，以防止大棚内气温及通风条件变化太大导致牛至草苗的死亡。

2）浇水。牛至草种子很小，出苗前灌溉最忌积水和流水，因此灌溉时最好采用微喷设备进行喷灌，如果没有微喷设备则可以用喷壶进行灌溉，所用的喷壶喷头孔隙要小，以防止浇水时水珠打击地面使地表土壤板结而影响出苗。出苗前每天早上浇透水一次，当出苗后的生长高度达到2cm左右时可以采用小水漫灌，灌溉次数减少为每3d左右一次。随着种植时间延长，慢慢延长浇水间隔时间，减少浇水次数，以防止牛至草苗的徒长并锻炼牛至草的抗旱能力，也可以防止大棚内红蜘蛛的危害。移栽到大田前浇水时间间隔为一周内必须保持地面湿润，之后视雨水情况1个月左右灌溉一次；土壤上冻前和早春返青前分别浇水一次。

3）除草。除草工作采用人工除草，绝对不能使用灭草剂。为了防止人工除草时将牛至草小苗带出来，除草工作最好选择在地表土壤稍干、挤压不成团的时候进行。

二、大田种植

1. 大田整地

当大棚内育苗的牛至草生长高度达到3cm左右时开始大田整地工作。栽培香草的土壤宜选择富含有机质，且排水和通气良好的砂质壤土为宜，土壤酸碱度以微酸性或近中性为佳。大田整地工作主要有深翻地、耱地和整畦。翻地时每亩施有机肥2000kg左右，如果地面土块比较大则进行耱地；打席子时整畦规格以4m×2.5m为宜，畦子内地面必须平整。如果移栽时采用漫灌的方式则在两排畦子中间留水渠以便灌溉用。

2. 移栽定植

当大棚内牛至草高度达到4~6cm的时候就可以移栽到大田。移栽前大棚内牛至草苗灌溉一次，以确保起运的牛至草苗到大田定植这段时间里牛至草苗不萎蔫。移栽到大田后的株行距为种用田25cm×30cm，其他用途为15cm×20cm，移栽后及时灌溉。牛至草移栽到大田的缓苗期为5d左右，缓苗期结束则马上进行疏松地表土，这样可以改善土壤透气性和减少地面水分蒸发。

3. 施肥和管理

移栽到大田缓苗后15d左右，进行摘心以促进侧芽的生长和植株的茂盛，并定期除草。如果土壤肥力不足则可以进行追施磷酸二铵或尿素，种用田采用根部追肥的方法，其他用途地面则在雨前或灌溉前撒施。

三、病虫害防治

牛至草虽兼具防虫及杀菌成分，但在育苗期却是最容易发生病虫害的阶段。大棚内的高温高湿是最容易引发红蜘蛛的危害，如果发生红蜘蛛的危害，则可以选择专杀红蜘蛛类昆虫的杀虫剂进行喷杀。

【采收加工】 现蕾期到初花期，牛至草内牛至精油的含量最高，此时用作提取加工的牛至草就可以收割。收割时间最好选择在晴朗的天气，收割时留茬高度为 5～10cm，以便来年返青。为了减少牛至草中所含牛至精油的挥发，将收割的牛至草摊开放在避光、通风良好的地方进行阴干处理。阴干后的牛至草经粉碎便可以放入专用的提取设备进行牛至精油的提取作业。

环境、安全要求：农药、化肥等的使用必须符合国家的相关规定，不得污染环境。

【化学成分】 β-谷甾醇（β-sitosterol）、胡萝卜苷（dancosterol）、二十六烯（hexacosene）、二十六烷醇（hexa-cosanol）、对二苯酚（1,4-benzenediol）、邻二苯酚（1,2-benzenediol）、对羟基苯甲醛（p-hydroxyben-zaldehyde）、4-甲基-5-异丙基邻苯二酚（4-methyl-5-isopropyl-1,2-benzenediol）、二氢脱氢二松柏醇（dihydrodehydro diconiferyl alcohol）、（-）-丁香脂酚［（-）-syringaresinol］、琥珀酸（succinate）、齐墩果酸（oleanolic acid）、乌苏酸（usolicacid）、咖啡酸乙酯（ethyl caffeate）、迷迭香酸乙酯（ethyl rosmarinate）（伍睿等，2001；刘刚等，2003；田辉等，2006）。

【鉴别】

1. 显微鉴别

1）茎横切面：呈方形。表皮细胞方形或略切向延长，外被角质层，有非腺毛，为 2～8 细胞，长 110～320μm，外壁具疣点，并有少数腺鳞及小腺毛。皮层细胞 4～5 列，四角部位有厚角细胞 6～10 列；内皮层细胞 1 列，整齐，较大。韧皮部较窄。木质部导管、木纤维及木薄壁细胞均木化。髓大，细胞多角形。壁微木化，有单纹孔，老茎髓部呈空腔。

2）叶表面观：上、下表皮细胞垂周壁均略波状弯曲；腺鳞较多，腺头扁球形，由 4～8 个分泌细胞组成，直径 80～90μm，分泌细胞之间贮有淡黄色油；柄短，单细胞，尚有头部与柄部均为单细胞的小腺毛，腺头直径 18～22μm。非腺毛 3～4 细胞，于叶脉及叶缘处较多，长 17～320μm，基部直径 40～60μm，可见疣点。下表皮气孔多，直轴式。

2. 理化鉴别

1）取本品粗粉适量，用挥发油提取器提取挥发油，吸取一定量，用乙酸乙酯稀释成 10% 溶液，作供试品溶液。另取麝香草酚、香荆芥酚作为对照品，分别点样于同一硅胶 G-CMC 薄板上，以二氯甲烷为展开剂展开，取出，晾干。喷以 5% 香草醛浓硫酸溶液，于 100℃ 烘 5min。供试品色谱中在与对照品色谱相应位置上，显相同的颜色斑点。

2）取上述挥发油的 10% 乙酸乙酯溶液作供试品溶液，另取 γ-松油烯作对照品，分别点样于同一硅胶 G-CMC 薄板上，用己烷展开。喷以 5% 香草醛硫酸溶液，于 105℃ 烘 5min。供试品色谱中在与对照品色谱相应位置上，显相同的颜色斑点。

【主要参考文献】

丁宝章，王遂义. 1997. 河南植物志. 第三册. 郑州：河南科学技术出版社，375

刘刚，刘俊峰，刘焱文. 2003. 牛至化学成分研究. 中药材，26（9）：642

蒲继延，乌兰，宝花. 2008. 浅谈牛至草的种植技术. 科技成果管理与研究，8：53

田辉，李萍，赖东美. 2006. 牛至挥发油的 GC-MS 分析. 中药材，29（9）：920

伍睿，叶其，陈能煜. 2001. 牛至化学成分的研究. 天然产物研究与开发，12（6）：13

半 边 莲

Banbianlian

HERBA LOBELIAE CHINENSIS

【概述】半边莲为伏牛山大宗药材，始载于《本草纲目》，列于湿草类。李时珍称"半边莲小草也，生阴湿塍堑边，就地细梗引蔓，节节而生细叶，秋开小花，淡红紫色，止有半边，如莲花状，故名……"。带根全草入药，有利于消肿解毒之效，治毒蛇咬伤、黄疸、疔疮、肿毒、湿疹等症。辛，平。归心、小肠、肺经。约 350 种，桔梗科半边莲属分布于各大陆的热带和亚热带。我国有 19 种，河南有 3 种，包括半边莲 *Lobelia chinensis* Lour.、山梗菜 *Lobelia sessilifolia* Lamb. 和江南山梗菜 *Lobelia davidii* Franch.。伏牛山区有 2 种，即半边莲和江南山梗菜，产于伏牛山以南诸县；生于水田边、沟边或潮湿草地。

【商品名】半边莲

【别名】急解索、蛇利草、细米草、蛇舌草、鱼尾花、半边菊、奶儿草、半边花、箭豆草、半边旗、顺风旗、单片芽、小莲花草、绵蜂草、吹血草、腹水草、疳积草、白腊滑草、金菊草、金鸡舌、片花莲、偏莲、偏头草、瓜仁革、蛇啄草、长虫草、单片芽、山梗菜

【基原】本品为桔梗科植物半边莲 *Lobelia chinensis* Lour. 的干燥全草。

【原植物】多年生草本，具白色乳汁，全株无毛。茎细柔平卧，节上生根，分枝直立，高 6～15cm。叶披针形至线形，长 8～25mm，宽 2～5mm，顶端急尖，边缘全缘或顶部有小齿。花单生叶腋；花梗长 1.2～1.8cm；小苞片 1～2 个或无；花萼筒倒锥状，基部渐狭成柄，长 3～5mm，裂片 5 个，披针形，长 3～6mm；花冠粉红色或白色，长 10～15mm，裂片 5 个，偏于一侧，全部平展于下方，成一水平面，两侧 2 片较长，中间 3 个较短；雄蕊 5 个，长约 8mm，花丝上部或花药合生，花丝未连合部分侧面有柔毛，花药管状，长约 2mm；子房下位，柱头 2 裂。蒴果 2 瓣裂。花果期 5～10 月（丁宝章和王遂义，1997）。

【药材性状】本品常缠结成团。根茎直径 1～2mm；表面淡棕黄色，平滑或有细纵纹。根细小，黄色，侧生纤细须根。茎细长，有分枝，灰绿色，节明显，有的可见附生的细根。叶互生，无柄，叶片多皱缩，绿褐色，展平后叶片呈狭披针形，长 0.8～2.5cm，宽 0.2～0.5cm，边缘具疏而浅的齿。花梗细长，花小，单生于叶腋，花冠基部筒状，上部 5 裂，偏向一边，浅紫红色，花冠筒内有白色茸毛。气微特异，味微甘而辛（中华人民共和国药典委员会，2005）。

【种质来源】本地野生或栽培

【生长习性及基地自然条件】喜潮湿环境，稍耐轻湿干旱，耐寒，可在田间自然越冬，野生于田埂、草地、沟边、溪边潮湿处。人工种植以沟边河滩较为潮湿处为佳，土壤以沙质土壤为好。

【种植方法】

一、种植

用种子繁殖法、扦插繁殖法、分株繁殖法等。生产上以分株繁殖为主。春季 4～5 月，新苗长出后，根据株丛大小，每株丛可分 4～6 株不等。然后开沟，按行距 15～25cm，株距 6～10cm 栽种，为了扩大繁殖，也可采用扦插繁殖，以高温高湿季节为扦插适期，将植株茎枝剪下，扦插于土中，温度在 24～30℃，土壤保持潮湿，大约 10d 便可成活，来年春季移栽于大田，大田管理，苗高 6cm 左右，大田要勤中耕除草，防旱防涝，发现虫害及时治理，一经种植，多年收益（颜俊，2005）。

分株繁殖：4～5 月挖掘老株丛，分成几小株丛，按行株距 15cm×8cm 开穴栽种。亦可扦插繁殖；将茎枝剪下，扦插于苗床，床土经常保持湿润，约经 10d 左右即能生根。翌年春季移栽。

二、田间管理

幼苗期注意松土除草。栽种后施 1 次稀人粪尿；夏季收获后追施 1 次畜粪或硫酸铵、尿素等；冬季施腐熟肥或堆肥。遇干旱季要灌溉，经常保持土壤湿润，以利生长。

【采收加工】半边莲栽植后，一年可收割两季，头茬在夏季生长茂盛时，二茬在秋季霜降前，收割时用镰刀剪齐后割取，洗净泥沙，除净杂物，直接晒干或烘干即可。以身干，色鲜、无杂、无霉变、无虫害、青绿色为最好。

环境、安全要求：农药、化肥等的使用必须符合国家的相关规定，不得污染环境。

【化学成分】半边莲全草含生物碱，主要为半边莲碱（山梗菜碱，lobeline）、去氢半边莲碱（山梗菜酮碱，lobelanine）、氧化半边莲碱（山梗菜醇碱，lobelanidine）、异氢化半边莲碱（异山梗菜酮碱，isolobelanine）即去甲山梗菜酮碱；还含有黄酮苷、皂苷、氨基酸、多糖、菊糖（inulin）、对羟基苯甲酸（p-hydroxy-benzoic acid）、延胡索酸（fumaric acid）和琥珀酸（succinic acid）。此外，多炔类成分如党参炔醇（lobetyol）、党参炔苷（lobetyolin）和党参炔二糖苷（lobetyolinin）（图 5）等，也存在于半边莲及其同属植物中，这类成分被认为是桔梗科植物在化学分类中的特征性成分（乔春峰等，2006）。根茎含半边莲果聚糖（lobelinin）（黄泰康等，1994；国家医药管理局中草药情报中心站，1986；国家中医管理局《中华本草》编委会，1999）。

$$\underset{\displaystyle \text{OH}}{\overset{\displaystyle \text{OR}}{\text{CH}_3\text{CH}=\text{CHC}=\text{CC}=\text{CCHCHCH}=\text{CHCH}_2\text{CH}_2\text{CH}_2\text{OH}}}$$

Lobetyolin R＝Glc

lobetyolinin R＝Glc-(6→1)-Glc

图 5　党参炔苷（lobetyolin）和党参炔二糖苷（lobetyolinin）的化学结构

【鉴别与含量测定】

一、鉴别

1. 显微鉴别

1) 茎横切面：表皮细胞 1 列，类圆形，排列紧密。皮层由 9～11 列薄壁细胞组成，约占横切面的 4/5，皮层内部细胞中含有少数草酸钙簇晶。木质部较小，约占横切面的 1/5，导管呈放射状排列。韧皮部环状，位于木质部的外侧，具髓。

2) 叶横切面：上表皮为 1 列切向延长的薄壁细胞，类长方形，外被角质层。下表皮细胞 1 列，类长方形，外被角质层，有气孔。上表皮下方有栅栏组织，为 1 列长方形细胞，通过主脉。海绵组织为类圆形薄壁细胞，常为 3～5 列，主脉维管束外韧型，维管束上下及下表皮上方有厚角组织。

3) 叶表皮：上表皮细胞不规则，垂周壁波状弯曲，气孔呈不定式，指数为 0.27，长为 45μm，宽为 30μm。气孔数较下表皮气孔少。下表皮细胞呈多角形，壁较平直，增厚。非腺毛较少长 160～180～200μm，呈圆锥状。气孔为不定式，长 40μm，宽 25μm。气孔指数为 0.161 4。

4) 粉末：粉末呈灰绿色。非腺毛呈圆锥状，长 160～180～200μm，表面具点状突起。茎叶中具螺纹、梯纹及网纹导管，直径 35～50～110μm。花冠具螺纹导管，较细，直径 15μm，上面常附有两两相对蝶状菊糖结晶，大小不一，5～45～120μm，花冠表皮细胞呈乳突状突起。

2. 理化鉴别

称取半边莲 5g，置于 250ml 烧瓶中，加入 95％乙醇 80ml，水浴回流 1.5h，过滤，残渣再加 95％乙醇 60ml，继续回流 1h，过滤，合并 2 次滤液，水浴蒸馏回收乙醇，浓缩至 15ml，供做定性鉴别实验。①碘化铋钾试验：将检液滴在点滴板上，再滴加碘化铋钾试液，可见液滴出现橙黄色浑浊。②碘化汞钾试验：将检液滴在点滴板上，滴加碘化汞钾试液，可见液滴出现类白色浑浊。③硅钨酸试验：将检液滴在点滴板上，滴加 10％硅钨酸试液，可见液滴出现黄白色浑浊。

二、含量测定

高效液相色谱法建立测定半边莲药材中 2 个多炔类成分党参炔苷 lobetyolin 和党参炔二糖苷 lobetyolinin 的 HPLC 定量分析方法（乔春峰等，2006）。

1) 色谱条件与系统适用性试验。色谱条件 Zorbax XDB RP-C18H 色谱柱（4.6mm×250mm，5μm）；流动相乙腈-水，梯度洗脱，25min，乙腈 10％～40％；流速 1.0ml/min；检测波长 267nm。

2) 对照品溶液的制备。精密称取 lobetyolin 和 lobetyolinin 适量，加甲醇配制成含量分别为 0.362mg/ml，0.335mg/ml 的混合对照品贮备溶液。精密量取上述溶液中，加甲醇稀释至刻度，配制成不同含量的混合对照品溶液。精密吸取上述混合对照品溶液各 10μl，进样分析，测定峰面积。lobetyolin 和 lobetyolinin 的保留时间分别为

17. 48min，14. 80min。

　　3）供试品溶液的制备和测定法。取药材样品粉末 1g，精密称重，置 100ml 圆底烧瓶中，加甲醇 50ml，称定质量。加热回流提取 1h，放冷，用甲醇补足质量，摇匀，取上清液用 0.45μm 微孔滤膜过滤，取续滤液，为供试品溶液。精密吸取各供试品溶液 20μl 进样分析，测定峰面积，根据回归方程计算各样品中 lobetyolin 和 lobetyolinin 的含量。

【附注】

江南山梗菜 *Lobelia davidii* Franch.

　　又名苦菜、节节花，多年生草本，有白色乳汁。高 60～150cm，近无毛或有极短的倒糙毛或密被柔毛。叶螺旋状排列，茎下部的早落，叶片卵状椭圆形至披针形，长 6.5～17cm，宽 2～7cm，顶端尖，基部楔形，渐狭成具翅的柄，柄长 2～4cm，边缘有锯齿。总状花序长 20～50cm，花序轴无毛或有极短柔毛；苞片披针形，比花长，花密集；花梗长 2～5mm，花梗、花萼均有极短毛；花萼筒倒卵状，裂片 5 个，线状披针形，长 7～12cm，边缘有小齿；花冠紫红色，近二唇形，长 1.8～2.5cm，裂片 5 个，无毛；雄蕊 5 个，花丝基部以上合生，下面 2 个花药顶端有髯毛；子房下位，花柱 2 裂。蒴果球形，底部常背向花序轴，无毛或有微毛；种子黄褐色，稍压扁，椭圆形，一边厚另一边薄，薄边颜色较淡。花果期 8～10 月。产河南伏牛山区内乡、西峡、淅川及大别山区新县等县；生于山地林边或沟边较阴湿处。根入药，治感冒、痈肿疔毒、胃寒痛，全草治毒蛇咬伤。

【主要参考文献】

丁宝章，王遂义. 1997. 河南植物志. 第三册. 郑州：河南科学技术出版社，565

国家医药管理局中草药情报中心站. 1986. 植物有效成分手册. 第 1 版. 北京：人民卫生出版社：586

国家中医管理局《中华本草》编委会. 1999. 中华本草. 第 7 卷. 上海：上海科学技术出版社，613

黄泰康. 1994. 常用中药成分与药理手册. 北京：中国医药科技出版社，775

乔春峰，贺震旦，韩全斌等. 2006. HPLC 测定半边莲药材中 2 个多炔类成分的含量. 中国中药杂志，9：744～746

颜俊. 2005. 半边莲种植指南. 中国花卉园艺，12：27

中华人民共和国药典委员会. 2005. 中华人民共和国药典. 北京：化学工业出版社，77

半　枝　莲

Banzhilian

HERBA SCUTELLARIAE BARBATAE

　　【概述】本品为常用中药。最早见于《外科正宗》，味辛、苦，性寒，归肺、肝、肾经，具有清热解毒、化淤、利尿的功效，用于疔疮肿毒、咽喉肿痛、毒蛇咬伤、跌扑肿痛及水肿、黄疸。《校正本草纲目》记载"此草开紫白色花，草紫红色，对结对叶，七八月采用"。所述形态与本种相近。民间草药中以半支莲或"半支"为名的品种甚多。《百草镜》载"各种半支有七十二种"。伏牛山余脉确山县等地产量较大。

　　【商品名】半枝莲

【别　名】通经草、紫连草、并头草（南京民间药草）、牙刷草（江苏植药志）、小韩信草、水韩信（广西药植图志）、小耳挖草（南宁市药物志）、溪边黄芩、金挖耳（江西民间草药验方）、野夏枯草、方草儿、半向花、半面花、偏头草、四方草（浙江民间常用中药）、耳挖草（广西中草药）、小号向天盏、虎咬红、再生草（福建中草药）、赶山鞭（成都常用中草药治疗手册）、狭叶向天盏（福建新医疗法资料选编）

【基　原】本品为唇形科植物半枝莲 *Scutellaria barbata* D. Don 的干燥全草。

【原植物】多年生草本，根须状。茎直立，四棱形，高 15～50cm，叶对生，卵形或披针形，长 7～32mm，宽 4～15mm，基部截形或心脏形，先端钝形，边缘具有疏锯齿，茎下部的叶有短柄，顶端的叶近于无柄。花轮有花 2 朵并生，集成顶生和腋生的偏侧总状花序，苞片披针形，上面及边缘有毛，背面无毛，花柄长 1～15mm，密被黏液状的短柔毛，花萼钟形，顶端 2 唇裂，在花萼管一边的背部常附有盾片，花冠浅蓝紫色，管状，顶端两唇裂，上唇盔状，3 裂，两侧裂片齿形，中间裂片圆形，下唇肾形，雄蕊 4，2 强，不伸出，子房 4 裂，花柱完全着生在子房底部，顶端 2 裂。小坚果球形，横生，有弯曲的柄，花期 5～6 月；果期 6～8 月。

【药材性状】干燥全草，叶片多已脱落，为带有花穗的茎与枝，长 15～25cm，四棱形，表面黄绿色或紫棕色，光滑，质柔软，折断面纤维状，中空，残留的叶片深黄绿色，多破碎不全，皱缩弯曲，质脆而易脱落，花穗着生在枝端，黄绿色，臭微弱，味微咸苦。以色绿、味苦者为佳。

【种质来源】野生或栽培

【生长习性及基地自然条件】正常生长在海拔 650m 左右，年平均气温 16.7℃，相对湿度 70%，年降雨量 913.1～1217.6mm 的地区。对土壤要求不严，一般以疏松、肥沃的夹沙土生长为好；过于干燥的土壤生长不良。

种子容易萌发，发芽适温为 25℃。种子寿命为 1 年。半枝莲一般栽培 3～4 年后，植株开始衰老，萌发能力减弱，必须进行分株另栽或重新播种。

【种植方法】

一、立地条件

宜选土质疏松、肥沃的沙壤土。

选地整地：于栽种前将土壤翻耕，结合整地，每亩施入腐熟厩肥或堆肥 1t、饼肥或复合肥 25kg，再作成 1.3～1.5m 宽的高畦，并开好排水沟。

二、繁殖方法

以种子繁殖为主，亦可分株繁殖。

1. 种子繁殖

秋季当小籽粒变为黄褐色时，及时采集成熟的种子，晒干，除去杂质，装入布袋置于干燥通风处贮藏备用。半枝莲连作田无需留种，一般可以连茬 3～4 年再更新 1 次根苗。

1) 育苗。春季于 3～4 月，秋季于 9～11 月在整平耙细的苗床上按行距 15～20cm 开浅沟（4～6cm）条播，播幅宽 10cm，沟底撒上适量火土灰，沟内浇水或稀薄人粪尿，然后均匀地撒上用细土拌好的种子，上面再撒一层薄薄的细火土灰或细黄土，最后盖上稻草等覆盖物。苗床经常保持湿润，一般半个月左右发芽出苗。出苗后揭去盖草，加强苗期管理，苗高 5cm 左右移栽大田。

2) 移栽。春季育苗的于秋季 9～10 月移栽，秋季育苗的于第二年春季 3～4 月移栽。按行距 25～30cm 开横沟，每隔 7～10cm 栽 1 株。穴栽按株行距各 20cm 栽植，每穴栽 1 株，栽后覆土压实，浇透定根水。

2. 分株繁殖

在秋季收获后，将老蔸带须根一同挖出。选生长健壮，无病虫的根蔸，分成数个小蔸，然后在整好的栽种地上，按行距 30cm、株距 7～10cm 挖穴，每穴栽入一小蔸、栽后覆土压实，施入稀薄的人畜粪水，翌年春季萌发出苗。

三、田间管理

匀苗和补苗。在苗高 5～6cm 时进行匀苗补苗，将弱苗和过密苗子拔除，使其植株生长健壮。

中耕除草、施肥。苗高 1～2cm 时，结合除草浇施 1 次稀薄人粪尿水，每亩施 1t 作提苗肥。苗高 3～4cm 时，按株距 3～4cm 定苗、补苗，而后各施 1 次人粪尿水。每次收割后，均应追肥 1 次，以促新枝叶萌发。最后一次于 11 月收割后，重施冬肥，每亩行间开沟施腐熟厩肥 2t、饼肥或过磷酸钙 25kg（需经混合堆沤），施后覆土并培土，以利保温防寒。

四、病虫害防治

1. 病害

1) 锈病。主要为害叶片，受害植株叶背面呈黄褐色斑点，严重时叶片变黄，翻卷脱落。

防治方法：发病初期可用 97％敌锈钠 300～400 倍（加少量洗衣粉），或用波美 0.2～0.3 度石硫合剂每隔 7～10d 喷 1 次，连续 2 或 3 次。

2) 疫病。在高温多雨季节易发生，叶片上呈现水渍状暗斑，随后萎蔫下垂。

防治方法：用 1∶1∶120 波尔多液或敌克松 800 倍液于傍晚时进行喷洒防治。

2. 虫害

1) 蚜虫。4～6 月发生，每亩用 10％吡虫啉可湿性粉剂 20g 喷雾防治。

2) 菜青虫。5～6 月发生，用 2.5％敌杀死乳油 3000 倍液或 5％抑太保乳油 1500 倍液喷杀（韩学俭，2002；张祖成和赵师成，2003）。

【采收加工】

1. 采收

种子繁殖的，从第 2 年起，每年的 5 月、7 月、9 月都可收获一次。其中以 7 月采收的半枝莲中总黄酮含量最高（李洁，2008）。

分株繁殖的，在当年 9 月收获第 1 次，以后每年可收获 3 次。用刀齐地割取全株，拣除杂草，捆成小把，晒干或阴干。以身干、无杂质、无霉变为合格。以干燥、茎枝带有花穗、色青绿者为佳。

2. 分级标准

统货。以身干、茎叶色绿、根黄、洗净泥沙杂质者为佳。

环境、安全要求：农药、化肥等的使用必须符合国家的相关规定，不得污染环境。

【化学成分】半枝莲含有多种化学成分，主要成分为黄酮类化合物（flavonoids）和二萜类化合物（diterpenoids）、还含有生物碱（alkaloids）、甾体（steroides）、多糖（polysaccharides）等成分。

1）黄酮类化合物：黄酮类化合物是半枝莲主要成分之一。迄今为止，已从半枝莲全草中分得野黄芩素（scutellarein）、野黄芩苷（scutellarin）、红花素（carthamidin）及异红花素（isocarthamidin）。地上部分含汉黄芩素（wogonin）、柚皮素（naringenin）、芹菜素（apigenin）、粗毛豚草素（hispidulin）、圣草素（eriodictyol）、木樨草素（luteolin）、7-羟基-5,8-二甲氧基黄酮（7-hydroxy-5,8-dimethoxyflavone）、$4'$-羟基汉黄芩素（$4'$-hydroxywogonin）、$5,7,4'$-三羟基-8-甲氧基黄烷酮（$5,7,4'$-trihydroxy-8-methoxyflavanone）、$5,7,4'$-三羟基-6-甲氧基黄烷酮（$5,7,4'$-trihydroxy-6-methoxyflavanone）。根含汉黄芩素、半枝莲素（rivularin，2,5-dihydroxy-6,7-trimethoxyflavone）、5,7-二羟基-8-甲氧基黄酮（5,7-dihydroxy-8-methoxyflavone）、5-羟基-7,8-二甲氧基黄酮（5-hydroxy-7,8-dimethoryflavone）、$5,2'$-二羟基-7,8,$6'$-三甲氧基黄酮-$2'$-O-β-D-葡萄糖苷（$5,2'$-dimethoxy-7,8,$6'$-trimethoxyflavone-$2'$-O-β-D-glucuronopyranoside）、7-羟基-5,8-二甲氧基黄酮-7-O-β-D-葡萄糖苷（7-hydroxy-5,8-dimethoxyflavone-7-O-β-D-glucuronopy ranoside）、7-羟基-5,8-二甲氧基黄酮-7-O-β-D-葡萄糖苷（7-hydroxy-5,8-dimethoxyflavone-7-O-β-D-glucunopyranoside）、$5,7,8,2'$-四羟基黄酮-7-O-β-D-葡萄糖苷（$5,7,8,2'$-tetrahydroxyflavone-7-O-β-D-glucuronopyranoside）和 $5,2',6'$-三羟基-7,8-二甲氧基黄酮-$2'$-O-β-D-葡萄糖苷（$5,2',6'$-trihy-droxy-7,8-dimethoxyflavone-$2'$-O-β-D-glucuronopyranoside）。

2）二萜类化合物：二萜类化合物是半枝莲中另一主要成分。现已从中分离得到半枝莲二萜（scutellone）A、B、C、D、E、F、G、H 和 I，和半枝莲内酯（scuterivalactone）A、B、C、D 和 C2。

3）其他：抗肿瘤成分反式-1-($4'$-羟基苯基)-丁-1-烯-3-酮 [E-1-($4'$-hydroxyphenyl)-but-1-en-3-one]；半枝莲多糖 SBP，SBP 含鼠李糖、阿拉伯糖、木糖、甘露糖、半乳糖和葡萄糖（其摩尔比为 1.14：1.50：0.20：0.75：1.0：2.18）；均一性多糖 SPS4，糖基的组成及摩尔组成比为鼠李糖：岩藻糖：阿拉伯糖：木糖：甘糖露：葡萄糖：半乳糖＝0.22：0.26：1.0：0.09：0.51：1.82：2.09。生物碱：半枝莲碱 A（scutebarbatine A）。对羟基苯甲醛（p-hydroxybenzaldehyde）、对羟基苄酮（p-hy-droxy-benzylacetone）、对香豆酸（p-coumaric acid）、原儿茶酸（protocatechuic acid）、熊果酸（ursolic acid）、植物甾醇（phytosterol）、植物甾醇-β-D-葡萄糖苷（phtosterolβ-D-glucoside)；β-谷甾醇、硬脂酸以及半枝莲酸（scutellaric acid）等（蒋小岗和顾振纶，2004；林敬明等，2006；邹篪蕾和吴启南，2005）。

【鉴别与含量测定】

一、鉴别

1）取粉末（20 目筛）2g，加乙醚 10ml，回流 30min 倾去乙醚，残渣加甲醇 15ml，回流 30min 后冷却，过滤，滤液供点样用。点样量 10μl，吸附剂：硅胶 H，加 0.5% CMC 铺板，110℃活化 30min。以甲苯-甲酸乙酯-甲酸（3∶3∶1）展开，展距 12cm。于紫外光灯（365nm）下观察，样品由上至下共呈 7 个斑点。

2）提取物经硅胶 G，0.6%CMC-Na 薄层色谱，环己烷-氯仿-乙醇（2∶2∶1）展开，1%三氯化铝喷雾后，置紫外光灯（365nm）下观察，可见 4 个黄绿色荧光斑点（苗明三等，2000）。

二、含量测定

野黄芩苷的含量测定

1）色谱条件与系统适用性试验。用十八烷基硅烷键合硅胶为填充剂；甲醇-水-乙酸（35∶61∶4）为流动相；检测波长为 335nm。理论板数按野黄芩苷峰计算应不低于 1500。

2）对照品溶液的制备。精密称取野黄芩苷对照品 8mg，置 100ml 量瓶中，加流动相至刻度，摇匀，即得（每毫升中含野黄芩苷 80μg）。

3）供试品溶液的制备。取本品粉末（过三号筛）约 1g，同时另取本品粉末测定水分，精密称定，置索氏提取器中，加石油醚（60～90℃）提取至无色，充去醚液，药渣挥去石油醚，加甲醇继续提取至无色，转移至 100ml 量瓶中，加甲醇至刻度，精密量取 25ml，蒸干，残渣用 20%甲醇溶解，并转移至 25ml 量瓶中，稀释至刻度，摇匀，过滤，取续滤液，用微孔滤膜（0.5μm）过滤，即得。

4）测定法。分别精密吸取对照品溶液与供试品溶液各 10μl，注入液相色谱仪，测定，即得。

本品按干燥品计算，含野黄芩苷（$C_{21}H_{18}O_{12}$）不得少于 0.20%。

【主要参考文献】

韩学俭. 2002. 半枝莲采种繁育技术. 特种经济动植物，（2）：32

蒋小岗，顾振纶. 2004. 半枝莲的化学成分和药理作用. 中国野生植物资源，23（1）：3～5

李洁. 2008. 不同采收期半枝莲中总黄酮含量的比较研究. 中医药导报，14（5）：99，100

林敬明，刘煜，罗荣城. 2006. 半枝莲的化学成分及其抗肿瘤作用的研究现状. 中药材，29（4）：407～410

苗明三，李振国. 2000. 现代实用中药质量控制技术. 北京：人民卫生出版社

张祖成，赵师成. 2003. 半枝莲的药用及栽培. 特种经济动植物，（6）：24

邹篪蕾，吴启南. 2005. 半枝莲的化学成分及药理作用研究进展. 时珍国医国药，16（2）：149，150

玉 米 须

Yumixu

STIGMA MAYDIS

【概述】玉米须是我国传统的中药材，最早药用记载见于《滇南本草》。民间常用于药茶，药膳中，作为糖尿病、高血压的辅助治疗药物。味甘、平。归膀胱、肝、胆经。利尿消肿，平肝利胆。临床用于急、慢性肾炎，水肿，急、慢性肝炎，高血压，糖尿病，慢性鼻窦炎，尿路结石，胆道结石，小便不利、湿热黄疸等症的治疗，并可预防习惯性流产。现代药理研究也证实玉米须有抗癌、抑菌、增强免疫功能等作用。河南各地均有栽培，品种甚多。

【商品名】玉米须

【别名】包谷须、玉蜀黍须、蜀黍须、棒子毛、玉麦须、苞米顺、玉高粱须

【基原】本品为禾本科玉蜀黍属植物玉米 *Zea mays* L. 的花柱和柱头。

【原植物】高大一年生草本。植株高 1~4m，不分枝，基部各节具气生根，入土以成支柱。叶鞘具横脉；叶片宽大，边缘呈波状皱褶，具强壮之中脉。具有顶生雄性圆锥花序和腋生具短总梗之雄花序，后者再为多数鞘状苞片所包藏，唯其细长之花柱则呈丝状伸于鞘苞之外；小穗单性；雄小穗长达 1cm，含 2 朵小花，孪生于 1 个三棱形而连续的穗轴上，一无柄，另一具短柄；颖质薄，先端尖，两颖几相等长，背部隆起，具 9~10 条脉；外稃与内稃均通明膜质，几等长于颖，花药黄色，长达 5mm。雌小穗孪生，含 1 朵小花，密集成 8~30 行，排列于粗壮而呈海绵状之穗轴；两颖相等，甚宽，无脉，具纤毛；第一小花不育；外稃通明膜质，似颖但较小而无纤毛，具内稃或无；第二外稃似第一小花，具一内稃；雌蕊具极长而细弱之花柱。颖果略呈扁球形，成熟后超出颖片和稃片之外（丁宝章和王遂义，1997）。

【药材性状】本品常集结成疏松团簇，花柱线状或须状，完整者长至 30mm，直径约 0.5mm，淡绿色、黄绿色至棕红色，有光泽，略透明，柱头 2 裂，叉开，长至 3mm，质柔软。

【种质来源】种植居群

【生长习性及基地自然条件】性喜高温，需水较多，适宜疏松肥沃的土壤，在全国各地均有栽培。

【种植方法】

一、立地条件

选择土壤 pH 6.5~7.0，有机质含量＞1.5%，全氮＞0.05%，速效磷（P_2O_5）＞20mg/kg，速效钾＞120mg/kg，耕层深度大于 20cm，保水保肥，排水条件较好的中、上等肥力的地块，以黑土、黑钙土、淡黑钙土、冲积土和厚层草甸土等土壤为好，同品种连作周期不超过两年。

选地整地：秋翻秋整地 2～3 年轮翻一次。前作收获后，及时灭茬施肥秋翻，做到根茬翻埋良好，耕深 18～25cm，耕后及时耙、压，注意保墒，在秋季达到可播种状态。秋翻春整地秋翻地，待土壤化冻 15℃ 左右时，就要耙、耢、起垄、镇压，达到待播状态。低洼地块最好是秋打垄，便于晒垡散水。春季土壤化冻 15cm 深时，在已清除根茬的地块上实行三犁成垄，深施底肥，随打垄、随镇压，以待播种。

二、繁殖方法

采用种子繁殖法。

1. 品种选择

根据本地自然状况、品种本身所需积温要求和栽培条件等因素，选择生育期适宜的耐密、优质高产品种。

2. 种子质量

选择种子纯度、净度不低于 98%，发芽率不低于 90%，含水量不高于 16%。

3. 种子处理

1）试芽。播种前 15d 进行发芽试验。

2）晒种。选择晴朗微风天气，把种子摊在干燥向阳的地上或席上，连续晒 2～3d，经常翻动，白天晒，晚上收。

3）药剂处理。①药剂闷种：地下害虫或苗期害虫严重的地区，每 667m² 用 50% 辛硫磷颗粒剂 2～3kg 随种下地。②种子包衣：在地下害虫重而玉米丝黑穗病轻的地区，可选用 35% 多克福种衣剂或 20% 呋福种衣剂，干种下地按药种比 1：70 进行种子包衣；催芽坐水埯种时，按药种比 1：75～80 进行种子包衣。③拌种：在地下害虫重而玉米丝黑穗病也重的地区，用 2% 立克秀按种子重量的 0.40% 拌种，播种时每 667m² 再用辛硫磷颗粒剂 2～3kg 随种肥下地；在地下害虫轻而玉米丝黑穗病重的地区，干种直播可用 2% 立克秀拌种剂或 25% 粉锈宁可湿性粉剂或 12.50% 特谱唑可湿性粉剂，按种子重量的 0.30%～0.40% 拌种；催芽坐水埯种，种子催芽后将种子置于干燥阴凉处晾 6h 后，再用 2% 立克秀按种子重量的 0.30% 拌种。

4. 播种

1）种植形式。清种：是大面积玉米生产田最基本、最主要的种植方式；间作：在水肥条件较好的地块可将玉米与小麦、马铃薯等矮棵作物以一定的比例进行间作。

2）播种期。当土壤 5cm 处地温稳定通过 6～8℃、土壤耕层含水量在 20% 左右，即可开犁播种。当土壤含水量低于 18% 时，可在地温稳定通过 5℃ 时抢墒播种。

3）播种方法。机械播种：播深 2～5cm，做到播种深浅一致，覆土均匀，当土壤含水量不足 18% 而抢墒播种的，采取深开沟，浅覆土，重镇压，一定把种子播到湿土上。每公顷播种量 35～45kg。刨埯坐水种：半干旱区要采用这种播种方法，公顷播种量 30～35kg。

4）种植密度。根据品种特性，土壤肥力与施肥水平、种植形式等确定种植密度。水肥充足、株型收敛、小穗型品种宜密；水肥条件差、株植繁茂、大穗型品种宜稀。在种植时应注意密度，要求大行玉米不封行，以保证株行通风透气，要适时适量供应养分和水分，以利果穗分化发育。

三、田间管理

1）查田补栽。出苗前及时检查发芽情况，如发现粉种、烂芽，要准备预备苗。出苗后如缺苗，要利用预备苗或田间多余苗及时坐水补栽。3 或 4 片叶时，去除病苗、弱苗、小苗，一次等距定苗。

2）除草。用莠去津类胶悬剂和乙草胺乳油（或异丙甲草胺）混合，兑水在玉米播后苗前土壤较湿润时进行土壤喷雾。

3）间、定苗。

4）铲趟。出苗后进行铲前深松或趟一犁。头遍铲趟后，每隔 10～12d 铲趟 1 次，做到 3 铲 3 趟（张志力，2009）。

5）施肥。应注意氮、磷、钾三要素合理搭配施用，可预防玉米空秆，并增加玉米抗倒伏的能力。土壤肥力差的应多施有机肥。土壤肥力高的，苗期要多施磷肥，以便长根壮秆，果穗分化期要进行追肥，抽雄前后看苗适当补肥。

四、病虫害防治

1. 病害

（1）褐斑病和小斑病

1）为害症状：①褐斑病：病菌侵染叶片、叶鞘及茎秆。以叶片与叶鞘连接处病斑最多，常密集成行。病斑圆形或椭圆形，褐色至红褐色，小病斑有时汇成大斑。病斑附近的叶组织常呈粉红色。发病后期，病斑表皮破裂，散出褐色粉末，叶脉和维管束残存如丝状。在玉米生长中后期（7～8 月）温度较高（23～30℃）、湿度较大（相对湿度 85％以上）且阴雨日较多时，利于病害的发生和流行。低洼潮湿地块和连作地块发病较重。一般在玉米 8～12 片叶时易发生病害，玉米 12 片叶以后一般不会再发生此病害。②小斑病：自苗期到后期都可发生。自下部叶片开始，出现褐色半透明水渍状小斑，逐渐向上蔓延，以玉米抽穗时最多。病斑扩大后呈黄褐色纺锤形或椭圆形，边缘常有赤褐色晕纹。后期严重时，叶片枯死。在潮湿时病斑上产生黑色绒毛状物。春玉米收获后遗留田间病残体上的分生孢子，可继续向夏玉米田传播，因此在春、夏玉米混种区。夏玉米总是比春玉米发病重。华北地区 7～8 月气温达 25℃以上最适于该病流行，这期间若降雨日多、雨量多、湿度大，小斑病会严重发生。

褐斑病、小斑病发生、流行，除与菌源有关外，种植密度过大、品种抗病性等也是发病的重要因素，种植密度过大、大面积种植感病品种，褐斑病、小斑病就有严重发生的可能。气候条件对褐斑病、小斑病发生、流行最为重要。

2）防治技术：①针对当前由于玉米种植密度过大造成的玉米田高温高湿引起的褐斑病、小斑病的高发现象，可把传统玉米均匀垄作种植技术改为玉米宽窄行倒茬平作种植技术，因为宽窄行倒茬平作种植较均匀垄作种植增加了通风透光空间，可有效控制褐斑病、小斑病的发生。②因地制宜选用抗病品种。③实行轮作倒茬制度，避免玉米连作。秋后深耕土壤，深埋病残体，消灭菌源。在玉米播种前及早处理完秸秆。④加强栽培管理。早播早管，增施有机肥，穗期追施氮肥，加强中耕、排水等田间管理，以增强植株抗病力。⑤药剂防治。应注意提早预防。在玉米 4～5 片叶期，喷施 96％的恶霉灵 3000 倍液、75％百菌清 500 倍液喷雾，同时兼防兼治玉米大斑病、玉米圆斑病，拔节期后喷施 50％多菌灵 500 倍液、70％甲基托布津 1000 倍液防效显著。

（2）玉米丝黑穗病

1）为害症状：玉米丝黑穗病属于典型的土传病害，病菌在土壤中可以存活 2～3 年。玉米连作导致土壤中病菌的自然积累和病田面积的扩大。种植感病品种也是导致病害发生的原因。早播和出苗期的低温气候为病害发生创造了适宜的条件。

2）防治技术：①积极推广抗病品种。②减少田间病菌源。实行轮作。发病地块实行玉米与豆类、薯类或瓜类作物 3 年以上的轮作倒茬；肥料处理。不用带菌的玉米秸秆作饲料，粪肥要经过高温发酵，充分腐熟拔除病株。当田间发现病株后要及时拔掉，并带出田外处理。③种子药剂处理。在播种前，用乌米净拌种剂拌种，每袋兑水可拌种 0.6～1kg，或用 70％甲基托布津、三唑酮粉（种子重量的 0.3％～0.5％）、15％腈菌唑乳油（种子重量的 0.1％～0.2％）等拌种。④改进栽培管理措施。适期播种，促进早出苗，出壮苗。根据气候条件及时调整播种期，避免出现盲目早播现象发生，缩短病菌在土壤中对玉米浸染的时间。

（3）玉米枯纹病

1）为害症状：该病主要发生在玉米生长后期，即籽粒形成期至灌浆期，苗期很少发生。该病主要为害叶鞘和果穗，也可侵害茎秆。最初在近地面的 1～2 节叶鞘发病，逐渐向上扩展。病斑初呈水浸状，椭圆形至不规则形，中央灰褐色，边缘深褐色，常多个病斑汇合连片似云纹状斑块，包围整个叶鞘，使叶鞘腐败，并引起叶枯。病斑可扩展至果穗，危害果穗。在温暖条件下，湿度大阴雨连绵的天气有利于病害的发生和流行，相对湿度小或昼夜温差大，阳光充足时病害发展受到抑制。纹枯病发生轻重与品种关系密切。

2）防治技术：①应采取在选用抗病品种和减少越冬菌源的基础上，加强栽培管理和适时喷药保护的综合防治措施。②减少越冬菌源：由于遗落田间越冬的菌核是纹枯病发生的重要初侵染来源，所以倒茬轮作是经济有效的防病措施。由于纹枯病菌寄主范围较广，应尽量避免选用高粱、谷子、水稻、麦类等作轮作作物。倒茬轮作确有困难的地区或田块，要注意及时清除遗留的病株残体，并进行深翻，将带有菌核的表土层翻压在活土以下，以减少有效菌核的数量。③加强栽培管理，及时喷药保护：结合当地生产条件，注意均衡施肥，防止后期脱肥，避免偏施氮肥，适当增施钾肥；低洼地注意及时排水，合理密植，调整种植形式，实行大垄双行，米麦间作，加强田间通风透光，改善田间小气候，提高植株抗病力。④药剂防治：抽雄期为最佳防治时期，常用药剂有 1％井冈霉素 0.5kg 加水 200kg，50％甲基托布津可湿性粉剂 500 倍液，50％多菌灵可湿性粉剂 600 倍液，50％苯菌灵可湿性粉剂 1500 倍液，50％退菌特可湿性粉剂 800～1000 倍液，40％菌核净可湿性粉剂 1000 倍液，50％农利灵或 50％速克灵可湿性粉剂 1000～2000 倍液。喷药重点为玉米基部，保护叶鞘。

2. 虫害

主要有地下害虫如蝼蛄、金针虫、地老虎等，这些害虫主要发生在玉米苗期，为害种子及幼苗的地上、地下部分，往往造成缺苗断垄。

1) 地老虎。5月初开始摆放糖浆瓶诱杀成虫，并做好收蛾、添浆工作；5月下旬幼虫孵化出后，每亩喷施菊酯类农药绿福 30～40g，每 5～7d 喷 1 次，连喷两次。

2) 玉米螟。又叫玉米钻心虫，一代玉米螟以幼虫钻蛀玉米心叶为主，二代玉米螟以幼虫为害果穗为主。玉米大喇叭口期，在父本和母本的行间投放，每亩投放呋喃丹 1～2kg 或用 2.5％功夫乳油 10～15ml 或 20％速灭杀丁乳油 25ml 在玉米抽雄期喷雾，防效达 90％～100％。

3) 红蜘蛛。利用中午植株茎秆不易被折断的特点，采用机械喷雾，每亩用 40％氧化乐果乳油 50ml，加 20％三氯杀螨醇乳油 50ml 混合喷雾或用 73％克螨特乳油 30～50ml，每次喷足药液 30～60kg。施药时行走速度不宜过快，喷头向上，杀死叶片背面的叶螨。

4) 叶跳蝉。在叶跳蝉发生期用 40％氧化乐果 1000 倍液喷雾防治（张卫斌，2009）。

【采收加工】

1. 采收

常在秋后剥取玉米时收集。晒干或烘干即得。

2. 分级

以红棕色者、干燥、柔软、有光泽、无杂质者为佳。

【化学成分】

1) 多糖类：含有多个多糖类物质，有 CSPS1a-1A：甘露糖、葡萄糖、半乳糖（3：1：1），相对分子质量 2.16×10^6；CSPS-1a-2A：木糖、阿拉伯糖、甘露聚糖（1：4：5），相对分子质量 1.37×10^6；CSPS1a-1B：葡萄糖、半乳糖、甘露聚糖、木糖、阿拉伯糖、鼠李糖（20：14：3：1：1：1），相对分子质量 9.95×10^5；CSPS1a-B：葡萄糖、半乳糖、甘露聚糖、木糖、阿拉伯糖、鼠李糖（20：6：4：1：2：2），相对分子质量 1.25×10^4。

2) 黄酮类：抗玉米螟成分鼠李糖-岩藻酮糖-黄酮碳苷（maysin）及其衍生物（apimaysin、3-methoxymaysin），$2''\text{-}O\text{-}\alpha\text{-}L$ 鼠李糖基-6-C-岩藻糖基-$3'$-甲氧基木樨素。

3) 甾醇类：学者研究发现玉米须的乙醚抽提物中 27.02％为甾醇，游离甾醇和可酯化甾醇大约各占一半。玉米须中挥发油以豆甾 5-烯-3-醇、β-谷甾醇、豆甾-7-烯-3-醇为主成分。

4) 无机元素：玉米须富含水溶性硅（1.8～2.8mg/g）、钾（7.5mg/g）、钴（3.6mg/g）、锌（3.4mg/g）、铜（1.7mg/g）、铁（1.4mg/g）等元素，并且也含有钙、钠、镍、锰、铬等人体必需的微量元素。

5) 氨基酸：玉米须中含有 16 种氨基酸，其总氨基酸含量高达 13 317.46mg/100g，其中人体必需氨基酸有 7 种，含量占氨基酸总量的 38.94％。其中以谷氨酸和天冬氨酸含量最高，分别可达 1736.72mg/100g、1708.92mg/100g。

6）有机酸：玉米须中的有机酸组成主要有甲酸、乙酸、乳酸、丁二酸、软脂酸、硬脂酸、山嵛酸、油酸和亚油酸。其含量分别为 4.26%、4.35%、4.21%、0.51%、31.16%、13.32%、9.41%、7.82% 和 17.31%。

7）其他成分：从玉米须挥发油中还发现有二十一烷（6.53%）、二十九烷（10.70%）、三十六烷（4.11%）等。从玉米须的脂溶性部位分离得到乌索酸、无羁萜酮、赤杨酮、豆甾 4-烯-3β,6β-二醇、豆甾-4,22-二烯-3β,6β-二醇、豆甾-5-烯-3β,7α-二醇、豆甾-5,22-二烯-3β,7α-二醇等。另有文献报道玉米须中含硝酸钾、油脂、生物碱、皂苷、葡萄糖苷、单宁、苦糖苷、矿物质、褐色染料、苹果酸及一些脂溶性维生素 K_3、维生素 E 等多种成分（叶盛英和高文远，2008）。

【鉴别与含量测定】

一、鉴别

粉末特征：乳白色，气微味淡。①薄壁细胞长方形，长 34～41μm，宽约 14μm，壁略厚。②导管主为螺纹和环纹导管，直径为 7～10μm，导管常伴有微黄色的薄壁纤维，直径 7～10μm。

二、含量测定

1. 玉米须中总黄酮的测定

1）实验方法及条件。以芦丁为对照品，采用亚硝酸钠-硝酸铝比色法进行测定，吸收波长为 510nm。

2）对照品溶液的制备。芦丁标准溶液：精确称取芦丁 5mg，用 30% 乙醇溶液定容至 50ml 容量瓶中，摇匀，得 0.1mg/ml 的标准液，备用。

3）供试品溶液的制备。①玉米须的预处理：选取质地均匀的玉米须，粉碎，若玉米须过分干燥，应在粉碎前喷洒少量蒸馏水，防止粉碎过程中大量的粉尘损失。粉碎后过 60 目筛，保存在阴凉干燥处，待用。②超声提取：取玉米须粉末 50g 于烧杯中，加入 600ml 75% 的乙醇溶液（玉米须/乙醇 1：6，V/V），于超声清洗仪中超声处理 30min。将超声处理后的玉米须乙醇溶液真空抽滤，储存滤液，残渣与 75% 的乙醇以 1：5 的体积比，二次超声 30min。真空抽滤，合并滤液，残渣再与 75% 的乙醇溶液以 1：4 的体积比，三次超声 30min，将三次所得滤液在 45℃ 下，于旋转蒸发仪中以 40rpm/min 的转速进行浓缩，待浓缩液出现挂壁现象后即停止浓缩，将所得浓缩液转入烧杯中，置于 45℃ 水浴锅中，数天后，即得提取物浸膏，保存于 4℃ 冰箱中以防变质。③样品处理：将取得浸膏干燥，用 30% 乙醇溶解，于 250ml 容量瓶定容。

4）标准曲线的建立。分别精确量取芦丁标液（0.1mg/ml）0.0ml，1.0ml，2.0ml，3.0ml，4.0ml，5.0ml 于 6 支 25ml 容量瓶中，用 30% 乙醇补充至 12.5ml，然后加入 0.7ml 2%NaNO$_2$，摇匀。静置 5min 后，加入 0.7ml 5%Al(NO)$_3$，6min 后，加入 5ml 1mol/L NaOH 溶液，摇匀，用 30% 乙醇稀释至刻度，静置 10min，以空白参照液为参比，用紫外分光光度计，在 510nm 波长处测定吸光度，绘制芦丁浓度与吸光度的校准曲线，建立测量黄酮含量的标准曲线。

5）测定法。取供试品溶液 12.5ml 置于 25ml 容量瓶，加入 2% NaNO₂ 0.7ml，静置 5min 后，加入 5% Al(NO)₃ 0.7ml，静置 6min，加入 4% NaOH 5ml，定容，10min 内进行 510nm 吸光度比色，通过标准曲线计算，即得（薄南南和傅桦，2009）。

2. 玉米须中多糖含量的测定

1）实验方法及条件。本采用硫酸蒽铜比色法对玉米须多糖进行定量分析，以葡萄糖为对照品，在 620nm 波长下进行吸光度的测定。

2）供试品的制备。称取玉米须 1g，以蒸馏水为提取溶剂，按照 1∶50 的比例，微波处理 5min，然后以 4500r/min，离心 5min，取上清液待测。

3）对照品标准曲线的建立。精密称取干燥至恒重的葡萄糖 100mg，分别配制成浓度为 0.01mg/ml、0.02mg/ml、0.03mg/ml、0.04mg/ml、0.05mg/ml、0.06mg/ml、0.07mg/ml 以及 0.10mg/ml 的水溶液。精确吸取上述各溶液 2.0ml 于具塞试管中，分别加入 0.2% 的硫酸蒽酮试剂 5mg，待充分反应、变色并摇匀后，置沸水浴中加热 10min，然后冰浴冷却 3min。在 620nm 波长处测定吸光度。以浓度为纵坐标，吸光度值为横坐标，制作标准曲线。

（4）测定法。取一定体积的提取液，加蒸馏水补足 2.0ml，按照上述步骤操作，并以标准曲线计算多糖含量，即得。

【主要参考文献】

薄南南，傅桦. 2009. 玉米须中总黄酮的提取及含量测定. 首都师范大学学报，30（4）：44～47

丁宝章，王遂义. 1997. 河南植物志. 第四册. 郑州：河南科学技术出版社，239

吴华，梁清，侯丽丽等. 2008. 不同品种玉米须多糖含量的比较. 农机化研究，（8）：121～123

叶盛英，高文远. 2008. 中药玉米须研究进展. 中成药，30（5）：745～748

张卫斌. 2009. 滴灌玉米水肥管理及螨虫害防治. 农业科技，（6）：7

张志力. 2009. 玉米通透栽培技术. 农业科技与信息，（13）：21

朱加萍，施旗新. 2009. 2008 年玉米粗缩病重发原因及综合防治措施. 上海蔬菜，（4）：70

白　前

Baiqian

RHIZOMA ET RADIX CYNANCHI STAUNTONII

【概述】白前为伏牛山大宗药材之一，始载于《名医别录》"主治胸胁逆气，咳嗽上气"。《本草经集注》云："白前，出近道。似细辛而大，色白易折。"《唐本草》云："生州渚沙碛之上，不生近道。"根和根茎入药，能祛痰镇咳，清肺热，降肺气。微温；辛、苦；归肺经。产于伏牛山南部；生于海拔 1000m 以下的河边沙地及路旁。

【商品名】白前

【别名】水杨柳、鹅白前、草白前、白马虎、石蓝、嗽药

【基原】为萝藦科植物芫花叶白前 *Cynanchum glaucescens*（Decne.）Hand.-Mazz. 的干燥根茎及根。

【原植物】直立矮灌木，高达 50cm。茎具二列柔毛。叶无毛，长圆形、长圆状披针形，长 1～5cm，宽 0.7～1.2cm，顶端急尖或钝，侧脉不明显，3～5 对。伞形聚伞花序腋生，比叶短，有花 10 余朵；花萼 5 深裂，内面有腺体 5 个；花冠黄色、辐状；副花冠浅杯状，裂片 5 个，肉质，卵形，龙骨状向内；花粉块每室 1 个，下垂；柱头扁平。蓇葖果单生，纺锤形，长 6cm，径 1cm；种子扁平，宽约 5mm；种毛长 2cm。花期 5～11 月；果熟期 7～11 月（丁宝章和王遂义，1997）。

【药材性状】根茎较短小或略呈块状；表面灰绿色或灰黄色，节间长 1～2cm。质较硬。根稍弯曲，直径约 1mm，分枝少（中华人民共和国药典委员会，2005）。

【种质来源】本地野生或栽培

【生长习性及基地自然条件】白前为阳性植物，在生育期要求全光，如在荫蔽处光照较弱的情况下生长不良，单蔸苗茎少，茎细长，发枝少，叶片小，不开花。柳叶白前与芫花叶白前一般生于 300m 以下低海拔的河滩砂渍上。也生于溪旁、湖边、渠道、塘边、沟旁的潮湿地上。常与灌木、草丛等构成散生群落，很少集中成片形成单纯的群落。土壤一般为疏松的沙质土及壤土，pH 5～6。

【种植方法】

一、选地整地

苗圃地宜选地势开阔、阳光充足、排灌方便、土质疏松的砂质土壤为宜。低洼积水，荫蔽少光，土质过于黏重土地不宜种植。

整地要三犁三耙，施足基肥，每亩施腐熟猪牛粪或渣子肥（包括草皮堆肥）3000～5000kg，饼肥 50～100kg，或过磷酸钙 30～50kg。白前属浅根性植物，肥料一般不需深施，在翻犁第 2 遍后才施下，使肥料与土壤混合均匀即可。圃地整平后，开沟作床，苗床的大小，根据地形，并有利于排灌、田间操作及提高土地利用率而定。

二、种植方法

白前采用种子繁殖和根状茎苗移栽。

1）种子繁殖。于 3 月下旬至 4 月上旬，在整好的土地上，开穴直播，株行距依据土地肥瘦状况确定，肥沃的 30cm×40cm，中等的 30cm×30cm，穴深 3cm。种子应先用温水浸泡催芽，而后播种，每穴 3 或 4 粒，覆土不能过厚，以不见种子为度，覆土后盖草，最好是盖薄膜，以提高土壤温度，保持湿润，促进种子早出苗。为延长种子苗的生长期，可采用育苗移栽，即在 1 月中下旬利用土温床播种，4 月上、中旬，当幼苗长到 8cm 左右时，便移栽到圃地。

2）根状茎苗移栽。根状茎苗是指由根状茎梢抽出地面的苗茎。3 月下旬或 4 月上旬，在留作白前种苗的圃地里，选粗壮的苗茎于其根际处下截取 2 或 3 节根状茎，稍带宿土，苗茎梢端特别嫩弱，应将其摘除，仅留基部上端 3 或 4 对叶，以减少蒸发，种植行距与种子直播同，定植后，要浇足定根水，以提高成活率。

生产上多用根状茎苗移栽，因产量高于种子苗，且管理省工。在种源不足的情况下，采用种子繁殖。

三、田间管理

1）中耕除草。种子出土后，揭去盖草或薄膜，间苗补苗。种苗开始生长缓慢，特别是实生苗，杂草最易滋生，应及时松土除草，促进幼苗生长。8月以后，根状茎向四周伸展，应停止松土。如有杂草，可用手拔除。

2）追肥培土。当种子苗长出第3对发育叶或根状茎苗移栽后，在苗茎梢端萌发的侧芽长出第3对叶片时，应进行追肥，每半个月一次，直到8月上旬为止。肥料以尿素为主，也可用腐熟的人粪尿（需适当稀释）。8月上旬以后，应培土加肥两次；一次是8月中旬，一次是9月上旬，肥料用过磷酸钙或复合肥，也可用饼肥。每亩35～60kg。施肥后用土盖上，其厚度为3cm。第2次只需培土。

3）灌溉排水。白前喜湿润，不耐旱，一有旱情须进行灌溉，使圃地保持湿润；若久雨不晴要及时排水。

四、病虫害防治

1. 病害

线虫病：由线虫寄生在柳叶白前根部取食而引起的病害。危害柳叶白前的线虫叫白前根结线虫。根结线虫是专性寄生，寄生在根系引起根皮及中柱组织中细胞不正常生长，使支根形成一连串大大小小的根瘤，一般表现为生长衰弱，植株矮小，枝叶卷曲，色泽失常，甚至早期枯死。随后由于其他病原真菌的侵染，从而加重病害的发生，在湿润的砂性土壤中表现突出，导致成片死亡，影响产量，降低质量。防治方法：利用稻田作圃地，实行连作两年与水稻轮种；提早播种，施足肥料，培育壮苗，增强抗性；搞好田间卫生，减轻或避免根结线虫病的危害。发生病害时，可用二溴氯丙烷毒杀。在病株靠近基部周围打小洞，用40％油剂加2倍煤油稀释，每洞注入1～3ml，或用水稀释4或5倍，每个洞注入2ml。如用80％乳剂可加水10～15倍，每小洞注入2～3ml。

2. 虫害

蚜虫：密集在叶背面及嫩尖上，吸取叶组织内汁液，轻者使叶片萎黄，重者使叶卷缩以致干枯，阻碍植株发育，影响产量和质量。防治方法：清除田间周围杂草。喷洒乐果以消灭蚜虫越冬虫卵，减少虫害发生。发现病害，用40％乐果乳油1500～2000倍液喷雾，或用敌敌畏80％乳油1500～2000倍液喷雾。

【采收加工】

1. 采收

野生品一般于10月进行采收。家种的因植株体形大，生长期长，倒苗晚，于11月上旬当苗茎尚未枯死前进行，如提前采挖，会影响质量，降低药效。采挖时，先齐地面割下苗茎，然后挖起地下部分。

2. 加工

采收根部后，用水洗净，拣除杂质，晒干。切忌将鲜品堆积，以免发热生霉，影响质量。

3. 储藏养护

白前一般用麻袋包装。贮存于通风干燥处，温度 30℃ 以下，相对湿度 70%～75%。商品安全水分 10%～12%。易虫蛀，环境潮湿可生霉。受潮品，从纤细的须根处开始生霉，严重时质体绵软，手握成团舒展缓慢。危害的仓虫有印度谷蛾、药材甲、黑皮蠹、澳洲蛛甲、烟草甲等，蛀蚀品间常见虫丝缠绕，有时可见活虫落下。储藏期间，应保持环境整洁、干燥；定期检查，发现轻度霉变、虫蛀，及时晾晒或翻垛通风。严重时用磷化铝熏杀。

环境、安全要求：农药、化肥等的使用必须符合国家的相关规定，不得污染环境。

【化学成分】柳叶白前根茎中含有 β-谷甾醇（β-sitosterol）、高级脂肪酸和华北白前醇（hancokind）。芫花叶白前根中含有白前皂苷（glaucoside）A,B,C,D,E,F,G,H,I,J,K、白前皂苷元（glaucogenin）A 和 B、白前皂苷元 C-单-D-黄花夹竹桃糖苷（glaucogenin C-mono-D-thevetlside）、白前新皂苷（neoglaucoside）A 和 B 及白前二糖（glaucobiose）。

【鉴别】

1. 显微鉴别

白前根茎横切面：表皮细胞 1 列，外侧壁增厚。下皮为 1 列较小的细胞。有时可见中柱鞘纤维继续排列成环，前有单个或成群的石细胞。维管束双韧型，木质部导管、木纤维及木薄壁细胞均木化。髓多成空腔。本品薄壁细胞含淀粉粒或草酸钙簇晶。根横切面：表皮细胞外侧壁增厚。皮层薄壁细胞含淀粉或草酸钙簇晶。内皮层明显。中柱鞘为 1 列薄壁细胞。韧皮部狭窄，木质部二原型。

2. 理化鉴别

取本品粗粉 1g，加 70% 乙醇 10ml，加热回流 1h，过滤。取滤液 1ml，蒸干，残渣加醋酐 1ml 使溶解，再加硫酸 1 滴，显棕红色，放置后不变色。

【附注】

1. 变色白前 *Cynanchum versicolor* Bunge

产于太行山、大别山和伏牛山；生于山坡灌丛、林缘及疏林中。半灌木；茎上部缠绕，下部直立，被绒毛。叶对生，纸质，宽卵形或椭圆形，长 7～10cm，宽 3～6cm，顶端锐尖，基部圆形或近心形，两面被黄绒毛，具缘毛，侧脉 6～8 对。伞形状聚伞花序腋生，近无总梗，有花 10 余朵；花萼裂片披针形，内部腺体极小；花冠初呈黄白色，渐变为黑紫色，枯时暗褐色，钟状辐形；副花冠极低，短于合蕊柱；花药菱状三角形；花粉块长圆形；柱头略凸起，顶部不明显 2 裂。蓇葖果单生，宽披针形，长 5cm，直径 1cm；种子长 5mm，种毛长 2cm。花期 5～8 月；果熟期 7～9 月。根和根茎药用，治肺结核、浮肿、淋病等；茎皮纤维可造纸；根含淀粉，并可提芳香油。

2. 大理白前 *Cynanchum forrestii* Schltr

产于太行山和伏牛山；生于海拔 1000～2000m 的灌丛、林缘及沟边草地。根可药用，有清热散邪、生肌止痛之效。多年生直立草本，茎多不分枝，被单列柔毛。叶对生，薄纸质，宽卵形，长 4～8cm，宽 1.5～4cm，基部近心形或钝形，顶端急尖；侧脉

5 对。伞形聚伞花序，有花 10 余朵；花萼裂片披针形；花冠黄色，辐状，裂片卵状长圆形，有缘毛；副花冠肉质，裂片三角形，与合蕊柱等长；花粉块每室 1 个，下垂；柱头略隆起。蓇葖果多单生，披针形，无毛，长 6cm，直径 8mm；种子扁平，种毛长 2cm。花期 4～7 月；果熟期 6～11 月。

【主要参考文献】

丁宝章，王遂义. 1997. 河南植物志. 第三册. 郑州：河南科学技术出版社，282～285

中华人民共和国药典委员会. 2005. 中华人民共和国药典. 北京：化学工业出版社，71

白 扁 豆
Baibiandou
SEMEN LABLAB ALBUM

【概述】本品为伏牛山区大宗药材，始载于南朝齐梁间陶弘景著的《名医别录》。明李时珍著的《本草纲目》说："取硬壳白扁豆，连皮炒熟，入药"，"硬壳白扁豆，其子充实，白而微黄，其气腥香，其性温平，得乎中和，脾之谷也。人太阴气分，通利三焦，能化清降浊，故专治中宫之病，消暑除湿而解毒也。其软壳及黑鹊色者，其性微凉，但可供食，亦调脾胃。"《中华人民共和国药典》也说：白扁豆"健脾胃，清暑湿。用于脾胃虚弱、暑湿泄泻、白带"。白扁豆 *Dolichos lablab* L. 为豆科一年生缠绕草本植物，其种子即为中药"白扁豆"。白扁豆既是滋补佳品，夏暑作清凉饮料，又是一味良药。白扁豆的果实（白扁豆）、果皮（扁豆衣）、花、叶均可入药。白扁豆，营养价值较高，矿物质和维生素含量比大部分根茎菜和瓜菜都高，味亦鲜嫩可口。据中国科学院卫生研究所编的《食物成分表》：每百克白扁豆含蛋白质 2.8g、脂肪 0.2g、糖 5.4g、热量 35 千卡、粗纤维 1.4g、钙 116mg、铁 1.5mg、胡萝卜素 0.32mg、硫胺酸 0.05mg、核黄酸 0.07mg、尼克酸 0.7mg、抗坏血酸 13mg。其性味甘微湿，入脾胃二经，有补脾胃，和中化湿，消暑解毒的功效，主治脾胃虚弱、泄泻、呕吐、暑湿内蕴、脘腹胀痛、赤白带下等病，又能解酒毒。全国各地均有栽培。主要分布于辽宁、河北、山西、陕西、山东、江苏、安徽、浙江、江西、福建、台湾、河南、湖北、湖南、广东、海南、广西、四川、贵州、云南等地。

白扁豆广泛分布于伏牛山区各地。

【商品名】白扁豆

【别名】藊豆、白藊豆、南扁豆、沿篱豆、蛾眉豆、羊眼豆、凉衍豆、白藊豆子、膨皮豆、茶豆、小刀豆、树豆、藤豆、火镰扁豆、眉豆

【基原】双子叶植物豆科扁豆 *Dolichos lablab* L. 的成熟种子。

【原植物】一年生缠绕草质藤本，长达 6m。茎常呈淡紫色或淡绿色，无毛或疏被柔毛。三出复叶；叶柄长 4～14cm；托叶披针形或三角状卵形，被白色柔毛；顶生小叶柄长 1.5～3.5cm，两侧小叶柄较短，长 2～3mm，均被白色柔毛；顶生小叶宽三角状卵形，长 5～10cm，宽约与长相等，先端尖，基部广楔形或截形，全线，两面均被短柔

毛，沿叶脉处较多，基出 3 主脉，侧卧羽状；侧生小叶斜卵形，两边不均等。总状花序腋生，长 15～25cm，直立，花序轴较粗壮；2～4 花或多花丛生于花序轴的节上，小苞片舌状，2 枚，早落；花萼宽钟状，先端 5 齿，上部 2 齿几乎完全合生，其余 3 齿近相等，边缘密被白色柔毛；花冠蝶形，白色或淡紫色，长约 2cm，旗瓣广椭圆形，先端向内微凹，翼瓣斜椭圆形，近基部处一侧有耳状突起，龙骨瓣舟状，弯曲几成直角；雄蕊10 个，1 枚单生，其余 9 枚的花丝部分连合成管状，将雌蕊包被；子房线形，有绢毛，基部有腺体，花柱近先端有白色髯毛，柱头头状。荚果镰形或倒卵状长椭圆形，扁平，长 5～8cm，宽 1～3cm，先端较宽，顶上具一向下弯曲的喙，边缘粗糙。种子 2～5 颗，扁椭圆形，白色、红褐色或近黑色，长 8～13mm，宽 6～9mm，厚 4～7mm，种脐与种脊长而隆起，一侧边缘有隆起的白色半月形种阜。花期 6～8 月；果期 9 月。

【药材性状】 种子扁椭圆形或扁卵圆形，长 0.8～1.3cm，宽 6～9mm，厚约7mm。表面淡黄白色或淡黄色，平滑，稍有光泽，有的可见棕褐色斑点，一侧边缘有隆起的白色半月形种阜，长 7～10mm，剥去后可见凹陷的种脐，紧接种阜的一端有珠孔，另端有种脊。质坚硬，种皮薄而脆，子叶 2 片，肥厚，黄白色。气微，味淡，嚼之有豆腥气。以粒大、饱满、色白者为佳。

【种质来源】 栽培居群

【生长习性及基地自然条件】 白扁豆喜温暖、湿润气候，怕寒霜，受霜害后，轻者影响生长，重者死亡。对土壤要求不严，一般土壤均可栽培，以选择地势高燥、排水良好、微酸性沙壤土栽培为好，但对肥水要求较高。北方地区谷雨前后播种，7 月上旬进入初花期，花期随植株枯萎而结束，9 月上旬果实陆续成熟，成熟的果实不开裂。檀株遇霜即被打死，年生长期 145～170d。前茬应选择 3 年未种过豆类作物的玉米茬或小麦茬，避免重茬和迎茬。苗期需潮湿，应注意浇水。花期要求干旱，空气和土壤湿度大，容易落花。种子自然条件下储存寿命为 3 年，种子发芽率 90% 以上，最适宜的发芽温度为 25～30℃，低于 15℃时发芽缓慢。温度在 16～20℃，有足够的湿度，播种后10～14d 出苗。

【种植方法】

一、种植

1. 立地条件

以选肥沃、排水良好的沙质土壤为最好。

选地与整地：春翻地与秋翻地均可。结合翻地施基肥，每亩（667m²）施腐熟农家肥 3000～4000kg，过磷酸钙 20kg，硫酸钾 20kg，然后耙细耙平，作成宽 60cm 的大垄。

2. 种子直播

选子粒饱满的新种子，播前用温水浸泡 1～2d，然后播种。播期：南方 2～3 月，北方 4 月上、中旬，点播或穴播均可。在垄上开沟点播，沟深 5～7cm，株距 30～40cm；垄上穴播，穴深 5～7cm、穴距 30～40cm，每穴 3 或 4 粒种子。覆土 3～4cm，略加踩实。

二、田间管理

1）中耕除草。管理比较粗放，种后 15d 左右陆续出苗。出苗后应立即间苗，每穴留 2 株，结合除草适当松土，整个生长期可进行 3 次除草、2 次培土，做到田间无杂草。

2）追肥。7 月花期追混合颗粒肥 1 次，每亩 20kg。

3）搭架。白扁豆为缠绕植物，当茎高 50～60cm 时搭花架，引蔓上架。注意搭架用的竹竿或树条要在垄上插实，将几根架杆拢在一起，用线绳系牢，以防风大散架，搭架要有一定的高度，注意透光性能。

三、病虫害防治

白扁豆的病害主要是根腐病、锈病；主要害虫有蜗牛、蚜虫、豆荚螟、棉铃虫、红铃虫、红蜘蛛等。

1）根腐病。多发生于多雨季节。症状：植株萎蔫、根系腐烂。主要病因：田间积水时间过长，使土壤的通透性能变差，为病菌的大量繁殖提供了有利条件，使根系受到危害而死亡。防治措施：①雨季及时排涝，雨后及时松土。②播种时先将种子用 0.5% 的多菌灵药液浸泡 4～6h。③发现个别病株及早拔除，用 50% 的多菌灵 800～1000 倍液浇灌根穴及周边土壤，防止病菌扩散、蔓延，病株集中销毁。④ 注意轮作。

2）锈病。主要危害叶片，严重时整株叶片脱落。一方面应增施钾肥预防。一方面采用 40% 禾枯灵或百菌清 500 倍液喷雾防治。可用波美 0.3 度石硫合剂或敌锈钠 300 倍液喷雾防治。同时每次防病治虫每亩田加 300～400g 活力素喷雾，以增强叶片的光合作用。

3）蜗牛。蜗牛采用人工捕捉或每亩施用"密达"一包，傍晚前撒施在根部。

4）蚜虫。多发生在苗期和花期，可用 40% 乐果 2000～3000 倍液在无风天喷雾防治。

5）豆荚螟。钻入荚果内蛀食，初孵化时可用 50% 磷胺乳油 1500 倍液喷雾杀除，隔 7～10d 再喷 1 次。

6）棉铃虫、红铃虫。用 25% 的星科乳剂 1:1500 倍液喷雾。

7）红蜘蛛。红蜘蛛采用三氯杀螨醇 800～1000 倍液喷雾（丁立威，2008）。

【采收加工】7～8 月采下扁豆花，晒干。9～10 月采荚果晒干，剥取种子。晒干的扁豆花以干燥、色白、无杂质为佳。晒干的种子即为白扁豆。将白扁豆置于沸水中煮至皮已鼓起，捞出后放于凉水中，搓去皮，晒干即为扁豆仁，皮晒干即为扁豆衣。以上产品均分别装入布袋，置于干燥通风处，注意防潮湿、防油烟、防鼠害及防虫蛀。

环境、安全要求：农药、化肥等的使用必须符合国家的相关规定，不得污染环境。

【化学成分】种子含油 0.62%，内有棕榈酸（palmitic acid）占 8.33%、亚油酸（linoleic acid）占 57.95%、反油酸（elaidic acid）占 15.05%、油酸（oleic acid）占 5.65%、硬脂酸（stearic acid）占 11.26%、花生酸（arachidic acid）占 0.58%、山萮酸（behenic acid）占 10.40%、又含葫芦巴碱（trigonelline）、甲硫氨酸（methionine）、

亮氨酸（leucine）、苏氨酸（threonine）、维生素（vitamin）B_1 及 C、胡萝卜素（caro-
tene）、蔗糖（sucrose）、葡萄糖（glucose）、水苏糖（stachyose）、麦芽糖（maltose）、
棉子糖（raffinose）、L-2-哌啶甲酸（L-2-pipecolic acid）和具有毒性的植物凝集素
（phytoagglutinin）。另含甾体类化合物。（Hamana et al.，1992；Ghosh and Das，1984；
Yokota et al.，1981；Ye，2000；Yoshiki et al.，1995）。

【鉴别】

1. 显微鉴别

种子横切面：种皮为 1 列栅状细胞，种脐部位为 2 列，长 26～213μm，宽 526μm，
壁自内向外渐增厚，近外方有光辉带；支柱细胞 1 列，种脐部位 3～5 列，哑铃状，长
12～109μm，宽 34～54μm，缢缩部宽 10～25μm，其下为 10 数列薄壁细胞，多切向延
长。最内 1 列种皮细胞小，类方形。于叶细胞内含淀粉粒。种脐部位栅状细胞的外侧有
种阜，细胞类圆形或不规则长圆形，内含淀粉粒，内侧有管胞岛，椭圆形细胞壁网状增
厚，其二侧有星状组织，细胞星芒状，有大型的细胞间隙，有的胞腔含棕色物。

2. 理化鉴别

取本品粉末 1g，加 70％乙醇 10ml 回流提取，过滤，取滤液蒸干，滴加乙酸 2 或 3
滴或硫酸 1 或 2 滴，显黄色，变为红色、紫红色、污绿色（检查甾体类）。

【附注】

扁豆衣，扁豆花，扁豆叶

1. 扁豆衣

扁豆衣为双子叶植物豆科扁豆 *Dolichos lablab* L. 的成熟种子皮。具有健脾，化
湿。常用于治痢疾，腹泻，脚气浮肿。（《本草便读》："达肌行水"。《安徽药材》："补脾
化湿，止泻痢。治食物中毒性上吐下泻，解酒精中毒。"《江苏植药志》："治脚气
足肿。"）

【别名】扁豆皮（《本草便读》）

【基原】双子叶植物豆科扁豆 *Dolichos lablab* L. 的成熟种子皮。

【原植物形态】见"扁豆"条

【药材形状】干燥种皮呈不规则卷缩片状，大小不一，厚不到 1mm，光滑，乳白
色或淡黄白色，种阜半月形，类白色。质坚，易碎。气味皆弱。以色黄白、片大者
为佳。

2. 扁豆花

扁豆花为豆科植物扁豆的花。性平，味甘淡，无毒。归脾，胃，大肠经。具有解暑
化湿，和中健脾之功效。主治夏伤暑湿，发热，泄泻，痢疾，赤白带下，跌打伤肿。

【别名】南豆花

【药材基源】为豆科植物扁豆的花。

【原植物形态】见"扁豆"项下。

【采收加工】7～8 月采收未完全开放的花，晒干或阴干。去柄，筛去泥土，拣去

杂质及黑色花朵。

　　环境、安全要求：农药、化肥等的使用必须符合国家的相关规定，不得污染环境。

　　【药材性状】花呈扁平不规则三角形，长、宽约1cm。下部有绿褐色钟状的花萼，萼齿5，其中2齿几合生，外被白色短柔毛。花瓣5，皱缩，黄白、黄棕或紫棕色，未开放的花外为旗瓣包围，开放后，广卵圆形的旗瓣则向外反折；两侧为翼瓣，斜椭圆形，基部有小耳；龙骨瓣镰钩状，几弯成直角。雄蕊10枚，其中9枚基部联合；内有一柱状雌蕊，弯曲。质软，体轻。气微香，味淡。以朵大、色黄白、气香者为佳。

　　【鉴别】

　　粉末土黄色。①花粉粒类圆形、长圆形，直径35～50μm，表面有细网状雕纹，具3个萌发孔。②非腺毛甚多，1～3细胞，完整者42～380（～600）μm，顶端细胞甚长，先端多锐尖。③腺毛头部4～8细胞，倒卵形，柄1～3个细胞。④萼片表皮细胞表面观呈多角形，垂周壁平直或稍弯曲，可见腺毛、非腺毛或毛脱落痕；气孔不定式。⑤花冠表皮细胞表面观呈类多角形或不规则形，壁稍弯曲，表面有细密的角质纹理；横切面观外壁向外隆起，或略呈乳突状。⑥草酸钙棱晶成片存在于萼片薄壁细胞中，呈长双柱形。⑦有花粉囊内壁细胞，形状不规则，壁螺状增厚。⑧药隔细胞壁菲薄。

　　【化学成分】花含有原花青苷（proanthocyanidins）、黄酮类（flavonoids）、花青素（anthocyanidins）、香豆精（conmarins）。

3. 扁豆叶

　　扁豆叶为豆科植物扁豆的叶。性平，味辛甜，有小毒。归脾，胃，心经。具有消暑利湿，解毒消肿之功效。主治暑湿吐泻，疮疖肿毒，蛇虫咬伤。

　　【基源】为豆科植物扁豆的叶，植物形态详见"扁豆"条。

　　【化学成分】叶含蛋白质28%，胡萝卜素含量丰富，可在10%以上，其他尚含叶黄素（xanthophyll）、磷酸酯酶等。

【主要参考文献】

丁立威. 2008. 白扁豆的高产栽培. 特种经济动植物，（1）：45

许锦洲，唐水生，姜珏. 2002. 白扁豆的栽培技术要点. 中国种业，2：40

Ghosh R，Das A. 1984. Structure of the β-d-galactan isolated from the pods of Dolichos lablab Linn. Carbohydrate Research，126（2）：287～296

Hamana K，Niitsu M，Samejima K et al. 1992. Aminopropylaminoalcohols in the seeds of Dolichos lablab. Phytochemistry，31（3）：893～894

Ye X Y，Wang H X，Ng T B. 2000. Dolichin, a New Chitinase-like Antifungal Protein Isolated from Field Beans（Dolichos lablab）. Biochemical and Biophysical Research Communications，269（1）：155～159

Yokota T，Ueda J，Takahashi N. 1981. Cytokinins in immature seeds of Dolichos lablab. Phytochemistry，20（4）：683～686

Yoshiki Y，Kim J H，Okubo O et al. 1995. A saponin conjugated with 2,3-dihydro-2,5-dihydroxy-6-methyl-4H-pyran-4-one from Dolichos lablab. Phytochemistry，38（1）：229～231

石　楠

Shinan

FOLIUM PHOTINIAE

【概述】石楠叶是伏牛山常用中药材，始载于《本草从新》，据李时珍《本草纲目》考证：此树因生于石间向阳之处，故名"石楠"。《唐本草》、《蜀本草》及《本草图经》中均有记载。石楠以根和叶入药。石楠叶含氰苷类，为野樱苷，水解后产生氢氰酸；并含有乌苏酸、皂苷、挥发油等。枝中也含有少量野樱苷。石楠味辛、苦、平、有小毒。可以祛风利筋骨，益肾气。主治偏头痛、腰膝无力、阳痿滑精、肾虚脚弱等。

药材石楠叶是蔷薇科植物石楠 *Photinia serrulata* Lindl. 的叶，又名扇骨木、红树叶、千年红。石楠树形文雅，老叶四季常青，嫩叶不断萌发，都是红紫色，初夏花色洁白，秋季红果美丽，为著名观叶、观果、观花树种。适于公园、庭园、路旁及园路交叉点点缀、三角地栽植，有时亦被用作绿篱、绿屏。对二氧化硫、氯气有较强抗性，且有隔音功能，适用于街道、厂矿绿化，作行道树。

石楠材质致密，可作细工器具用材；也是雕塑用材。种子可榨油，为工业用油。

石楠在伏牛山区的嵩县、西峡、内乡等地有栽培。

【商品名】石楠叶

【别名】石眼树叶、老少年叶、凿树、石纲

【基原】为蔷薇科植物石楠 *Photinia serrulata* Lindl. 的叶。

【原植物】常绿灌木或小乔木，高可达 10m，枝光滑。叶片革质，长椭圆形、长倒卵形、倒卵状椭圆形，长 8～22cm，宽 2.5～6.5cm，基部宽楔形或圆形，边缘疏生有腺细锯齿，近基部全缘，幼时自中脉至叶柄有绒毛，后脱落，两面无毛；叶柄长 2～4cm。复伞房花序多而密；花序梗和花柄无皮孔；花白色，直径 6～8mm；花瓣近圆形，内面近基部无毛；子房顶端有毛，花柱 2～3 裂。梨果近球形，直径约 5mm，红色，后变紫褐色。花期 4～5 月；果期 10 月。

【药材性状】茎呈圆柱形，直径 0.4～0.8cm，有分枝；表面暗灰棕色，有纵皱纹，皮孔呈细点状；质坚脆，易折断，断面皮部薄，暗棕色，木部黄白色，裂片状。叶互生，具柄，长 1～4cm，上面有一纵槽；叶片长椭圆形或倒卵状椭圆形，长 8～22cm，宽 2.5～6.5cm；先端尖或突尖，基部近圆形或楔形，边缘具细密的锯齿，齿端棕色，但在幼时及萌芽枝上的叶缘具芒状锯齿；上面棕色或棕绿色，无毛，羽状脉，中脉凹入。下面中脉明显突出。叶片革质而脆。气微，茎微苦，叶微涩。以枝嫩、条匀、叶完整无碎者为佳。

【种质来源】野生或栽培

【生长习性及基地自然条件】石楠是暖地树种，耐阴亦比较耐寒。喜温暖湿润，常生于山坡、谷地杂木林中或散生丘陵地。对土壤要求不严，惟以肥沃的酸性土最适宜，在瘠薄干燥地生长发育不良。萌芽力强，耐修剪整形。

【种植方法】

一、繁育技术

石楠以播种为主，也可扦插。

1. 种子繁育

1）种子的采收处理。12 月至次年 1 月，果皮由青变紫的实为成熟果，成熟的果实逐渐变为红色。选择树形好，生长健壮的树采集果实。把果实采回后，切忌堆积，以免发热影响种子的发芽能力。晾干后，搓揉果实让种子脱离。用清水浸泡种子 1h，取沉入水底种子，用清水漂洗洁净后湿沙藏催芽，1～3d 后种子露白时即可播种。

2）整地作床。选择土层深厚、排水较好的圃地，施下充足的有机肥料，耕耙完毕，平整细致，进行土壤消毒，作成 1.2～1.5m 宽的苗床。

3）播种。播种一般在 2～3 月进行。将经过处理的种子条播于苗床上，行距 20cm 左右。播后覆土 2～3cm 中，盖草，保持床面湿润。分批间苗，当苗高 10cm 时，按株距 20～25cm 定苗。每亩播种量为 15～18kg。幼苗出土后要及时松土除草，全年进行 4 或 5 次，同时适量追肥和灌水。管理及时，当年幼苗的高度可达 30cm 以上。

2. 扦插繁育

可以春季硬枝扦插和夏季嫩枝扦插，但较难生根，需较高技术。

1）硬枝扦插。休眠期采集发育充实的 1 年生枝作插穗。剪截插穗长 25～30cm，每 50 根捆成 1 捆，基部平齐。将插穗基部 2～4cm 浸入 100mg/L 吲哚丁酸溶液中浸泡 10min，催根处理后，取出晾干，立即插入预先准备好的洁净河沙或珍珠岩的苗床上，插穗顶部露出苗床面基质 2 或 3 个好腋芽。然后浇透水，以后视基质湿度状况不断补充水分。苗床一般保持温度 15～25℃，高于 28℃或低于 12℃时不利于产生不定根；而先期气温稍低（小于 15℃），则有利于抑制萌芽和新梢生长，促进不定根的形成。所以，以保护地内扦插较好，苗床上可设置电热加温线提高插壤温度，促进生根，空间可通风降温，抑制萌芽，达到先生根后萌芽或发根与萌芽同步进行，以提高扦插成活率。生根成活后移栽露地苗圃。露地扦插，必须选择沙性较大的沙壤土作苗床，浇透水后喷"拉索"除草剂，立即覆地膜，2d 后待苗床地温升高至 15℃以上时扦插。扦插时先用插扎器破膜松土，然后孔眼处插入插穗，作于按紧。插后应经常侧灌水或从孔眼处喷水，保持插壤湿润。

2）嫩枝扦插。生长前期（6～7 月）在幼龄结果树上采集半木质化的带叶新梢作插穗，选取粗壮的顶段枝或树冠外围枝，按长度 20～25cm 剪截，除去基部 8～10cm 下段的所有叶片，保留上段 3 或 4 片叶片。将插穗基部浸入 1000mg/L 的吲哚丁酸溶液中浸泡 10min 取出，立即扦插于保护地内具有纯蛭石、河沙或珍珠岩与泥炭 1∶1 的基质中，开动弥雾器自动喷水或间隔一定时间进入人工喷雾，以保持室内空气相对湿度达到饱和或接近饱和状态。每周喷 1 次 0.25g 菌溶液杀菌，并进行一次营养液（N、P、K、Ca 微量元素的 0.3％浓度混合液）叶面喷肥。为防止室内气温过高，可在棚面上口盖苇帘、竹帘等进行半遮阴降温，经 40～50d 后即可移栽露地苗床。

二、移栽

石楠定植地应选择在肥沃的酸性山坡、谷地。春秋两季均可，但以春季栽植的成活率高。春季在造林地上事先挖好长、宽各 60～70cm 的穴坑，选 1～2 年生的健壮幼苗，按 1m×2m 的行株距栽下。栽植的深度比原来在苗圃生长的土印略深一些。栽时分层覆土，注意踏实。第一次浇足水，若降雨量较少，还需要再浇 2 或 3 次水，以保证成活。

三、栽培管理

1. 抚育

夏季及时松土、除草是幼树抚育的中心工作，连续抚育 2～3 年，树苗长大之后，则应整枝打杈和防治病虫为害。

2. 病虫害防治

主要病虫有石楠褐斑病和榆蛎盾蚧。

防治方法：①及时摘除和清除病枯落叶，烧毁；②发病时喷波尔多液、代森锌或百菌清，或甲基托布津任一种药剂，每隔 10d 喷 1 次；③蚧若虫大量孵化时，可用杂螟松乳油，马拉硫磷、乐果乳剂任一种药剂防治。

【采收加工】全年可采收，晒干。

环境、安全要求：农药、化肥等的使用必须符合国家的相关规定，不得污染环境。

【化学成分】含氢氰酸、野樱皮苷（prunasin）、熊果酸（ursolic acid）、皂苷、挥发油（Hou et al.，2007）。

【鉴别】

1. 显微鉴别

1）叶横切面：上、下表皮均为 1 列近方形细胞，外侧被角质层。叶肉组织栅状细胞 3 或 4 列，不通过主脉，海绵组织疏松，中脉向下突出，上、下表皮内侧各有 3 或 4 列厚角细胞，壁角质化；维管束呈"U"字形，中柱鞘纤维与含黄色物质的薄壁细胞相间排列成继续的半球形。中脉部的厚角细胞、薄壁细胞、韧皮部和叶肉组织细胞中含草酸钙棱晶和簇晶。含黄色物质的细脉散在于海绵组织及中脉的薄壁组织中尤其是中脉维管束的周围为多。

2）叶表面观：上表皮细胞多角形，垂周壁平直，平周壁角质化，无气孔。下表皮细胞稍小，垂周壁平直，气孔稠密，不定式，副卫细胞 4～8 个。

粉末特征：棕色。纤维众多，无色或淡黄色，多成束，破碎，直径约 13μm，周围薄壁细胞内含有草酸钙方晶形成晶鞘纤维。草酸钙方晶易察见，直径 7～33μm。草酸钙簇晶，多存于叶肉薄壁细胞内，直径 16～33μm。

2. 理化鉴定

1）取本品粉末 1g，加甲醇 10ml，在水浴上回流提取 1h，用滤液做下述试验：①取上述甲醇提取液 1ml，加镁粉少许，加浓盐酸 4 或 5 滴，在水浴上加热，即显要橙红色。

②取上述甲醇提取液 1ml，置蒸发皿中在水浴上蒸干，加饮和硼酸丙酮溶液和 10％枸橼酸溶液各 1ml，继续蒸干，将残渣在紫外光灯下观察，可见强烈的黄绿色荧光。

2）取本品粉末 0.5g，置试管中加水少许，使之湿润。试管加塞，塞与管壁间悬挂一条用苦味酸盐溶液湿润过的滤纸，将试管置 60～70℃水浴中加热约 15min，试纸显砖红色。

3）取本品粉末 1g，加乙醇 10ml，温浸 30min，过滤，取滤液 2 滴，点于滤纸上，滴加三氯乙酸试剂 1 或 2 滴，加热至 100℃始显浅红色，渐变为淡紫色。

【附注】

光叶石楠
Guangyeshinan
FOLIUM PHOTINIAE GLABRAE

【概述】光叶石楠 *Photinia glabra*（Thunb.）Maxim. 为蔷薇科石楠属植物，常绿乔木，其叶也作为"石楠叶"应用。味苦；辛；性凉。清热利尿；消肿止痛。主小便不利；跌打损伤；头痛。

光叶石楠是长绿乔木，高达 7m，老枝无毛，幼叶及老叶呈红色，革质，椭圆形或长圆状倒卵形，长 5～9cm。光叶石楠树冠球形，枝叶浓密。春季嫩芽红艳夺目，冬来碧叶片片。可栽于庭院十分相宜，还可孤植、丛植或作基础绿篱材料，是城镇绿化、美化的优良观赏树种，是近几年应用较为广泛的园林树种。生于山坡杂木林中，海拔 500～800m。

光叶石楠在伏牛山区的卢氏、栾川等地有栽培。

【商品名】石楠叶

【别名】扇骨木（江苏土名）、光凿树（湖南土名）、红檬子（四川土名）、石斑木（广东土名）、山官木（广西土名）、千年红、石眼树

【基原】为蔷薇科植物光叶石楠 *Photinia glabra*（Thunb.）Maxim. 的叶。

【原植物】常绿乔木，高 3～5m，可达 7m。老枝灰黑色，无毛，皮孔棕黑色。叶互生；叶柄长 1～1.5cm，无毛；叶片革质，细长时及老时皆呈红色，椭圆形、长圆形或长圆状倒卵形，长 5～9cm，宽 2～4cm，有稀疏浅钝细锯齿，两面无毛。花两性；复伞房花序顶生，总花梗和花梗均无毛；花直径 7～8mm；萼筒杯状，无毛；萼片 5 个，三角形；花瓣 5 个，白色，倒卵形，反卷，内面近基部有白色绒毛，基部有短爪；雄蕊 20 个，花柱离生，下部合生。梨果卵形，长约 5mm，红色，无毛。花期 4～5 月；果期 9～10 月。

【药材性状】叶椭圆形、长圆形或椭圆状倒卵形，长 5～9cm，宽 2～4cm，先端渐尖或短渐尖，基部楔形，边缘此细锯齿，两面均无毛；叶柄长 0.5～1.5cm，无毛。叶革质。气微，味苦。

【种质来源】本地野生

【生长习性及基地自然条件】生于山坡杂木林中及溪谷边林缘。

【采收加工】全年均可采收，切丝，晒干储藏。

【种植方法】同石楠

　【化学成分】叶含正烷烃（n-alkane）、氢氰酸、苯甲醛（benzaldehyde）、熊果酸（ursolic acid）、表无羁萜醇（epifrideleinol）。

【主要参考文献】

李随文. 2008. 石楠的栽培技术. 中国林副特产，2：58

王春彦，夏重立，王丽丽. 2005. 光叶石楠组织培养研究. 江苏农业科学，2：71，72

Hou J，Sun T，Hu J et al. 2007. Chemical composition，cytotoxic and antioxidant activity of the leaf essential oil of *Photinia serrulata*. Food Chemistry，103（2）：355～358

石　蒜

Shisuan

BULBUS LYCORIDIS RADIATAE

　【概述】始载于《图经本草》。苏颂曰："水麻生鼎州、黔州，其根名石蒜，九月采之。或云金灯花根，亦名石蒜，即此类也。"《本草纲目》中李时珍曰："石蒜，处处下湿地有之，古谓之乌蒜，俗谓之老鸦蒜、一枝箭是也。春初生叶，如蒜秧及山慈姑叶，背有剑脊，四散布地。七月苗枯，乃于平地抽出一茎如箭杆，长尺许。茎端开花四、五朵，六出红色，如山丹花状而瓣长，黄蕊长须。其根状如蒜，皮色紫赤，肉白色。此有小毒，一种叶如大韭，四、五月抽茎，开花如小萱花黄白色者，谓之铁色箭，功与此同。二物并抽茎开花，后乃生叶，叶、花不相见，与金灯同。"此描述植物与忽地笑（黄花石蒜）相符。石蒜辛，温，有小毒。有祛痰，利尿，解毒，催吐等功效，主治喉风，水肿腹水，痈疽肿毒，疔疮，瘰疬、食物中毒、痰涎壅塞、黄疸等症。

　石蒜产于伏牛山南部。生于阴湿山坡、山谷、溪旁。

　【商品名】石蒜

　【别名】乌蒜、老鸦蒜、蒜头草、龙爪花、蟑螂花、野蒜、红花石蒜、九层蒜、秃蒜、银锁匙、九层蒜、鬼蒜

　【基原】为石蒜科石蒜属植物石蒜 *Lycoris radiata*（L. Herit.）Herb. 的鳞茎。

　【原植物】多年生草本，具地下鳞茎。鳞茎近球形，鳞茎皮褐色或黑褐色，直径1～3cm。秋季出叶，叶狭带状，长约15cm，宽0.5cm，顶端钝，深绿色，中间有粉绿色带。花茎单一，高约30cm，直立，实心；总苞片2枚，膜质，披针形，长约3cm，宽约0.5cm，强度皱缩和反卷；花被漏斗状，上部6裂，基部合生成筒状，绿色，长约0.5cm；雄蕊显著伸出花被外，比花被长1倍左右；顶生一伞形花序，有花4～8朵；花白色、乳黄、奶黄、金黄、粉红至鲜红色。花期8～9月；果熟期10月（丁宝章和王遂义，1997）。

　【药材性状】干燥鳞茎呈椭圆形或近球形，长4～5cm，直径1～3cm，顶端残留

叶基长可达 3cm，基部着生多数白色须根。鳞茎表面有 2～3 层黑棕色的膜质鳞片包被；内有 10 多层白色富黏性的肉质鳞片，着生在短缩的鳞茎盘上；中央部有黄白色的芽。有特异蒜气，味辛辣而苦。

【种质来源】 本地野生

【生长习性及基地自然条件】 喜半阴，也耐曝晒，喜湿润，也耐干旱。北方稍加覆盖可以在田间越冬。有夏季休眠习性。各类土壤均能生长，但以腐殖丰富的砂质壤土最好。石蒜喜爱温暖的气候，10 月上旬播种的石蒜，此时最高气温不超过 30℃，平均气温 24℃，适宜石蒜生长。

【种植方法】

一、选地整地

土质要求排水良好的沙质土或疏松的培养土，并施加充分腐熟的有机肥和少量过磷酸钙作基肥。

二、繁殖方法

以鳞茎自然分球繁殖为主。春季叶刚枯萎时或秋季花茎刚枯萎时，将鳞茎挖起分栽。掘起时要防止损伤须根，否则要影响当年开花。鳞茎不宜每年采收，一般隔 3～4 年在秋季挑选无病虫害、生长良好的小鳞茎进行盆栽或露地栽培。寒冷地区应在春天栽种。

栽植地应施足基肥，开沟，将鳞茎每隔 9～12cm 排放在沟内，栽植深度不宜太深，以鳞茎顶刚埋入土面为好，8～10cm。在养护期间要经常灌水，保持土壤湿润，但不能积水，以防鳞茎腐烂。

生产上也可采用 40cm×60cm 的框式栽培法，一般每筐种球 16 个，此法的优点是便于移栽，养护管理方便。

三、田间管理

一般园土栽植不必施肥，夏季花前如天气干旱，要充分浇水，以利花茎出土。石蒜在开花后应剪去花葶，以减少养分的损失，保持株丛整齐。还应注意杂草的影响，一般在杂草过长时可以喷洒除草剂，喷洒时间一般选在落叶后和采收后。

四、病虫害防治

1. 病害

常见病害有炭疽病和细菌性软腐病，鳞茎栽植前用 0.3% 硫酸铜溶液浸泡 30min，用水洗净，晾干后种植。每隔半月喷洒 50% 多菌灵可湿性粉剂 500 倍液防治。发病初期用 50% 苯莱特 2500 倍液喷洒。

2. 虫害

1）斜纹夜盗蛾。主要以幼虫为害叶子、花葶、果实，啃食叶肉，咬蛀花葶、种子，一般在春末到 11 月时间为害，可用 5％锐劲特悬浮剂 2500 倍液，万灵 1000 倍液防治。

2）石蒜夜蛾。其幼虫入侵的植株，通常叶片被掏空，且可以直接蛀食鳞茎内部，受害处通常会留下大量的绿色或褐色粪粒，要经常注意叶片背面有无排列整齐的虫卵，发现即刻清除。防治上可结合冬季或早春翻地，挖除越冬虫蛹，减少虫口基数；发生时，喷洒药剂乐斯本 1500 倍液或辛硫磷乳油 800 倍液，选择在早晨或傍晚幼虫出来活动取食时喷雾，防治效果较好。

3）蓟马。通体红色，主要在球茎发叶处吸食营养，导致叶片失绿，尤其是果实成熟后发现较多，可以用 25％吡虫啉 3000 倍液、70％艾美乐 6000～10 000 倍液轮换喷雾防治。

4）蛴螬。地下害虫，发现后应及时采用辛硫磷或敌百虫等药物进行防治即可（孙强等，2008）。

【采收加工】

1. 采收

秋季将鳞茎挖出，选大者洗净，晒干入药，小者作种。野生者四季均可采挖鲜用或洗净晒干。

2. 分级

以鳞茎肥壮、无泥土及杂质者为佳。

环境、安全要求：农药、化肥等的使用必须符合国家的相关规定，不得污染环境。

【化学成分】鳞茎中主要含果糖（fructose）、葡萄糖（glucose）、蔗糖（sucrose）、伪石蒜碱（pesudolycorine）、去甲雨石蒜碱（norpluvine）、去甲高石蒜碱（demethyl homolycorine）、石蒜碱（lycorine）、高石蒜碱（homolycorine）、雨石蒜碱（pluvine）、石蒜裂碱（lycorenine）、多花水仙碱（tazettine）、石蒜胺（lycoramine）、雪花莲胺碱（galanthamine）、小星蒜碱（hippeastrine）、表雪花连胺碱（2-epigalanthamine）、条纹碱（vittatine）、网球花定碱（haemanthiding）、石蒜西定醇（lycoricidinol）、石蒜西定（lycoricidine）。又含对-羟基苯乙酸（p-hydroxyphenylacetic acid）、O-去甲基石蒜胺（O-demethyllycoramine）、O-去甲基二氢雪花莲胺碱（O-demethyldihydrogalanthamine）、前多花水仙碱（pretazettine）、O-β-D-呋喃果糖基-(2→1)-O-β-D-呋喃果糖基-α-D-呋喃葡萄糖苷 [O-β-D-fructofuranosyl-(2→1)-O-β-D-fructofuranosyl-α-D-glucopyranoside]、O-β-D-呋喃果糖基-［(2→1)-O-β-D-呋喃果糖基］-3-α-D-吡喃葡萄糖苷 {O-β-D-fructofuranosyl-［(2→1)-O-β-D-fructofuranosyl]-3-α-D-glucopyranoside}、O-β-D-呋喃果糖基-［(2→1)-O-β-D-呋喃果糖基］-3α-D-吡喃葡萄糖苷 {O-β-D-fructofuranosyl-［(2→1)-O-β-D-frutofuranosyl]-3α-D-glucopyranoside}、O-β-D-呋喃果糖基［(2→1)-O-β-呋喃果糖基］4-α-D-吡喃葡萄糖苷 {O-β-D-frutofuranosyl-［(2→1)-O-β-D-fructofuranosyl]4-α-D-glucopyranoside}、石蒜-R-葡萄甘露聚糖（lycoris-R-glucomannan），石蒜中部分生物碱的结构式见图 6。

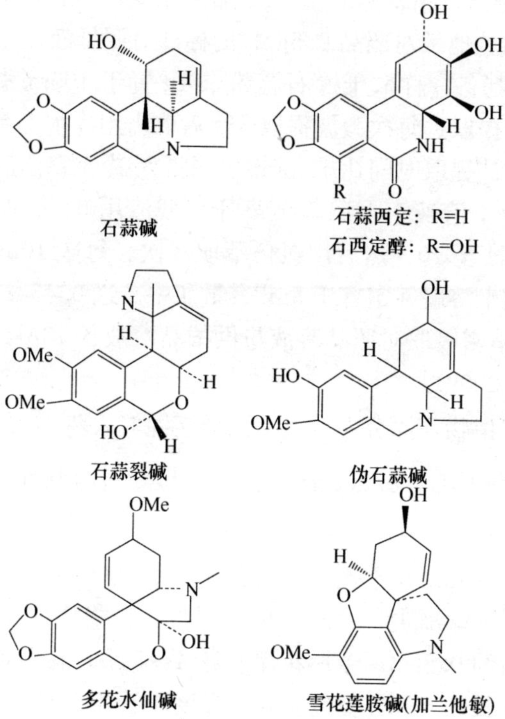

图 6　石蒜中部分生物碱的结构式

【鉴别与含量测定】

一、鉴别

1. 显微鉴别

鳞片横切面：表皮为一列细小的薄壁细胞。叶肉组织由薄壁细胞组成，细胞内充满淀粉粒，呈类圆形或多角形，直径 $20\sim40\mu m$，脐点裂缝状或星状，并有黏液细胞，内含草酸钙针晶束，针晶长 $100\sim150\mu m$。维管束为有限外韧型，散列于叶肉的靠内侧。

2. 理化鉴别

薄层色谱：取本品粗粉 10g，用乙醇 50ml 加热回流 1h，放冷过滤，滤液减压浓缩至 10ml，加乙醇 40ml 使淀粉沉淀，过滤。滤液减压压缩至干。取少量浓缩物加乙醇溶解点样，并以石蒜碱、伪石蒜碱对照点样。吸附剂：硅胶 G1g，加水 4ml，铺板；展开剂：氯仿∶丙酮∶甲醇（80∶10∶10）；展距 6cm；显色剂：碘蒸气显色。供试品色谱中，在与对照药材色谱相应的位置上，显相同颜色斑点。

二、含量测定

1）条件与系统适用性试验。以十八烷基硅烷键合硅胶为填充剂；检测波长为 289nm；流动相 A 为乙腈，B 为 2％磷酸，B 的梯度为：0min（97％）-5min（90％）-8min（80％）-10min（97％）；流速为 1ml/min；柱温为 20℃。

2) 对照品溶液的制备。精密称取 5.0mg 加兰他敏对照品，用超纯水溶解，定容于 l0ml 容量瓶中。制得加兰他敏对照品 0.5g/L 的标准对照母液。

3) 供试品溶液的制备。称取干燥石蒜粉末 1g 置于 100ml 烧杯中，加入 25ml 甲醇，在常压下进行微波提取。每次微波提取 30s 后取出用冷水冷至室温后重新进行微波提取，重复操作直至累计提取时间达 10min。待提取液冷至室温后，上离心机以 4000r/min 转速离心 5min，取上清液于水浴 50℃蒸干，残渣用 0.5mol/L 盐酸溶解。再次离心，上清液用氨水调 pH 至 10，然后用氯仿萃取 3 次、每次 10ml，合并氯仿液，水浴 50℃蒸干，残渣用超纯水溶解并定容于 5ml 容量瓶中。过 0.45μm 微孔滤膜。

4) 测定法。分别精密吸取对照品溶液与供试品溶液各 10μl，注入液相色谱仪，测定，即得（李子璇等，2009）。

【附注】 下列同属植物，亦分布在伏牛山地区同等入药。

1. 忽地笑（黄花石蒜）*Lycoris aurea*（L. Her.）Herb.（*Amaryllis aurea* L. Her.）

鳞茎卵形，直径约 5cm。秋季出叶，叶剑形，长约 60cm，最宽处达 2.5cm，向基部渐狭，宽约 1.7cm，顶端渐尖，中间淡色带明显。花茎高约 60cm，总苞片 2 枚，披针形，长约 3.5cm，宽约 0.8cm；伞形花序有花 4～8 朵；花黄色；花被裂片背面具淡绿色中肋，倒披针形，长约 6cm，宽约 1cm，强度反卷和皱缩，花被筒长 1.2～1.5cm；雄蕊略伸出于花被外，比花被长 1/6 左右，花丝黄色；花柱上部玫瑰红色。蒴果具 3 个棱，室背开裂；种子少数，近球形，直径约 0.7cm，黑色。花期 8～9 月；果熟期 10 月。产于大别山、桐柏山及伏牛山南部。

2. 中国石蒜 *Lycoris chinensis* Traub.

鳞茎卵球形，直径约 4cm。春季出叶，叶带状，长约 3.5cm，宽约 2cm，顶端圆，绿色，中间淡色带明显。花茎高约 60cm；总苞片 2 枚，倒披针形，长约 2.5cm，宽约 0.8cm；伞形花序有花 5～6 朵；花黄色；花被裂片背面具淡黄色中肋，倒披针形，长约 6cm，宽约 1cm，强度反卷和皱缩，花被筒长 1.7～2.5cm；雄蕊与花被近等长或略伸出花被外，花丝黄色，花柱上端玫瑰红色。花期 7～8 月；果熟期 9 月。

3. 鹿葱 *Lycoris squamigera* Maxim.

鳞茎卵形，直径约 5cm。秋季出叶，长约 8cm，立即枯萎，到第二年早春再抽叶，叶带状，顶端钝圆，绿色，宽约 2cm。花茎高约 60cm；总苞片 2 枚，长约 6cm，宽约 1.3cm；伞形花序有花 4～8 朵；花淡紫红色；花被裂片倒披针形，长约 7cm，宽约 1.8cm，边缘基部微皱缩，花被筒长约 2cm；雄蕊与花被裂片近等长；花柱略伸出花被外。花期 8 月。

【主要参考文献】

丁宝章，王遂义. 1997. 河南植物志（第四册）. 郑州：河南科学技术出版社，453

李子璇，江海，曹小勇等. 2009. 石蒜植株中加兰他敏的分布与含量测定. 江苏农业科学，(3)：290～292

孙强，蔡友铭，戴咏梅等. 2008. 石蒜的引种和栽培. 中国花卉园艺，(10)：21～23

龙　胆

Longdan

RADIX ET RHIZOMA GENTIANAE

【概述】龙胆为伏牛山地道药材，始载于《神农本草经》，列为上品，谓曰："味苦涩。主骨间寒热，惊痫邪气，续绝伤，定五脏，杀蛊毒。久服，益智，不忘，轻身，耐老。一名陵游，生山谷。名医曰：生齐朐及冤句。二月、八月、十一月、十二月采根，阴干。"以后的历代本草均有论述。龙胆科龙胆属全世界约 400 种，我国有 247 种，伏牛山区有 12 种。《中华人民共和国药典》（2005 年版）收载的中药龙胆的原植物有 4 种，即条叶龙胆、龙胆、三花龙胆和坚龙胆。根入药，具有清热燥湿、泻肝胆火的功效，用于治疗湿热黄疸、阴肿阴痒、带下、强中、湿疹瘙痒、目赤、耳聋、胁痛、口苦、惊风抽搐等（刘涛等，2004）。归肝、胆经。广泛分布于伏牛山脉。

【商品名】龙胆

【别名】龙胆草、胆草、草龙胆、山龙胆

【基原】龙胆科植物条叶龙胆 *Gentiana manshurica* Kitag. 或龙胆 *Gentiana scabra* Bge. 的干燥根及根茎。

【原植物】

1. 条叶龙胆

多年生草本，高 20～30cm。根多数，绳索状。茎直立，不分枝，具棱。叶对生，披针形或线状披针形，长 3～7.5cm，宽 7～9mm，边缘反卷。花 1 或 2 朵顶生，无梗，蓝紫色，长 4～4.5cm，叶状苞 2 个；花萼钟状，长约 1.5cm，裂片条状披针形，短于萼筒；花冠钟状，裂片三角形，褶短，三角形；雄蕊 5 个；子房具柄，花柱短。蒴果宽椭圆形，柄长 1cm；种子线形，两端具翅。花期 8～9 月；果熟期 9～10 月（丁宝章和王遂义，1997）。

2. 龙胆

多年生草本，高 40～60cm。茎粗壮，稍四棱形。根黄色，绳索状。叶对生，卵形或卵状披针形，长 3～7cm，宽 1～2cm，有 3～5 条脉，先端急尖或渐尖，无柄，边缘及背面中脉粗糙。花簇生茎顶或叶腋；苞片披针形，与萼近等长；花萼钟状，裂片与萼筒近等长；花冠筒状钟形，蓝紫色，长 4～5cm，裂片卵形，尖，褶三角形，稀 2 齿裂；雄蕊 5 个，花丝基部有宽翅；花柱短，柱头 2 裂。蒴果椭圆形，有柄；种子条形，边缘有翅。花期 8～9 月；果熟期 9～10 月。

【药材性状】根茎呈不规则的块状，长 1～3cm，直径 0.3～1cm；表面暗灰棕色或深棕色，上端有茎痕或残留茎基，周围和下端着生多数细长的根。根圆柱形，略扭曲，长 10～20cm，直径 0.2～0.5cm；表面淡黄色或黄棕色，上部多有显著的横皱纹，下部较细，有纵皱纹及支根痕。质脆，易折断，断面略平坦，皮部黄白色或淡黄棕色，木部色较浅，呈点状环列。气微，味甚苦（中华人民共和国药典委员会，2005）。

【种植来源】本地野生或栽培

【生长习性及基地自然条件】龙胆野生于草甸、山坡及灌木丛中。喜阳光充足，较湿润地方。喜凉爽气候，耐寒，可耐－30℃的低温，最适温度20～25℃，怕炎热、干旱和烈日曝晒。干旱高温季节，叶片常出现灼伤现象。龙胆每年5月上旬返青，10月中旬枯萎，8月上旬至9月上旬开花，9月上旬至10月上旬果熟。龙胆花"昼开夜合"。生于海拔400～1700m的山坡草地、灌丛及林缘。

【种植方法】·

一、立地条件

选择轻黏土、腐质土，不易在高燥和阳光直射强烈的地区栽培。地整好后，翻耕，施农家肥。

二、繁殖方法

1. 种子繁殖

龙胆种子细小，千粒重约24mg，萌发要求较高的温湿环境和光照条件。25℃左右7d开始萌发，幼苗期生长缓慢，喜弱光，忌强光。生产上种子繁殖保苗有一定的难度。一定要精耕细作，加强苗期管理，保持苗床湿润，用苇帘遮光。

（1）育苗

因龙胆细小，萌发时需要较高的温度和较大的湿度，又为需光萌发的种子，所以直播不易成功，必须采用育苗移栽的方法。

1）室内苗床：在温室或室内用育苗盆（直径33～40cm，高10cm）或育苗箱（60cm×30cm×10cm）装满培养土（腐殖土2∶细砂1），刮平后用压板压实待播。苗土稍低箱边2～3cm。

2）室外苗床：采用控温催芽、液态播种平畦育苗方法。最好在塑料薄膜大棚内育苗，条件容易控制、出苗率、保苗率高可达80％以上，具体做法是：在已做好的宽1～1.2m，长因地而宜的平畦上进行播种。事先将龙胆种子进行室内控温催芽，将种子喷透水包于布内，再放到平盘上，在25℃左右催芽，要经常喷水保持足够温度，约7d即可发芽。催芽中白天可将布包打开见一定量的光照。用5％硝酸钾或用500ppm[①]赤霉素液泡种子0.5～1h均能代替光敏效应，提高发芽率。种子有80％露小白芽，将其放入配制好的保水剂悬浮液中并使其均匀喷洒在播种畦上，每平方米播0.2g种子，播后覆土（过60目筛）1mm或不覆土。在大棚内可以不覆土。然后覆盖一层苇帘或草帘，保温保湿遮阴，便于种子萌发和幼苗生长。经常用小喷雾器喷水覆盖，要始终保持土壤湿润。长出3或4片叶后可撤帘，2年生以后的植株不需再盖帘，任其自然生长。

3）苗期管理：播种后能否取得育苗成功，关键在于苗期管理。主要是温湿度和光照的控制，龙胆种子萌发和幼苗生长适温为20～25℃，15℃以下生长缓慢，超过30℃

---

① 1ppm=1×10⁻⁶，后同。

对幼苗生长不利。通过通风和盖帘等控制温度和光照，还需要保持较高的湿度，土壤含水量要在 40% 左右。保湿除靠覆盖物外，还要喷雾保持畦内土湿度及大棚内空气湿度。切忌在床上直接浇水，否则会造成种子边移或幼苗倒伏死亡。在种子未扎根前最好不喷水，缺水严重可用喷雾器往上喷再落到畦面上，雾滴要细小。室内的育苗盆或箱应放在盛水的容器内，从底孔处或箱缝处润水。幼苗期怕直射光，因此要在苗床上盖透光 1/3 的竹帘等避强光。此外，床内要拨净草，疏过密苗。

（2）移栽

种子播后，在温度适宜的条件下，7～10d 出苗，一年生小苗除一对子叶外只长 3～6 对基生叶，无明显地上茎。到 10 月上旬叶枯萎，越冬芽外露，此时苗根端粗约 1～3mm，根长 10～20cm，可进行秋耕，也可在第二年春或秋季移栽。起挖后可根据栽子大小分级分别栽植。在准备好的畦上或从畦的一端开始用平锹挖坡形移栽槽。一年生苗移栽槽宽 15～20cm，二年生苗移栽槽宽 25～30cm，坡度为 45°左右。将苗按 15cm 株距摆于移栽槽内，顶芽低于畦面 2～3cm，然后覆土，再挖下一个移栽槽，以此类推。栽完一畦后将畦面整平并加以镇压，然后灌水。上面盖一层马粪或枯草、树叶等，利于保湿防寒。

2. 营养繁殖

（1）分根繁殖

龙胆生长 3～4 年后，随着各组芽的形成根茎也有分离现象，形成即相连又分离的根群。挖起后易掰开，分成几组根苗，再分别栽植。

（2）扦插繁殖

于 6 月份剪取地上茎，每 3 或 4 节为一插条，将下部的叶剪掉，将插条下端浸入复合激素（100ppm 萘乙酸等）溶液内 2～3cm，经 24h 取出，扦插于插床内，深约 3cm，保持土壤湿润并适当遮阴。经 3～4 周生根，于 7 月下旬定植，定植方法同移栽。

三、田间管理

1）撒帘播种后覆盖草帘等保湿遮阴物，待出苗后应全部撒掉。

2）松土除草在畦移栽地用小锄在行株间松土除草 3 次，每 7～10d 一次即可，如垄栽的可进行了铲三趟，从 5 月上中旬开始，清除田间杂草。

3）灌溉与排水 5～6 月春旱时要及时浇灌，浇透为好。7～8 月雨季，如发生水涝时应及时排水。

4）追肥生长期应追肥 2 或 3 次，每次可施厩肥每亩为 1000kg，加过磷酸钙 15～20kg，主要是促进根的发育。

5）摘花蕾长出后，除留种田外及时摘除花蕾，减少养分消耗，促进根系的发育，可显著提高产量。

四、病虫害防治

1. 病害

1）褐斑病。病原是真菌中一种半知菌，危害叶片，是龙胆生产中主要病害，常造成叶片枯萎。病株首先在叶片上出现近圆形褐色病斑，中央颜色稍浅，病斑周围具深色环。在空气湿度大时，叶片两面病斑上均可产生黑色小点，即病原菌的分生孢子器。后期病斑扩大汇合，造成整个叶片枯死。7～8月雨季湿度大，发病严重。防治方法：发病前喷1∶1∶120波尔多液，或发病初期喷50%退菌特1000倍液，每7～10d喷一次，连喷2或3次；冬季清园，处理病残株，减少越冬菌源。

2）斑枯病。病原是真菌中一种半知菌，危害叶片，病株在背面产生黑色小点，即病原分生孢子器，叶片产生褐色病斑，易破裂，造成穿孔，7～8月，雨季多湿易发此病。防治方法同褐斑病。

2. 虫害

1）花蕾蝇。为双翅目一种害虫，幼虫为害花蕾。在龙胆花蕾形成期，成虫产卵于花蕾上，初孵幼虫蛀入花蕾内取食花器，老熟幼虫为黄白色，在未开放的花蕾内化蛹，于8月下旬成虫羽化，被害花不能结实。防治方法：于成虫产卵期喷40%乐果1500～2000倍液，每7～10d一次，连续2或3次进行防治。

2）地下害虫。主要有蛴螬、蝼蛄、金针虫等危害根部，可在整地、作畦或打垄时施入1000倍锌硫磷毒土，或用1000倍的锌硫磷药液喷洒消毒。

【采收加工】

1. 留种

选3年以上的无病害健壮植株采种。为使种子饱满，每株留3～5朵花，多余的花疏掉，当果实顶端露出花冠口外时，种子即将成熟。每果有种子2000～4000粒，重约5mg，采收时连果柄一齐摘下，使种子有后熟阶段。或在整片种子田内有30%以上的植株果实裂口时，将所有植株齐地面割下，捆成小把，立放于室内，半月后将小把倒置，轻轻敲打收取种子。

因龙胆种子特别小，采收时易混进茎、叶等碎片，可用40目、60目筛依次筛选，60目筛上的为清洁种子，为繁殖用种。

2. 采收

种植3年后秋季采收，产量与质量俱佳。龙胆根长可达60cm，一般只能收20cm，深挖可增加产量。5年生以上的植株每平方米可收鲜根2.5kg。

3. 加工

挖取根部后，去掉茎、叶，洗尽泥土后阴干。晒干品比阴干品有效成分低1倍多。阴干到七成时，将根条顺直，捆成小把，再阴干到全干即可。干燥入药，宜贮藏在通风、干燥、阴凉处。

质量以根条粗长，黄色或黄棕色，无碎断者为佳。

环境、安全要求：农药、化肥等的使用必须符合国家的相关规定，不得污染环境。

【化学成分】龙胆的根及根茎主要含有环烯醚萜、裂环环烯醚萜及其苷类，另外还有黄酮、甾体、香豆素、内酯、糖及其苷类、酚性成分、微量元素、鞣质、有机酸、挥发油等化学成分。

1）环烯醚萜、裂环环烯醚萜及其苷类：龙胆苦苷（gentiopicroside）、当药苷（sweroside）、当药苦苷（swertiamarin）、乌奴龙胆苷A～E、獐牙菜苷、马钱子苷、翅萼龙胆苷 Ia、翅萼龙胆苷 Ib、红花龙胆苷 A、红花龙胆苷 B、红花龙胆苷 C、芒果苷、秦岭龙胆苷、苦杏苷（amarogentin）、异荭草苷（isoorientin）、当药黄素及痕量苦当药酯苷（amaroswerin）。

2）生物碱：龙胆碱（gentianine）及龙胆黄碱（gentioflavine）、秦艽乙素（gentianidine）、秦艽丙素（gentianol）等生物碱（孙南君和夏春芳，1984）。

3）挥发油：苯甲酸甲酯、1-十二碳烯、螺（4,4）-壬酮、1-十五碳烯、1-十六碳烯（主）、1-十八碳烯、9-二十碳烯、二-(2-乙基己基)-己二酸酯、3-硝基-1,2-间苯二甲酸。

4）其他：β谷甾醇、齐墩果酸、熊果醇、L-（＋）-1-氧-甲基肌醇、熊果酸、橄榄脂素、齐敦果酸、谷甾醇、葡萄糖苷、三十烷醇、(s)-(＋)-和（R)-(－)-龙胆内酯、角鲨烯、豆甾醇、菜油甾醇、乌苏酸、1-十二碳烯酸、B-香松烷-8-醇、1，2-二羟基-2-羧基-辛可宁甲酯、十六烷醇、肉豆蔻酸、十五烷酸、十六烷酸甲基酯、十六烷酸（主）、7-十八烷酸甲基酯、9-十八烷酸、二十三烷、葡糖三花龙胆苷、香豆酰马钱酸、葡糖基香豆酰马钱酸、α香树素、β香树素、羽扇醇、乌发醇 3-O-棕榈酸酯、高根二醇 3-O-棕榈酸酯。

【鉴别与含量测定】

一、鉴别

1. 显微鉴别

本品横切面：表皮细胞有时残存，外壁较厚；皮层窄。外皮层细胞类方形，壁稍厚，木栓化；内皮层细胞切向延长，每一细胞由纵向壁分隔成数个类方形小细胞。韧皮部宽广，有裂隙。形成层不甚明显。木质部导管 3～10 个群束。髓部明显。薄壁细胞含细小草酸钙针晶。

粉末淡黄棕色。外皮层细胞表面观类纺锤形，每一细胞由横壁分隔成数个扁方形的小细胞；内皮层细胞表面观类长方形，甚大，平周壁观纤细的横向纹理，每一细胞由纵隔壁分隔成数个栅状小细胞，纵隔壁大多连珠状增厚。薄壁细胞含细小草酸钙针晶。网纹及梯纹导管直径约至 $45\mu m$。

2. 理化鉴别

取本品粉末 0.5g，加甲醇 5ml，浸渍 4～5d，过滤，滤液浓缩至约 2ml，作为供试品溶液。另取龙胆苦苷对照品，加甲醇制成每毫升含 2mg 的溶液，作为对照品溶液。照药典薄层色谱法（《中华人民共和国药典》2005 版附录 VI B）试验，吸取上述两种溶液各 $5\mu l$，分别点于同一以羧甲基纤维素钠为黏合剂的硅胶 GF_{254} 薄层板上，以乙酸乙酯-甲醇-水（20：2：1）为展开剂，展开二次，取出，晾干，置紫外光灯（254nm）下检视。供试品色谱中，在与对照品色谱相应的位置上，显相同颜色的斑点。

二、含量测定

1）色谱条件与系统适用性试验。用十八烷基硅烷键合硅胶为填充剂；甲醇-水（3：7）为流动相；检测波长为 270nm。理论板数按龙胆苦苷峰计算应不低于 3000。

2）内标溶液的制备。精密称取咖啡因适量，加甲醇制成每毫升含 0.4mg 的溶液，即得。

　　3）测定法。精密称取龙胆苦苷对照品适量，加甲醇制成每毫升含 1mg 的溶液。精密量取该溶液和内标溶液各 5ml，摇匀，取 10μl 注入液相色谱仪，记录色谱图；另取本品中粉约 0.5g，精密称定，置具塞锥形瓶中，精密加甲醇 110ml，放置 12h，时时振摇，精密量取上清液 2ml，置 10ml 量瓶中，精密加内标溶液 2ml，加甲醇至刻度，摇匀，取 10μl 注入液相色谱仪，按内标法以峰面积计算，即得。

　　本品含龙胆苦苷（$C_{16}H_{20}O_9$）不得少于 1.0%。

【附注】

1. 七叶龙胆 *Gentiana arethusae* Burk. Var. *delicatula* Marq.

　　产于伏牛山栾川鸡脚尖，生于海拔 2200m 以上的山顶草地，分布于西藏东南部、云南西北部、四川西部及陕西。多年生草本，高 10～25cm。茎丛生，不分枝。基生叶较小，茎生叶密集，6～8 个轮生，线形或长圆状披针形，长 3～10mm，宽 2～4mm，先端渐尖或钝，基部连成短筒，抱茎，全缘。单花顶生，无梗；花萼钟状，长为花冠的 1/3，萼筒紫色，裂片 6～7 个；花冠漏斗形，长 3～6cm，淡紫色，具蓝色条纹，檐部裂片宽卵形，先端急尖，全缘；雄蕊生于花冠下部，花柱长 2～3mm。蒴果椭圆形。花期 7～9 月；果熟期 9～10 月。

2. 红花龙胆 *Gentiana rhodantha* Franch.

　　产于伏牛山；生于 400～1700m 的山坡草地及灌丛中。全草入药，能清热、消炎、止咳；可治肝炎、支气管炎、小便不利等症。多年生草本，高 40～60cm。茎直立，紫红色，具棱，分枝。叶对生，卵形或卵状三角形，长 5～20mm，宽 5～10mm，先端急尖，基部连合抱茎，具三出脉，边缘反卷，具细锯齿。单花顶生或腋生，淡紫红色，有深紫色条纹，长约 2.5cm，几无柄；花萼筒状，膜质，5 裂，裂片披针形，与萼筒近等长；花冠漏斗状，裂片卵形，尖，褶不对称，流苏状；雄蕊 5 个，花丝细长，顶端弯；子房上位，花柱长，柱头 2 裂。蒴果矩圆形，具狭翅。花期 9～10 月；果熟期 10～11 月。

3. 深红龙胆 *Gentiana rubicunda* Franch.

　　产于伏牛山；生于荒地、路边、溪旁、山坡草地。分布于云南、贵州、四川、甘肃、湖北、湖南。一年生草本，高 10～20cm。茎直立，分枝少，具棱，基生叶莲座状，宽卵形或长圆形，长 1～2cm，先端钝圆或尖；茎生叶对生，长圆形，长 1～1.5cm，宽约 5mm，先端急尖，基部连合成鞘状。花单生茎顶或叶腋，具梗；花萼漏斗状，5 裂，裂片披针形，与萼筒近等长；花冠漏斗状，长 1.5～3cm，紫红色，檐部 5 裂，裂片卵形，先端钝，褶卵形或宽卵形，短于裂片，先端多少啮齿状；雄蕊 5 个；子房具柄，花柱极短，柱头 2 裂。蒴果外露，压扁，两侧具狭翅，柄长 2cm；种子椭圆形。花期 6～8 月；果熟期 9～10 月。

4. 母草叶龙胆 *Gentiana vandellioides* Hemsl.

　　又名鄂西龙胆，产于伏牛山南部；生于海拔 1000m 以上的林下、林缘及灌丛中。分布于四川东部、湖北西部、陕西。一年生草本，高 10～15cm，全株无毛。直细，多分枝，具棱。基生叶莲座状，长椭圆形或宽卵形，长 1～2cm，先端尖；茎生叶对生，卵形或宽卵形，长不超过 6mm，宽约 3mm，先端急尖，基部渐狭，具短柄或近无柄。花单生茎顶或叶腋；花梗纤细，长 1～2cm；花萼漏斗状，长约 3mm，5 裂，裂片先端尖，短于萼筒；花冠漏斗状，长约 1cm，淡蓝色，檐部 5 裂，先端钝，褶卵形或宽卵形，近全缘，短于裂片；雄蕊 5 个，生于花冠筒下部；子房具柄，花柱短，柱头 2 裂。蒴果压扁状，长约 5mm。花期 6～7 月；果熟期 8～9 月。

5. 苞叶龙胆 *Gentiana incompta* H. Smith

产于伏牛山西峡、南召、内乡；生于海拔 700m 以上的山坡草地、林缘或灌丛中。分布于四川东部、甘肃及陕西南部。一年生草本，高 3～5cm。茎紫红色，基部多分枝。基生叶大，苞叶状，卵圆形或圆匙形，长 1.5～2cm，宽 8～25cm，先端圆或钝圆，具外反尖头，边缘软骨质，叶脉 3～5 条，叶柄扁平，长 1.5～2mm；茎生叶小，2～3 对，匙形或卵圆形，长 7～9mm，宽至 4mm。花单生茎顶，花梗紫红色，长 2～10mm；花萼筒形，5 裂，裂片三角形，边缘膜质；花冠内面淡蓝色，外面黄绿色，宽筒状，裂片卵形，先端钝圆，褶卵形，先端钝或急尖；雄蕊着生于花冠筒中部；子房匙形，柄长 2.5～3.5mm，花柱长 0.5～0.7mm，柱头 2 裂，外反。蒴果外露，倒卵状匙形，先端钝圆形或截形，具宽翅，两侧具狭翅；种子淡褐色，具网纹。花期 5～6 月；果熟期 6～7 月。

6. 笔龙胆 *Gentiana zollingeri* Fawcett

产于伏牛山、太行山、大别山及桐柏山；生于山坡草地、灌丛及林下。分布于东北、河北、山西、山东、湖北、安徽、江苏、浙江、陕西。一年生草本，高 3～8cm。茎直立，不分枝，稀分枝，节间短。叶对生，卵圆形或卵形，长 10～13mm，宽 3～8mm，先端急尖，基部变狭下延，具软骨质边，叶柄短。聚伞花序顶生或腋生；花梗短；苞片 2 个，披针形；花萼漏斗状，长为花冠的 1/2，5 裂，裂片披针形，先端尖，不反卷，具白色膜质边；花冠漏斗状钟形，蓝紫色，长 1.5～2.5cm，5 裂，裂片长圆形，渐尖，褶长为裂片的 1/2，2 浅裂；雄蕊 5 个，着生于花冠筒中部；子房长圆形，花柱短，柱头 2 裂，线形，反卷。蒴果倒卵状长圆形，有柄；种子小，无翅。花期 4～5 月；果熟期 6～9 月。

7. 灰绿龙胆 *Gentiana yokusai* Burk.

产于各山区；生于水边湿地、山坡草地、林下及灌丛中。分布于河北、山西、陕西、四川、湖北、湖南、江西、安徽、江苏、浙江、福建、广东及台湾。一年生草本，高 3～10cm。茎直立，由基部多次二歧分枝，具棱。基生叶莲座状，长椭圆形或卵形，长 1～2.5cm，宽 5～10mm，先端尖，基部狭，无柄；茎生叶对生，披针形或长椭圆形，长 5～10mm，宽约 3mm，先端尖，不反卷，边缘软骨质，无柄。花单生茎顶，花梗长约 5mm；花萼钟状，长约 1cm，5 裂，裂片披针形，与萼筒近等长，先端尖，边缘软骨质；花冠漏斗状钟形，长约 1.5cm，蓝紫色或淡蓝色，5 裂，裂片三角状卵形或卵圆形，压扁状，缘具翅；种子小，多数。花期 4～5 月；果熟期 6～8 月。

8. 假水生龙胆 *Gentiana pseudo-aquatica* Kusnez

一年生草本，高 3～8cm。茎细弱，分枝。基生叶较大，莲座状，卵圆形或卵状椭圆形，先端不反卷，边缘软骨质；茎生叶对生，卵形或长倒卵形，先端有芒刺，不反卷，基部连合。花单生茎顶；花萼漏斗状，5 裂，裂片披针形，边缘软骨质，先端有芒刺；花冠漏斗状钟形，长 8～10mm，蓝色或淡蓝色，5 裂，裂片卵圆形，先端尖，褶全缘或 2 裂，短于裂片；雄蕊 5 个，生于花冠筒中部；花柱明显，柱头 2 裂。蒴果长圆形，具长柄；种子小，椭圆形，具网纹。花期 6～8 月；果熟期 9～10 月。

9. 鳞叶龙胆 *Gentiana squarrosa* Ledeb.

产于伏牛山、太行山；生于山坡、山顶、山谷、河滩、草地及灌丛中。分布于西南（除西藏）、西北、华北及东北地区。锡金、俄罗斯、蒙古、朝鲜及日本也产。一年生草本，高 2～8cm。茎细弱，分枝，被短腺毛，基生叶莲座状，卵圆形或卵状椭圆形；茎生叶对生，匙形或卵状椭圆形，粗糙，先端有芒刺，反卷，基部连合，边缘软骨质。花单生茎顶，具短梗或近无梗；花萼钟状，5 裂，裂片卵圆形，反卷，先端具芒刺；花冠钟形，浅蓝紫色，长 8～10mm，5 裂，裂片披针形，先端尖，褶全缘或 2 裂，短于裂片；雄蕊生于花冠筒中部；花柱短，柱头 2 裂。蒴果倒卵形，具长柄；种子小，椭圆形，有网纹。花期 5～7 月；果熟期 8～10 月。

10. 肾叶龙胆 *Gentiana crassuloides* Bureau et Franch.

产于伏牛山西峡、南召、内乡等；生于海拔 1900m 以上的山坡草地、灌丛及林下。分布于西藏、云南西北部、四川西部、青海、甘肃、陕西、湖北西部；印度、尼泊尔、锡金也产。一年生草本，高 5～10cm。茎细弱，分枝，被短腺毛，常紫红色，具棱。基生叶莲座状，卵圆形或倒卵形，长 5～10mm，宽 3～6mm，先端有芒刺，反卷，边缘软骨质；茎生叶对生，肾形，长约 3mm，先端有芒刺，反卷，基部连合，无柄。花单生茎顶，长约 1cm，蓝色或蓝紫色，近无梗；花萼钟状，膜质，5 裂，裂片肾形，先端有芒刺，反卷，边缘软骨质；花冠钟状，5 裂，裂片长椭圆形，先端钝尖，褶三角形或宽卵形，短于裂片，先端多少啮蚀状，雄蕊着生花冠筒中上部；花柱短，柱头 2 裂。蒴果倒卵形，具柄；种子小，多数，褐色。花期 7～8 月；果熟期 9 月。

【主要参考文献】

丁宝章，王遂义. 1997. 河南植物志. 第三册. 郑州：河南科学技术出版社，256-261

刘涛，才谦，付玉芹等. 2004. 中药龙胆的研究进展. 辽宁中医杂志，31（1）：85

孙南君，夏春芳. 1984. 坚龙胆中化学成分的研究. 中药通报，9（1）：33

中华人民共和国药典委员会. 2005. 中华人民共和国药典. 北京：化学工业出版社，64

龙　葵

Longkui

HERBA SOLANI NIGRI

【概述】始载于《药性论》。《唐本草》曰："龙葵，所在有之，即关、河间谓之苦菜者。叶圆，花白，子若牛李子，生青熟黑。但堪煮食，不任生啖。"《图经本草》记载："龙葵，旧云所在有之，今近处亦稀，惟北方有之，北人谓之苦葵。叶圆，似排风而无毛，花白，实若牛李子，生青熟黑，亦似排风子。老鸦眼睛草生江、湖间，叶如茄子叶，故名天茄子。"龙葵性寒，味苦、微甘，有小毒。全草入药，有清热解毒，活血、利尿、消肿等功效。主治疮痈肿毒、皮肤湿疹、尿路感染、慢性支气管炎和前列腺炎等。近年还发现有抑癌作用。产于河南全省各地。生于田边、路旁、草地上。

【商品名】龙葵

【别名】苦菜、天茄子、黑天天、老鸹眼睛草、水茄、天泡草、老鸦酸浆草、天泡果、苦葵、山海椒、野辣椒、野葡萄

【基原】本品为茄科植物龙葵 *Solanum nigrum* L. 的全草。

【原植物】一年生草本，高 20～100cm。茎直立，多分枝，有时基部木质化。叶片卵形，长 2.5～8cm，宽 1.5～5cm，顶端短尖，基部宽楔形，下延至叶柄，全缘或有不规则波状齿，无毛或两面被疏短柔毛。叶柄长 1～2cm。花序蝎尾状腋外生，由 4～10 朵花组成，总花梗长 1～2.5cm，花梗下垂，长约 5mm；萼小，杯状，绿色，5 浅裂，有疏柔毛；花冠辐状，白色，5 深裂裂片卵状三角形；雄蕊 5 个，花丝短；子房卵形，花柱中部以下有白色柔毛，柱头头状。浆果球形，直径 5～8mm，熟后紫黑色，基部有宿萼；种子多数，近卵形，压扁状。花期 6～9 月；果熟期 8～10 月（丁宝章和王遂义，1997）。

【药材性状】茎圆柱形，多分枝，长 30～70cm，直径 2～10mm，表面黄绿色，具纵皱纹。质硬而脆，断面黄白色，中空。叶片皱缩或破碎，完整者呈卵形或椭圆形，长 2～12cm，宽 2～6cm，先端锐尖或钝，全缘或有不规则波状锯齿，暗绿色，两面光滑或疏被短柔毛；叶柄长 1～2cm。花、果少见，聚伞花序蝎尾状，腋外生，花 4～10 朵，花萼棕褐色，花冠棕黄色。浆果球形，黑色或绿色，皱缩。种子多数，棕色。气微味淡。

【种质来源】本地野生

【生长习性及基地自然条件】

1. 生长发育特征

龙葵属一年生草本植物，叶互生，薄，卵形至矩圆形，长 4～8cm，近全缘或有不规则角状的粗齿；花小，白色；浆果，直径约 5mm，在未成熟时色青，成熟时变为紫黑色，近扁圆形，直径 1～1.5mm；种子千粒重约 0.3g。

2. 生长条件

龙葵性喜温暖、潮湿与肥沃的地区，对土壤要求不严，微酸性或微碱性均宜，但中性土壤最优；生长期间对光照条件要求不高；生长适宜温度范围为 15～30℃，种子发芽温度为 25～30℃。

【种植方法】

一、选地整地

4 月中旬，选背风向阳平整的土地，整平，将含 50%～60% 腐殖质的土肥晒打细，过筛，铺在苗床上，厚度 5～8cm，用木板压平，洒水，使苗床湿透备用。

二、繁殖方法

可采用育苗移栽法，也可采用种子直播法。但由于直播的用种量较大，且苗期管理不便，故一般采用育苗移栽。

1）育苗。将种子用 50～55℃、pH 3～4 的硫酸水溶液浸泡 12h，捞出放于食品塑料袋中，封口，放于阳光下晒 2～3d，每日（早、中、晚）观察 3 次，使袋内温度保持35～45℃。待种子刚好有白芽露出，即可均匀撒在渗透水的苗床上，每平方分米播撒种子 70～100 粒，盖一层过筛育苗移栽发细土，厚度为 1～1.5cm。用弓形竹竿和塑料薄膜盖棚，每日中午喷透水一次，并保持苗床土温 20～28℃，棚内 28～38℃，中午通风，夜晚封门保温。约 3d 龙葵芽出土，待苗高 3～4cm，中午移开塑料膜，日晒一次 3～4h。待苗长至 6～7cm 高，移去薄膜停止管理，让其自然生长 3～4d，待小苗长至 9～10cm（12～15d）即可移栽。要带土起苗以免伤根。

2）移栽（一年两收）。4 月末 5 月初，平整土地，用发酵人粪尿做底肥，撒匀，打垅，垅宽 65cm，木滚压垅，刨坑，临垅错坑. 隔垅成行，坑深 8～10cm，施人粪尿或猪、鹿粪一把，坐水栽苗，每穴一株，苗距 1.2～1.5m，因地质量而异，缓苗后，补苗一次，三铲三趟。6 月下旬至 7 月上旬，龙葵苗长至 0.5～0.7m 高，再在两苗间刨坑，放人粪尿或猪粪一把，将露有白芽的龙葵籽 3 或 4 粒撒于坑内，盖土 2～3cm，待苗高3～4cm，每穴留壮苗一棵，并松土一次。

一年一收：5 月下旬至 6 月下旬，整地打垅，下种株距 1.0m，田间管理等同上，其收获季节为 9 月中至 10 月上旬。

三、病虫害防治

龙葵上病害极少发生，但有一定数量的害虫（螨）种类，尤以蚜虫、叶螨类及茄二十八星瓢虫等为主，黄曲条跳甲、柑橘龟叶甲和侧多趾线螨次之，有时出现少量瘤缘蝽取食为害龙葵。

（1）蚜虫

1）为害症状：11 月至来年 4 月之间是蚜虫为害高峰期，蚜虫往往成群密集在叶片背面上，以刺吸式口器吸取汁液为害嫩叶和嫩茎，造成叶片扭曲、卷缩、变黄；蚜虫数量较多时，植株顶端的叶枝处均布满蚜虫。

2）防治技术：①栽培防治。合理密植，一般行距 50cm、株距 60cm 左右，有利于其透气生长；同时，蚜虫的寄主较多，应及时清除上茬作物残株和田地杂草，可消灭大量蚜虫。②人工防治。当蚜虫为害的叶片较少且分布不均时，可人工摘除带有蚜虫的叶片或嫩梢，带出田间，集中加以处理。③药剂防治。当为害较重的，可以适时选择低毒性及残效期较短的药剂进行喷雾，如 0.5% 苦参碱水剂 600～1000 倍液、1.8% 阿维菌素乳油 3000～4000 倍液。

（2）叶螨

1）为害症状：全年均可发生为害龙葵，成螨和若螨多在叶背面吸取植物汁液，并能吐丝结网，初时出现斑驳失绿小白点，而后小白点渐渐相连成一大灰白色或黄白色块，直至造成整叶片失绿，严重时叶片干枯脱落，影响龙葵进行光合作用与生长。

2）防治技术：①清洁园地。结合施肥，铲除田边杂草，及时清除上茬作物残株败叶以沤肥或烧毁，可消灭部分螨源和桥梁寄主。特别在冬季，由于缺乏食料，害螨更易于转移到龙葵上取食，使之为害加剧。②保护天敌。叶螨的主要天敌有各种捕食螨、食螨瓢虫与草蛉等，因此可利用天敌对害螨的自然控制作用。当必要进行化学防治时，最好不在天敌发生高峰期施药，并注意选用对天敌杀伤力小的农药，以保护天敌尽可能免受伤害。③化学防治。在加强田间害螨检查的基础上，在点片发生阶段及时进行挑治。可选用10%浏阳霉素1000～2000倍液、20%灭扫利乳油2000倍液等进行喷雾，并注意不同类型药剂之间的轮换。

（3）茄二十八星瓢虫

1）为害症状：成虫和幼虫均可取食叶片为害，6～8月为茄二十八星瓢虫幼虫为害高峰期。成、幼虫主要集中在叶背取食叶肉，留下叶脉和表皮，形成一片密密麻麻的小白斑，后期白斑穿孔。

2）防治技术：①农业防治。冬季清园，杀死部分越冬虫体；同时利用初孵幼虫聚集为害习性可采取人工捕杀幼虫的方法。②化学防治。在成虫盛发期可喷洒40%乐斯本乳油2000倍液或80%敌敌畏乳剂1000倍液防治；幼虫初期可喷洒40%辛硫磷乳油1000倍液防治（肖湘黔等，2005）。

【采收加工】

1. 采收

龙葵半成熟果为果皮紫黑或半紫黑伴有绿色，内浆和种子表面絮状物呈绿色的龙葵果为采收的最佳时节。

7月中旬至7月下旬，移栽的早熟龙葵进入收果期。采摘时，将塑料盆放于秧下，用手指轻拿其半熟果向下轻拉，使其落入盆内，满后倒入塑料桶中。

移栽的龙葵采收4或5次、约8月末至9月初，割下植株下杆部，小堆放于地中，让果实自然成为半熟果后、拍打落于盆内，去掉叶及杂物，作为半成熟果用药，此时即为一收。

2. 分级

以植株完整、色绿、叶多、带有花果、无泥土者为佳。

环境、安全要求：农药、化肥等的使用必须符合国家的相关规定，不得污染环境。

【化学成分】国内外学者早期就对龙葵各部位做了大量研究，结果表明其地上部分和果实主要含有生物碱类成分；根茎中含有龙葵皂苷A、龙葵皂苷B，龙葵螺苷A、龙葵皂苷B；叶中含有以槲皮素为苷元的各种苷类化合物。近几年在龙葵中新发现的化学成分有：

1）生物碱类：龙葵中主要的生物碱类成分有茄碱（solanine）、茄解碱（solasonine）、澳洲茄碱（solasonine）、澳洲茄边碱（solamargine）、β-澳洲茄边碱（β-solamargine）、生物碱苷（glycoalkaloid）等。澳洲茄碱与澳洲茄边碱水解后的苷元是澳洲茄胺（solasodine）。

2）皂苷类：有学者从龙葵全草 60％乙醇提取物中分离得到 8 个皂苷类化合物。分别是 uttroside A、uttroside B、22α,25R-26-O-β-D-吡喃葡萄糖基-22-羟基-呋甾-Δ^5-3β,26-二醇-3-O-β-D-吡喃葡萄糖基-(1→2)-O-[β-D-吡喃木糖基-(1→3)]-O-β-D-吡喃葡萄糖基-(1→4)-O-β-D-吡喃半乳糖苷、22α,25R-26-O-β-D-吡喃葡萄糖基-22-甲氧基-呋甾-Δ^5-3β,26-二醇-3-O-β-D-吡喃葡萄糖基-(1→2)-O-[β-D-吡喃木糖基-(1→3)]-O-β-D-吡喃葡萄糖基-(1→4)-O-β-D-吡喃半乳糖苷、5α,22α,25R-26-O-β-D-吡喃葡萄糖基-22-羟基-呋甾-3β,26-二醇-3-O-β-D-吡喃葡萄糖基-(1→2)-D-[β-D-吡喃葡萄糖基-(1→3)]-O-β-D-吡喃葡萄糖基-(1→4)-O-β-D-吡喃半乳糖苷、5α,22α,25R-26-O-β-D-吡喃葡萄糖基-22-甲氧基-呋甾-3β,26-二醇-3-O-β-D-吡喃葡萄糖基-(1→2)-O-[β-D-吡喃葡萄糖基-(1→3)]-O-β-D-吡喃葡萄糖基-(1→4)-O-β-D-吡喃半乳糖苷、dumoside、5α,20S-3β,16β-二醇-孕甾-22-羧酸-(22,16)-内酯-3-O-β-D-吡喃葡萄糖基-(1→2)-O-[β-D-吡喃木糖基-(1→3)]-O-β-D-吡喃葡萄糖基-(1→4)-O-β-D-吡喃半乳糖苷。另外还有提果皂苷元（tigogenin）、薯蓣皂苷元（diosgenin）。

3）其他成分：6-甲氧基-7 羟基香豆素、丁香脂素-4-O-β-D 葡萄糖苷、松脂素-4-O-β-D 葡萄糖苷、3,4-二羟基苯甲酸、对羟基苯甲酸、3-甲氧基-4-羟基苯甲酸、腺苷。另外还有两种多糖 SNL-3，SNL-4，相对分子质量分别为 23 700，47 700。此外，从龙葵叶中发现有维生素 A 类物质和有较高的叶黄素和 β-胡萝卜素（卢汝梅等，2009）。

【鉴别与含量测定】

一、鉴别

1）叶表面观：上、下表皮细胞垂周壁波状弯曲，有气孔、非腺毛及少数腺毛。非腺毛 1～5 细胞，以 3 或 4 细胞多见，有的有 1 或 2 细胞缢缩，长 33～324μm，直径 21～75μm，壁稍厚，具疣状突起。腺毛头 1～3 细胞，类圆形，直径 24～33μm，柄单细胞。气孔不等式或不定式，副卫细胞 3～5 个。

2）茎横切面：直径约 5.5mm，近圆形，常有略对称的 4 角突。表皮细胞 1 列，外被角质层，尚见表皮毛或其残基。表皮下为 1 列细胞组成的绿色组织，细胞壁薄，内含叶绿体；皮层厚角组织腔隙型，常为 2 或 3 列细胞；皮层薄壁细胞 2～4 列。维管组织连续成环（幼嫩茎中断续环列），维管束双韧型。外生韧皮部狭窄，内生韧皮部不具次生成分且筛管群彼此间隔明显，外生韧皮部的外侧及内生韧皮部的内侧可见韧皮纤维。单个散在或 2～3 相连，壁非木化。形成层环存在于外生韧皮部与木质部间。木质部纤维众多，壁不很厚，木化。髓宽大，中心常形成 1 腔隙。薄壁组织内可见晶细胞，内含众多草酸钙砂晶。

二、含量测定

龙葵中澳洲茄胺含量的测定。

1）色谱条件与系统适用性试验。以十八烷基硅烷键和硅胶为填充剂；以乙腈-0.05%七氟丁酸（30：70）；流速 1.0ml/min；检测波长 210nm。

2）对照品溶液的制备。精密称取洲茄胺对照品适量，加甲醇溶解，制成浓度为 1.02mg/ml 的溶液。

3）供试品溶液的制备。精密称取龙葵药材 2g，加甲醇 20ml，1.0mol/L 盐酸 10ml，超声提取 40min，收集上清液，过滤。向滤液中续加 6mol/L 盐酸 5ml，回流水解 1h。趁热挥去回流液中的甲醇，以氨水调 pH 至 10，继以乙酸乙酯萃取两次。分取乙酸乙酯层，挥干溶剂，残渣以适量甲醇溶解，转入 10ml 容量瓶，以甲醇稀释至刻度，分析前以 0.45μm 滤膜过滤。

4）测定法。分别取对照品溶液和供试品溶液各 20μl，注入高效液相色谱仪，即得（罗习珍等，2009）。

【主要参考文献】

丁宝章，王遂义. 1997. 河南植物志. 第三册. 郑州：河南科学技术出版社，405，406

卢汝梅，谭新武，周媛媛. 2009. 龙葵的研究进展. 时珍国医国药，20（7）：1820～1822

罗习珍，陈来，刘建军等. 2009. 高效液相色谱法测定龙葵中的澳洲茄胺. 时珍国医国药，20（2）：274

肖湘黔，曾东强，李德伟. 2005. 龙葵上三种主要害虫及防治. 广西热带农业，(6)：37，38

关 黄 柏

Guanhuangbo

CORTEX PHELLODENDRI AMURENSIS

【概述】黄柏最初在《神农本草经》中称为"檗木"，列为上品，《图经本草》则称为"黄檗"。《蜀本草》："《图经》云，黄檗，树高数文，叶似吴茱萸，亦如紫椿，皮黄，其根如松下茯苓。今所在有，本出房、商、合等州山谷。"由于"檗"字生僻，因此近年来改称为"黄柏"。黄柏为常用皮类药材，有关黄柏与川黄柏之分，《中华人民共和国药典》自 1963 年版至 2000 年版均将二者列于黄柏项下，为黄柏药材的两种不同来源。近来研究发现，黄柏与关黄柏不仅其主要有效成分小檗碱含量有明显差异，而且辅助成分黄柏碱、黄柏酮等也存在较大差异（李家实，1996；周德庆等，2003；祝晨陈和林朝展，2004）。2005 年版《中华人民共和国药典》将川黄柏与关黄柏按一物一名分列为两种药材。

关黄柏，苦、寒，归肾、膀胱经。有清热解毒，泻火出蒸，解毒疗疮。用于湿热泻痢，黄疸，带下，热淋，脚气，微癙，骨蒸劳热，盗汗，遗精，疮疡肿毒，湿疹瘙痒。川黄柏滋阴降火。用于阴虚火旺，盗汗骨蒸。在伏牛山区的西峡、南召、栾川、嵩县等县有栽培。分布于东北及华北各省（区）。朝鲜、俄罗斯以及日本也产。

【商品名】关黄柏

【别名】黄檗

【基原】本品为芸香科植物黄檗 *Phellodendron amurense* Rupr. 的干燥树皮。

【原植物】落叶乔木，高 10～15m。树皮浅灰色或灰褐色，有深沟裂，木栓质发达，内皮鲜黄色。小枝棕褐色，无毛。奇数羽状复叶，小叶 5～13 个，卵状披针形至卵形，长 5～12cm，宽 3～4.5cm，先端长渐尖，基部宽楔形，边缘有细钝锯齿，有缘毛，背面中脉基部有长柔毛。花小，5 数，雌雄异株，排列成顶生聚伞状圆锥花序，雄花的雄蕊花瓣长，花丝线形，基部被毛，退化雌蕊很小，雌花退化雄蕊鳞片状，子房有短柄。果为浆果状核果，黑色，有特殊香气及苦味。花期 5～6 月；果熟期 9～10 月（丁宝章和王遂义，1997）。

【药材性状】本品呈板片状或浅槽状，长宽不一，厚 2～4mm。外表面黄绿色或淡棕黄色，较平坦，有不规则的纵裂纹，皮孔痕小而少见，偶有灰白色的粗皮残留。内表面黄色或黄棕色。体轻，质较硬，断面鲜黄色或黄绿色。气微，味极苦，嚼之有黏性（张兴国和乔立新，2008）。

【种质来源】野生居群或种植

【生长习性及基地自然条件】生于山地杂木林中或山谷溪流附近。喜土层深厚的肥沃土壤，喜潮湿。喜肥，怕涝，耐寒。

【种植方法】（林树坤，2001）

一、繁殖方法

关黄柏果实于 10～11 月成熟，采摘后水浸 10～15d 后洗出种子，阴干或晒干，置于干燥、通风处备用北方一般在 4～5 月播种，可作宽 1～1.3m、高 15～20cm 的畦，畦沟宽约 30cm，大垄可开宽沟撒播覆土 3cm，稍加镇压，保持土壤湿润，以利出苗。黄柏播种后 20d 左右陆续出苗。秋播在封冻前进行。

二、田间管理

关黄柏育苗 1 年后即可移苗定植，定植时间冬季落叶到新芽萌发前均可。株行距 3～4m 定植 2 年后，入冬前施 1 次厩肥，株施 10～15kg，加强中耕除草。

三、病虫害防治

关黄柏易发生锈病，可用 25% 粉锈宁 1000 倍液，隔 7d 喷 1 次，连喷 2 或 3 次防治。虫害主要有凤蝶、地老虎、蚜虫、蛞蝓，可喷 90% 敌百虫 800 倍液或拌毒饵诱杀。

【采收加工】

1. 采收

关黄柏定植后 15～20 年即可采收，一般 7 月剥皮比较容易，若不用材，可采取环剥的方法，不会对树的生长产生较大的影响（林树坤，2001）。

2. 加工

剥下的树皮要趁鲜刮去粗皮，至显黄色为度，晒至半干，重叠成堆，用石板压平，再晒干即可。一般 15～20 年龄的黄柏树可剥采 17.5kg 的关黄柏药材干品（薛传贵和李爱民，2004）。

3. 分级标准

关黄柏为统货不分等。

环境、安全要求：农药、化肥等的使用必须符合国家的相关规定，不得污染环境。

【化学成分】黄檗树皮含小檗碱（berberine）约 1.6%，并合少量黄柏碱（phellodendrine），木兰花碱（magnoflorine），药根碱（jatrorrhizin），掌叶防己碱（palmatine），白栝楼碱（candicine），蝙蝠葛任碱（menisperine），胍（guanidine）；另含柠檬苦素（limonin）即黄柏内酯（obakulactone），黄柏酮（obakunone）及 γ,β-谷甾醇（γ,β-sitosterol），菜油甾醇（campesterol），豆甾醇（stigmasterol），7-去氢豆甾醇（7-dehydrostigmasterol），白鲜交酯（dictamnolide），黄柏酮酸（obakunonic acid），青荧光酸（lumicaeruleic acid），24-亚甲基环木菠萝醇（24-methylenecycloartanol），γ-羟基丁烯内酯衍生物（黄柏）Ⅰ、Ⅱ（γ-hydroxybutenolidederivatives Ⅰ、Ⅱ），牛奶树醇-B（hispiol B），小檗红碱（berberrubine）（国家中医药管理局，1999）。

【鉴别与含量测定】

一、鉴别

1. 显微鉴别

树皮横切面：栓皮未除尽者可见木栓层细胞数列，栓内层为数列长方形或近圆形的细胞。皮层狭窄，不及皮厚的 1/5，石细胞鲜黄色，成群或单个散在，多呈不规则类多角形，有的分枝状，细胞壁极厚，孔沟可见，层纹明显，胞腔小，纤维群较少，散在。韧皮部射线宽 2～4 列细胞，稍弯曲；韧皮纤维束众多，与韧皮薄壁细胞和筛管群交互排列成层带，纤维黄色，壁极厚，周围薄壁细胞含草酸钙方晶。黏液细胞众多。薄壁细胞中含草酸钙方晶及淀粉粒。

粉末呈绿黄色或黄色。特征同川黄柏，但石细胞类圆形、类长方形、纺锤形或略作不规则分枝状，长约至 170μm，壁极厚，层纹极细密，少数分枝状石细胞壁较薄。

2. 理化鉴别

取本品粉末 0.1g，加甲醇 10ml，加热回流 30min，过滤，滤液作为供试品溶液。另取黄柏对照药材 0.05g，加甲醇 5ml，同法制成对照药材溶液。再取盐酸小檗碱对照品，加甲醇制成每毫升含 0.5mg 的溶液，作为对照品溶液。按照薄层色谱法试验（《中华人民共和国药典》2005 版附录Ⅵ），吸取上述三种溶液各 1μl，分别点于同一硅胶 G 薄层板上，以乙酸乙酯-丁酮-甲酸-水（10：6：1：1）为展开剂，置于氨蒸气饱和的展开缸内，展开，取出，晾干，置于紫外光灯（365nm）下检视。供试品色谱中，在与对照药材色谱相应的位置上，显相同颜色的荧光斑点。

二、含量测定

1）色谱条件与系统适用性试验。以十八烷基硅烷键合硅胶为填充剂；以乙腈-

0.1% 磷酸溶液（50：50）（每 100ml 加十二烷基磺酸钠 0.1g）为流动相；检测波长为 265nm。理论板数按盐酸小檗碱峰计算应不得低于 4000。

2）对照品溶液的制备。精密称取在 100℃干燥 5h 的盐酸小檗碱对照品适量，加流动相制成每毫升含 0.1mg 的溶液，记得。

3）供试品溶液的制备。取本品粉末（过 3 号筛）约 0.1g，精密称定，置 100ml 量瓶中，加流动相 80ml，超声处理（功率 250W，频率 40kHz）40min，放冷，用流动相稀释至刻度。摇匀，过滤，取续滤液，即得。

分别精密吸取对照品溶液 5μl 与供试品溶液 5～20μl，注入液相色谱仪，测定，即得。

【主要参考文献】

丁宝章，王遂义. 1997. 河南植物志. 第二册. 郑州：河南科学技术出版社，437，438

国家中医药管理局. 1999. 中华本草. 第四册. 上海：上海科学技术出版社，951

李家实. 1996. 中药鉴定学. 上海：上海科学技术出版社，308

林树坤. 2001. 关黄柏的利用与栽培. 特种经济动植物，(11)：25

薛传贵，李爱民. 2004. 黄柏规范化栽培与加工技术. 特种经济动植物，(12)：23

张兴国，乔立新. 2008. 黄柏与关黄柏的比较鉴别. 医药世界，(11)：70，71

周德庆，郭志雄，罗泽渊等. 2003. HPLC 法测定黄柏中黄柏碱的含量. 中成药，25 (12)：1002～1004

祝晨陈，林朝展. 2004. 黄柏药材薄层色谱特征鉴别研究. 广东药学，14 (1)：8，9

延 胡 索

Yanhusuo

RHIZOMA CORYDALIS

【概述】本品为伏牛山大宗药材。《本草纲目》："玄胡索生胡国。玄，言其色；索，言其苗交钮也。"按《说文解字》："黑而有赤色者为玄。"古代 Corudalis 属植物作延胡索药用的有多种，其块茎栓皮颜色从黄色到棕色不等。玄色（赤黑色）大抵与棕色近，"玄"或言其色。"玄"通"元"，故又名元胡索，元胡。延胡索始载于《本草拾遗》，谓："延胡索生奚国，从安东来，根如半夏色黄。"延胡索是一类原产于中国的药草，性辛、苦，温。归肝、脾经。具有活血，利气，止痛。用于胸胁、脘腹疼痛，经闭痛经，产后淤阻，跌扑肿痛的功效。中医认为，延胡索辛散、苦泻、温通，既入血分，又入气分，既能行血中之气，又能行气中之血，气畅血行，通则不痛，抵为止痛良药。所以不论是气是血，淤而不散，滞而不行所引起的一身上下诸痛，均可应用。现代研究证实，延胡索含 15 种以上生物碱，有镇痛作用的为延胡索甲素、乙素、丑素和癸素。延胡索乙素为主要镇痛、镇静成分，其镇痛作用类似吗啡而较弱，但比解热镇痛药强，且副作用少，不成瘾，可作为吗啡类药物的替代品。土元胡与延胡索属于同科植物，但土元胡品种较杂，有同科植物东北延胡索 *Corydalis ambigua* Cham. et. Schltd、灰叶延胡索 *Corydalis glaucesens* Rgl. 等的块茎。土元胡性辛苦，温，入肝、胃经。

产于河南伏牛山区；多生于山区丘陵草地。

【商品名】延胡索

【别名】元胡、延胡、玄胡索

【基原】本品为罂粟科植物延胡索 *Corydalis yanhusuo* W. T. Wang 的干燥块茎。

【原植物】为罂粟科植物多年生草本，块茎球形，直径 0.7～2cm。径高 9～20cm，在基部之上生 1 鳞片，其上生 3 或 4 个叶，叶三角形，长达 7.5cm，2 回 3 出全裂，二回裂片近无柄或具短柄，不分裂或 2～3 全裂或深裂；二回裂片披针形或狭卵形，长 1.2～3cm，宽 3.5～8mm。总状花序长 3～6.5cm；苞片卵形、狭卵形或狭倒卵形，长达 8mm，常全缘或有少数牙齿；萼片极小，早落；花瓣紫红色，上面花瓣长 1.5～2cm，顶端基部具浅囊状突起，蒴果长约 2cm。花期 4 月上旬；果熟期 5 月。

【药材性状】本品呈不规则的扁球形，直径 0.5～1.5cm。表面黄色或黄褐色，有不规则网状皱纹。顶端有略凹陷的茎痕，底部常有疙瘩状突起。质硬而脆，断面黄色，角质样，有蜡样光泽。气微，味苦。

【种质来源】本地野生或栽培

【生长习性及基地自然条件】喜温暖湿润气候，但能耐寒，怕干旱和强光，生长季节短。土壤肥沃、含沙疏松、排水良好、微酸性，对肥料要求较高。大风对其生长不利。

延胡索多在丘陵、山谷的水田和坡地上种植。宜选阳光充足、地势高、干燥且排水好、表土层疏松而富含腐殖质的沙质壤土和冲积土为好。黏性重或沙质土重的土地不宜栽培。以近中性或微酸性的土壤栽种较为适宜，在 pH 5～5.5 的土壤中也能生长。忌连作，一般要隔 3～4 年后才能再种。

延胡索的根系和块茎集中分布在 2～20cm 的表土层中。土质疏松，根系生长发达，根毛多而密，有利于营养吸收，故对整地有一定的要求。前作以玉米、水稻、豆类、瓜类为好。前作收获后，及时翻耕整地。每亩将土杂肥 2000kg 与饼肥 200kg 混拌均匀施入作基肥。深翻 20～25cm，做到三耕三耙，精耕细作，使表土充分疏松细碎，达到上松下紧，利于发根抽芽和采收。作畦分宽、窄两种。窄畦宽 50～60cm，沟宽 40～50cm，这种畦形有利于排水，但土地利用率低，影响产量的提高。宽畦的畦宽 1.3m，沟宽 40cm，畦面呈龟背形，四周开好深的排水沟，以利排水，可提高土地利用率，增加单位面积产量。

【种植方法】

一、9 月下旬至 10 月上旬

1）选地。选地势高、排水好、含腐殖质丰富的沙质壤土。因根系多分布在表土 13～16cm 的土层中，土质疏松根系发达，有利于吸收养料。轮上生长差，产量低。土壤酸碱度中性，微酸性。忌连作，需间隔 3～4 年再种。前茬以小麦、水稻、豆科作物为好。当早秋作物收获后及时整地，做到精耕细作，三耕三耙，使表土疏松有利于发根。

2）整地。翻时打碎土块，亩铺腐熟猪栏肥 1500～2000kg，过磷酸钙 50kg，翻入土中，耙平作畦。畦宽 1～1.2m，沟宽 45cm，畦面呈龟背形。

3）下种。有条播、撒播、穴播三种，以条播为主。栽植期宜以各地的气候条件，宜早不宜晚，早栽植先发根后发芽，有利植物生长发育。晚栽植根细短，根数少，幼苗生长较弱，产量降低。在平整畦面上用锄头开浅沟，沟深 5cm 左右，行距 13～17cm，株距 5～7cm，每条沟内互相排列两行，芽向上；盖焦泥灰，每亩施用 2500kg，饼肥 50kg，最后把畦沟内的泥土提于畦面 7～8cm 后，边种边盖，有利出苗。下种深度为 7～8cm。

二、11 月下旬至 12 月下旬

施冬肥。先在畦面轻中耕一次，将饼肥撒上，每亩撒 50kg；栏肥 1500～2000kg/亩（猪栏粪块要打碎）；人粪每亩施用 1000kg，并覆少量泥土。每次追肥后都要适当浇水，以使肥料分解，便于植物吸收。

三、1 月下旬至 2 月上旬

1）施追肥。幼苗出土应追施肥一次。一般宜在早晨或傍晚亩施淡人粪 1000～1500kg 或 1%硫酸铵液 1000kg。以后视叶色施肥。追肥要适量，氮肥过多，会造成徒长，浓度大也易烧苗，宜多次少量。一般每次追肥后都要适当浇水，以使肥料分解，便于植物吸收。

2）拔草。延胡索浅根作物，不宜中耕松土，只能拔草，拔草次数可视杂草情况而定，以经常保持田间无杂草为原则，一般在追肥前将草拔掉，以使肥效提高。立春前后勤拔草、拔小草，前后共拔 4 次。第一次在刚出苗时进行；第二次在 2 月中旬。

四、3 月中旬至 4 月上旬

1）拔草。第三、第四次用手拔畦面、沟边的杂草。

2）灌水。延胡索喜湿润又怕积水，所以要经常注意保持土壤湿润而不积水。干旱季节或雨水偏少时及时灌水或浇水，保持土壤湿润。雨水过多要及时疏沟排水，做到畦沟内不积水。

五、留种与种栽贮藏

延胡索用块茎繁殖，收获时选当年新生的块茎，剔除母子，以无病虫害，体表整齐，直径 13～16cm 的中等块茎为好，过大减少商品用药，增加种栽用量，成本过高。过小栽种后生长势弱，产量低。在南方多雨地区，块茎收获后在室内摊晾数日，待表面泥土发白脱落叶贮藏。在北方春季少雨地区，收获后立即贮藏。选择阴凉、干燥、下雨不进水，不漏雨的地方围一长方形的圈，也可挖浅坑，地面铺 6～10cm 稍湿润的细沙，上放块茎 13～20cm 厚，上面再盖 6～10cm 厚细沙。每半月检查一次，如发现干旱，可稍加些水。过湿有腐烂现象时，则应拣去腐烂，稍加晾晒再行贮藏。

六、防病治虫

生长期发生霜霉病、锈病、菌核病等，可用 40%乙膦铝可湿性粉剂 300 倍液防治。

每隔7～10d喷一次，连续喷2或3次。菌核病可用5%氯硝铵粉剂亩施2kg，或用1∶3石灰、草木灰撒施。

【采收加工】

1. 采收

4月下旬至5月上旬采收。当地上茎叶枯黄时要及时采收，晚收会使块茎变老，品质降低。

（1）收获

收挖时先将畦面杂草清除干净，浅翻，边翻边拾块茎。然后再翻一次，敲碎土块，拾净块茎。

（2）选留块茎

选当年新生的块茎，剔除母块茎。种用块茎以直径为1.4～1.6cm为宜。

（3）贮藏

块茎在室内摊放数日，表面泥土发白脱落即可贮藏。

1）室内贮藏。选阴凉、干燥、通风的泥地，用砖或石头围成长方形，宽1m左右，长不限，先在贮藏处铺上7～10cm晒干的黄泥或细沙，其上放块茎15～20cm，再盖一层泥或沙。

2）竹箩贮藏。选择带有细孔的竹箩，箩底及四周铺上稻草或细泥，上放块茎，盖上细泥或细沙，放在阴凉干燥的室内。

2. 加工

1）分级过筛。筛孔直径为1.2cm，将块茎放在筛子上过筛，即可分大小两档。同时拣出杂草和泥块，分装入箩筐处理。

2）洗净。将块茎盛入箩筐中，放在水里或溪沟中，用脚踩或用手搓表皮，洗净后沥干。

3）水煮。用大锅一只，锅内放上清水，把水煮开，待水中有气泡上升时，将块茎倒入锅内，以浸没块茎为宜。煮时要不断搅动，使其受热均匀。煮的时间，大块茎4～6min；小块茎3～4min。在煮的过程中，要选大小适中的块茎数个进行检查，用刀横切块茎，如切面呈现黄白两色，表面块茎还需继续煮，如切面全面变成黄色，即可捞起。一锅清水可连煮3～5次，当水变成黄色混浊时，要换清水。每次放块茎时，要加些清水，使锅内的水面保持一定水位，利于加工。

4）晒干。煮好的块茎应摊在竹帘或干净的水泥地上曝晒。块茎要摊得薄、翻动要勤。晒3～4d后，放在室内返潮数天，使其内部水分外渗，再继续2～3d即可干燥。如遇雨天，可在50～60℃的烘房内烘干。干燥后的块茎用袋装入库（潘先虎，2008）。

环境、安全要求：农药、化肥等的使用必须符合国家的相关规定，不得污染环境。

【化学成分】含多种异喹啉类生物碱，有 d-紫堇碱（d-corydaline，即延胡索甲素）、dl-四氢巴马亭（dl-tetrahydropalmatine，即延胡索乙素）、原鸦片碱（protopine，即延胡索丙素）、L-四氢黄连碱（L-tetrahydrocoptisine，即延胡索丁素）、dl-四黄连碱（延胡索戊素）、L-四氢非洲防己碱（L-tetrahydrocolumbamine，即延胡索己素）、d-紫董鳞茎碱（*d*-corybulbine，即延胡索庚素）、*d*-海罂粟碱（*d*-glaucine，即延胡索壬素及延胡索癸素）、*α*-别隐品碱（*α*-allocryptopine，即去氢延胡索甲素）、辛素、壬素、子素、丑素、寅素、黄连碱、延胡索胺碱、降氧化黄连次碱（noroxyhydrastinine）、胡萝卜苷（daucosterol）、四氢小檗碱（tetrahydroberberine）、去氢延胡索胺碱及古伦胺碱、山嵛酸（behenic acid）、香草酸（vanillic acid）、对羟基苯甲酸（*p*-hydroxybenzoic acid）、*β*-谷甾醇（*β*-sitosterol）等（张晓丽等，2008；贺凯等，2007）。

【鉴别与含量测定】

一、鉴别

1. 显微鉴别

　　本品粉末绿黄色。糊化淀粉粒团块淡黄色或近无色。下皮厚壁细胞绿黄色，细胞多角形、类方形或长条形，壁稍弯曲，木化，有的成连珠状增厚，纹孔细密。螺纹导管直径 $16\sim32\mu m$。

2. 薄层鉴别

　　取本品粉末 1g，加甲醇 50ml，超声处理 30min，过滤，滤液蒸干，残渣加水 10ml 使溶解，加浓氨试液调至碱性，用乙醚振摇提取 3 次，每次 10ml，合并乙醚液，蒸干，残渣加甲醇 1ml 使溶液，作为供试品溶液。另取延胡索对照药材 1g，同法制成对照药材溶液。再取延胡索乙素对照品，加甲醇制成每毫升含 0.5mg 的溶液，作为对照品溶液。照薄层色谱法试验，吸取上述三种溶液各 $2\sim3\mu l$，分别点于同一用 1% 氢氧化钠溶液制备的硅胶 G 薄层板上，以甲苯-丙酮（9∶2）为展开剂，展开，取出，晾干，置碘缸中约 3min 后取出，挥尽板上吸附的碘后，置紫外光灯（365nm）下检视。供试品色谱中，在与对照药材和对照品色谱相应的位置上，显相同颜色的荧光斑点。

二、含量测定

　　1）色谱条件与系统适用性试验。以十八烷基硅烷键合硅胶为填充剂；以甲醇-0.1% 磷酸溶液（三乙胺调 pH 至 6.0）（55∶45）为流动相；检测波长为 280nm。理论板数按延胡索乙素峰计算应不低于 3000。

　　2）对照品溶液的制备。精密称取延胡索乙素对照品适量，加甲醇制成每毫升含 $46\mu g$ 的溶液，即得。

　　3）供试品溶液的制备。取本品粉末（过三号筛）约 0.5g，精密称定，置平底烧瓶中，精密加入浓氨试液-甲醇（1∶20）混合溶液 50ml，称定重量，冷浸 1h 后加热回流 1h，放冷，再称定重量，用浓氨试液-甲醇（1∶20）混合溶液补足减失的重量，摇匀，过滤。精密吸取续滤液 25ml，蒸干，残渣加甲醇溶解，转移至 5ml 量瓶中，并稀释至刻度，摇匀，过滤，取续滤液，即得。

　　4）测定法。精密吸取对照品溶液与供试品溶液各 $10\mu l$，分别注入液相色谱仪，测定，即得。

本品按干燥品计算，含延胡索乙素（$C_{21}H_{25}NO_4$）不得少于 0.050%。

【附注】

土元胡 *Corydalis humosa*

多年生草本。块茎圆球形，直径 0.5～1.2cm，径纤细柔弱，高约 15cm，叶有长柄，一至二回三出全裂，小裂片卵形或椭圆状卵形，宽 0.8～1.4cm，顶端有不整齐缺刻，背面粉白色。花淡紫色，总状花序；苞片椭圆卵状性；萼片 2 个，早落。蒴果椭圆形，两端渐狭。花期 4～5 月；果熟期 5 月。

产于河南伏牛山、太行山、桐柏及大别山区；生于山坡、草地、灌丛等潮湿地。在山东、江苏等省有分布。块茎含生物碱，入药，能活血散淤，理气止痛，治胸腹诸痛、月经不调等症。凡经水先期、血热无淤及血虚等症者忌用。

【参考文献】

贺凯，高建莉，赵光树. 2007. 延胡索化学成分、药理作用及质量控制研究. 中草药，38（12）：1909～1912

潘先虎. 2008. 延胡索栽培技术. 现代农业科技，5：164，165

张晓丽，曲扬，侯家鸣等. 2008. 延胡索的化学成分. 沈阳药科大学学报，25（7）：537～540

灯 心 草

Dengxincao

MEDULLA JUNCI

【概述】本品出自《开宝本草》，其茎髓可点油灯作灯心用故名。《本草纲目》云"灯心草即龙须之类。但龙须紧小而瓤实，此草稍粗而瓤虚白。吴人栽莳之，取瓤为灯炷，以草织席及蓑，他处野生者不多……降心火，止血，通气，散肿，止渴。"本品为灯心草科灯心草属植物，我国约 70 种，河南有 12 种，包括灯心草 *Juncus effusus* L.、片髓灯心草 *Juncus glaucus* Ehrh.、野灯心草 *Juncus setchuensis* Buchen.、小灯心草 *Juncus bufonius* L.、细灯心草 *Juncus gracillimus*（Buchen,）V. Krecz. Et Gontsch.、星花灯心草 *Juncus diastrophanthus* Buchen.、笄石菖 *Juncus leschenaultia* Gay.、翅灯心草 *Juncus alatus* Franch. et Savat.、小花灯心草 *Juncus lampocarpus* Ehrh.、单枝灯心草 *Juncus potaninii* Buchen.、葱状灯心草 *Juncus allioides* Franch. 及多花灯心草 *Juncus modicus* N. E. Brown，广泛分布于伏牛山区，有清心火、利小便之效，用于心烦失眠、尿少涩痛、口舌生疮等症。甘、淡，微寒。归心、肺、小肠经。

【商品名】灯心草

【别名】虎须草、赤须、灯心、灯草、碧玉草、水灯心、铁灯心、猪矢草、洋牌洞、灯芯草、虎洒草、曲屎草、老虎须、秧草、野席草、龙须草、水葱、灯蕊、白灯心

【基原】本品为灯心草科植物灯心草 *Juncus effusus* L. 的干燥茎髓。

【原植物】多年生草本。具短缩的横生根状茎。秆直立丛生，高 40～100cm，直径 1.5～4mm，绿色，具纵条纹，质地软，内部充满乳白色的髓，基部被有红褐色鳞状叶，长可达 15cm，先端具细芒状小刺。花序侧生，形状有变化，有的为紧密球形，其

直径 1~2cm，有的具展开的分枝；花长 2~2.5mm，灰黄色，花被片狭披针形，先端尖，边缘膜质，微有缺刻；雄蕊通常 3 枚，稀为 4 枚或 6 枚，长为花被片的 2/3，花药短于花丝；雌蕊花柱很短，柱头 3 叉。硕果长圆形，具 3 个完整的隔，略短于花被片或几与之等长，先端钝，微凹陷；种子长约 0.5mm，黄褐色，卵状长圆形。花期 7~8 月；果熟期 8~10 月（丁宝章和王遂义，1997）。

【药材性状】本品呈细圆柱形，长达 90cm，直径 0.1~0.3cm。表面白色或淡黄白色，有细纵纹。体轻，质软，略有弹性，易拉断，断面白色。气微，无味（中华人民共和国药典委员会，2005）。

【种质来源】本地野生或栽培

【生长习性及基地自然条件】灯心草喜温暖，生于潮湿地带及沟渠旁边。一般栽培在肥沃的水田里。

【种植方法】

一、繁殖方法

以分株繁殖为主。

（1）选地与整地。选择容易排灌的水田，先把田犁翻、耙沤、耙平，施足人畜粪肥作底肥。

（2）种植。一般是春种。挖取老蔸分成 8~10 根一窝，像栽水稻一样，按行株距各 30~45cm 栽在田里。

二、田间管理

（1）中耕除草。第一次在 3~4 月，这时已发新苗，用脚薅草时，要把所栽的老蔸踩到泥里，第二次除草在 6 月。

（2）追肥及灌水。追肥和除草同时进行，每年 2 次，肥料以畜粪水为主，亦可适当施一些化肥，苗期要经常保持浅水，以利生长，这样可连续收获 3~4 年。

【采收加工】灯心草在栽种当年秋季茎尖开始枯黄时采收。把割下的茎秆稍晾干后，在两竹片中间绑上一根大针，把灯心草放在两竹片中间，用针尖刺破灯草，两手同时向相反方向拉开，灯心即脱出，把灯心扎成小把，晒干即成。灯心草应打捆，外包草席，放置干燥处，不要重压。以条长、粗壮、色白、体轻者为佳。

【化学成分】茎髓含多种菲类衍生物，已分离得到：灯心草二酚（effusos）、6-甲基灯心草二酚（juncusol）、灯心草酚（juncunol）、2,6-二羟基-1,7-二甲基-5-乙烯基-9，10-二氢菲（2,6-dihydroxy-1,7-dimethyl-5-ethenyl-9,10-dihydrophenanthrene）、2,7-二羟基-1,8-二甲基-5-乙烯基-9,10-二氢菲（2,7-dihydroxy-1,8-dimethyl-5-ethenyl-9,10-dihydrophenanthrene）、2,8-二羟基-1,6-二甲基-5-乙烯基-9,10-二氢菲（2,8-dihydroxy-1,6-dimethyl-5-ethenyl-9,10-dihydrophenanthrene）、8-羟基-2-甲氧基-1,6-二甲基-5-乙烯基 9,10-二氢菲（8-hydroxy-2-methoxy-1,6-dimethyl-5-ethenyl-9,10-dihydrophenan-threne）、2-羟基-7-羧基-1-甲基-5-乙烯基-9,10-二氢菲（2-hydroxy-7-carboxy-1-methyl-

5-ethenyl-9, 10-dihydrophenanthrene)、2-羟基-8-羧基-1-甲基-5-乙烯基-9, 10-二氢菲
（2-hydroxy-8-carboxy-1-methyl-5-ethenyl-9, 10-dihydrophenanthrene）、2, 3-二羟基-1,
7-二甲基-5-乙烯基-9, 10-二氢菲（2, 3-dihydroxy-1, 7-dimethyl-5-ethenyl-9, 10-dihydro-
phenanthrene）、灯心草酮（juncunone）、5-甲酰基-2-羟基-1, 8-二甲基-7-甲氧基-9, 10-
二氢菲（5-formyl-2-hydroxy-1, 8-dimethyl-7-methoxy-9, 10-dihydrophenanthrene）、5-
甲酰基-2, 6-羟基-1, 7-二甲基 9, 10-二氢菲（5-formyl-2, 6-dihydroxy-1, 7-dimethyl-9, 10-
dihydrophenanthrene）、5-（1-羟乙基）-2, 6-二羟基-1, 7-二甲基-9, 10-二氢菲［5-（1-
hydroxyethyl）-2, 6-dihydroxy-1, 7-dimethyl-9, 10-dihydrophenanthrene］、5-（1-甲氧基
乙基）-2, 6-二羟基-1, 7-二甲基 9, 10-二氢菲［5-（1-methoxyethyl）-2, 6-dihydroxy-1, 7-
dimethyl-9, 10-dihydrophenanthrene］、5-（1-羟乙基）-2, 8-二羟基-1, 7-二甲基-9, 10-二氢菲
［5-（1-hydroxyethyl）-2, 8-dihydroxy-1, 7-dimethyl-9, 10-dihydrophenanthrene］、2, 6-二羟
基-1, 7-二甲基-9, 10-二氢菲（2, 6-dihydroxy-1, 7-dimethyl-9, 10-dihydrophenanthrene）、
去氢灯心草二酚（dehydroeffusol）、去氢灯心草醛（dehydroeffusal）、去氢-6-甲基灯心
草二酚（dehydrojuncusol）。还含 2, 8-二羟基-1, 7-二甲基-5-乙烯基-10, 11-二氢二苯并
［b, f］氧杂庚烷（2, 8-dihydroxy-1, 7-dimethyl-5-ethenyl-10, 11-dihydrodibenz[b, f]-ox-
epin）、α-单-对-香豆酸甘油酯（α-mono-p-coumaroyl glyceride）、木樨草素（luteolin）。
全草含挥发油，内有：芳樟醇（linalool）、2-十一烷酮（2-undecanone）、2-十三烷酮
（2-tridecanone）、4-对-芋烯-3 酮（p-menth-4-en-3-one）、1, 2-二氢-1, 5, 8-三甲基萘
（1, 2-dihydro-1, 5, 8-trimethyl naphthalene）、α 及 β-紫罗兰酮（ionone）、β 甜没药烯
（β-bisabolene）、β-苯乙醇（β-phenylethyl alcohol）、苯酚（phenol）、对-甲基苯酚（p-
cresol）、6, 10, 14-三甲基-2-十五烷酮（6, 10, 14-trimethylpentadecan-2-one）、丁香油
酚（eugenol）、二氢猕猴桃内酯（dihydroactinidiolide）、α-香附酮（α-cyperone）、香草
醛（vanillin）、癸酸（capric acid）、月桂酸（lauric acid）、肉豆蔻酸（myristic acid）、
硬脂酸（stearic acid）、油酸（oleic acid）、亚油酸（linoleic acid）以及 C_{12} 至 C_{24} 的烃
类。又含苯丙氨酸（phenylalanine）、正缬氨酸（norvaline）、甲硫氨酸（methionine）、
色氨酸（tryptophane）、β-丙氨酸（β-alanine）等氨基酸和由二分子谷氨酸（glutamic
acid）与一分子缬氨酸（valine）组成的三肽（tripeptide）以及葡萄糖（glucose）、半
乳糖（galactose）、阿拉伯聚糖（araban）、木聚糖（xylan）甲基戊聚糖（methylpen-
tosan）等糖类。还含木樨草素、木樨草素-7-葡萄糖苷（luteolin-7-glucoside）、β-谷甾醇
（β-sitosterol）和 β-谷甾醇葡萄糖苷（β-sitosterol glucoside）等。含三肽类为 γ-谷氨酰-
缬氨酰-谷氨酸，并含芹素（为 5, 7, 4-三羟基黄酮）。茎髓含纤维、脂肪油、蛋白质等。
茎含多糖类，髓含阿拉伯聚糖（araban）、木聚糖（xylan）、甲基戊聚糖（methyl pen-
tosan）。又报道灯心草尚含鞣酐（phlobaphene）及由二分子谷氨酸和一分子缬氨酸组
成的三肽；并含木樨草素-7-葡萄糖苷（luteolin-7-glucoside）（luteolin）。地上部分含 β-
谷甾醇、厄弗酚（effusol）（陈玉和杨光忠，2005；李红霞等，2006；单承莺等，
2008）。

【鉴别】

1) 本品粉末类白色。全部为星状薄壁细胞，彼此以星芒相接，形成大的三角形或

四边形气腔，星芒 4～8 个，长 5～51μm，宽 5～12μm，壁稍厚，有的可见细小纹孔，星芒相接的壁菲薄，有的可见 1 或 2 个念珠状增厚。

　　2）取本品粉末 1g，加甲醇 100ml，加热回流 1h，放冷，过滤，滤液蒸干，残渣用乙醚 2ml 洗涤，弃去乙醚液，加甲醇 1ml 使溶解，作为供试品溶液。另取灯心草对照药材 1g。同法制成对照药材溶液。照薄层色谱法（《中华人民共和国药典》2005 版附录 Ⅵ B）试验，吸取上述供试品溶液 3～5μl 和对照药材溶液 3μl，分别点于同一硅胶 G 薄层板上，以环己烷-乙酸乙酯（10：7）为展开剂，展开，取出，晾干，喷以磷钼酸乙醇溶液，在 105℃加热至斑点显色清晰。供试品色谱中，在与对照药材色谱相应的位置上，显相同颜色的主斑点。

　　【附注】

1. 片髓灯心草 *Juncus glaucus* Ehrh.

　　多年生草本。根稀疏，具直伸根状茎。秆直立，高 60～80cm，直径 2～3.5mm，纵沟纹内具间断的片状髓。鳞状叶红褐到黑褐色，长达 10cm，叶片退化为细小的针刺状。长侧枝聚伞花序含花多数，密集，分枝长达 7cm，叶状苞长 7～14cm；小苞片卵状披针形，长 1.5mm；花被片狭披针形，长 2.5～3.5cm，内轮略短于外轮；雄蕊 6 枚，长约为花被片的 1/2，花药短于花丝；雌蕊具 3 室子房。蒴果几与花被片等长，黄褐色，先端具 1 短尖；种子红褐色，长圆形，长约 0.5mm。花期 6～7 月；果熟期 7～9 月。产于伏牛山、太行山；生于山谷、河滩水湿处。

2. 野灯心草 *Juncus setchuensis* Buchen.（*J. setchuensis* Buchen. var *effusoides* Buchen.）

　　多年生草本，根状茎短缩，形成根头状。根稀疏，较坚硬，灰褐色。秆直立，高 30～50cm，直径 1～1.5mm，灰绿色，具细纵条纹。叶基生，叶鞘红褐到棕褐色，上部具膜质边缘，叶片退化为短小刺芒状。花序分枝长 1～3cm，叶状苞长 10～15cm；花被片卵状披针形，长 2～3mm，先端尖，具膜质边缘，内轮与外轮几等长。果实圆球形，果熟时棕褐色，直径约 2mm；种子细小，棕褐色。花期 6～8 月；果熟期 8～9 月。产于伏牛山、大别山及桐柏山；生于水边、浅水中。

3. 小灯心草 *Juncus bufonius* L.

　　一年生草本。须根细弱。秆光滑，具纵沟纹，上部绿色，基部红褐色，高 10～30cm，直立或倾斜，丛生，从基部即分枝。叶基生和茎生，鞘部膨胀，稍具膜质边缘，叶片细弱，长 2～5cm，宽约 1mm。二歧聚伞花序，花生于侧枝或小枝顶端，排列由疏松到紧密甚至为头状，长 3～7mm，每花下具 3 片卵状膜质苞片；外轮花被片 3 枚，披针形，先端尖，边缘膜质，内轮 3 枚全为膜质，较短，先端较钝；雄蕊 6 枚，稀为 3 枚，长为花被的 1/3～1/2；花药浅黄色，基生，比花丝短；雌蕊具短的花柱，柱头向外弯曲。蒴果三角状圆柱形，褐色，几与内轮花被等长，先端具尖头，成熟即开裂；种子褐色，卵形，长 0.3～0.4mm。花期 6～7 月；果熟期 7～8 月。产于各地；生于河岸、池沼旁水湿处。

4. 细灯心草 *Juncus gracillimus* (Buchen,) V. Krecz. Et Gontsch. (*J. compressus* Jacq. var. *gracillimus* Buchen.)

多年生草本。具短缩的横走根状茎。基部有笋形的芽，外被鳞片。秆直立，细弱丛生，高 30～80cm，直径约 2mm，光滑，具细纵纹。叶基生和茎生，叶鞘边缘膜质，有叶耳，叶片细长，边缘常稍卷，窄条形，长 10～16cm，宽 0.5～1mm。复聚伞花序成圆锥形，花在分枝上单生；总苞片叶状，先出叶卵形，膜质；花被片 6 枚，卵状矩圆形，长约 2mm，顶端钝，内轮 3 枚稍宽，背部褐色，边缘色淡，近膜质；雄蕊 6 枚，长约为花被片的 2/3，花药比花丝稍长或几乎等长。蒴果卵形，褐色，光亮，长约 2.5mm；种子椭圆形，褐色，先端扁斜，呈喙状，长约 0.3mm，表面具条纹。花期 5～7 月；果熟期 7～8 月。产于各地；生于河岸、池沼边缘浅水处。

5. 星花灯心草 *Juncus diastrophanthus* Buchen.

多年生丛生草本。须根稠密细弱。秆高 20～30cm，微扁平，上部两侧略具狭翅，干后有纵条纹。叶片 4 个，基生叶为鞘状，几全部抱茎；茎生叶长 7～10cm，宽 2.5～3mm，直立，具不明显的间隔，叶鞘边缘膜质，长 1.5～3.5cm。花序宽大，几与秆等长，2～3 次或多次分歧具披针形而带芒尖的苞片；花序头为星芒状球形，具小花 7～15 朵；小花下部具宽披针形的小苞；花被片狭披针形，长约 4.5mm，几等长，具显著中脉，先端具刺状尖芒；雄蕊 3 枚；子房长三棱形，柱头 3 裂，裂片纤细。果实长圆柱状三棱形，长 4～5mm；种子倒卵状椭圆形，褐色，有纤细纵纹，两端有小尖头。花期 6～7 月；果熟期 7～8 月。产于伏牛山西峡、南召、内乡、淅川；生于山沟水旁、河滩。

6. 笋石菖 *Juncus leschenaultia* Gay.

又名江南灯心草，多年生草本，簇生；根茎短，密生须根，茎近圆柱形，高 15～35cm。叶有叶耳，叶片压扁，条形或近圆柱形，中空而有横隔。花序复聚伞状，由数个小头状花序构成，每个小头状花序有 3～8 朵花；先出叶披针形；花被片 6 枚，条状披针形，淡绿色，等长，长 3.5mm；雄蕊 3 枚，长约为花被片的 1/2，花丝比花药长 2 倍。蒴果三棱状圆锥形，与花被等长或稍长；种子长卵形，有小尖头。产于伏牛山、大别山及桐柏山；生于溪旁、水边、潮湿草地。

7. 翅灯心草 *Juncus alatus* Franch. et Savat.

多年生草本，丛生。须根灰白色，细弱。秆直立，质地软，扁平，并具窄翅，高 30～50cm，宽 3～5mm，在纵的沟纹中有不显著的横隔。叶片长达 10cm，宽 2.5～4mm；叶鞘两侧扁，松弛抱茎，具膜质边缘，在与叶片交接处形成微小叶耳。花序由 6～20 个小头状花序构成呈复聚伞状花序；总苞片叶片状；小头状花序有 4～7 朵花；先出叶卵形；花被片 6 枚，披针形，顶端尖，内轮 3 枚稍长，淡绿色或黄褐色，长约 3.5mm；雄蕊 6 枚，长约为花被片的 2/3；雌蕊柱头三叉状线形。蒴果三棱状圆柱形，长约 4.5mm，淡红褐色；种子长圆形，表面具纵条纹，黄褐色，长约 0.4mm。花期 5～6 月；果熟期 7～8 月。产于伏牛山、大别山及桐柏山；生于浅水中及潮湿地。

8. 小花灯心草 *Juncus lampocarpus* Ehrh.

多年生草本。具短缩根状茎。秆直立，丛生，高 25～40cm，扁平，具纵条纹。叶片扁平，宽1.5mm，基生者长约20cm，茎生者长约10mm，具明显的横隔；叶鞘松弛抱茎，具膜质边缘，在与叶片交界处形成窄狭叶耳。花序由数个小头状花序构成聚伞状，小头状花序有4～10朵花；花被片6枚，等长，黄绿色或后变褐色，披针形，长2.5～3mm；雄蕊6枚，长约为花被片的1/2，花药与花丝近等长或较短；雌蕊柱头三叉状，果时反曲。蒴果黑褐色或褐色，光亮，三棱状，较花被片长；种子纺锤形，两端尖，具纵条纹及小横隔纹，长0.5mm。花期6～7月；果熟期8～9月。产于各地；生于水边、河滩及湿地。

9. 单枝灯心草 Juncus potaninii Buchen. （J. luzuliformis Franch. var potaninii Buchen）

　　多年生细弱草本。须根纤细。秆直立丛生，光滑，高10～15cm。叶片扁平，毛发状，茎中部者长达10cm，花序下部者刺毛状，长1～1.5cm；叶鞘松弛抱茎，具膜质边缘，在与叶片交接处具有钝圆的叶耳。花序常单独顶生，通常含花1～2朵，稀含3朵，聚为头状；小花基部具两个膜质苞片，苞片一长一短，先端渐尖，基部稍联合；花长4～6mm；花被片6枚，略与花被片等长或稍过之，花丝纤细，略短于花被片，花药特短，长不及1mm；雌蕊具1mm左右的花柱，柱头短而具粗厚的三分叉。果实略倒卵状长圆形，长出花被片；种子纺锤形，连同两端的白色附属物长约0.8mm。花期7～8月；果熟期8～10月。产于伏牛山西峡鸡脚尖、栾川老君山、卢氏大块地；生于海拔2000m以上的林下阴湿岩石缝中。

10. 葱状灯心草 Juncus allioides Franch.

　　多年生草本。具短的横走根茎。秆少数丛生，直立，高30～50cm，光滑，草绿色，基部被有褐色鳞状叶。叶片扁圆筒形，直径1～1.5mm，具明显横隔，基生者长达30cm，茎生者长2～5cm，先端钝且呈黄褐色；叶鞘具膜质边缘，在与叶片交接处形成长达2～3mm的叶耳。花序由多花集为头状，下面被以灰色或褐色的披针形膜质苞片；花具不等长的小花梗或几无梗；小花梗长3～4mm；花被片灰白色，膜质，披针形，长6～7mm；雄蕊6枚，花药浅黄色，长约2mm，伸出花外，花丝长4～6mm；雌蕊具较长的花柱，柱头3裂，线形。蒴果长卵圆形，两端皆具白色附属物。花期7～8月；果熟期9月。河南仅见于伏牛山栾川老君山、西峡鸡脚尖；生于海拔2000m以上的溪旁潮湿处。

11. 多花灯心草 Juncus modicus N. E. Brown

　　多年生细弱草本。须根短小细弱。秆直立丛生，高10～15cm，直径0.5～0.8mm，光滑，质地较软，具纵条纹，基部被有褐色叶状鳞片。叶为发状的扁圆筒形，向上斜伸，中部者长5～6cm，上部者刺毛状，长约1cm；叶鞘松弛抱茎，具膜质边缘，在与叶片交界处形成钝圆形叶耳。花序为头状，顶生，含4～9朵花，直径7～10mm；花长5～6mm，具短梗或近无梗，具膜质苞片；花被片6枚，窄披针形，长约4mm，草黄色；雄蕊6枚，花丝细长，长超出花被，花药长约1.5mm，伸出花外，比花丝短约1/2；雌蕊具长约1.5mm的花柱，柱头三叉线状。蒴果长5～6mm，成熟黄褐色；种子扁纺锤形，连同两端的附属物长约1.5mm。花期7～8月；果熟期8～9月。产于伏牛山西峡鸡脚尖；生于海拔 2000m 以上的水边潮湿地方。

【主要参考文献】

陈玉，杨光忠. 2005. 灯心草属植物菲类化合物结构和生物活性的研究进展. 天然产物研究与开发，17（4）：496

丁宝章，王遂义. 1997. 河南植物志. 第四册. 郑州：河南科学技术出版社，348

李红霞，陈玉，梅之南等. 2006. 灯心草化学成分的研究. 中药材，29（11）：1186

单承莺，叶永浩，姜洪芳等. 2008. 灯心草化学成分研究. 中药材，31（3）：374

中华人民共和国药典委员会. 2005. 中华人民共和国药典. 北京：化学工业出版社，100

百 部

Baibu

RADIX STEMONAE

【概述】百部始载于《名医别录》，列为草部中品。《本草经集注》云：百部"山野处处有，根数事相连，似天门冬而苦强"。《图经本草》："百部根，旧不出州土，今江、湖、淮、陕、齐、鲁州郡皆有之。春生苗，作藤蔓，叶大而尖长，颇似竹叶，面青色而光，根下作撮如芋子，一撮乃十五六枚，黄白色。"百部味甘、苦，性微温，归肺经。块根入药，有润肺下气止咳，杀虫之功效。常用于新久咳嗽，肺痨咳嗽，百日咳；外用于头虱，体虱，蛲虫病，阴痒。蜜百部润肺止咳，用于阴虚劳嗽。百部在河南伏牛山区、桐柏山区等地均有广泛种植。生于山坡林下。

【商品名】百部

【别名】百条根、百部草、直立百部、九丛根、闹虱药、百奶、百步、牛虱鬼

【基原】本品为百部科植物直立百部 *Stemona sessilifolia*（Miq.）Miq. 的干燥块根。

【原植物】多年生草本。块根肉质，纺锤状，长 4～10cm。茎直立，高 30～60cm，不分枝，亚灌木状。叶通常 3～4 枚轮生，卵状矩圆形或卵状披针形，长 3.5～6cm，宽 1.5～4cm，顶端短尖，基部楔形，近无柄，主脉 5～7 条，中间 3 条较明显。花单生于叶脉，通常出自茎下部鳞片腋内；花梗长 1～2cm，花被片 4 枚，2 轮，披针形，长 1～1.5cm，宽 2～3mm；雄蕊 4 枚，紫红色，花丝短，花药条形，长约 3.5mm，顶端具狭卵形的附属物，药隔直立，延伸为披针形的附属物，长约为花药的 2 倍。蒴果卵形，稍扁，熟时开裂为 2 瓣，具种子数粒。花期 6～8 月；果熟期 7～9 月（丁宝章和王遂义，1997）。

【药材性状】呈纺锤形，上端较细长，皱缩弯曲，长 5～12cm，直径 0.5～1cm。表面黄白色或淡棕黄色，有不规则深纵沟，间或有横皱纹。质脆，易折断，断面平坦。角质样，淡黄棕色或黄白色，皮部较宽，中柱扁缩。气微，味甘、苦。

【种质来源】本地野生或栽培

【生长习性及基地自然条件】百部喜温暖湿润的气候，怕干旱，耐寒冷。年平均气温 16～21℃，年降雨量 1300mm 以上，空气相对湿度 80% 适宜百部生长。对土壤

要求较严格，要求土层深厚、疏松肥沃、排水良好的沙质壤土。

【种植方法】

一、立地条件

百部块根多分布于 30cm 以下的深土层中，因此宜选土层深厚、疏松肥沃的沙质壤土。

选地整地：秋季于前作收获后，深翻土壤 33cm 以上，并整细耙平。于栽前每亩施入堆肥或土杂肥 1500kg、过磷酸钙 20kg、草木灰 10kg，翻入土中做基肥。作 1.3m 宽的高畦，畦沟宽 40cm，四周开好较深的排水沟。

二、繁殖方法

采用种子繁殖和分株繁殖均可。

1. 种子繁殖

南方宜秋播，北方宜春播。春播，于 3 月上旬至 4 月初进行。在整好的苗床畦面上，按行距 25cm 开横沟条播，沟深 7~9cm，然后按每沟播种 100 粒，均匀地将种子撒入沟内。播后浇施腐熟人粪尿，加火土灰 1 把，再覆盖细土，厚约 1cm，上盖草保温保湿，至 4 月中、下旬即可出苗。齐苗后，揭去盖草，及时除草。6 月进行第一次松土、间苗，每隔 2cm 左右留壮苗 1 株，并结合追肥 1 次，每亩施用稀薄人畜粪水 1500kg。8 月进行第二次松土除草，结合每亩追施腐熟人畜粪水 2000kg。培育 1 年，于当年秋冬季即可移栽。每亩播种量约 4kg。一般育 1 亩地苗，可供移栽大田 10 亩。秋播于 9~10 月进行，方法同春播；第二年春季出苗，当年秋后移栽。

2. 分株繁殖

每年收获百部时，剪下大块根供药用，将小块根按上部根芽多少，分割成数株，每株须有壮芽 1 或 2 个，并带有小块根 2 或 3 个。栽时按行株距 25cm×25cm 挖穴，每穴栽 1 株。使根芽向上，垂直栽下，不能横栽或斜栽。秋栽后于翌春 2 月下旬出苗，20d 左右齐苗，然后按常规加强苗床管理，当年秋冬即可移栽于大田。

三、移栽技术

于秋、冬季或第二年早春百部芽尚未萌发前进行。每株分株苗至少要有 3 个以上的小块根，移栽才能成活。栽植密度：按行株距 40cm×30cm 挖穴，穴深 15cm 左右，穴底平整，每穴栽苗 1 株。栽时将小根块铺平于穴底，向四周散开，然后覆盖细土稍压紧，浇 1 次透水，最后覆土搂平畦面。

四、田间管理

1）中耕除草、追肥。4 月齐苗后，第一次中耕除草，结合追肥每亩施入人畜粪水 1500kg；第二次于 6 月花果期，中耕除草后每亩施入人畜粪水 2000kg；第三次 7~8 月只中耕除草，不追肥；第四次于冬季倒苗后，每亩用土杂肥 2000kg 与过磷酸钙 50kg

混合拌匀后，撒施于土面，在中耕除草后将其压入土中，结合培土壅兜，以利百部安全越冬，并要清理和疏通排水沟，防止积水烂根。

2）设立支柱。直立百部苗小株高，应于株旁立1支柱，以防倒伏（韩学俭，2009）。

五、病虫害防治

1. 病害

叶斑病

1）为害症状：由真菌引起。受害后叶片上病斑椭圆形，直径1~2mm，黄褐色，上生小黑点（病原菌的分生孢子器）。一般于5月发生，6~8月严重。

2）防治技术：①发病初期可摘除病叶，防止其蔓延危害；②喷洒1:1:100的波尔多液。

2. 虫害

（1）红蜘蛛

1）为害症状：7~8月发生，以成、幼虫群集于叶背或嫩茎上吸食汁液并拉丝结网，使叶变黄，脱落。花盘和果实萎缩、干瘪。

2）防治技术：①冬季清园，拾尽枯枝落叶，深埋或烧毁，并喷波美1~2度石硫合剂，消灭越冬虫口；②4月份开始喷波美1~2度石硫合剂或40%三氯杀螨砜可湿性粉剂1500~2000倍液，每周1次，连续数次。

（2）蜗牛

1）为害症状：5~6月多雨季节发生，危害幼苗。

2）防治技术：每日清晨在田间撒石灰或茶籽饼防治（张含波和臧萍，2007）。

六、留种技术

3年生百部才能开花结果。于7~9月当茎叶枯黄、蒴果由绿色变为黄褐色、种子近暗紫色时，即可采集。后期开花结的种子都不成熟。果实采后置于通风干燥处晾干数日，待果壳开裂后种子自行脱出，然后收集种子，筛去杂质，晒干储藏备用。

【采收加工】

1. 采收

百部一般于移栽后2~3年采收。每年于秋冬季倒苗后至早春萌发前均可进行挖取。

2. 炮制

1）百部：除去杂质，洗净，润透，切厚片，干燥。本品呈不规则厚片、或不规则条形斜片；表面灰白色、棕黄色，有深纵皱纹；切面灰白色、淡黄棕色或黄白色，角质样；皮部较厚，中柱扁缩。质韧软。气微、味甘、苦。

2）蜜百部：取百部片，照蜜炙法（《中华人民共和国药典》2005版一部附录ⅡD）炒至不粘手。每100kg百部，用炼蜜12.5kg。本品形同百部片，表面棕黄色或褐棕色，略带焦斑，稍有黏性。味甜。

　　环境、安全要求：农药、化肥等的使用必须符合国家的相关规定，不得污染环境。

　　【化学成分】直立百部根含多种生物碱，主要有百部碱（stemonine）、原百部碱（protostemonine）、对叶百部碱（tuberostemonine）（图 7）、百部定碱（stemonidine）、异百部定碱（isostemonidine）、霍多林碱（hordorine）、直立百部碱（sessilis temonine）等成分（李琳和钱捷，2009）。

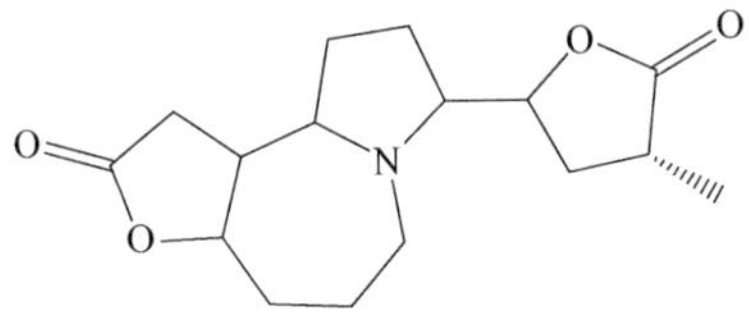

百部碱 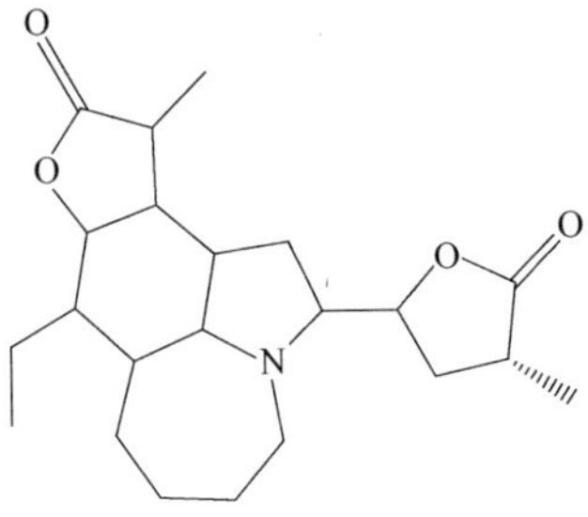　　　　　　　　　　　　　　对叶百部碱

图 7　百部中部分生物碱的结构式

【鉴别与含量测定】

一、鉴别

1. 显微鉴别

　　1）本品横切面：直立百部 根被为 3 或 4 列细胞，壁木栓化及木化，具致密的细条纹。皮层较宽。中柱韧皮部束与木质部束各 19～27 个，间隔排列，韧皮部束内侧有少数非木化纤维；木质部束导管 2～5 个，并有木纤维及管胞，导管类多角形，径向直径约至 $48\mu m$，偶有导管深入至髓部。髓部散有少数细小纤维。

　　2）粉末特征：灰黄色。①根被细胞淡黄棕色或无色。表面观呈长方形或长多角形，壁木栓化及木化，整个细胞壁均有致密交织的细条纹。②具缘纹孔导管直径 16～$80\mu m$，导管分子端壁常倾斜，具长的梯形穿孔板，具缘纹孔较密，有的横向延长并数个连接。③内皮层细胞表面观呈长方形，直径约至 $24\mu m$，壁稍厚，纵向壁细波状或螺旋状弯曲，横向壁平直，非木化或微木化。④木纤维较长，直径 12～$24\mu m$，壁稍厚，木化，具单斜纹孔或具缘纹孔，纹孔口相交成人字形或十字形。⑤导管旁木薄壁细胞长方形，端壁平截，少数稍倾斜或一端渐尖，直径 22～$35\mu m$，有较大的类圆形单纹孔。⑥草酸钙针晶较少，常不规则充塞于薄壁细胞中甚细，长约 $60\mu m$ 少数较粗，直径约 $5\mu m$，似细柱状。

2. 理化鉴别

　　生物碱反应：取本品粉末 5g，加 70% 乙醇 50ml，加热回流 1h，过滤，滤液蒸去乙醇，残渣加浓氨试液调节 pH 至 10～11，再加三氯甲烷 5ml 振摇提取，分取三氯甲烷层，蒸干，残渣加 1% 盐酸溶液 5ml 使溶解，过滤。滤液分为两份：一份中滴加碘化铋钾试液，生成橙红色沉淀；另一份中滴加硅钨酸试液，生成乳白色沉淀。

二、含量测定

百部中总生物碱的含量测定。

1）实验原理及条件。采用雷氏盐比色法，雷氏盐在酸性介质可与生物碱类成分定量地生成难溶于水的有色配合物。生物碱雷氏盐沉淀易溶于丙酮，丙酮所呈现的吸收特征是由于分子结构中硫氰酸铬铵部分，而不是结合的生物碱部分，在 523nm 处有最大吸收。因此，即可以将此沉淀过滤洗净后，溶于丙酮直接比色测定，换算生物碱的含量。

2）供试品溶液的制备。取药材粉末 20g，以 17 倍量 0.1mol/L 盐酸进行渗滤，精密量取 15 倍量渗滤液。精密量取 75ml 渗滤液，加入新鲜配制的 2‰雷氏盐饱和溶液 10ml，冰水中冷却 1h，用干燥滤纸抽滤得沉淀，沉淀物干燥后以丙酮溶解，定容于 25ml 量瓶中，即得。

3）测定法。以丙酮为空白，在 523nm 处进行比色测定，换算成生物碱的含量即可（高卫东等，2007）。

【主要参考文献】

丁宝章，王遂义. 1997. 河南植物志. 第四册. 郑州：河南科学技术出版社，354，355

高卫东，高英，李卫民. 2007. 对叶百部药材质量标准的探讨. 中国医院药学杂志，27（6）：843，844

韩学俭. 2009. 百部繁育技术. 科学种养，（4）：16，17

李琳，钱捷. 2009. 直立百部中生物碱的研究现状. 浙江化工，40（3）：17～22

张含波，臧萍. 2007. 百部的栽培技术. 特种经济动植物，（3）：42

白 屈 菜

Baiqucai

HERBA CHELIDONII

【概述】白屈菜为伏牛山大宗药材。始载于《救荒本草》云："白屈菜生田野中。苗高一二尺，初作丛生，茎叶皆青白色，茎有毛刺，梢头分叉，上开四瓣黄花，叶颇似山芥菜叶，而花叉极大，又似漏芦叶而色淡。"本品性苦，凉。有毒。归肺、心、肾经。具有镇痛、止咳、利尿、解毒。本品曾收载于《中华人民共和国药典》1977 版一部，2010 版又重新将其收载。可用于治疗胃痛、腹痛、肠炎、痢疾、慢性支气管炎、百日咳、咳嗽、黄疸、水肿、腹水、疥癣疮肿、蛇虫咬伤。

产河南各山区，生于山坡、路旁 、林缘。

【商品名】白屈菜

【别名】地黄连、牛金花、土黄连、八步紧、断肠草、山西瓜、雄黄草、山黄连、假黄连、小野人血草、黄汤子、胡黄连、小黄连

【基原】为罂粟科白屈菜属植物白屈菜 *Chelidonium majus* L. 以全草入药。花盛

期采收，割取地上部，晒干或鲜用。

【原植物】多年生草本，有黄色汁液。主根粗壮，圆锥形，土黄色或暗褐色，密生须根。茎高 30～100cm，直立，多分枝。叶有长柄，1～2 回羽状分裂，裂片倒卵形，先端钝，边缘具不整齐缺刻，表面近无毛，背面疏生短柔毛，有白粉。花黄色，数朵生于枝端成伞形花序，花梗细长；萼片 2 个，椭圆形，长约 5mm，疏生柔毛，早落；花瓣倒卵形，或长圆状倒卵形，长 8～16mm，宽 6～10mm。蒴果长 2～4cm，径 2～3mm，纵裂；种子卵形，暗褐色，表面有网状和鸡冠状突起。花期 6～8 月；果实 7～10 月成熟。

【药材性状】本品根圆锥状，多有分枝，密生须根。茎干瘪中空；表面黄绿色或绿褐色，有的可见白粉。叶互生，多皱缩、破碎；完整者为 1～2 回羽状分裂，裂片近对生，先端钝，边缘具不整齐的缺刻；上表面黄绿色，下表面绿灰色，具白色柔毛，脉上尤多。花瓣 4 片，卵圆形，黄色，雄蕊多数，雌蕊 1 个。蒴果细圆柱形；种子多数，卵形，细小，黑色。气微，味微苦。

【种质来源】本地野生或栽培

【生长习性及基地自然条件】白屈菜喜温暖湿润气候，耐寒。一般土壤都可栽培，但以疏松、肥沃，排水良好的沙质土壤为好。

【种植方法】

一、立地条件

根据白屈菜的生物特性和对生态环境条件的要求，选择土壤肥沃、质地疏松、排水良好、保水力强的沙质壤土栽培，有利于生长发育。白屈菜为多年生宿根性草本植物，要求土层深厚、土质肥沃，应在选好土地的基础上进行深翻，一般为 30～40cm。结合樊迪施底肥，以腐熟有机肥料为佳，每亩施 5000～6000kg，过磷酸钙 25kg，翻后要整平耙细。

二、作畦

与播种前 7～10d。

栽培技术 种子繁殖。春、夏、秋季均可播种，按行距 100cm 开浅沟，播种时将种子与倍量细沙混拌均匀，条播，覆土 5cm，轻轻镇压，浇水。春播、秋播者 15d 左右出苗，苗出齐后，过密处应间拔，株距 25～30cm，并清除杂草。

三、病虫害防治

生长期间有棉红蜘蛛为害茎叶。发生期可用 40％水胺硫磷 1500 倍液，或 20％双甲醚乳油 1000 倍液喷雾防治（李胜琴，2007）。

【采收加工】5～7 月开花时采收地上部分，置通风处干燥。

环境、安全要求：农药、化肥等的使用必须符合国家的相关规定，不得污染环境。

【化学成分】

1) 生物碱：白屈菜碱（chelidonine）、白屈菜如宾碱（chelirubine）、原阿片碱（protopine）、α-高白屈菜碱（α-homochelidonine）、β-高白屈菜碱（β-homochelidonine）、γ-高白屈菜碱（γ-homochelidonine）、白屈菜玉红碱（chelirubine）、白屈菜默碱（chelidimerine）、人血草碱（stylopine）、隐品碱（cryptopine）、别隐品碱（allocryptopine）、小檗碱（berberine）、黄连碱（coptisine）、l-四氢黄连碱（l-tetrahydrocoptisine）、dl-四氢黄连碱（dl-tetrahydrocoptisine）、白屈菜红碱（chelerythrine）、血根碱（sanguinarine）、鹰爪豆碱（sparteine），羟基白屈菜碱（hydroxychelidonine）即氧化白屈菜碱（oxychelidonine）、白屈菜胺碱（chelidamine）、氧化血根碱（oxysanguinarine）、紫堇沙明碱（corysamine）、白屈菜定碱（chelamidine）、白屈菜明碱（chelamine）、斯帕亭碱（spateine）、甲氧基白屈菜碱（methoxychelidonine）、屈菜黄碱（chelilutine）、白屈菜胺（chelidamine）、高白屈菜碱（homochelidonine）、羟基血根碱（hydroxysanguinarine）即氧化血根碱（oxysanguinarine）、6-甲氧基二氢血根碱（6-methoxydinydrosanguinarine）、6-甲氧基二氢白屈菜红碱（6-methoxydihydrochelerythrine）、二氢血根碱（dihydrosanguinarine）、8-氧黄连碱（8-oxocoptisine）、l-氢化小檗碱（l-canadine）和去甲白屈菜［（＋）-morchelidonine］（白冰和张文娓，2009；于敏等，2008）。

2) 有机酸类：白屈菜酸（chelidonic acid）、苹果酸、柠檬酸、琥珀酸、咖啡酰苹果酸。

3) 其他：甲基胺（methylamine）、组胺、酪胺、黄酮化合物（芸香苷、槲皮苷等）、皂苷（中性）、白屈菜醇即白果醇（celidoniol，ginnol）、α-菠菜甾醇、挥发油和维生素，以及羟基桂皮酸衍生物、咖啡酰乙醛酸酯等。

【鉴别与含量测定】

一、鉴别

1. 显微鉴别

本品粉末绿褐色或黄褐色。纤维多成束，细长，两端平截，直径 $25\sim40\mu m$，壁薄。导管多为网纹导管、梯纹导管及螺纹导管，直径 $25\sim40\mu m$。叶上表皮细胞多角形；叶下表皮细胞壁波状弯曲，气孔为不定式。非腺毛有 $1\sim10$ 余个细胞组成，表面有细密的疣状突起，顶端细胞较尖，中部常有一至数个细胞缢缩。花粉粒类球形，直径 $20\sim38\mu m$，表面具细密的点状纹理，具 3 个萌发孔。果皮表皮细胞长方形或长梭形，长 $60\sim100\mu m$，宽 $25\sim40\mu m$，有的细胞中含草酸钙方晶，细胞壁成连珠状增厚。淀粉粒单粒，直径 $3\sim10\mu m$；复粒有 $2\sim10$ 分粒组成。

2. 理化鉴别

取本品粉末 1g，加盐酸-甲醇（0.5∶100）混合溶液 20ml，加热回流 45min，过滤，滤液蒸干，残渣加水 10ml 使溶解，用石油醚（60～90℃）振摇提取 2 次，每次 10ml，弃去石油醚液，用 0.1mol/L 氢氧化钠溶液调节 pH 至 7～8，用二氯甲烷振摇提取 2 次，每次 20ml，合并二氯甲烷液，蒸干，残渣加甲醇 1ml 溶解，作为供试品溶液。

另取白屈菜对照药材 1g，同法制成对照药材溶液。再取白屈菜红碱对照品，加甲醇制成每毫升含 0.1mg 的溶液，作为对照品溶液。照薄层色谱法试验，吸取上述三种溶液各 2μl，分吸取三种溶液点于同一硅胶 G 薄层板上，用甲苯-乙酸乙酯-甲醇（10：2：0.2）为展开剂，展开，取出，晾干，置紫外光灯（365nm）下检视。供试品色谱中，在与对照品药材色谱和对照品色谱相应的位置上，显相同颜色的荧光斑点。

二、含量测定

1）色谱条件与系统适用性试验。以十八烷基硅烷键合硅胶为填充剂；以乙腈-1% 三乙胺溶液（磷酸调 pH 至 3.0）（26：74）为流动相；检测波长为 269nm。理论板数按白屈菜红碱峰计算应不低于 2000。

2）对照品溶液的制备。精密称取延胡索乙素对照品适量，加甲醇制成每毫升含 46μg 的溶液，即得。

3）供试品溶液的制备。取本品粉末（过三号筛）约 2g，精密称定，置圆底烧瓶中，精密加入盐酸-甲醇（0.5：100）混合溶液 40ml，称定重量，加热回流 1.5h，放冷，再称定重量，用盐酸-甲醇（0.5：100）混合溶液补足减失的重量，摇匀，过滤。精密吸取续滤液 20ml，蒸干，残渣加 50% 甲醇使溶解，转移至 10ml 量瓶中，加 50% 甲醇至刻度，摇匀，过滤，取续滤液，即得。

4）测定法。分别精密吸取对照品溶液与供试品溶液各 10μl，分别注入液相色谱仪，测定，即得。

本品按干燥品计算，含白屈菜红碱（$C_{21}H_{18}NO_4$）不得少于 0.020%。

【主要参考文献】

白冰，张文娓. 2009. 白屈菜的最新研究进展. 黑龙江医药，6（12）：17，18
李胜琴. 2007. 白屈菜价值与栽培. 现代农业，11：4～6
于敏，陈红卫，焦连庆等. 2008. 白屈菜的研究进展. 特产研究，30（2）：76～78

百 蕊 草
Bairuicao
HERBA THESII

【概述】本品为伏牛山大宗药材，始载于《图经本草》，名百乳草，曰："根黄白色，形如瓦松，茎叶俱青，有如松叶，无花，三月生苗，四月长及五六寸许，四时采其根，晒干用。下乳，亦通顺血脉，调气甚佳。亦为之百蕊草。"百蕊草性辛、涩，凉，入肺、肾二经。具有清热解毒，解暑的功效。用于肠炎、肺脓肿、扁桃体炎、中暑、急性乳腺炎、淋巴结结核、急性膀胱炎的治疗。

我国有 8 种，伏牛山有 2 种，为百蕊草和急折百蕊草，生于山坡草地、路旁、田边、地埂，寄生于其他植物根上。

【商品名】百蕊草

【别名】百乳草、一棵松、凤芽蒿、青龙草、珊瑚草、打食草、石菜子、松毛参、小草、白风草、地石榴、草檀、积药草

【基原】为檀香科百蕊草属植物百蕊草 *Thesium chinense* Turcz. 的全草。

【原植物】半年生半寄生草本，高 15～40cm。茎簇生，纤细，具棱，无毛。叶线形，长 5～15mm，宽 1～1.5mm，无毛。花小，绿白色，无梗，单生叶腋，基部有 3 个液状小苞片；花被筒状，5 裂，裂片内面有 1 束不明显的毛，先端近锐尖易反折；雄蕊 5 个，与花被片对生，长仅为裂片一半；子房下位，花柱极短，近圆锥形。果球形呈椭圆形，近无柄，表面有核桃壳状网纹。花期 4～5 月；果熟期 6～7 月。

【药材性状】全草多分枝，长 20～40cm，直径 1～4mm，表面棕黄色，有纵皱纹，具有细枝根。茎丛生，纤细，长 12～30cm，暗黄绿色，具纵棱；质脆，易折断，断面中空。叶互生，线状皮针形，长 1～3cm，宽 0.5～15mm，灰绿色。小花单生与叶腋，近无梗。坚果近球形，直径约 2mm，表面灰黄色，有网状雕纹，有宿存叶状小苞片 2 枚。气微，味淡。以果多，色灰绿色、无泥沙者为佳。

【种质来源】本地野生或栽培

【生长习性及基地自然条件】

1）生于沙地草丛中或石坎边。

2）生于草坡。

【种植方法】

一、立地条件

选在地势高燥。排水良好的，一般土地均可种植。整地前撒施基肥，因百蕊草系多年生草本，必须施足基肥，常用圈肥或堆肥每平方米 3.7500kg，过磷酸钙 750kg 耕翻耙平，在北方多采用平地条播。

二、繁殖方法

用种子繁殖，直播或育苗移栽均可，由于百蕊草蒴果成熟时开裂，种子易撒落在地面，故应在果实 7～8 月成熟时采收种子。

1）直播。春播于 4 月中、下旬，秋播于 10 月中、下旬或 11 月上旬进行。在整好的地上，把种子均匀撒入沟内，覆土 1～2cm，按行距 20～23cm 开浅沟条播，每公顷播种量 11.25～15kg，播后，稍加镇压浇足水，播种后约半个月开始出苗。秋播在播种次年春季出苗。

2）育苗。于 3 月上、中旬，在苗床上条播，播种后覆土 1cm；要保持苗床潮湿，苗床温度 15～20℃为宜。播种后 10d 左右出苗，苗高 6cm 左右即可定植，定植应选择阴雨天或午后，按行株距 20～23cm，3～6cm 定植。

三、田间管理

百蕊草植株短小，故在生长期需勤除草，以免杂草掩盖植株。因为性喜干燥，除种

子萌发期和幼苗期适当浇水外，生长后期不定期经常浇水。每年春、冬季及 4～5 月，各追肥一次，以提高根部产量。以磷肥为主，每公顷可施饼肥 300～375kg，或过磷酸钙 187.5～262.5kg。喷施钾肥，每年 6 月中旬至 7 月上旬是百蕊草生长旺季，此刻每公顷喷 1% 硫酸钾溶液 750～900kg 或 0.3% 磷酸二氢钾溶液 1200～1500kg，10d 喷 1 次，连续 3 次。早晨露水未干或晚上 5 点进行，增强抗病能力，使根膨大。

一年生的苗松土除草后或生长 2～3 生的苗，在追肥浇水后，每平方米盖麦草或麦糠、锯末之类 1.2～1.5g，顺着行盖，中间不需翻动直到收获。盖草加强土壤中微生物的分解，保持水分，减少杂草，为百蕊草生长创造良好条件。

【采收加工】春、夏采收，晒干。

环境、安全要求：农药、化肥等的使用必须符合国家的相关规定，不得污染环境。

【化学成分】全草含百蕊草素 I（山奈酚-3-葡萄糖鼠李糖苷，kaempferol-3-glucose-rhamnoside）、百蕊草素 II（黄芪苷，astragalin）、百蕊草素 III（山奈酚，kaempferol）、琥珀酸（succinic acid）、D-甘露醇（D-mannitol）等，紫云英苷（astragalin）即 3,5,7,4'-四羟基黄酮-3-葡萄糖苷（3,5,7,4'-tetrahydroxyflavone-3-glucoside）、柚皮素-4-O-葡萄糖苷（naringenin-4-O-glucoside）、芹菜素-7-O-葡萄糖苷（apigenin-7-O-glucoside）、木樨草素-7-O-葡萄糖苷（luteolin-7-O-glucoside）、芸香苷（rutoside）、5-甲基山奈酚（IV）（鲁云霞和汪俊松，2004；罗夫来和郭巧生，2010）。

【鉴别】

1. 显微鉴别

1）茎横切面：类圆形，有 5～10 棱。表皮细胞长方形，外壁稍厚。皮层外侧为 2 或 3 列厚角细胞，棱处更发达；薄壁细胞椭圆形或类圆形，向内细胞渐大。中柱鞘纤维束帽状，位于韧皮部外侧。维管束外韧性，形成层通常不明显。木质部导管类圆形或椭圆形，直径 13～33μm，单个分散或 2 或 3 个成群；木射线宽 2 列细胞，壁稍厚，木化。髓部常因薄壁细胞破裂而成空洞。

2）叶横切面：上下表皮细胞相似，类圆形、椭圆形或不规则形，外侧常略成乳头状；叶缘表面外侧被角质层。叶肉细胞分化不明显，薄壁细胞中含草酸钙片晶。主脉维管束外韧性，木质部发达。

3）叶表面观：上下表皮细胞呈多角形或长方形，垂周壁平直，气孔平轴式。叶缘细胞长又角质层突起。

2. 理化鉴别

取粉末 1g，加甲醇 10ml，回流提取 30min，过滤，取滤液 5ml，加少量盐酸及镁粉，呈橙红色。

【附注】急折百瑞草，高 20～40cm。茎具棱，无毛。叶线形，长 3～5cm，宽约 2mm，无毛，常具 1 脉。花小，白色，单生叶腋，基部有 3 个展开的小苞片，具长 6～10mm 的花梗；花被筒状，5 裂，裂片近矩圆形，内面有 1 束毛；雄蕊 5 个，生于裂片基部，较裂片短，花丝较花叶长；花柱圆柱状，几与花被等长。果卵形，长 2～2.5mm，表面有不明显纵肋数条；果柄长达 1cm，果熟时常反折。花期 4～5 月；果熟期 6～7 月。

产河南太行山和伏牛山区；生于山坡草地或灌丛，寄生于其他植物根上。

【主要参考文献】

鲁云霞，汪俊松. 2004. 百蕊草的化学成分研究. 中草药，05：4～6

罗夫来，郭巧生. 2010. 百蕊草矿质元素含量测定和主成分分析. 中国中药杂志，35（10）：1226

红 花
Honghua
FLOS CARTHAMI

【概述】本品为伏牛山区常用药材。红花，原名红蓝花，始载于《开宝本草》。《图经本草》将其列为中品，记载："红蓝花，即红花也。生梁、汉及西域。今处处有之。人家场圃所种，冬而布子于熟地，至春生苗，夏乃有花，下作棣汇，多刺，花蕊出棣上，圃人承露采之，采已复出，至尽而罢。棣中结实，白颗如小豆大。其花暴干，以染真红及作燕脂。主产后血病为胜，其实亦同。叶颇似蓝，故有蓝名。又名黄蓝。"其味辛，性温。归心、肝经。具有活血通经，散淤止痛之功效。可用于经闭，痛经，恶露不行，癥瘕痞块，跌扑损伤，疮疡肿痛等症的治疗。红花原产埃及，河南伏牛山各地也有栽培。种子含油 24.21%，可食用或制油漆、油布、蜡纸等。花也可作食品色素原料。

【商品名】红花

【别名】草红花、红蓝花、刺红花、红花毛、红花菜、大红花、黄蓝花

【基原】本品为菊科植物红花 *Carthamus tinctorius* L. 的干燥花。

【原植物】一年生草本，高约 1m。茎直立，上部分枝，无毛。叶长椭圆形或卵状披针形，长 4～12cm，宽 1～3cm，先端急尖，基部渐狭而抱茎，边缘羽状齿裂，齿端有针刺，两面无毛，叶脉在表面凹下，背面凸起，上部叶渐小，成苞叶状围绕头状花序。头状花序直径 3～4cm，具花序梗；总苞近球形，长约 2cm，宽约 2.5cm，总苞片外层的卵状披针形，基部以上稍收缩，绿色，边缘具针刺，内层的卵状椭圆形，中部以下全缘，先端长尖，上部边缘稍有短刺；花序托扁平，花长 2～2.5cm，有香气，花冠初为黄色，渐变橘红色，成熟时为深红色，檐部 5 裂片线性；雄蕊 5 个，合生成筒状，位于花冠喉部；花柱细长，柱头 2 裂，裂片舌状。果实椭圆形或倒卵形，长约 5mm，基部稍偏斜，4 棱，无冠毛或冠毛鳞片状。花期 7 月；果熟期 8～9 月（丁宝章和王遂义，1997）。

【药材性状】本品为不带子房的管状花，长 1～2cm。表面红黄色或红色。花冠筒细长，先端 5 裂，裂片呈狭条形，长 5～8mm；雄蕊 5，花药聚合成筒状，黄白色；柱头长圆柱形，顶端微分叉。质柔软，气微香，味微苦。

【种质来源】种植居群

【生长习性及基地自然条件】

1. 生长发育特征

红花繁殖方式为种子繁殖，一般采用春播。红花种子均无生理休眠特性，种子容易萌发，发芽率为 90% 左右，种子寿命为 3 年。红花属于长日照植物，对于大多数红花品种来说，在一定范围内，不论生长时间的长短和植株的高矮，只要植株处于长日照条件下，红花就会开花。红花植株根系发达，生育期约为 120d。红花通常在早晨开花授粉，以上午 8～12 时开花最盛，花粉最多。温度较高、空气干燥时开花较早较多；低温、空气潮湿时则开花较晚较少。根据红花根、茎、叶、分枝的生长及干物质累积动态与生长中心的转移规律，可将药用红花生育期划分为莲座期、伸长期、分枝期和种子成熟期。

2. 生长条件

红花喜温暖和稍干燥的气候，耐寒、耐旱、耐盐碱、耐瘠薄，适应性强，怕高温、怕涝，为长日照作物，适于早播有利于促其营养生长，生长后期如有较长的日照，能促进开花结果，提高结实率和产量。种子在 4～5℃ 就能发芽，发芽适宜温度 25℃，幼芽能耐 −5℃，但非常炎热和极端寒冷对红花生长均不利。

种植红花最好选择地势平坦、土层深厚、灌排方便的沙壤土及轻黏土。切忌连作，前茬以小麦、马铃薯为宜，土壤 pH 7～8。由于红花的根系深达 2m 以上，故须深耕 25cm 以上，并结合秋耕一次深施有机肥 1500～2000kg/667m²。整地达到地表平整，表土疏松，土块直径不超过 2cm。花期忌涝。

【种植方法】

一、立地条件

红花对土壤要求不严格，适应性较强，但要想获得高产，宜选土层深厚，肥沃，排水良好的壤土或砂壤土，前茬以豆科、禾本科作物为好。

选地整地：播前浇地，每亩施有机肥 4000kg 作底肥，翻耕 20cm 深，整细耙平，作平畦，畦宽 1.5～2.0m。

二、繁殖方法

采用种子繁殖，播前精选种子，清除杂质、秕粒，选出饱满均匀种子，晒种 1～2d，以保证出苗整齐健壮。

红花宜早播产量高，3～4 月地温达 5℃ 时就可播种，宜早不宜迟。播前用 50～55℃ 温水浸种 10min，转入冷水中冷却后，取出晾干播种。一般采用穴播，行距 40cm，株距 25cm，穴深 6cm，每穴放 4 或 5 粒种子后覆土，稍加镇压、搂平，用种量 3.5～4.0kg/亩。

三、田间管理

1）间苗、定苗。种子繁殖出苗后，应及时间苗，当幼苗具 2 或 3 片真叶时进行间苗，去掉弱苗，当苗高 8～10cm 时定苗，每穴留壮苗 2 株，如需补苗，选择在阴雨天或傍晚时进行。

　　2）除草、施肥。生长期需中耕除草 3 次，结合追肥培土进行，防止倒伏。红花是耐瘠薄的作物，氮是红花需要量最大的元素，它能增加株高、植株花球数和千粒重，而且能提高种子中的蛋白质含量，磷的需要量较少，钾需要量较多。4～8 月，应分次追施农家肥 3000kg/亩，第二次追肥应加入硫酸铵 10kg/亩，第三次在植株封垄现蕾前进行，增施过磷酸钙 15kg/亩，此外可用 0.3％的磷酸二氢钾喷施植株，可促使花蕾多而大。

　　3）修剪。抽薹后打顶，可使分枝和花蕾增多。

　　4）灌溉。红花根系发达，能从土壤深处吸水，因此，栽培中一般不需大量浇水，红花生长期一共浇水 2 或 3 次即可。苗期需水量较小，分枝到开花期需水较多。苗期和蕾期如遇干旱，可适当浇水，以增蕾保花。雨季必须及时排水。红花耐寒怕涝，掌握好灌水技术是获得高产的关键，而且可防止倒伏，减少病害的发生，在技术上应注意 5 点：①灌溉前检查土壤水分状况，若红花根系所至底土仍然湿润，切勿灌溉；②若天气预报 2～3d 内有雨，最好暂不浇水；③红花除幼苗期在低温条件下较耐湿外，其他生长阶段对水分均十分敏感，喷灌易引起锈病和枯萎病，漫灌易引起根腐病，因此，必须避免。最好采用隔行沟灌，既节约用水，又对红花安全；④盛夏灌溉应在早、晚气温较低时进行；⑤灌溉完毕需及时疏通排水系统，以免遇雨积水；⑥最后 1 次浇水应在 95％花球开花前 5d 进行（苏敬龙，2004）。

四、病虫害防治

　　红花主要有锈病、叶斑病类及蚜虫、红花实蝇等病虫害。

1. 病害

　　（1）锈病

　　1）为害症状：主要为害叶片，苗期可造成缺苗，成株期可造成叶片枯死，严重影响红花产量并降低种子品质。苗期被害，在子叶、下胚轴和根部产生黄色病斑，大小为 $(0.2～0.3)cm×(0.5～1)cm$，其上密集针尖大小的颗粒，后期在小颗粒边缘产生栗褐色圆形或近圆形斑点，逐渐连片，表皮破裂后散出栗褐色粉状物。成株期主要为害叶片，在叶背产生许多呈茶褐色的小疱斑，其表皮破裂后散发出大量褐粉，后期在破裂的疱斑处又产生黑褐色的疱斑，严重时叶片局部或全部枯死。

　　2）防治技术：①选用抗病良种。②用 15％粉锈宁可湿性粉剂拌种，用药量为种子重量的 0.2％～0.4％。③与其他农作物实行 2 年以上的轮作换茬。④红花采收后，及早清除田间的病残体，并在出苗一月左右，结合间苗彻底拔除病苗，将病残体和病苗集中烧毁。⑤在发病初期及时喷药，药剂可选用 15％粉锈宁可湿性粉剂 1000 倍液、波美 0.3 度的石硫合剂、97％敌锈钠 600 倍液、40％杜邦福星乳油 4000 倍液、25％敌力脱乳油 3000 倍液等。药液中加入适量的绿享天宝，效果更好。

　　（2）叶斑病类

　　1）为害症状：红花叶斑类病害主要有炭疽病、斑枯病、黑斑病、轮纹病、灰斑病等，都可引起叶片枯死。炭疽病从苗期就可发生，为害叶片、叶柄和茎。叶片受害后产生近圆形或不规则的褐斑，后期病斑上出现小黑点。茎部受害后，初期产生水浸状斑点，扩大后呈梭形，暗褐色，中央凹陷、颜色浅。病斑可扩大形成大斑或环绕茎部发展，引起烂梢、烂茎、甚至死亡。叶柄上症状与茎部相似。潮湿时，病斑上会产生橘红色黏状物。斑枯病为害叶片，产生圆形或近圆形褐斑，直径 2～6mm，有时病斑中央色浅，或有暗褐色边缘，病斑上面产生小黑点，严重时引起叶片枯死。黑斑病主要为害叶片，有时为害叶柄、叶茎、苞叶和花芽。叶片上产生近圆形褐斑，直径 3～12mm，其上有同心轮纹，并在后期出现铁灰色霉状物，病斑扩大连合引起叶片枯死。轮纹病为害叶片，叶斑与黑斑病类似，近圆形，褐色，直径 5～15mm，但病斑中央颜色有时稍淡，着生小黑点。灰斑病也为害叶片，形成圆形或近圆形病斑，直径 1～4mm，灰褐色，中央有时色淡，呈灰色。病斑两面都生有淡黑色霉状物，有时出现不明显的轮纹。

2) 防治技术：①选择地势高燥的地块种植。②与禾本科作物轮作换茬。③红花采收后及时清除田间病残体并集中烧毁。④发病初期喷 0.5：0.5：100 的波尔多液，或用 65％代森锰锌可湿性粉剂 600 倍液喷雾，每隔 7～10d 1 次，连续喷药 3 或 4 次。

2. 虫害

（1）红花实蝇

1) 为害症状：红花实蝇是一种分布很广的害虫，俗称花蕾蛆、钻心虫。成虫产卵时将产卵管刺入花头，造成机械损伤，幼虫孵化后就在花头内蛀食，使之发黑腐烂，充满虫粪。被害的花头不能开花结籽或开花不完全，严重影响花和种子产量。

2) 防治技术：①4 月初，用 5％喹硫磷颗粒剂加 5 倍细干土，拌匀后撒在土壤表面，然后耙入土中。每亩用药 1.5～2kg，可消灭越冬蛹及初羽化成虫。②摘果期把蛆果集中在一起，当天深埋或集中烧毁，防止幼虫逃逸分散。③忌和蓟属、矢车菊属植物连作或间套作。④在花蕾现白期，用 40％乐果乳油 1000 倍液或 90％敌百虫晶体 800 倍液喷雾，一周后再喷一次，可基本控制为害。

（2）指管蚜

1) 为害症状：主要为害幼叶、嫩茎和花轴，吸取汁液，被害处常出现褐色小斑点，影响植株正常生长发育，严重时减产 40％～60％。在红花营养生长期，绝大多数蚜虫群聚在顶叶和嫩茎上，随着生长点老化陆续转移分散到植株中下部叶片背面为害。苗期至孕蕾期为害最严重。

2) 防治技术：①适时早播。春播土壤解冻后就播种，早播发生轻。②与马铃薯间作或选用抗病品种。③孕蕾前是药剂防治的关键时期，可选用 10％吡虫啉 1000～1500 倍液或 50％抗蚜威 1000 倍液喷施，效果明显（薛琴芬和岑科，2008）。

五、留种技术

将生长健壮、株高适中、分枝多、花序大、花冠长、开花早、花色橘红，早熟无病的植株作为采种母株，并挂牌做记号。待种子充分成熟后单独采收，去除杂质，筛选大粒、色白、饱满的种子晾干贮藏作种（吴瑞香和杨建春，2008）。

【采收加工】

1. 采收

　　5 月下旬开花，5 月底至 6 月中、下旬盛花期，分批采摘。选晴天，每日早晨 6～8 时，待管状花充分展开呈金黄色时采摘，过迟则管状花发蔫并呈红黑色，收获困难，质量差，产量低。采回后阴干或用 40～60℃低温烘干。

2. 分级

　　以花冠长、色红、鲜艳、质柔软无枝刺者为佳。

　　环境、安全要求：农药、化肥等的使用必须符合国家的相关规定，不得污染环境。

【化学成分】红花中含有黄酮类、脂肪酸、色素、挥发油以及多炔类化合物。

　　1) 色素类：主要有红花黄色素和红色素，即红色苷，亦即 1-（2,6-双羰基-3-葡萄糖基-3,4-二羟基-5-p-羟基肉桂酰基）-环己-4-烯基联双键-1′（2′,3′,4′-三羟基-3′-葡萄糖基-5′-对羟基肉桂酰基-6′-羰基）-环己-1′,4′-二烯基甲烷（图 8）。

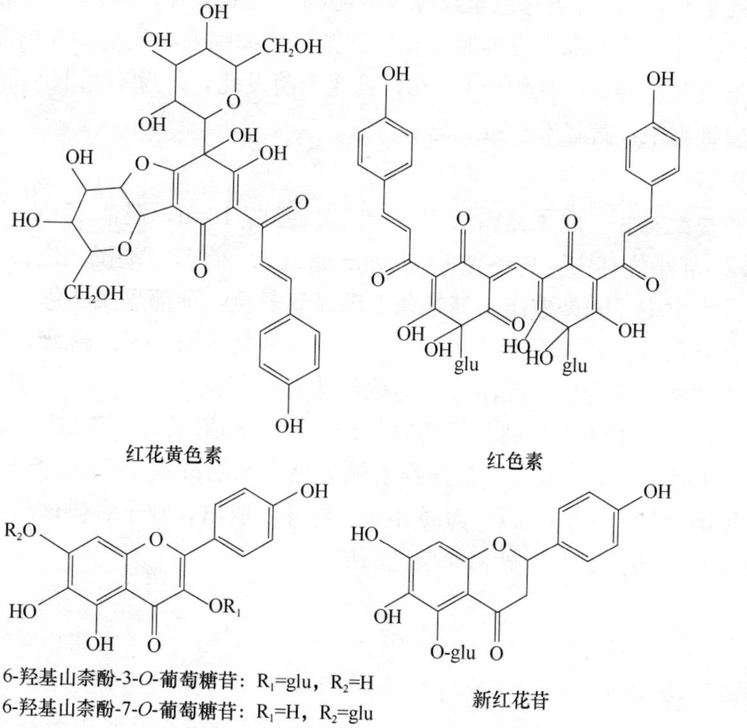

红花黄色素　　　　　　　　　红色素

6-羟基山柰酚-3-O-葡萄糖苷：R₁=glu, R₂=H
6-羟基山柰酚-7-O-葡萄糖苷：R₁=H, R₂=glu

新红花苷

图 8　红花中部分化合物的结构式

　　2) 黄酮类化合物：主要有红花醌苷、新红花苷、山柰酚、槲皮素、6-羟基-山柰酚、6-羟基山柰酚-3-O-葡萄糖苷、6-羟基山柰酚-7-O-葡萄糖苷、黄芪苷、槲皮黄苷、山柰酚-3-O-芸香糖苷、芦丁、槲皮素-3-O-β-D-葡萄糖苷等组成。

　　3) 脂肪酸：油酸、亚油酸、棕榈酸、肉豆蔻酸、月桂酸、二棕榈酸、甘油酯等不饱和脂肪酸。

4）挥发油：红花水蒸气蒸馏，浮在液面的黄色油状物，有臭味和刺激性，对霉菌有较好的抑制作用。主要包括低级脂肪酸、少量芳香脂和烷烃，比如己酸、月桂酸、邻苯二甲酸二丙酯、邻苯二甲酸二甲酯、邻苯二甲酸二乙酯、癸酸、壬酸、十九烷等。

5）多炔类：3（顺），11（反）-十三碳-1,3,11-三烯-5,7,9-三炔、3（反），11（反）-十三碳-1,3,11-三烯-5,7,9-三炔。

6）其他成分：含有二十九烷，β谷甾醇，β谷甾醇-3-O-葡萄糖苷以及钠、氯等大量元素，而且还富含铬、锰、锌、钼等微量元素。另尚含多糖和腺苷等物质。

【鉴别与含量测定】

一、鉴别

1. 显微鉴别

本品粉末橙黄色。花冠、花丝、柱头碎片多见，有长管状分泌细胞，常位于导管旁，直径约至$66\mu m$，含黄棕色至红棕色分泌物。花冠裂片顶端表皮细胞外壁突起呈短绒毛状。柱头及花柱上部表皮细胞分化成圆锥形单细胞毛，先端尖或稍钝。花粉粒类圆形、椭圆形或橄榄形，直径约至$60\mu m$，具3个萌发孔，外壁有齿状突起。草酸钙方晶存在于薄壁细胞中，直径2~6μm。

2. 理化鉴别

（1）检查红花苷。取本品粉末1g，加70％乙醇10ml，浸渍15min，过滤。将滤液置于10~20ml小烧杯中，剪一宽5~10mm滤纸条，将其下端浸入烧杯中3~5min，取出滤纸条放入水中，随即取出，滤纸条上部显淡黄色，下部显淡红色。

（2）薄层色谱。取本品粉末0.5g，加80％丙酮溶液5ml，密塞，振摇15min，静置，吸取上清液，作为供试品溶液。另取红花对照药材0.5g，同法制成对照药材溶液。照薄层色谱法（《中华人民共和国药典》2005版一部附录ⅥB）试验，吸取上述两种溶液各5μl，分别点于同一以羧甲基纤维素钠为黏合剂的硅胶H薄层板上，以乙酸乙酯-甲酸-水-甲醇（7：2：3：0.4）为展开剂，展开，取出，晾干。供试品色谱中，在与对照药材色谱相应的位置上，显相同颜色的斑点。

二、含量测定

1. 羟基红花黄色素A

1）色谱条件与系统适用性试验。以十八烷基硅烷键合硅胶为填充剂；以甲醇-乙腈-0.7％磷酸溶液（26：2：72）为流动相；检测波长为403nm。理论板数按羟基红花黄色素A峰计算应不低于3000。

2）对照品溶液的制备。精密称取羟基红花黄色素A对照品适量，加25％甲醇制成每毫升中含0.13mg的溶液，即得。

3）供试品溶液的制备。取本品粉末（过二号筛）约0.4g，精密称定，置具塞锥形瓶中，精密加入25％甲醇50ml，称定重量，超声处理（功率300W，频率50kHz）40min，放冷，再称定重量，用25％甲醇补足减失的重量，摇匀，过滤，取续滤液，即得。

　　4）测定法。分别精密吸取对照品溶液与供试品溶液各 10μl，注入液相色谱仪，测定，即得。

　　本品按干燥品计算，含羟基红花黄色素 A（$C_{27}H_{30}O_{15}$）不得少于 1.0%。

2. 山柰素

　　1）色谱条件与系统适用性试验。以十八烷基硅烷键合硅胶为填充剂；以甲醇-0.4%磷酸溶液（52∶48）为流动相；检测波长为 367nm。理论板数按山柰素峰计算应不低于 3000。

　　2）对照品溶液的制备。精密称取山柰素对照品适量，加甲醇制成每毫升含 9μg 的溶液，即得。

　　3）供试品溶液的制备。取本品粉末（过三号筛）约 0.5g，精密称定，精密加入甲醇 25ml，称定重量，加热回流 30min，放冷，再称定重量，用甲醇补足减失的重量，摇匀，过滤，精密量取续滤液 15ml，置平底烧瓶中，加盐酸溶液（15→37）5ml，摇匀，置水浴中加热水解 30min，立即冷却，转移至 25ml 量瓶中，用甲醇稀释至刻度，摇匀，过滤，取续滤液，即得。

　　4）测定法。分别精密吸取对照品溶液与供试品溶液各 10μl，注入液相色谱仪，测定，即得。

　　本品按干燥品计算，含山柰素（$C_{15}H_{10}O_6$）不得少于 0.050%。

【主要参考文献】

丁宝章，王遂义. 1997. 河南植物志. 第三册. 郑州：河南科学技术出版社，707
苏敬龙. 2004. 红花栽培的关键技术. 林业实用技术，(10)：30，31
吴瑞香，杨建春. 2008. 红花的高效栽培技术. 内蒙古农业科技，(4)：123
薛琴芬，岑科. 2008. 红花栽培管理与病虫害防治. 特种经济动植物，(1)：34，35

红 豆 杉

Hongduoshan

FOLIUM ET STEM TAXACEAE

　　【概述】本品为伏牛山大宗药材。红豆杉得名也是因为它生长着与红豆一样的果实，故得名红豆杉。《注医典》载："紫杉，是一种树的小枝和树叶；小枝圆柱形，表面淡黄、偏褐色，具有轻度枸橼气味；叶条形，螺旋状着生，呈不规则两列，表面绿黄色或淡黄色，质脆易折，具油性，气香。"红豆杉味淡；性平。归肾经，具有生热，温补心脏，补胃止泻，降逆止呃，止咳化痰，平喘，强筋养肌的功效。主治湿寒性或黏液质性疾病，如寒性心虚、心悸、心慌，胃虚腹泻，呃逆，咳嗽、痰多，气喘，痰，面瘫。红豆杉世界上公认的濒临灭绝的天然珍稀抗癌植物，是第四纪冰川遗留下来的古老树种，在地球上已有 250 万年的历史。在全世界共有十一种，目前我国共有四个种和一个变种，即云南红豆杉、西藏红豆杉、东北红豆杉、中国红豆杉和南方红豆杉（变种）。

中国红豆杉在伏牛山区有分布。

产河南太行山济源县的黑龙沟、辉县，伏牛山的灵宝、洛宁、卢氏、栾川、嵩县、鲁山、西峡、南召、内乡、淅川等县；生于海拔1000m以上的山沟或山坡杂木林中。

【商品名】红豆杉

【别名】紫杉、赤柏松、宽叶紫杉

【基原】为红豆杉科植物东北红豆杉 *Taxus cuspidata* Sieb. Et Zucc. 的干燥枝及叶。

【原植物】乔木，高达20m。树皮灰褐色或黑褐色，长片状脱落。一年生小枝绿色。二、三年生枝黄褐色。叶较厚，基部扭转成二列，线性，常微弯成镰状，长1.5～3cm，宽2～2.5mm，先端渐尖，间或微急尖，边缘反曲，背面中脉两侧有两条宽灰绿色或黄绿色气孔带，绿色边带极窄，中脉带有密生均匀的微小乳头点。种子扁卵圆形，较短，长约5mm，直径4mm，生于红色肉质杯状的假种皮中，先端微有2条棱脊，种脐卵圆形。花期4月；10月种子成熟。

【药材性状】小枝圆柱形，表面红褐色或黄褐色，有浅裂纹，基部有时可见宿存芽鳞。叶条形，螺旋状着生，呈不规则两列，表面绿黄色或淡黄色；中脉隆起，下面可见2条气孔带。质脆易折。具油性，气香。

【种质来源】本地野生或栽培

【生长习性及基地自然条件】红豆杉南北各地均适宜种植，具有喜荫、耐旱、抗寒的特点，要求土壤pH在5.5～7.0，可与其他树种或果园套种，管理简便。

【种植方法】

1. 先育种植法

红豆杉资源的保存和种苗的快速繁育，是解决紫杉醇用材林建设的基础，大面积营造红豆杉人工林是解决紫杉醇原料的关键。

用红豆杉种子繁育苗木时，要注意种子的储存方式，要沙种混藏或控温处理，这对越冬后出芽和打破休眠习性，具有很好的效果。播种前要搓伤种皮、温水浸种、药剂激素处理。出苗后遮阴是育苗的关键。可防止苗木高温灼烧保持湿润、透光度在40%为宜。东北红豆杉和南方红豆杉出苗率均可达到70%～80%，要求出苗温度高于15℃。

实生苗幼苗的动态生长情况是：实生苗的株高和茎粗在出苗的前两年生长缓慢，株高一般年生长10cm左右，移栽一年以后生长加快。3～5年增加量可达20～30cm。

2. 组织培养繁育红豆杉

组织培养是利用植物细胞的全能性和可克隆性。利用红豆杉植株的嫩茎、针叶、树皮、形成层、假种皮、胚等作为植体进行培养研究。

1）选用红豆杉优良品种，如东北红豆杉的优质器官（紫杉醇含量较高）作为外植体，接种培养基中，经过愈伤组织形成、生根、幼苗芽丛形成等步骤，在实验室可获得大量的组培苗。在经过基质移栽、练苗、检查防疫后成为生产用苗。

2）红豆杉的愈伤组织形成的迟与早的比率，在不同的种类和同一种类不同植株之间存在差异。同时与外植体类型、取样部位及采集季节、光照条件、培养基种类等因素有关。在诱导培养基上，东北红豆杉、南方红豆杉、云南红豆杉均能形成愈伤组织。但形成情况因红豆杉的种类及植株的不同也有差异。

3. 红豆杉的人工扦插繁殖

红豆杉的扦插繁育，春季以嫩枝为好，秋季以硬枝为好。一般扦插时要做低棚遮阴处理。一般扦插成活率可达 70% 以上。而常规扦插只有 3%～20% 左右。遮阳率不低于 60%，扦插基部要做谨慎的生根处理。湿度开始时要间歇式保持在 75%～85%。避免通强风造成失水。

影响扦插成活率的因素一般有：树龄、温度、药剂处理浓度、基质、季节、湿度、品种、和其他人为因素等。资料表明：几种红豆杉的扦插成活率一般最高为：东北红豆杉 95%、南方红豆杉 95%、云南红豆杉 90%、中国红豆杉 86%。

扦插苗在第一年生根过程中，地上部分生长缓慢，但生根迅速、侧根发达。第二年移栽后，需进一步遮阳处理、苗床管理。保证相应的环境条件，生长加快。以夏季生长速度最快，冬季和春季缓慢。此时应注意温度的变化，长期的干燥可造成生长抑制或猝死。但幼苗在苗床扶壮后，红豆杉的造林成活率是非常高的。极少死亡，并生长迅速。

4. 红豆杉的田间管理

红豆杉种子出苗后，要经常拔除杂草。每年追肥 1 或 2 次，多雨季节要防积水，以防烂根。定植后，每年中耕除草 2 次，林地封闭后一般仅冬季中耕除草，培土 5 次。结合中耕除草进行追肥，肥源以农家肥为主，幼树期应剪除萌蘖，以保证主干挺直、快长。

1) 幼苗遮阴。红豆杉幼苗出土前，必须将阴棚架好，棚高 1.7m。三伏天，苗床要用遮阴。

2) 病虫害防治。红豆杉幼苗出土后正值雨季，因雨水多、空气湿度大，幼苗易感染病菌而发生根腐和猝倒病，造成育苗全部失败。故重在于防，即在幼苗出土隔 7d 喷 800 倍托布津或半量式：波尔多液（0.5 硫酸铜、0.5 斤①石灰、100 斤水）喷雾，向幼苗茎干和叶背、叶面喷施。

3) 中耕除草、施肥。在苗木生长期间，注意除草松土，改善土壤通气条件。除草原则为：除小，除早。苗木生长前期追肥，以氮、磷肥为主，用 10% 的稀人粪尿加 0.4 斤尿素配制，每隔半月施一次。9 月中旬停施，并将遮阴网拆走，棚架留下来年再用。

4) 幼苗移栽。如因播种不匀，造成苗木过密过稀，在 5 月底至 6 月中旬，须进行苗木移植，间密补稀。移栽方法为：选择阴雨天或雨后进行移栽，覆盖好苔藓后，用清水淋蔸，移栽（胡余国等，2009）。

【采收加工】人工栽培的红豆杉一般在第 3 年后即可适当采收枝叶。鲜叶一年四季均可采收。但根据有效成分含量的积累，枝以嫩枝为好，叶以老叶为好。10 月为其最佳采收期。采收后如不作鲜加工用，应及时摊开通风阴干或晒干。

环境、安全要求：农药、化肥等的使用必须符合国家的相关规定，不得污染环境。

---

① 1 斤=500g，后同。

【化学成分】紫杉酚（taxol），紫杉素（taxinine），紫杉素 A、H、K、L，尖叶土杉甾酮素（ponasterone A），蜕皮甾酮（ecdysterone），金松双黄酮（sciadopitysin）、紫杉碱（taxines）、紫杉新素（taxusin）、东北红豆杉素（taxacin）、欧紫杉吉吩（taxagifine）即 12β、16β-环氧-11β-羟基-12,12-二氧紫杉素（12β、16β-epoxy-11β-hydroxy-12,12-dihydrotaxinine），紫杉素 E，紫杉素 B，紫杉碱 Ⅱ，β-谷甾醇（β-sitosterol），菜油甾醇（campesterol），豆甾醇（stigmasterol），10-二十九烷醇（10-nonacosanol），果糖（fructose），葡萄糖（glucose），山梨糖醇（sorbitol），蔗糖（sucrose），曲酸（kojic acid）等，紫杉甾酮（taxisterone）即 22-去氧蜕皮甾酮（22-deoxyecdysterone）（李作平和史清文，2000；张熳丽等，2007）。

【鉴别】被皮红褐色，有浅裂；小枝密，互生，棕色或绿黄色，有稍突起的叶柄残基。枝的横切面灰白色至淡棕色，周围有较薄的栓皮，木质部细密，占绝大部分，年轮和放射线可见，髓部细小，棕色，常枯朽。叶易脱落，螺旋状着生，排成不规则 2 列，与小枝约成 45°角斜展；叶片条形，长 1.5～2.5cm，宽 2.5～3mm，先端急尖，边缘反卷，基部狭窄，有短柄，上表面微皱缩，暗棕绿色或棕绿色，略有光泽，下表面棕色，中脉微隆起。气特异，味先微甜而后苦。

【主要参考文献】

胡余国，洪中苗，郎进宝等. 2009. 南方红豆杉的特性与种植技术. 上海农业科技，3：107

李作平，史清文. 2000. 美丽红豆杉化学成分的研究. 中草药，31（7）：490～493

张熳丽，霍长虹，董玫等. 2007. 美丽红豆杉中非紫杉烷类化学成分的研究. 中国中药杂志，32（14）：1421～1427

肉　桂

Rougui

CORTEX CINNAMOMI

【概述】本品为伏牛山大宗药材。始载于《神农本草经》。桂，以其叶之脉纹而得名。《桂海虞衡志》云："凡木叶心皆一纵理，独桂有两道如圭形，故字从圭。"本品药材通称为肉桂，要以脂多肉者为佳，故名。《神农本草经》中载有牡桂与菌桂，至《别录》又出"桂"一条。《新修本草》载："桂有两种，桂皮稍不同，若菌桂老皮坚板无肉，全不堪用；其小枝薄卷及二三重者，或名菌桂，或名筒桂；其牡桂嫩枝皮名为肉桂，亦名桂枝。"《本草拾遗》指出："菌桂、牡桂、桂心，以上三色，并同是一物。"《本草纲目》云："桂即牡桂之厚而辛烈者，牡桂即桂之薄而味淡者。"故将桂与牡桂何为一条，又称桂"即肉桂也，厚而辛烈，去其粗皮用，其去内外皮者即为桂心。"可以看出，桂、牡桂、菌桂为同一物，均为现在所用之肉桂，因皮之老嫩、薄厚、味之浓淡而引出不同名称。肉桂性大热，味辛、甘。主治补火助阳，引火归源，散寒止痛，活血通经。用于阳痿、宫冷、心腹冷痛、虚寒吐泻、经闭、痛经、温经通脉。

我国现有 30 余种，伏牛山区产有两种，为川桂和天竺桂，生于山沟杂木林中。

【商品名】肉桂

【别名】玉桂、牡桂、菌桂、筒桂、大桂、辣桂、桂

【基原】本品为樟科植物肉桂 *Cinnamomum Cassia. Presl* 的干燥树皮。多于秋季剥取，阴干。

【原植物】常绿乔木，芳香。树皮灰褐色，幼枝有四棱，被灰黄色茸毛。叶互生或近对生，革质，长椭圆形至近披针形，先端短尖，基部楔形，上面绿色，有光泽，离基三出脉；具叶柄。圆锥花序腋生；花被片 6 个，白色；能育雄蕊 9 个，3 轮，内轮花丝基部有腺体 2 个；子房卵形。浆果紫黑色，椭圆形，具浅杯状果托。花期 6～8 月；果熟期 10 月至次年 2～3 月。

【药材性状】本品呈槽状或卷筒状，长 30～40cm，宽或直径 3～10cm，厚 0.2～0.8cm。外表面灰棕色，稍粗糙，有不规则的细皱纹及横向突起的皮孔，有的可见灰白色的斑纹；内表面红棕色，略平坦，有细纵纹，划之显油痕。质硬而脆，易折断，断面不平坦，外层棕色而较粗糙，内层红棕色而油润，两层间有 1 条黄棕色的线纹。气香浓烈，味甜、辣。

【种质来源】本地野生或栽培

【生长习性及基地自然条件】适合生于热带与亚热带高温、无霜雪、多雾潮湿气候，抗寒性弱，冬季 0°以下易受冻害。为半阴性树种，畏烈日直射，幼树喜阴，成数后需要充足的阳光，怕涝，以排水良好，肥沃的砂质壤土、灰钙土或呈酸性反应（pH 为 4.5～5.5）的红色砂壤土为宜。

【种植方法】

一、立地条件

苗圃地宜选在排水良好、湿润肥沃、土层深厚、疏松的砂壤土。坡向宜朝东南方，接近水源，以利干旱时抗旱。选定后要经 2 或 3 次犁耙，同时施入厩肥或堆肥等有机肥料，然后作成宽 1～1.2m，高 15～20cm 高畦。

肉桂林地应选在阳光充足，无寒风侵袭的东南坡地，土层深厚，肥沃疏松，排水良好，又无冲刷的山中部地带。呈微酸性的砂壤土为好。

二、繁殖方法

1. 育苗

生产上主要采用此法。

1）播种育苗。播种最好随采随播。播种前种子用 0.3% 福尔马林液浸种 30min。采用点播，行距 20～25cm，株距 6～9cm，覆土 2cm 左右。每亩播量为 16～18kg。床面覆草保湿，每隔 4～5d 浇水一次，播后 20～30d 发芽出土后，即可揭草，随即进行搭棚遮阴。一年生苗高 20cm，地径 0.5cm 以上即可选林。

2）萌蘖促根法育苗。此法专供栽培大树所需的苗木。4 月上旬先在萌芽株中选择 1～2 年生、高 1.5～2m，直径 2～3.5cm 的萌蘖，在紧接地面处，进行割皮处理，随即培土，促进生根 1 年后即可移栽。

2. 造林

造林时间以春分前后为宜。每亩施入猪粪 500kg，过磷酸钙 50kg。造林密度因矮株作业或乔木作业的不同而异。矮株作业株距为 1～1.2m，行距为 1.2～1.5m，乔木林作业则株行距分别为 4～5m 和 5～6m，栽植穴规格为 50cm×50cm×40cm。

三、抚育管理

苗木定植后，要及时覆盖遮阴，栽后 2～3 年后，可进行林粮间作或种遮阴作物。夏秋季注意锄草，冬季进行追肥。通过加强抚育管理，5 年即可采剥桂皮。

四、病虫害防治

1）根腐病。梅雨季节，在排水不良的苗圃，地表现严重。防治方法：①防治积水；②及时发现病株并拔除烧毁，以生石灰消毒畦面。

2）桂叶褐斑病。4～5 月发生，为害新叶片，可用波尔多液喷洒。

3）肉桂木蛾。是肉桂的主要害虫之一。防治方法：①在其幼虫孵化时期，可用 50％磷胺乳油 1000～1500 倍液或 2.5％敌杀死 4000 倍液喷雾，10d 一次，共喷 2 或 3 次；②用白僵菌喷粉防治；③结合剪枝，剪除害枝。

4）卷叶虫。幼虫于夏秋间，将数叶卷曲成巢、潜伏其中，为害苗叶。防治方法：用敌百虫 1000 倍液或 80％敌敌畏乳剂 1500 倍液喷雾。

5）肉桂褐色天牛、幼虫为害树干。防治方法：①夏秋季用铁丝插入树干幼虫蛀乳内，刺死幼虫，或用敌敌畏棉塞入虫孔毒杀；②4 月初，发现成虫，进行人工捕杀。

【采收加工】当树龄 10 年以上，韧皮部已积成油层时可采剥，春秋季节均可剥皮，以秋季 8～9 月采剥的品质为优。环剥皮按商品规格的长度稍长（41cm），将桂皮剥下，再按规格宽度略宽（8～12cm）截成条状。条剥皮即在树上按商品规格的长宽稍大的尺寸划好线，逐条地从树上剥下来，用地坑焖油法或箩筐外罩薄焖制法进行加工。4～5 月剥的称春桂，品质差，9 月剥的称秋桂，品质佳。树皮晒干后称桂皮，加工产品有桂通、板桂、企边桂和油桂。

环境、安全要求：农药、化肥等的使用必须符合国家的相关规定，不得污染环境。

【化学成分】挥发油：桂皮醛（cinnamaldehyde）、乙酸桂皮酯（cinnamyl acetate）、桂皮酸乙酯（ethylcinnamate）、苯甲酸苄酯（benzyl benzoate）、苯甲醛（benzaldehyde）、香豆精（coumarin）、β-荜澄茄烯（β-cadinene）、菖蒲烯（calamenene）、β-榄香烯（β-elemane）、桂二萜醇（cinnzeylanol）、乙酰桂二萜醇（cinnzeylanine）、丁香酚、原儿茶酸（protocatechuic acid）、反式桂皮酸（transcinnamic acid）等（郭虹和林观样，2009）。

桂皮还含 3'-氧代甲基-左旋-表儿茶精 [3'-O-methyl-（－）-epicatechin]，5,3'-二甲基-左旋-表儿茶精，5,7,3'-三甲氧基-左旋-表儿茶精，4'-氧化甲基-右旋-儿茶精 [4'-O-methyl-（＋）-catechin]，7,4'-二甲基-右旋-儿茶精，5,7,4'-三甲基-右旋-儿茶精，左旋-表儿茶精-3-O-β-葡萄糖苷，左旋-表儿茶精-8-β-葡萄糖苷，左旋-表儿茶精-6-

β-葡萄糖苷，左旋-表儿茶精，桂皮鞣质（cinnamtannin）A_2、A_3、A_4、原矢车菊素（procyanidin）C_1、B_1、B_2、B_5、B_7、A_2，原矢车菊素 B_2-8-C-β-D-葡萄糖苷，原矢车菊素 B_2-6-C-β-D-葡萄糖苷，锡兰肉桂素（cinnzeylanine），锡兰肉桂醇（cinnzeylanol），脱水锡兰肉桂素，脱水锡兰肉桂醇及多种二萜类化合物-肉桂新醇（cinncassiols）A、B、C_1、C_2、C_3、D_1、D_2、D_3、D_4、E，肉桂新醇 A、B、C_1、D_2 的-19-O-β-D-葡萄糖苷，肉桂新醇 D_4 的-2-O-β-D-葡萄糖苷等，另外还含有南烛木树脂酚-3α-O-β-D-葡萄糖苷（lyoniresinol-3α-O-β-D-glucopyranoside）、3,4,5-三甲氧基酚-β-D-洋芫荽糖（1→6）-β-D-葡萄糖苷 [3, 4, 5-trimethoxyphenol-β-D-apiofuranosyl（1→6）-β-D-glucopyranoside]、消旋-丁香树脂酚（syringaresinol）、5,7-二甲基-3′,4′-二氧亚甲基-消旋-表儿茶精 [5,7-dimethyl-3′,4′-di-O-methylene-（±）-epicatechin]、肉桂醛环甘油-1,3-缩醛（9,2′-反式）[cinnamic aldehydecyclicglycerol-1,3-acetal（9,2′-$trans$）]、肉桂醛环甘油-1,3-缩醛（9,2′-顺式）、肉桂苷（cassioside）、桂皮苷（cinnamoside）和桂皮多糖 AX（cinnaman AX）等化合物（罗思等，2008；方琴，2007）。

【鉴别与含量测定】

一、鉴别

1）本品横切面：木栓细胞数列，最内层细胞外壁增厚，木化。皮层散有石细胞及分泌细胞。中柱鞘部位有石细胞群，断续排列成环，外侧伴有纤维束，石细胞通常外壁较薄。韧皮部射线宽 1 或 2 列细胞，含细小草酸钙针晶；纤维常 2 或 3 个成束；油细胞随处可见。薄壁细胞含淀粉粒。

2）粉末红棕色。纤维大多单个散在，长梭形，长 195～920μm，直径约至 50μm，壁厚，木化，纹孔不明显。石细胞类方形或类圆形，直径 32～88μm，壁厚，有的一面菲薄。油细胞类圆形或长圆形，直径 45～108μm。草酸钙针晶细小，散在于射线细胞中。木栓细胞多角形，含红棕色物。

3）取本品粉末 0.5g，加乙醇 10ml，冷浸 20min，时时振摇，过滤，滤液作为供试品溶液。另取桂皮醛对照品，加乙醇制成每毫升含 1μl 的溶液，作为对照品溶液。照药典薄层色谱法（《中华人民共和国药典》2005 版附录 Ⅵ B）试验，吸取供试品溶液 2～5μl、对照品溶液 2μl，分别点于同一硅胶 G 薄层板上，以石油醚（60～90℃）-乙酸乙酯（17∶3）为展开剂，展开，取出，晾干，喷以二硝基苯肼乙醇试液。供试品色谱中，在与对照品色谱相应的位置上，显相同颜色的斑点。

二、含量测定

桂皮醛测定。

1）色谱条件与系统适用性试验。以十八烷基硅烷键合硅胶为填充剂；以乙腈-水（35∶75）为流动相；检测波长为 290nm。理论板数按桂皮醛峰计算应不低于 3000。

2）对照品溶液的制备。精密称取桂皮醛对照品适量，加甲醇制成每毫升含 10mg 的溶液，即得。

3）供试品溶液的制备。取本品粉末（过三号筛）约 0.5g，精密称定，置具塞锥形瓶中，精密加入甲醇 25ml，称定重量，超声处理（功率 350W，频率 35kHz）10min，放置过夜，同法超声处理一次，再称定重量，用甲醇补足减失的重量，摇匀，过滤。精密量取续滤液 1ml，置 25ml 量瓶中，加甲醇至刻度，摇匀，即得。

4）测定法。分别精密吸取对照品溶液与供试品溶液各 10μl，注入液相色谱仪，测定，即得。本品按干燥品计算，含桂皮醛（C_9H_8O）不得少于 1.5%。

【附注】

1. 川桂 官桂 *Cinnamomum wilsonii* Gamble

乔木或小乔木，高 2～16m。叶互生或近对生，革质，卵形或长卵形，长 8～18cm，宽 3～5cm，表面绿色，有光泽，背面苍白色，幼时被绢状毛，后无毛，边缘软骨状反卷，具离基 3 出脉；叶柄长 1～1.5cm。圆锥花序腋生，长 4.5～10cm，总梗长 1～6cm，花梗细，长 6～20mm；花白色，或被裂片两面疏生绢状毛。果具宿存全缘花被管。花期 6～7 月；果熟期 9～10 月。

2. 天竺桂 浙江樟 土肉桂 *Cinnamomum japonicum* Sieb.

乔木，高达 15m。叶互生或对生，革质，矩圆形至椭圆形，长 7.5～1.2cm，宽 2.5～3.5cm，先端钝，基部狭，3 出脉，表面深绿色，背面淡绿色，无毛；叶柄长 1～1.5cm。花序与叶等长或稍长。核果卵圆形，暗紫色，长约 6mm，花被裂片宿存。花期 5～6 月；果熟期 9～10 月。

【主要参考文献】

方琴. 2007. 肉桂的研究进展. 中药新药与临床药理，18（3）：6～9

郭虹，林观样. 2009. 肉桂叶挥发性成分分析. 浙江中医药大学学报，33（6）：18～20

罗思，张文焕，赵谋明等. 2008. 肉桂中活性成分的超临界 CO_2 萃取研究. 食品研究与开发，29（9）：72～75

芍 药

Shaoyao

RADIX PAEONIAE

【概述】本品为伏牛山大宗药材。始载于《神农本草经》，列为中品。芍药因其花形妖媚，花色艳丽，故占得形容美好容貌的"婥约"之谐音，名为"芍药"。中国传统名花之一，具悠久的栽培历史，与牡丹并称"花中二绝"，自古有"牡丹为花王，芍药为花相"的说法。中国栽培历史悠久，早在《诗经》郑风篇目中便有"伊其相谑，赠之以芍药"。《图经本草》载："芍药两种，一为白芍，二为赤芍。春生红芽作丛，茎上三枝五叶，似牡丹而狭长，高一二尺。夏开花，有红白数种，子似牡丹子而小。秋时采根。"《本草别说》载："本经芍药生丘陵、川谷，今时所用者都是人家种植。"由此可知，宋代已采用栽培的芍药入药，且已分色白多脂者和色紫瘦多筋未加工者为赤芍有相似之处，目前药材，白芍药多为栽培种，赤芍药则多为野生种。芍药性酸，苦，凉。归肝、肺、肝、心、脾、小肠经。具有行淤、止痛、凉血、消肿的功效，主治淤滞经闭、疝瘕积聚、腹痛、胁痛、衄血、血痢、肠风下血、目赤、痈肿。为双子叶植物药毛茛科植物芍药（野生种）*Paeonia lactiflora* Pall.、草芍药 *Paeonia obovata* Maxim. 等的根。芍药（野生种）在伏牛山区零星分布，草芍药产河南辉县白云寺、济源县的黄连树、灵宝县的河西、卢氏县的大块地、栾川县的老君山、嵩县的龙池、鲁山县石人山、南召县的宝天、西峡县的黄石庵、内乡县的夏官、淅川县的荆子关、桐柏县的水莲洞、方城县的大寺、信阳市的鸡公山、商城县的黄柏山、新县的周河、罗山县的大小鸡笼等；生于山坡或山谷林下。

【商品名】芍药

【别名】将离、离草、婪尾春、余容、犁食、没骨花、黑牵夷、红药等

【基原】为双子叶植物药毛茛科植物芍药（野生种）*Paeonia lactiflora* Pall.、草芍药 *Paeonia obovata* Maxim. 等的根。

【原植物】

1. 芍药　白芍

多年生草本，高 60～80cm。茎直立，上部分枝，淡绿色。茎下部叶为二回三出复叶，上部为 3 小叶或单叶；小叶椭圆形至椭圆状披针形，长 5～13cm，宽 2～4cm，先端渐尖，基部楔形，边缘粗糙，密生白色软骨质小齿，两面沿脉被柔毛；叶柄长 6～10cm；顶生小叶柄长 1～2cm。花 1 至数朵顶生，直径 7～10cm；苞片 4 或 5 个，披针形，长 3～6.5cm；萼片 4 个，长 1.5～2cm；花瓣白色或粉红色，倒卵形，长 3～5cm，宽 1～2.5cm；雄蕊多数；心皮 4 或 5 个，无毛。蓇葖果 3～5 个，无毛。花期 5～6 月；果熟期 7～8 月。

2. 草芍药　山芍药　白芍

多年生草本，高 40～60cm。茎圆柱形，无毛，基部有数个鞘状鳞片。二回三出复叶或茎上部为 3 小叶或单叶；顶生小叶倒卵形或宽椭圆形，侧生小叶椭圆形，长 6～12cm，先端短锐尖，基部楔形，表面光滑，背面无毛或幼时被稀疏柔毛；叶柄长 5～10cm，顶生小叶柄长 2～2.5cm，侧生小叶柄长 3～5mm。花单生茎顶，红色或白色；萼片 5 个，长 1.2～1.5cm；花瓣倒卵形，长 2.5～4cm；雄蕊多数；心皮 2～4 个，无毛或有时被短柔毛。蓇葖果卵圆形，红色，成熟时果瓣反卷。花期 5～6 月；果熟期 7～8 月。

【药材性状】本品呈圆柱形，平直或稍弯曲，两端平截，长 5～18cm，直径 1～2.5cm。表面类白色或淡红棕色，光洁或有纵皱纹及细根痕，偶有残存的棕褐色外皮。质坚实，不易折断，断面较平坦，类白色或微带棕红色，形成层环明显，射线放射状。气微，味微苦、酸。

【种质来源】本地野生或栽培

【生长习性及基地自然条件】芍药性耐寒，在我国北方都可以露地越冬，土质以深厚的壤土最适宜，以湿润土壤生长最好，但排水必须良好。积水尤其是冬季很容易使芍药肉质根腐烂，所以低洼地、盐碱地均不宜栽培。芍药性喜肥，圃地要深翻并施入充分的腐熟厩肥，在阳光充足处生长最好。

【种植方法】

一、栽培

芍药的繁殖有播种、扦插和分株法，通常以分株繁殖为主。

分株期以九月下旬至十月上旬为宜，将根株掘起，震落附土，用刀切开，使每个根丛具 2 或 3 芽，最好 3～5 芽，然后将分株根丛栽植在准备好的圃地。如果分株根丛较大（具 3～5 芽），第二年可能有花，但形小，不如摘除使植株生长良好。根丛小的（2 或 3 芽），第二年生长不良或不开花，一般要培养 2～5 年。

播种繁殖以种子成熟后采下即播种为宜，越迟播发芽率越低。芍药种子有上胚轴休眠现象，播种后当年秋天生根，次年春暖后芽才出土。幼苗生长缓慢，有的芽 3～4 年才可开花，还有到第 5～6 年才开花的。

扦插法可用根插或茎插。秋季分株时可收集断根，切成 5～10cm 一段，埋插在 10～15cm 深的土中。茎插法在开花前两周左右，取茎的中间部分由二节构成插穗，插温床沙土中约一寸半深，要求遮阴并经常浇水，一个半月至两个月后既能发根，并形成休眠芽。

二、病虫防治

1. 芍药炭疽病

1）症状：叶、叶柄及茎上均可受感染。叶部病斑初为长圆形，后略呈下陷；数日后扩大成不整形的黑褐色不规则的大型病斑。天气潮湿时病斑表面出现粉红色发黏的孢子堆，为病菌分生孢子和胶质的混合物。严重时病叶下垂，叶面密生病菌的孢子堆。茎上病斑与叶上产生的相似，严重时会引起折倒。

2）病原：牡丹炭疽病病原菌为 *Gloeosporium* sp.，属腔孢纲、黑盘孢目、盘长孢属。分生孢子盘圆盘状，初埋生于寄主表面下，后外露。分生孢子椭圆形或圆柱形。

3）传染途径：以菌丝体在病叶或病茎上越冬，翌年分生孢子盘产生分生孢子，借风雨传播，从伤口侵入危害。8～9 月降雨多的年份发病重。盆栽放置过密，浇水不当，如晚间浇水，水分容易在叶面滞留，有利病菌分生孢子融化和萌发侵入，易病重。

2. 防治方法

1）清除病源：病害流行期及时摘除病叶，防止再次侵染为害。秋冬彻底清除地面病残体连同遗留枝叶，集中高温腐沤，减少次年初侵染源。

2）药剂防治：喷药最好在发病初期，常用药剂可选：80% 炭疽福美可湿性粉剂 800 倍液；50% 多菌灵可湿性粉剂 500～800 倍液；50% 甲基托布津湿性粉剂 500～800 倍液；365 甲基托布津浮剂 500 倍液；50% 多硫悬浮剂 500 倍液等。每 7～8d 喷一次，连喷 2 或 3 次，喷药遇雨后补喷。也可用 75% 百菌清可湿性粉剂 1000 倍液加 70% 甲基托布津可湿性粉剂 1000 倍液，防治效果比单一使用好。

【采收加工】夏、秋两季采挖。除去头尾及须根，洗净，刮去外皮，放入沸水中煮至无硬心，赶快捞出放入冷水中浸泡，取出晒干。以根粗长、匀直、质坚实、粉性足、表面洁净者为佳。

环境、安全要求：农药、化肥等的使用必须符合国家的相关规定，不得污染环境。

【化学成分】

1）单萜类：芍药苷（paeoniflorin）、氧化芍药苷（oxidation paeoniflorin）、苯甲酰芍药苷（benzoyl paeoniflorin）、羟基芍药苷（hydroxyl paeoniflorin）、牡丹酚（paeonol）、芍药花苷（peony glycosides），芍药内酯苷（Albiflorin，）、芍药吉酮（peony ketone）、（Z）（1S，5R）-β-蒎烯-10基-β-巢菜糖苷［(Z)（1S，5R）-β-pinene-10-yl-β-vicianoside]、芍药新苷（lactiflorin）、6-O-β-D-吡喃葡萄糖基-白芍醇内酯（6-O-β-D-glucopyranosyl-lactinolide）两种单萜 lactinolide 和 paeonilactinone 以及新的单萜 1-O-β-Dglucopyranosyl-paeonisuffrone。白芍苷 R_1（ albiflorin R_1）（刘玉红等，2002）。

2）三萜类：11α，12α 环氧-3β，23-二羟基-28，13β 内酯（11α，12α-epoxy-3β，23-dihydroxyol ean-28，13β-olide）、3β 羟基-11α，12α 环氧-28-13β 内酯（3β-hydroxy-11α，12α-epoxyolean-28-13β-olide）、3β 羟基-11α，12α 环氧-28-13β 内酯（3β-hydroxy-11α，12α-epoxyolean-28-13β-olide）、齐墩果酸（oleanolic acid）、桦木酸（betulinic acid）、23-羟基白桦酸（23-hydroxybetulinic acid）、30-降常春藤皂苷（30-norhederagenin）、11α，12α 环氧-3β，23-二羟基-30-norolean-20（29）烯-28，13β 内酯［11α，12α-epoxy-3β，23-dihydroxy-30-norolean-20（29）-en-28，13β-olide]。

3）黄酮类山奈酚-3-O-β-D-葡萄糖苷 kaempferol-3-O-β-D-glucoside 和山奈酚-3，7-二-O-β-D-葡萄糖苷 kaempferol-3，7-di-O-β-D-glucoside（王文祥等，2000；张晓燕和李铣，2002）。

4）其他类：挥发油苯甲酸（benzoic acid），牡丹酚及其他醇类和酚类成分共 33 个。脂肪油、树脂、鞣质、糖、淀粉、黏液质、蛋白质、β-谷甾醇（王朝虹和闵知，1999）。

【鉴别】

1. 显微鉴别

根横切面：芍药根木栓细胞 5～10 列，棕色。皮层为 10 余列薄壁细胞，外侧的细胞角隅处增厚，有的可见大型纹孔，有的有分隔形成母子细胞。韧皮部筛管群于近形成层处较明显，有的筛管群与其相对应的形成层内侧无导管。形成层明显，呈微波状环。本质部约占根直径的 7/10；木射线宽 7～49 列细胞；导管成群或者与木纤维切向交互排列。薄壁细胞含淀粉粒；有的含草酸钙簇晶。

2. 理化鉴别

取本品粉末 0.5g，加水 10ml，煮沸，过滤，滤液加三氯化铁试液 1 滴，生成蓝黑色沉淀。薄层色谱 取本品粉末 0.5g，加乙醇 10ml，振摇 5min，过滤，滤液蒸干，残渣加乙醇 2ml 使溶解，作为供试品溶液。另取芍药甙对照品，加乙醇制成每毫升含 2mg 的溶液，作为对照品溶液。吸取上述两种溶液各 4μl，分别点于同一硅胶 G 薄层板上，以氯仿-乙酸乙酯-甲醇-甲酸为展开剂，展开，取出，晾干，喷以 5% 香草醛硫酸溶液，热风吹至斑点显色清楚。供试品色谱中，在与对照品色谱相应的位置上，显相同的蓝紫色斑点。品质标志. 本品含芍药苷不得少于 2.0%。

【附注】

毛叶草芍药（变种）*Paeonia obovapa* Maxim. var. *willmottiae*（Stapf）Stern

　　　与正种区别：叶背面密被长柔毛和短绒毛。花乳白色。

　　　产河南伏牛山、大别山和桐柏山；生于山坡林下或山谷、溪旁。用途同正种。

【主要参考文献】

刘玉红，陈燕，易进海. 2002. HPLC 测定白芍总苷的含量. 华西药学杂志，17（4）：295

王朝虹，闵知. 1999. 大芍药化学成分及药理研究. 时珍国医国药，10（7）：544～546

王文祥，蒋小岗，顾明等. 2000. 芍药的化学成分研究. 天然产物研究与开发，12（6）：37～39

张晓燕，李铣. 2002. 白芍的化学研究进展. 沈阳药科大学学报，19（1）：70～73

血 见 愁

Xuejianchou

HERBA TEUCRII VISCIDI

　　【概述】本品始载于《生草药性备要》"凉血，解热毒，去淤生新，理压伤，敷痔疮，治蛇咬，消肠风下血，煲肉食；洗白泡烂疮，消乳痈。"《中华本草》中记载为山藿香"小坚果圆形，包于宿萼中。花、叶以手搓之微有香气，味微辛、苦。以叶多、色灰绿、气香者为佳……凉血止血；解毒消肿。主咳血、吐血、衄血、肺痈、跌打损伤、痈疽肿毒、痔疮肿痛、漆疮、脚癣、狂犬咬伤、毒蛇咬伤……7～8 月采收。"本品为唇形科香科属植物血见愁 *Teucrium viscidum* Bl.，味辛、苦，性凉，归肺、大肠经。河南有 1 种血见愁 *Teucrium viscidum* Bl. 及 2 变种微毛血见愁 var *nepetoides*（Levl.）C. Y. Wu et S. Chow 和光萼血见愁 var *leiocalyx*（Levl.）C. Y. Wu et S. Chow，广泛分布于伏牛山区。

　　【商品名】血见愁

　　【别名】山藿香、冲天泡、四棱香、山黄荆、水苏麻、蛇药、野苏麻、假紫苏、贼子草、野薄荷、方骨苦草、方枝苦草、皱面草、布地锦、肺形草

　　【基原】为唇形科香科属植物血见愁 *Teucrium viscidum* Bl. 的全草

　　【原植物】多年生草本，高 30～70cm。茎直立，上部混生腺毛和短柔毛。叶卵圆形至卵圆状长圆形，长 3～10cm，先端急尖或短渐尖，基部圆形至楔形，下延，边缘具重圆锯齿，两面近无毛或被极稀的微柔毛；叶柄长 1～3cm，近无毛。假穗状花序顶生及腋生，顶生者自基部多分枝，密被腺毛；苞片披针形，全缘；花梗长不及 2mm，密被腺毛；花萼钟形，密被腺毛，萼齿 5 个，近等大；花冠长 6.5～7.5cm，白色、淡红色或淡紫色，檐部单唇形，中裂片最大，正圆形，侧裂片卵状三角形；雄蕊伸长，前对与花冠等长；花盘盘状，浅 4 裂；子房顶端被泡状毛。小坚果扁球形，黄棕色，合生面超过果长的 1/2。花期 7～8 月；果熟期 8～9 月（丁宝和王遂义，1997）。

　　【药材性状】全草长 30～50cm。根须状。茎方柱形，具分枝，表面黑褐色或灰褐

色，被毛，嫩枝毛较密；节处有多数灰白色须状根。叶对生，灰绿色或灰褐色，叶片皱缩，易碎，完整者展平后呈卵形或矩圆形，长 3～6cm，宽 1.5～3cm，先端短渐尖或短尖，基部圆形或阔楔形，下延，边缘具粗锯齿，叶面常皱缩，两面均有毛，下面毛较密；叶柄长约 1.5cm。间见枝顶或叶腋有淡红色小花，花萼钟形。小坚果圆形，包于宿萼中。

【种质来源】本地野生

【生长习性及基地自然条件】生于荒地、田边、半阴的草丛中。

【种植方法】

一、立地条件

土质疏松、肥沃、湿润、排水良好微酸性的砂壤土。

二、繁殖技术

用扦插繁殖，生产上采用直插法和插枝育苗移栽法。

（1）直插法。宜选取温暖多雨季节，如海南省，一般在 9～10 月，选生长旺盛，粗壮、节密，生长期 4～5 个月的植株，取中部茎的侧枝，长 20～30cm，具 6 或 7 个节，下部 3 或 4 节褐色木栓化，用手将枝条自茎上轻轻折下，使插枝附有部分主茎的韧皮组织。采苗时一般自茎基部逐层分次向上采取，每隔 15～20d 采 1 次。采下的苗应置于阴凉处，并要随采随种。

（2）插枝育苗。即将鲜枝条插于苗床上，待长根后再移栽大田。其方法及时间与直插法同。枝条插在苗床后，早上搭棚遮阴，晚上揭开，冬季应昼夜搭棚防霜害。每日早晚各浇水 1 次。插后 10d 左右发根。可施稀人粪水 3 或 4 次，20d 后除去荫蔽物，1 个月后即可定植。

（3）定植。应在温暖湿润季节，一般采用斜插法，将苗的 3/5 斜插入土中，覆土压实，按行株距 50cm×40cm 的三角形种植，植后随即淋水，盖草遮阴。

二、田间管理

成活后应定期进行除草松土。定植后半个月可进行第 1 次除草，以后每月除草 1 次，中耕除草后结合施肥，以施氮肥为主。一般植后 1 个月有新芽叶长出时即进行第 1 次追肥，以后每隔 20～30d 施肥 1 次，直至收获前 1 个月停止。前期多施人粪尿和草木灰等，后期则施硫酸铵为主。干旱季节多施水肥。应注意灌溉排水，保持田间一定的湿度。

三、病虫害防治

病害有根腐病，可及时疏沟排水，挖除病株，用 50% 多菌灵 1000 倍液浇灌；还有细菌性角斑病等。地老虎，可人工捕杀或用毒饵诱杀（将麦麸炒香，用 90% 晶体敌百虫 30 倍液拌潮）。此外，还有蝼蛄、红蜘蛛等为害。

【采收加工】7~8月采收，洗净，鲜用或晒干。以叶多、色灰绿、气香者为佳。
环境、安全要求：农药、化肥等的使用必须符合国家的相关规定，不得污染环境。

【化学成分】含山藿香素（tercvin）、酚类、氨基酸、有机酸、糖等。

【鉴别】

1. 显微鉴别

1）根横切面：类圆形。①表皮细胞一列，外侧壁增厚。②皮层较窄，内皮层明显。③外韧型维管束排列成环。韧皮部狭窄；木质部占大部分，导管多单个，呈放射状排列，周围常有纤维聚生（蔡毅等，2006）。

2）茎横切面：方形。①表皮细胞一列，外被角质层，可见腺鳞、腺毛和非腺毛。②四角有明显的棱脊，向内有数列厚角细胞。③皮层为数列薄壁细胞，排列疏松；老茎中偶见石细胞。④维管束于四角处较发达，于相邻两角间具数个小维管束。韧皮部狭窄，木质部于四角处较发达。⑤髓部宽广。⑥细胞中有时含有针簇状橙皮苷结晶。

3）叶横切面：①上表皮细胞一列，较大，方形或长方形，可见非腺毛。下表皮细胞一列，较小，类方形；气孔、小腺毛及腺鳞常见。②栅栏组织一列，类长方形，不通过主脉；海绵组织疏松。③中脉维管束一个，浅槽形。木质部位于向茎面，导管径向排列；韧皮部位于背茎面。叶各部细胞内常含有针簇状橙皮苷结晶。

4）叶表面：①上表皮细胞为多边形，垂周壁较平直，偶见气孔；可见非腺毛、小腺毛及腺鳞。②下表皮细胞多边形，垂周壁深波状弯曲；气孔较多，多为直轴式；非腺毛、小腺毛及腺鳞易见。

5）粉末黄绿色：①腺鳞的头部呈扁圆形，由8个分泌细胞排列成辐射状，直径22.1~36.4μm。②小腺毛的头部呈类圆形，常由两个细胞组成，直径10.6~24.4μm，腺柄单细胞。③石细胞腔大，孔沟明显，直径27.6~54.9μm。④非腺毛众多，常为多细胞，节稍膨大，长80.4~226μm。⑤环纹导管多见，直径11.6~17.7μm，具缘纹孔较少。

2. 理化鉴别

1）取本品挥发油1滴，加氯仿0.5ml，再加5％溴的氯仿溶液数滴，山藿香先褪色，继显绿色。

2）取本品挥发油1滴，加苯0.5ml，再加5％乙酸铜溶液少量，充分混合，放置分层，吸取上层苯液，点于载玻片上，待苯挥发后，于残留物上加乙醇1或2滴，放置后，于显微镜下观察。山藿香可见众多蓝色针状结晶。

3）薄层色谱：取挥发油0.5ml，用乙酸乙酯稀释5ml，作供试液，另以山藿香酮、百秋李醇为对照品。分别点样于同一硅胶G薄板上，以石油醚（30~60℃）-乙酸乙酯-冰醋酸（95：5：0.2）展开，取出，晾干，喷以5％三氯化铁乙酸液，再于105℃；加热显色。供试液色谱中，在与对照品色谱的相应位置上，显相同的色斑。

【附注】

1. 血见愁变种1

微毛血见愁 var *nepetoides* (Levl.) C. Y. Wu et S. Chow 与正种的区别：花及苞

片较大，花萼长约 4mm，宽约 2.5mm，密被灰白色微柔毛，粗视若被一层白霜，而非具腺的短柔毛；花冠长 8～10mm，花冠筒长 4～5mm。产于大别山、桐柏山、伏牛山南部；生于海拔 700m 以上山坡、山沟林下阴湿处。

2. 血见愁变种 2

光萼血见愁 var leiocalyx (Levl.) C. Y. Wu et S. Chow 与正种的区别：茎被疏柔毛或近无毛，花萼无毛，花白色。产于伏牛山南部西峡、内乡、淅川；生于海拔 1500m 以上的山沟水边。

【主要参考文献】

蔡毅，姜建萍，苏玲等. 2006. 山薷香的显微鉴别. 时珍国医国药，4 (11)：2266
丁宝章，王遂义. 1997. 河南植物志. 第三册. 郑州：河南科学技术出版社，485

防　己
Fangji
RADIX STEPHANIAE TETRANDRAE

【概述】本品为伏牛山大宗药材。防己始载于《神农本草经》谓："一名解离，生于川谷。"《本草崇原》："防己气味辛平，色白纹黑，禀金水相生之气化。其茎如木，木能防土，己者土也，故有防己之名。"《本草拾遗》载："如陶所注，既是木防己，用体小同，按木汉二防己，既是根苗为名。汉主水气，木主风气、宜通。作藤著木生，吹气通一头，如通草。"防己性苦，寒。归膀胱、肺经。有利水消肿，祛风止痛的功效。用于治疗水肿脚气，小便不利，湿疹疮毒，风湿痹痛；高血压。

防己自古以来分为汉防己和木防己两大类，一般习惯所称的汉防己实际上是防己科的粉防己，而不是马兜铃科的汉中防己 Aristolochia heterophylla Hemsl.，商品木防己则为马兜铃科的广防己和汉中防己，有时也包括防己科的木防己。

我国有 1 种及 1 变种。产河南伏牛山区。生于山坡路旁、林缘及山谷杂木林中。

【商品名】防己

【别名】粉防己、粉寸己、汉防己、土防己（浙江）、石蟾蜍、蟾蜍薯、倒地拱、白木香、猪大肠

【基原】本品为防己科植物粉防己 Stephania tetrandra S. Moore 的干燥根。秋季采挖，洗净，除去粗皮，晒至半干，切段，个大者再纵切，干燥

【原植物】木质藤本，长 5～7m。枝绿色，无毛，有细条纹。叶厚纸质，宽卵形，长 7～12cm，宽 5～10cm，先端渐尖，基部圆形，楔形或心脏形，全缘，基部叶常 5～7 裂，上部叶稀 3～5 裂，表面浓绿色，背面苍白色，近无毛，基出脉 5～7 条，叶柄长 6～10cm。圆锥花序腋生，花小，淡绿色。核果近球形，压扁，蓝黑色，长 5～6mm。花期 6 月；果熟期 8～9 月。

【药材性状】本品呈不规则圆柱形、半圆柱形或块状，多弯曲，长 5～10cm，直

径 1～5cm。表面淡灰黄色，在弯曲处常有深陷横沟而成结节状的瘤块样。体重，质坚实，断面平坦，灰白色，富粉性，有排列较稀疏的放射状纹理。气微，味苦。

【种质来源】本地野生或栽培

【种植方法】

一、立地条件

选择排灌方便、土壤疏松肥沃、土质微酸的山坡地或荒芜地作种植地。全垦或带垦整地作畦。育苗地：选择背风、疏松肥沃、有荫蔽条件的疏林地或荒坡地育苗。深翻晒土，下足基肥，每亩施入畜粪 1500～2000kg，拌匀整平后作高畦，畦宽 1.3m，畦高 25～30cm，四周开沟，方便排水。苗床用 40％甲醛 1000～1200 倍液消毒，杀灭杂菌、虫卵。

二、繁殖方法

用种子和扦插繁殖

1. 种子繁殖

晚秋或翌年春季，取出种子播种。采用条播，在整好的畦上，按行距 20cm 开浅沟，将种子撒在沟里，覆土，以不见种子为度，加草覆盖。

2. 扦插繁殖

选择二、三年生，生长旺盛、无病虫害、茎节粗壮的藤蔓作插条。用利刀截成10～15cm 的插条，要求每根插条具有 3 或 4 个节。在 3 月底 4 月初扦插。按 10cm×15cm 株行距进行扦插，要求斜插，插条埋入土中 1/3，上部露出 2 或 3 个节。扦插后浇水，盖草保湿。

三、田间管理

1）遮阴。植株幼苗喜明，插后应搭荫棚或间种油菜、木薯等作物遮阴，促进苗木生长。

2）中耕除草。早春时勤除杂草。雨季土壤易板结，宜勤松土，利于植株生长。

3）排灌。经常保持田间湿润，利于植株成活，成活后少浇水，特别是雨季，要做好排水工作，防止浸渍烂根。

4）追肥。在开花前，每亩施用 2500kg 稀人粪尿、过磷酸钙液，翌年春季，行间开沟，每亩追施 1500kg 土杂肥或 20～30kg 过磷酸钙与 10～15kg 硫酸铵。

5）搭设支架。当苗高 30cm 时，应设支架，以利茎蔓攀援生长。早春萌芽前，挖出成熟强壮块茎切成 4～6cm 长的根段，按行距 30～40cm 距离挖深穴 15～20cm 栽培，每穴放一段，覆土压实，浇足够水，表层以沙土覆盖有利于水分的吸收，如有阳光照射处，需要用阴凉杂草覆盖，每隔5～7d 浇水一次利于发芽。注意浇水不应太多，以免引起茎块霉烂，直到 3 月下旬 4 月初茎块开始发芽，4 月中下旬嫩苗出土，应防晒防涝。等苗藤长 10～20cm 适量施追人粪或者猪粪，其间除去周围杂草，翻松周围土壤，等藤蔓长 40～60cm 时用树枝构架搭棚，让藤蔓缠绕树枝生长，直到 10 月下旬藤蔓停止生长，叶枯黄脱落，十一月下旬地下部分枯死转入休眠期。其间用杂草覆盖以防霜雪冻伤。因粉防己属于多年生长草本植物，生长周期 5～8 年方可成材入药，所以每年都应做好防晒防旱防涝防冻事宜（刘隆洪等，2005）。

【采收加工】以秋冬所采质佳，挖取根部，洗净，刮去或不刮去外层粗皮，晒至半干切段，个大者再纵切两半，晒干。

环境、安全要求：农药、化肥等的使用必须符合国家的相关规定，不得污染环境。

【化学成分】防己碱（汉防己甲素）（tetrandrine），防己诺灵碱（fangchinoline）即去甲汉防己碱（demethyltetrandrine）、轮环藤酚碱（cyclanoline）、氧防己碱、防己斯任碱、门尼新碱（menisine）、门尼定（menisidine）、小檗胺（berbamine）、$2,2'\text{-}N,$ $N\text{-}$二氯甲基粉防己碱（$2,2'\text{-}N,N\text{-}dichloro\text{-}methyl\text{-}tetrandrine$）、去甲基粉防己碱（汉防己乙素 demethyl tetrandrine），轮环藤季铵碱（Cyclanoline）等。木兰碱（magnoflorine）、马兜铃内酰胺（aristololactam）、马兜铃酸 A（aristolochic acid A）、马兜铃酸 B（aristolochic acid B）、马兜铃酸 C（aristolochic acid C）、尿囊素（allantoin）及 $\beta\text{-}$谷甾醇。粉防己根尚含黄酮苷、酚类、有机酸、挥发油等（高玉桥等，2004）。

【鉴别与含量测定】

一、鉴别

1. 显微鉴别

本品横切面：木栓层有时残存。栓内层散有石细胞群，常切向排列。韧皮部较宽。形成层成环。木质部占大部分，射线较宽；导管稀少，呈放射状排列；导管旁有木纤维。薄壁细胞充满淀粉粒，并可见细小杆状草酸钙结晶。

2. 理化鉴别

取本品粉末 1g，加乙醇 15ml，加热回流 1h，放冷，过滤，滤液蒸干，残渣加乙醇 5ml 使溶解，作为供试品溶液。另取粉防己碱对照品、防己诺林碱对照品，加三氯甲烷制成每毫升各含 1mg 的混合溶液，作为对照品溶液。照药典薄层色谱法（《中华人民共和国药典》2005 版附录Ⅵ B）试验，吸取上述两种溶液各 5μl，分别点于同一硅胶 G 薄层板上，以三氯甲烷-丙酮-甲醇（6：1：1）为展开剂，展开，取出，晾干，喷以稀碘化铋钾试液。供试品色谱中，在与对照品色谱相应的位置上，显相同颜色的斑点。

二、含量测定

1）色谱条件与系统适用性试验。以十八烷基硅烷键合硅胶为填充剂，以乙腈-甲醇-水-冰醋酸（40：30：30：1）（每 100ml 含十二烷基磺酸钠 0.41g）为流动相，检测波长为 280nm。理论板数按粉防己碱峰计算应不低于 4000。

2）对照品溶液的制备。取粉防己碱和防己诺林碱对照品适量，精密称定，加甲醇制成每毫升分别含粉防己碱 0.1mg、防己诺林碱 0.05mg 的混合溶液，作为对照品溶液。

3）供试品溶液的制备。取本品粉末（过三号筛）约 0.5g，精密称定，精密加入 2%盐酸甲醇溶液 25ml，称定重量，加热回流 30min，放冷，再称定重量，用 2%盐酸甲醇溶液补足减失的重量，过滤。精密量取续滤液 5ml，置 10ml 量瓶中，加流动相稀释至刻度，摇匀，即得。

4）测定法。分别精密吸取对照品溶液与供试品溶液各 10μl，注入液相色谱仪，测定，即得。本品按干燥品计算，含粉防己碱（$C_{38}H_{42}N_2O_6$）和防己诺林碱（$C_{37}H_{40}N_2O_6$）的总量不得少于 1.6%。

【附注】

毛防己（变种）与正种的区别，叶两面有柔毛，以背面较密。

产河南伏牛山区。生于山坡林缘，路旁。

【主要参考文献】

高玉桥，梅全喜，彭伟文. 2004. 广防己的研究概况. 时珍国医国药，15（8）：517，518

刘隆洪，项曙红，张亚平. 2005. 粉防己家种技术初探. 现代中药研究与实践，04：7~9

沙　参

Shashen

RADIX ADENOPHORAE

【概述】本品为豫西道地药材，始载于《神农本草经》，列为上品。沙参在历代本草中都有记载，《本草纲目》记载："沙参，处处山原有之。二月生苗，叶如初生小葵叶而团扁不光，八、九月抽茎，高一、二尺，茎上之叶，则尖长如枸杞叶而小，有细齿，秋月叶间开小紫花，长二、三分，状如铃铎，五出，白蕊，亦有白花者，并结实，大如冬青实，中有细子，霜后苗枯。其根生沙地者长尺余，大一虎；黄土地者则短而小。根茎皆有白汁，八、九月采者白而实，春月采者微黄而虚。"范子计然云："白沙参，出洛阳，白者善。"甘，微寒。归肺、胃经。

我国约有沙参属植物 40 种，河南有 11 种，包括轮叶沙参、沙参、丝裂沙参、杏叶沙参、心叶沙参、石沙参、秦岭沙参、多毛沙参、多岐沙参、细叶沙参及荠苨，广泛分布于伏牛山区，《中华人民共和国药典》收载南沙参，为桔梗科沙参属植物轮叶沙参或沙参的干燥根。根入药，有养阴清肺、祛痰止咳之效，治肺热咳嗽、虚劳久咳、咽干、喉痛等症。

【商品名】沙参

【别名】三叶沙参、山沙参、龙须沙参、沙参、知母、白沙参、苦心、识美、虎须、白参、志取、文虎、文希、羊婆奶、泡参、面杆杖、桔参、泡沙参、稳牙参、保牙参、土人参

【基原】本品为桔梗科植物轮叶沙参 *Adenophora tetraphylla* (Thunb.) Fisch. 或沙参 *Adenophora stricta* Miq. 的干燥根。春、秋两季采挖，除去须根，洗后趁鲜刮去粗皮，洗净，干燥。

【原植物】

1. 轮叶沙参

又名南沙参、四叶沙参 *Adenophora tetraphylla* (Thunb.) Fisch.，多年生草本，有白色乳汁。根圆锥形，黄褐色，有横纹。高 60～150cm，不分枝，无毛或少有毛。茎生叶 3～6 个轮生，无柄或有不明显的柄；叶片卵形、椭圆状卵形或线状披针形，长 2～14cm，宽 2.5～5cm，边缘有锯齿，两面疏生短柔毛。花序狭圆锥状，长达 35cm，无毛，分枝轮生；花下垂；花萼无毛，裂片 5 个，钻形，长 1.2～2.5mm；花冠筒状细钟形，口部缢缩，蓝色或蓝紫色，长 7～11mm，裂片 5 个，短，三角形；花盘细管状，长 2～4mm；雄蕊 5 个，稍外露，花丝下部变宽，边缘有柔毛；子房下位，花柱长 2cm，伸出。蒴果球状圆锥形，长 5～7mm；种子黄棕色，长圆状圆锥形，稍扁，有 1 条棱扩展长 1 条白带，长 1mm。花期 7～9 月；果熟期 8～10 月。产河南各山区；生于草地或林缘（丁宝章和王遂义，1997）。

2. 沙参

多年生草本。有白色汁液。根圆柱形，长约 20cm，直径约 1cm，有环状纵纹，淡黄色。高 40～100cm，不分枝，被白色柔毛。基生叶心形，具长柄，茎生叶无柄或下部叶有极短而具翅的柄；叶片椭圆形、狭卵形，长 3～11cm，宽 1.5～5cm，顶端急尖或短渐尖，基部楔形或近圆钝，边缘有不整齐的锯齿，两面疏生毛或近无毛。花序狭长，不分枝，总状，稀下部有极短的分枝，圆锥状，有疏或密的短毛；花梗长不过 5mm，花萼有短毛，稀无毛，裂片 5 个，多为钻形，少线状披针形，长 6～8mm，宽 1～1.8mm；花冠钟状，蓝色或紫色，长 1.5～1.8cm，裂片 5 个，三角形状卵形，为花冠长的 1/3；雄蕊 5 个，花丝基部变宽；花盘宽圆柱形，长 1～1.8mm，无毛；子房下位，花柱与花冠近等长，微被柔毛。蒴果卵圆形，长 6～10mm，黄褐色；种子棕黄色，长约 1.5mm，有 1 条棱。花期 8～9 月；果熟期 9～10 月。

【药材性状】本品呈圆锥形或圆柱形，略弯曲，长 7～27cm，直径 0.8～3cm。表面黄白色或淡棕黄色，凹陷处常有残留粗皮，上部多有深陷横纹，呈断续的环状，下部有纵纹及纵沟。顶端具 1 或 2 个根茎。体轻，质松泡，易折断，断面不平坦，黄白色，多裂隙。气微，味微甘（中华人民共和国药典委员会，2005）。

【种质来源】本地野生或栽培

【生长习性及基地自然条件】常生于海拔 600～2000m 的草地和林木地带，海拔 3000m 的向阳草坡和丛林中也有生长。多见于草地、灌木丛和岩缝中。家种沙参多栽于土层厚、肥沃、排水良好的砂质壤土。

【种植方法】

一、立地条件

选阳光充足、肥沃、富含腐殖质及排水良好的砂壤土或壤土的平地或缓坡地。用堆肥或圈肥 3.0～3.75g/m² 、加拌磷肥 30～75g/m² 作基肥，基肥撒匀后深耕 30～40cm，耙细整平作畦，畦宽 1～1.3m。

二、繁殖方式

用种子繁殖。分春播和秋播,春播于 4 月上中旬,秋播于 11 月封冻前;按行距 30~40cm 开浅沟 4~6cm,将种子均匀撒在沟内,用细土覆平、轻轻压实后浇水,有条件的可盖一层草,以保温保湿促发芽。每亩用种 1kg。春播 20d 左右出苗,秋播于翌年 3~4 月出苗。

三、田间管理

1) 间苗。幼苗 2 或 3 片真叶时间苗,以幼苗叶片不重叠为度。苗高 12~15cm 时定苗,株距 10~15cm。间苗后浇水,适当追肥。

2) 中耕除草。排灌苗期选阴天拔除杂草,定苗后结合追肥松土除草,适当中耕防止土层板结,中耕除草应结合追肥一并进行。植株封畦后,应停止除草以免折断茎枝;阴雨天,应注意排水,否则易发生病害,干旱时可适当浇水,特别是苗期。

3) 追肥。苗期施入 10%淡人粪尿或 2%尿素水。定苗后用人畜粪水追肥 1 次,每亩用量 1.5~2.25kg/m^2。入冬前浅松表土。每亩铺施土杂肥 1.5kg/m^2,第二年出苗后追施人畜粪尿,6~7 月开花前再追施 1 次,用量 1.5kg/m^2,并拌入少量磷钾肥。

4) 打顶。从第二年起,植株生长迅速,为减少养分消耗促进根部生长,可在株高 40~50cm 时打顶。

四、留种技术

选粗壮植株作种株,开花后剪去部分侧枝和花枝梢部,以减少养分消耗,果实成熟但尚未开裂时连梗采下,放于通风干燥的室内后熟数日后晒干、脱粒。一般每亩可采种子 25kg。

五、病虫害防治

1) 根腐病。为害根部,时期多在多雨季节时发生。防治方法:①清园;②用石灰处理病穴;③用 50%退菌特 500 倍液喷根茎部。

2) 褐斑病。为害叶片。防治方法:①排水;②清园;③用 1:1:1000 波尔多液或 65%代森铵可湿性粉剂 500 倍液喷洒叶面。

3) 蚜虫。以吸食茎肉汁液为害。防治方法:冬季清园,喷洒 50%杀螟松 1000~2000 倍液或 8%敌敌畏乳剂 1500 倍液。

4) 地老虎。以幼虫苗期咬断植株根茎为害,造成缺苗,严重时造成大面积死苗缺苗。防治方法:①清园;②施用充分腐熟的粪肥;③黑光灯诱杀;④捕杀或毒饵诱杀;⑤为害期间用 90%敌百虫 1000~1500 倍液喷洒。

【采收加工】播种后 2~3 年采收。秋季倒苗后挖取。挖出后,除去残枝和须根,趁鲜用竹刀刮去外皮洗净,晒干或烘干,也可干燥至七八成干时切片,再晒干或烘干。

环境、安全要求:农药、化肥等的使用必须符合国家的相关规定,不得污染环境。

【化学成分】

1) β 谷甾醇（β-sitosterol）及其衍生物：已从南沙参中分得 β 谷甾醇衍生物有胡萝卜苷（daucosterol-β-D-glucopyranoside）、棕榈酰胡萝卜苷（胡萝卜苷 6-O-palmitoyl 衍生物）、β-谷甾醇十五烷酸酯（β-sitosteryl-pentadecanoate）、β-谷甾醇棕榈酰酯（β-sitosteryl-palmitate）（刘倩等，2004）。

2) 三萜类（trierpenes）：南沙参的三萜类化合物主要以四环三萜和五环三萜的形式存在。包括环阿屯醇乙酸酯（cycloartenol acetate）、羽扇豆烯酮（lupenone）、蒲公英萜酮（taraxerone）等（辛晓明等，2008；巢建国等，1998）。

3) 磷脂类：沙参含相当数量的磷脂，包括磷脂酰胆碱和磷脂酰乙醇胺等。

4) 微量元素和氨基酸：根部含有微量元素 Ti 和 Pb，目前已知沙参中至少含有 17 种氨基酸，其中包括人体必需的 7 种氨基酸 Thr、Val、Met、Ile、Leu、Phe、Lys。

【鉴别】

1) 本品粉末灰黄色。木栓石细胞类长方形、长条形、类椭圆形、类多边形，长 $18\sim155\mu m$，宽 $18\sim61\mu m$，有的垂周壁连珠状增厚。有节乳管常连接成网状。菊糖结晶扇形、类圆形或不规则形。

2) 取本品粗粉 2g，加水 20ml，置水浴中加热 10min，过滤。取滤液 2ml，加 5% α-萘酚乙醇溶液 2 或 3 滴，摇匀，沿管壁缓缓加入硫酸 0.5ml，两液接界处即显紫红色环。另取滤液 2ml，加碱性酒石酸铜试液 4 或 5 滴，置水浴中加热 5min，生成红棕色沉淀。

3) 取本品粉末 2g，加甲醇 30ml，加热回流 1h，过滤，滤液蒸干，残渣加甲醇 1ml 使溶解，作为供试品溶液。另取南沙参对照药材 2g，同法制成对照药材溶液。照薄层色谱法（《中华人民共和国药典》2005 版附录Ⅵ B）试验，吸取上述供试品溶液 $2\sim5\mu l$、对照药材溶液 $3\mu l$，分别点于同一硅胶 G 薄层板上，以三氯甲烷-甲醇-甲酸（9：1：2 滴）为展开剂，展开，取出，晾干，喷以磷钼酸试液，105℃加热至斑点显色清晰。供试品色谱中，在与对照药材色谱相应的位置上，显相同颜色的主斑点。

【附注】

同属植物凡主根粗壮者均可作沙参（南沙参）入药，常见的还有以下数种。

1. 丝裂沙参 *Adenophora capillaries* Hemsl.

又名龙胆草、泡参，多年生草本，有白色乳汁。根圆柱形，长约 20cm，淡黄色。高 $60\sim110cm$，无毛或有长硬毛。茎生叶无柄或有短柄；叶片长圆形或卵状披针形，长 $5\sim16cm$，宽 $1.2\sim4.5cm$，顶端渐尖，基部楔形，全缘或有锯齿，两面疏生短毛或无毛。圆锥花序具分枝；总花梗长 $20\sim45cm$，无毛或疏生短毛；花梗纤细，无毛；花萼筒近圆形，裂片 5 个，丝状，下部有 1 个至数个瘤状小齿，长 $6\sim14mm$；花冠钟状，蓝色或白色，5 浅裂，裂片三角形，长 $1\sim1.5cm$；雄蕊 5 个，基部变宽，有密柔毛；花盘细筒状，长 $2\sim5mm$，无毛；子房下位，花柱线形长 $1.6\sim2.2cm$，外露。数个球形或长圆形，长 $4\sim9mm$，果皮膜质，顶端具宿存萼裂片；种子长圆形，黄褐色。花期

7～8 月；果熟期 9～11 月。产河南伏牛山区卢氏、灵宝、栾川、嵩县、内乡、淅川、西峡等县；生于海拔 1200～2600m 间的山坡草地或林缘。

2. 杏叶沙参 *Adenophora hunanensis* Nannf.

多年生草本，有白色乳汁。根圆柱形，长约 15cm，淡黄色。高 50～120cm，不分枝，有短毛或无毛。基部叶花期枯萎；茎生叶互生，下部叶具短柄，中部以上无柄；叶片卵圆形或狭卵形，长 3～10cm，宽 2～4cm，顶端渐尖，基部宽楔形、近截形下延成具狭翅的柄，边缘具不整齐锯齿，两面均被疏短硬毛。花序为疏散圆锥状或分枝短成狭圆锥状，花序轴长 20～70cm，有短毛或近无毛；花梗极短，长 2～3mm，被白色柔毛；苞片卵状心形；花萼筒倒圆锥形，无毛或疏被白色短柔毛，裂片 5 个，卵形或狭卵形，长约 5mm，宽 2～4mm，基部稍合生；花冠钟状，蓝色或蓝紫色，裂片 5 个，长 1.5～2cm，三角状卵形；花盘短筒状，无毛或有毛；花柱与花冠近等长。蒴果卵圆形，长 4～8mm，顶端具宿存萼裂片；种子长圆形，黄褐色，有 1 条棱，长 1～1.5mm。花期 7～9 月；果熟期 8～10 月。产河南伏牛山区、大别山区诸县市；生于海拔 1000～1600m 间的山坡草地或疏林下。

3. 心叶沙参 *Adenophora cordifolia* Hong

多年生草本。茎基分枝横走，被膜质鳞片。茎直立，不分枝，高 50cm，无毛或有倒生长硬毛。茎生叶互生，叶片圆心形、心形或卵状心形，顶端急尖或短渐尖，基部凹缺，长 3～7cm，宽 2～6cm，边缘具锯齿或钝齿，两面疏生短硬毛或下面无毛；叶柄长 2～4cm。狭圆锥花序，有短分枝；花梗长不及 5mm；花萼筒倒卵形，裂片 5 个，线状披针形，边缘有 2～3 对长至 1mm 的细齿；花冠钟状，紫色，长 1.3～1.5cm，裂片 5 个，卵状三角形，为花冠全长的 1/3；花盘环状，长 0.5～0.7mm；花柱与花冠等长。蒴果椭圆形。花期 7～8 月；果熟期 8～9 月。

4. 石沙参 *Adenophora polyantha* Nakai

多年生草本。具白色汁液。根圆锥形，长 30cm，淡黄色，有环纹。茎通常数条自根抽出，高 25～100cm，有疏或密的短毛。基生叶丛生，早枯叶片心状肾形，边缘有粗锯齿，基部下延；茎生叶互生，无柄薄革质或纸质，狭披针形或狭卵圆形，长 3～7.5cm，宽 3～17mm，顶端尖，基部圆形或宽楔形，边缘具疏三角形尖锯齿，或刺状齿，无毛或疏被短毛。花序不分枝，总状，或在下面分枝呈狭圆锥状，常有短毛；花梗长不及 1cm；花萼外面有疏或密的短毛，裂片 5 个，狭三角状披针形，长、宽各 3.5～6mm，花期向外反卷；花冠蓝色或浅蓝紫色，钟状，长 1.4～2cm，外面无毛，裂片 5 个，长不超过全长的 1/4；雄蕊 5 个，花丝下部变宽，有柔毛；花盘筒状，长 2～4mm，常被细柔毛；子房下位，花柱常稍伸出，与花冠等长。蒴果卵状椭圆形，长约 8mm，果皮膜质，具网纹；种子椭圆形，长约 1.2mm，褐色，稍扁，具一条带翅的棱。花期 7～9 月；果熟期 8～10 月。产伏牛山的卢氏、嵩县、灵宝、伊川、登封、嵩山、西峡、桐柏及太行山和大别山区诸县市；生于海拔 700～2100m 间的山坡草地或灌丛旁。

5. 秦岭沙参 *Adenophora petiolata* Pax et Hoffm.

又名柄沙参，多年生草本，有白色乳汁。根圆柱形，长约 20cm，径 1cm。高

90cm，不分枝，无毛或疏生白色长柔毛。基部叶小，宽卵圆形，长 1.2cm，宽 1cm，顶端急尖，基部心形，边缘有不整齐小锯齿，两面被短毛，叶柄长 1～2cm；茎生叶全部具长柄，柄长 8cm，最上端数枚具楔状短柄；叶片卵形，最下部的有时为楔状卵形顶端短渐尖，少为长渐尖，基部宽楔形或变窄而下延成翅，边缘具粗锯齿，上面疏生短毛，下面无毛或仅脉上有硬毛，长 4～10cm，宽 2～5cm。花序不分枝呈总状或下部有少数分枝呈圆锥状，长 20～40cm，花序轴及花的各部无毛；花梗长 3～20mm；苞片披针形，长 5～20mm；小苞片 1 或 2 个；花萼筒倒圆锥形，长 2～4mm，裂片 5 个，披针形或狭三角形；花冠钟状，蓝色或白色，长 2～2.7cm，裂片长卵状三角形，长 8～11mm，宽 7～9mm；花盘短筒状；花柱与花冠近等长或稍长。蒴果卵状椭圆形，长 8mm，果皮膜质，顶端具宿存萼裂片；种子椭圆形，淡黄色。花期 7～8 月；果熟期 9～10 月。产河南伏牛山区嵩县、卢氏、内乡、西峡、淅川、栾川，太行山区林州、沁阳、济源辉县诸县市；生于海拔 500～900m 是林下或山坡路边。

6. 多毛沙参 *Adenophora rupincola* Hemsl.

又名岩生沙参，多年生草本，有白色乳汁。根圆柱形，长约 15cm，径 1.5cm，黄褐色，具环纹。高 50～170cm，不分枝或有垂直向上紧靠主轴的细分枝，常被糙毛，稀近无毛。茎生叶柄长 7cm，无毛，叶片近圆形；茎生叶下部的具柄，上部的无柄，叶片卵状披针形，长 5～14cm，宽 1～4cm，顶端渐尖，具柄楔形，下延成翅，边缘具粗锯齿，稍反卷，通常两面疏生短硬毛，稀无毛。花序分枝细长，呈疏圆锥状；花序轴长 25～45cm 花梗 5～10mm；花序轴、花梗、花萼均密被柔毛或短硬毛，稀无毛；小苞片披针形；花萼筒倒圆锥形，裂片 5 个，三角状披针形，长 5～8mm，常不反折；花冠钟状，蓝色或紫色，稍俯垂，长 1.5～2cm 裂片宽三角形，长约 5mm；花盘环状至短筒状，光滑无毛；花柱长 2～2.5cm，伸出花冠。蒴果近球形，径约 4mm，果皮膜质，具网纹，顶端具宿存萼裂片；种子椭圆形，褐色。花期 7～9 月；果熟期 9～10 月。产河南伏牛山区；大别山区诸县市；生于海拔 1500m 以下的山沟或山坡草丛中。

7. 多岐沙参 *Adenophora wawreana* A. Zahlbr.

多年生草本，有白色乳汁。根圆柱形，长约 20cm，黄褐色。高 40～110cm，茎基常不分枝，被倒生短硬毛或糙毛，少无毛。基生叶心形，茎生叶柄长 1～3cm，上部叶近无柄，叶片卵形、狭卵形或披针形，长 2.5～9cm，宽 1～3.5cm，顶端急尖或渐尖，基部浅心形、圆形或宽楔形，边缘具不整齐粗锯齿，上面被短毛，下面脉上有短硬毛。花序圆锥状，分枝近平展；花序轴长 20～40cm；花梗长 3～10mm，无毛；苞片小，披针形；花萼筒倒卵圆形，无毛，萼裂片线形或钻形，边缘每侧具 1 或 2 对齿，长 3～6mm；花冠钟状，蓝紫色、淡蓝色，长 12～16mm，裂片三角形；花盘梯形或筒状，无毛；花柱稍外露。蒴果长圆形，长约 8mm，果皮膜质，顶端具宿存萼裂片；种子褐色，椭圆形，有 1 条宽棱，长约 1mm。花期 7～9 月；果熟期 9～10 月。产河南伏牛山、太行山区诸县市；生于海拔 700～2000m 的山坡草地或疏林下。根入药，有养阴、清肺热、祛痰止咳之效，治热病阴伤、口干舌燥、肺热咳嗽等症。

8. 细叶沙参 *Adenophora paniculata* Nannf.

又名紫沙参，多年生草本，有白色乳汁。根圆柱形，长约 18cm，淡黄色。高 40～

150cm，无毛或被长硬毛，绿色或紫色，不分枝。基生叶心形，边缘有不规则锯齿；茎生叶无柄或有短柄，叶片卵状椭圆形、披针形或线形，长 5～17cm，顶端渐尖，基部宽楔形，边缘全缘或后粗锯齿，常无毛，有时上面被短硬毛。花序圆锥状；总花梗长20～40cm，无毛或疏被短毛；花梗粗壮，无毛；花萼筒卵圆形，无毛，裂片长 2～5mm，全缘；花冠近于筒状，5 浅裂，淡紫色或白色，长 1～1.4cm，裂片三角形，反卷；雄蕊 5 个，花丝基部扩展，密被柔毛；花盘细筒状，长 3～3.5mm，无毛或上端有疏毛；子房下位，花柱长约 2cm，外露。蒴果卵状或卵状长圆形，长 7～9mm，果皮膜质，顶端具宿存萼片；种子椭圆形，棕黄色，长约 1mm。花期 6～9 月；果熟期 8～10 月。产河南伏牛山、他会失去诸县市；生于海拔 1000～2800m 的山坡草地或林缘；根入药，功效同沙参。

9. 荠苨 *Adenophora trachelioides* Maxim.

又名杏叶菜、老母鸡肉。多年生草本，有白色乳汁。茎单生，稀有分枝，高 40～120cm，下部粗达 1cm，无毛，稍 "之" 字形弯曲。基生叶心肾形，宽超过长；茎生叶互生，叶片心状卵形或三角状卵形，长 4～13cm，宽 2～8cm，顶端钝至短渐尖，下部叶基部心形，上部叶基部浅心形或近截形，边缘为单锯齿或重锯齿，两面疏生短毛或近无毛；叶柄长 2～6cm。圆锥花序长达 35cm，无毛，分枝近平展；花萼无毛，筒部倒三角状圆锥形，裂片长椭圆形或披针形，长 6～13mm，宽 2.5～4mm；花冠钟状，蓝色、蓝紫色或白色，长 2～2.5cm，5 浅裂，裂片宽三角状半圆形，长 5～7mm，无毛；雄蕊 5 个，花丝下部宽，边缘有密柔毛；花盘短圆状；子房下位，花柱与花冠等长。蒴果卵状圆锥形，长 7mm；种子黄棕色，两端黑色，长椭圆形，稍扁，有 1 条棱，棱外缘黄色。花期 7～9 月；果熟期 8～10 月。产河南各山区诸县市；生于山地草坡或林边。根入药，有清热解毒、化痰之效。

【主要参考文献】

巢建国，谈献和，郭戎等. 1998. 南沙参化学成分初步研究. 中药学，14（5）：288

丁宝章，王遂义. 1997. 河南植物志. 第三册. 郑州：河南科学技术出版社，560

刘倩，陈钧，仰榴青. 2004. 南沙参中 β-谷甾醇的分光光度法测定. 中国医药工业杂志，35（12）：748

辛晓明，张倩，王浩等. 2008. 南沙参的化学成分及药效学研究进展. 中国实用医药，28：188

中华人民共和国药典委员会. 2005. 中华人民共和国药典. 北京：化学工业出版社，170

皂　刺

Zaoci

SPINA GLEDITSIAE

【概述】本品为伏牛山区大宗中药材。皂角刺始载于《图经本草》。苏颂谓："皂刺于米醋熬嫩刺作煎，涂疮癣有奇效。"《本草纲目》将本品列于"皂荚"项下。李时珍云："皂树高大，叶如槐叶，瘦长而尖，枝间多刺，夏开细黄花，……其树多刺难上。"本品辛温，归肝，胃经，拔毒排脓，活血消肿。用于痈肿，疮毒，脓成未溃，疥癣。

【商品名】皂刺

【别名】皂荚刺、皂刺、天丁、皂角针、皂针、皂丁。

【基原】为豆科植物皂荚 *Gleditsia sinensis* Lam. 的棘刺。

【原植物】皂荚 落叶乔木，高达 15cm。刺粗壮，通常分枝，长可达 16cm，圆柱形。小枝无毛。一回偶数羽状复叶，长 12～18cm；小叶 6～14 片，长卵形、长椭圆形至卵状披针形，长 3～8cm，宽 1.5～3.5cm，先端钝或渐尖，基部斜圆形或斜楔形，边缘有细锯齿，无毛。花杂性，排成腋生的总状花序；花萼钟状，有 4 枚披针形裂片；花瓣 4 个，白色；雄蕊 6～8 个；子房条形，沿缝线有毛。荚果条形，不扭转，长 12～30cm，宽 2～4cm，微厚，黑棕色，被白色粉霜。花期 4～5 月；果熟期 9～10 月。

【药材性状】完整的棘刺为主刺及 1 或 2 次分枝；扁圆柱状，长 5～18cm，基部粗 8～12mm，末端尖锐；分枝刺螺旋形排列，与主刺成 60°～80°，向周围伸出，一般长约 1～7cm；于次分枝上又常有更小的刺，分枝刺基部内侧常呈小阜状隆起；全体紫棕色，光滑或有细皱纹。体轻，质坚硬不易折断。

商品多切成斜薄片，一般是长披针形，长 2～6cm，宽 3～7mm，厚 1～3mm。常带有尖细的刺端，切面木质部黄白色，中心髓部松软，呈淡红色。质脆，易折断，无臭。味淡。以片薄、纯净、无核梗、色棕紫、切片中间棕红色、糠心者为佳。

【种质来源】种植

【生长习性及基地自然条件】喜光，稍耐阴，较耐寒，喜温暖湿润气候及深厚肥沃、适当湿润的土壤，对土壤要求不严，在微酸性土、石灰质土、轻盐碱土，甚至黏土或砂土上均能正常生长。耐旱性强，深根性树种，生长较慢，寿命较长，可达六七百年。

【种植方法】

一、立地条件

育苗地选择土壤肥沃，灌溉方便的地方，进行细致整地，每亩施有机肥 3000～5000kg，筑在平床或高床。

二、繁殖方法

采用条播，条距 20～25cm 沟播种 10～15 粒，播后覆土 3～4cm 厚，并经常保持土壤湿润。播种以春播为好，一般在 5 月上旬为宜。

1. 采种

皂荚果实成熟期在 10 月份，果实成熟后长期宿存枝上不自然下落，但易遭虫蛀，应及时采集。可手摘，用钩刀或枝剪剔取。种子千粒重约 450g，1kg 种子约 2200 粒。种皮较厚，发芽慢且不整齐，播种前，须进行处理和催芽，其方法是：在播种前一个多月，将种子浸于水中。每 5～7d 换水一次，使其充分吸水，软化种皮，等种皮破裂后再播种。或在秋末冬初，将净选的种子放入水中，充分吸水后，捞出混合湿沙贮藏催芽，次春种子裂嘴后，进行播种。用98％浓硫酸浸泡的办法，效果很好。催芽前，将皂荚种子放入98％的浓硫酸浸泡50min，捞出后加入清水冲洗。然后，加温水浸泡24h待种子全部充分吸水后即可催芽。

2. 育苗

垄播，顺垄向，在垄面开8～10cm深长沟进行播种；床播：每隔15cm横床开6～8cm深的条沟进行播种。播种后及时覆土，厚3～4cm。

3. 栽培技术

皂荚生长较慢，应选择土壤肥沃湿润的地方造林。"四旁"绿化或零星栽植时，株距可3～5m，栽植穴的大小，视苗木大小和培育目的而定，一般采用0.7～1m的大穴较好，栽后及时灌水，确保成活。2～3年后，应进行修枝，促进主干迅速生长，并注意防治介壳虫等为害。播种繁殖。因种皮厚，发芽慢且不整齐，故在播种前须浸种，然后湿沙层积催芽。幼苗出土前，应注意防治蝼蛄等地下害虫。

【采收加工】全年可用刀砍下棘刺或切片晒干。

环境、安全要求：农药、化肥等的使用必须符合国家的相关规定，不得污染环境。

【化学成分】本品含黄酮类化合物、酚类、氨基酸。黄酮类化合物为黄颜木素（fustin 即3,7,3,4,-四羟基双氢黄酮）、非瑟素（fisetin 即3,7,3,4-四羟基黄酮）等（徐哲等，2008），结构式见图9。三萜类化合物刺囊酸（echinocystic acid）、皂荚皂苷C（gleditsia saponin C）和5个白桦脂酸型三萜（李万华等，1999；2007）。

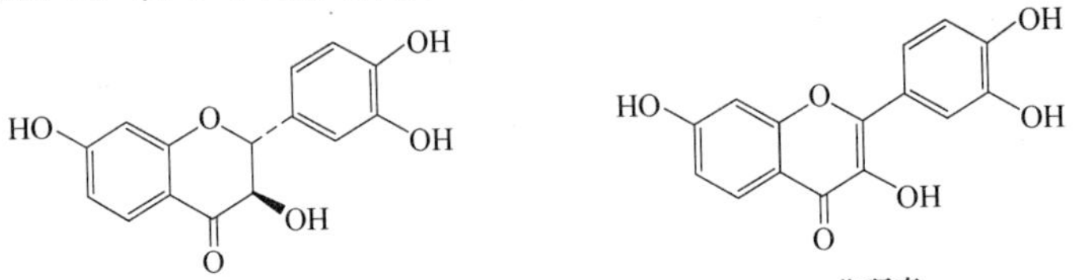

黄颜木素　　　　　　非瑟素

图9　皂角刺部分化学成分结构式

【鉴别】

1. 显微鉴别

刺的横切面：最外一层表皮细胞外被角质层。皮层薄，有的薄壁细胞合少量淀粉粒。中柱鞘处有厚壁纤维和厚壁细胞断续环列。薄壁细胞常合草酸钙方晶或簇晶。韧皮部呈新月形，极小。木质部发达，由木化的木薄壁细胞、纤维和导管组成。髓宽广，占整个断面的一半以上，髓细胞大形，不规则，常合少量棕色物质。

粉末特征：棕褐色，纤维性。①表皮细胞有棕色内含物及小颗粒状晶体，表面观可见气孔。②中柱鞘纤维多碎断，微黄色，壁厚，胞腔不明显，周围薄壁细胞含草酸钙方晶，直径17～22μm，簇晶直径6～8μm，形成晶鞘纤维。纤维束厚壁性，分隔纤维，薄壁性纤维有的具单纹孔。③木薄壁细胞方形或类多角形，具纹孔。④有螺纹导管及具缘纹孔导管碎片散在。⑤髓细胞大形，具众多单纹孔。

2. 理化鉴别

取本品粉末 1g，加乙醇 20ml，置水浴上回流 15min，过滤。取滤液 1ml，加镁粉少量与盐酸 3 或 4 滴，显红色。（鉴别黄酮）

【主要参考文献】

李万华，傅建熙，范代娣等. 1999. 皂角刺的化学成分研究. 汉中师范学院学报，17（1）：41，42

李万华，李琴，王小刚等. 2007. 皂角刺中 5 个白桦脂酸型三萜抗 HIV 活性研究. 西北大学学报（自然科学版），37（3）：401～403

吐逊阿依・木吐拉，陈华锋，楚艳铃等. 2006. 皂角的播种育苗栽培技术. 新疆林业，6：26～27

徐哲，赵晓由，王漪檬等. 2008. 皂角刺抗肿瘤活性成分的分离鉴定与活性测定. 沈阳药科大学学报，25（2）：108～111

芦　根

Lugen

RHIZOMA PHRAGMITIS

【概述】芦根始载于《名医别录》，列为下品。《新修本草》曰："生下湿地。茎叶似竹，花若荻花。二月、八月采根，日干用之。"《图经本草》谓："芦根，旧不载所出州土，今在处有之。生下湿陂泽中。其状都似竹而叶抱茎生，无枝。花白作穗，若茅花。根亦若竹根而节疏。"具有清热生津、除烦、止呕、利尿之效，用于热病烦渴、胃热呕哕、肺热咳嗽、肺痈吐脓、热淋涩痛等症。甘，寒。归肺、胃经。芦根为禾本科芦苇属植物，我国产 2 种、1 变种，河南仅产 1 种，产于伏牛山区，海拔可达 1800m；生于池沼、河岸、溪流、湿地、沙滩。茎光滑坚韧，可供编织用；秆纤维为优良造纸原料；也可制人造丝。根茎为利尿、解毒药。

【商品名】芦根

【别名】芦茅根、苇根、芦菰根、顺江龙、水蓈蒗、芦柴根、芦通、苇子根、芦芽根、甜梗子、芦头

【基原】本品为禾本科植物芦苇 *Phragmites communis* Trin. 的新鲜或干燥根.

【原植物】多年生草本。具粗壮匍匐根状茎。秆高 1～3m，直径 2～10mm，节下通常具白粉。叶鞘无毛或具细毛；叶舌有毛；叶片长 15～45cm，宽 1～3.5cm，光滑或边缘粗糙。顶生圆锥花序，长 10～40cm，微向下垂头，下部枝腋具白色柔毛；小穗通常含 4～7 朵小花，长 12～16mm；颖具 3 条脉，第一颖长 3～7mm，第二颖长 5～11mm；第一小花通常为雄性，其外稃长 8～15mm，其内稃长 3～4mm；第二外稃长 9～16mm，顶端渐尖，基盘具长 6～12mm 之柔毛；内稃约长 3.5mm，脊上粗糙。花期 7～9 月；果熟期 9～11 月（丁宝章和王遂义，1997）。

【药材性状】

1. 鲜芦根

呈长圆柱形，有的略扁，长短不一，直径 1～2cm。表面黄白色，有光泽，外皮疏

松可剥离，节呈环状，有残根及芽痕。体轻，质韧，不易折断。切断面黄白色，中空，壁厚 1～2mm，有小孔排列成环。气微，味甘。

2. 干芦根

呈扁圆柱形。节处较硬，节间有纵皱纹（中华人民共和国药典委员会，2005）。

【种质来源】本地野生或栽培

【生长习性及基地自然条件】喜温暖湿润气候，耐寒。以选土层深厚、腐殖质丰富的河流、池沼岸边浅水中栽培为宜。

【种植方法】

一、选用良种

目前表现较好的良种有"凤凰苇"，凤凰苇一般株高 3～5m，高者达 6m 多，茎粗 0.5～1cm，没有分枝，茎秆坚硬结实。

二、移植

芦苇常用的移植方法有三种：一是分根移栽法，在每年 3 月下旬至 4 月上旬，用铁锹在靠近苇苗处挖出长宽各 15cm，高 20cm 左右的土坨，每个土坨上有 2～4 株苇苗，按株行距均为 1m 移栽。二是压青苇子法，在雨季（连雨天最好）把健壮的植株用镰刀；自地面割下，削去 33～40cm 左右的嫩尖，平放在预先浇好的泥土上，在每隔 2 或 3 个节处压上 6～8cm 厚的泥土，一般 15d 左右发芽。三是带根青苇移栽法，当芦苇生长到 0.5～0.6m 时，选取带有 2 或 3 个分蘖的植株，用铁锹挖 20cm 左右深，连根掘起，按株行距均为 1m 栽种。

三、更新复壮

芦苇须根生长年限长了以后，其根层可达 30cm 以上，形成很厚的根毯，通常称之为"蕨"。蕨层过厚，不利于芦苇生长，必须进行芦苇更新复壮。方法可用小拖拉机挂打垡工具，打断蕨层。横打、竖打各 1 或 2 次。结合打蕨层，亩施农家肥 3.0～4.5kg/m²，过磷酸钙 25kg。也可用铁锹破坏蕨层，或深耕将苇根耕出，再挑选健壮根埋入土内。

四、栽培技术

用根茎繁殖。春、夏、秋季均可栽种。挖起地下根茎，每 2 或 3 节具芽的切成一段，在浅水处按行株距 80cm×60cm 开穴栽种，上覆一层泥土。栽后注意保持浅水，经常清除杂草。

五、病虫害防治

虫害主要有蝗虫、钻心虫等，可用敌百虫进行防治。同时注意及时清除杂草，可在早春发芽前灌水，将杂草淹死。

【采收加工】栽后 2 年即可采挖。一般在夏、秋季挖起地下茎，除掉泥土，剪去须根，切段，晒干或鲜用。

环境、安全要求：农药、化肥等的使用必须符合国家的相关规定，不得污染环境。

【化学成分】根茎含多量的维生素 B_1、B_2、C 以及蛋白质、脂肪、碳水化合物、天冬酰胺（asparamide）、氨基酸、脂肪酸、甾醇、生育酚（tocopherol）、多元酚如咖啡酸（caffeic acid）和龙胆酸（gentisic acid）。还含 2,5-二甲氧基-对-苯醌（2,5-dimethoxy-p-benzoquinone）、对-羟基苯甲醛（p-hydroxybenzaldehyde）、丁香醛（syringaldehyde）、松柏醛（coniferyl aldehyde）、香草酸（vanillic acid）、阿魏酸（ferulic acid）、对-香豆酸（p-coumaric acid）及二氧杂环己烷木质素（dioxanelignin）。后者的氧化降解产物为苯丙烷（phenylpropane）的愈创木酚基（guaiacyl）、丁香酚基（syringyl）和4-羟基苯基（4-hydroxylphenyl）的衍生物。另含薏苡素（coixol）、小麦黄素（tricin）、β-香树脂醇（β-amyrin）、蒲公英赛醇（taraxerol）、蒲公英寒酮（taraxerone）和由阿拉伯糖（arabinose）、木糖（xylose）和葡萄糖（glucose）按摩尔比 10：19：94 所组成的相对分子质量约为 20 000 的多糖；又含游离的脯氨酸（proline）和三甲铵乙内酯类（betaines）化合物（张国升等，2002，2005；骆昉等，2009）。

【鉴别】

1. 显微鉴别

根茎横切面：表皮由长细胞和短细胞构成，长细胞壁波状变曲，短细胞成对，一个为硅质细胞，腔内含硅质体，另一个为六角形栓化细胞。表皮内为 3 或 4 层下皮纤维，微木化。皮层宽广，有类方形气腔，排列呈环状；内皮层不明显。中柱维管束 3 或 4 环列，最外列维管束较小，排列于气腔间，外环的维管束间和内环的维管束间均有纤维连成环带，维管束外韧型，周围有纤维束，原生木质部导管较小，后生木质部各有 2 个大型导管，韧皮部细胞较小，中央髓部大，中空。

2. 理化鉴别

取本品粉末 1g，加三氯甲烷 10ml，超声处理 20min，过滤，滤液作为供试品溶液。另取芦根对照药材 1g，同法制成对照药材溶液。照薄层色谱法（《中华人民共和国药典》2005 版附录Ⅵ B）试验，吸取上述两种溶液各 $10\mu l$，分别点于同一以羧甲基纤维素钠为黏合剂的硅胶 G 薄层板上，以石油醚（30~60℃）-甲酸乙酯-甲酸（15：5：1）的上层溶液为展开剂，展开，取出，晾干，置紫外光灯（365nm）下检视。供试品色谱中，在与对照药材色谱相应的位置上，显相同颜色的荧光斑点。

【主要参考文献】

丁宝章，王遂义. 1997. 河南植物志. 第四册. 郑州：河南科学技术出版社，72

骆昉，李娜，曹桂东等. 2009. 芦根中脂溶性成分的分离与鉴定. 沈阳药科大学学报，26（06）：441

张国升，凡明月，张佳美等. 2002. 芦根多糖的研究. 中国医药学报，17（4）：250

张国升，李前荣，尹浩等. 2005. 芦根中甾体的 GC-TOFMS 鉴定. 安徽中医学院学报，24（3）：40

中华人民共和国药典委员会. 2005. 中华人民共和国药典. 北京：化学工业出版社，113

补 骨 脂

Buguzhi

FRUCTUS PSORALEAE

【概述】本品为伏牛山区大宗药材。始载于宋开宝六年（973）至七年刘翰等著《开宝本草》。为《中华人民共和国药典》收载的传统中药。始载于《开宝本草》，《本草经疏》载其"补骨脂，能暖水脏；阴中生阳，壮火益土之要药也"。补骨脂性辛、味苦，归肾、心包、脾、胃、肺经。具温肾补阳，纳气，止泻之功效。用于治疗腰膝冷痛、肾虚作喘、尿频、遗尿、肾不纳气、脾肾两虚、大便久泻、白癜风、斑秃、银屑病等。药效学研究进一步表明该药具有扩张冠状动脉、抗菌、抗肿瘤、增强免疫等生理活性。补骨脂含香豆素类、黄酮类、查耳酮类等成分，各类型成分协同作用，形成其多样的生理活性。主要分布于山西、陕西、安徽、浙江、江西、河南、湖北、广东、四川、贵州、云南等地。

伏牛山主要分布在西峡、栾川等地。

【商品名】补骨脂

【别名】骨脂、故子、故脂子、故之子、故之、故纸、怀故子、破故脂、破故纸、破故子、破骨子、婆固脂、补骨鸱、黑故子、黑故纸、胡故子、胡韭子、吉固子、和兰苋、固子、固脂、川故子、吉故子、破固脂、胡韭子

【基原】为豆科植物补骨脂 *Psoralea corylifolia* L. 的果实。

【原植物】一年生草本，高 60～150cm。枝坚硬，具纵棱；全株被白色柔毛和黑褐色腺点。单叶互生，有时枝端侧生有长约 1cm 的小叶；叶柄长 2～4cm，被白色绒毛；托叶成对，三角状披针形，长约 1cm，膜质；叶片阔卵形，长 5～9cm，宽 3～6cm，先端钝或圆，基部心形或圆形，边缘具粗锯齿，两面均具显著黑色腺点。花多数密集成穗状的总状花序，腋生；花梗长 6～10cm；花萼钟状，基部连合成管状，先端 5裂，被黑色腺毛；花冠蝶形，淡紫色或黄色，旗瓣倒阔卵形，翼瓣阔线形，龙骨瓣长圆形，先端钝，稍内弯；雄蕊 10 个，花药小；雌蕊 1，子房上位，倒卵形或线形，花柱丝状。荚果椭圆形，长约 5mm，不开裂，果皮黑色，与种子粘贴。种子 1 颗，有香气。花期 7～8 月；果期 9～10 月。

【药材性状】果实扁圆状肾形，一端略尖，少有宿萼。怀补骨脂长 4～5.5mm，宽 2～4mm，厚约 1mm；川补骨脂较小。表面黑棕色或棕褐色，具微细网纹，在放大镜下可见点状凹凸纹理。质较硬脆，剖开后可见果皮与外种皮紧密贴生，种子凹侧的上端略下处可见点状种脐，另一端有合点，种脊不明显。外种皮较硬，内种皮膜质，灰白色；子叶 2 枚，肥厚，淡黄色至淡黄棕色，陈旧者色深，其内外表面常可见白色物质，于放大镜下观察为细小针晶；胚很小。宿萼基部连合，上端 5 裂，灰黄色，具毛茸，并密布褐色腺点。气芳香特异、味苦微辛。

【种质来源】栽培或野生

【生长习性及基地自然条件】喜温暖湿润气候，宜向阳平坦、日光充足的环境。种子在8℃以上即可萌发，萌发适温为15.8℃，生长适温为15～20℃。年均气温在10℃以下只能开花而不能结实。苗期虽喜欢潮湿，但忌水淹。喜肥，基肥充足，土壤肥沃则生长茂盛。对土壤要求不严，一般土地都可种植，但以富含腐殖质的砂质壤土为最好，黏土较差。种子在20℃左右，有足够湿度的土壤中，约7～10d出苗。在阳光充足的地方既可单种，也可与玉米间作。播种期3～4月，花期7～8月；果熟期9～10月。

【种植方法】

一、立地条件

选择向阳、地势高燥、排水良好的土层深厚、排水良好、富含有机质的壤土或砂壤土种植。

选地整地：秋作收获后，亩施畜厩粪、土杂肥3～4t，普钙50～60kg，施匀后深耕20cm翻地，整平细耕后，以坡向或阳向开墒种植。坡地墒宽1.5～2m，平地1～1.3m；坡地墒高10～15cm，平地15～20cm。墒面整成龟背形，墒平垡细。

二、繁殖方法

补骨脂为种子繁殖，可以采用直播或育苗移栽的方法（苏云，2005；马淑坤和孙伟，2001）。

1. 直播

于春季3月中旬至4月中旬，先将种子用40～50℃温水浸泡3～4h，然后用清水淘洗掉种子表面的黏液。稍稍晾干后条播或穴播。条播按行距60cm开沟；穴播按穴距40cm开穴，沟和穴深3～4cm，每穴播种10粒左右，施入人粪尿，浇透水后再盖草木灰或细土2～3cm。播后10d左右出苗，每亩用种1.5～2kg。

2. 育苗移栽

一是争取节令，解除与前作地的矛盾，确保全苗壮苗；二是便于管理，省工省材。清明前后采取苗床育苗，加盖地膜或加罩小拱棚保温保湿，7～10d出苗，30～40d即可移栽。按直播规格移栽，条栽行株距为（40～45)cm×（15～20)cm栽1株；塘栽以（40～45)cm×（15～20)cm每塘栽双株（分开栽），栽时压实根部，浇定根水。

三、田间管理

1) 间苗、定苗。出苗后及时间苗，苗高10～15cm时，条播者，按株距30cm定苗，穴播者，每穴留壮苗3或4株。

2) 中耕除草。一般进行2或3次。第一次在定苗后进行，浅锄表土；第二次在苗高约30cm时，深锄6～10cm；最后一次在封行前进行并注意培土。

3) 追肥。一般追肥2次。第一次在间苗、定苗后，以速效氮肥为主；第二次在开花前，结合培土，每亩追施腐熟饼肥60kg，并配施少量尿素。

4) 打顶。补骨脂为总状花序，果实由下而上逐渐成熟，9月上、中旬，把花序上端刚开花不久的花序剪去以利下部果实充实饱满，提前成熟。

四、病虫害防治

补骨脂主要病害有根腐病、菌核病、灰霉病、轮纹病等；虫害较少，偶有地老虎、蛴螬、蚜虫等虫害发生。

1. 病害

1）根腐病。雨季发生，应选排水良好的地方种植，发病期间可用多菌灵浇灌病株。可参照其他药材病虫害的防治方法进行防治。

2）菌核病。主要危害茎秆，形成倒状。病从上部叶片开始，产生褐色枯斑。后期蔓延到茎和茎基，产生褐色腐烂，其上产生白色菌丝和黑色颗粒状菌核，严重时病茎中空，皮层烂成麻丝状。防治措施：冬季清园，认真处理残体；控水排湿，降低土壤和棵间湿度；发病初期喷洒 50％扑海因可湿性粉剂 1000～1500 倍液或 40％菌核净可湿性粉剂 800 倍液，或 70％甲基托布津可湿性粉剂 1000 倍液，任选 1 种均可。发病后期重点喷洒植株下部。

3）灰霉病。在叶片上产生褐绿色、水渍状的大斑驳，茎部感病后产生淡黄斑块，花序腐败，各病部均可产生灰色霉状物，都会局部腐烂。防治措施：注意雨后排除积水，降低湿度；发病初期喷洒 1∶1∶100 倍波尔多液或 50％扑海因可湿性粉剂 1000～1500 倍液或 50％多硫可湿性粉剂 500～600 倍液，交替使用。

4）轮纹病。主要危害叶片。在叶片上产生圆形、褐色、具有同心轮纹的大病斑，病部质脆易裂形成孔洞。防治措施：冬春清除病株残体，集中处理，减少菌源；发病时喷洒 70％甲基托布津可湿性粉剂 800 倍液，或 50％甲基硫菌灵悬浮剂 1500～200 倍液，或 77％可杀得可湿性粉剂 500～700 倍液，任选 1 种效果均好。

2. 虫害

病虫害较少，偶有根腐病、地老虎、蛴螬等病虫害发生。

1）蚜虫。因花中含有糖分，所以，蚜虫危害补骨脂的花序，可用 40％氧化乐果1200～1500 倍液进行喷杀。

2）地老虎。采用 40％辛硫磷 1000 倍液浇灌根部可防治地老虎和蛴螬。

按每亩用 2.5％敌杀死乳油 30～40ml，加水 75kg 于日落后对农作物的幼苗作常规喷洒，做到茎叶都要湿。只要地老虎出来采食，就能使其中毒致死，如有对整块地全面喷洒，效果更佳。

堆草诱捕法：幼虫超过三龄后，抗药力增强，地面喷药往往很难收到预期的效果，可采用堆草法诱捕，即傍晚将鲜草均匀地堆放在田间，每亩 100 堆，每堆面积约0.1m²，第二天清晨翻开草堆捕杀虫，如此连续 5～10d，即可将大部分幼虫杀死。

【采收加工】补骨脂的花期较长。一般 7 月开花，9～11 月果实陆续成熟，必须分期分批采收，随熟随收，割取果穗，晒干，打出种子，除净杂质即可，以果实变黑或接近黑色时采收为宜。最后一次全部割下晒干脱粒。采后晒到全干，扬净壳穗等杂物即可。

环境、安全要求：农药、化肥等的使用必须符合国家的相关规定，不得污染环境。

【化学成分】补骨脂果实、种子含香豆精类、黄酮类、单萜酚类以及挥发油、皂苷、多糖、类脂等成分（罗艺晨等，2007）。

一、香豆精类化合物

主要有补骨脂素（psoralen）、异补骨脂素（isopsoralen）即是白芷素（angelicin）、花椒毒素（xanthotoxin）、补骨脂定（psoralidin）、异补骨脂定（isopso-ralidin）、补骨脂呋喃香豆精（bakuchi-cin）、补骨脂定 2′,3′-环氧化物（psoralidin2′,3′-oxide）、双羟异补骨脂定（corylidin）、补骨脂香豆雌烷（bavacoumestan）A 及 B 槐属香豆雌烷（sophoracoumestan）A 等。

二、黄酮类化合物

1）二氢黄酮类：补骨脂甲素（coryfolin）、异补骨脂二氢黄酮（islbavachin）、补骨脂双氢黄酮（bavachin）、补骨脂酮（corylifolin）、异补骨脂二氢黄酮（isobavachin）和呋喃（2″,3″,7,6）-4′-羟基二氢黄酮（刘桦等，2008）。

2）查耳酮类：异补骨脂查耳酮（isobavachalcone）、补骨脂查耳酮（bavachalcone）、补骨脂色烯查耳酮（bavachromene）、新补骨脂查耳酮（neobavachalcone）、异新补骨脂查耳酮（isoneobavachalcone）、补骨脂呋喃查耳酮（bakuchalcone）、补骨脂色酚酮（bavachromanol）等。

3）异黄酮类：补骨脂异黄酮（corylin）、新补骨脂异黄酮（neobavaisoflavone）、补骨脂异黄酮醛（corylinal）、补骨脂异黄酮醇（psoralenol）、补骨脂异黄酮苷（bava-din）等（图10）（杨彤彤和秦民坚，2006）。

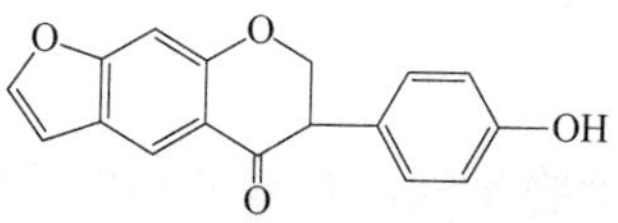

呋喃(2″, 3″, 7, 6)-4′-羟基二氢黄酮 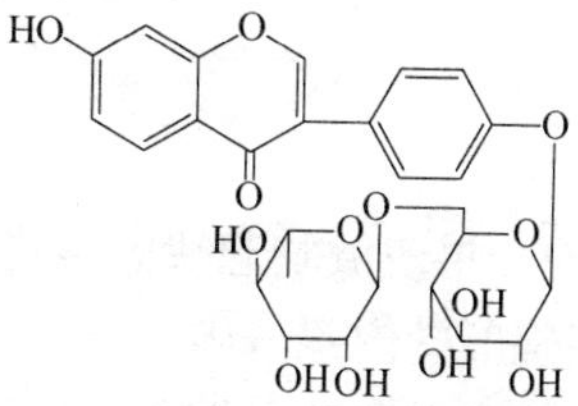　　补骨脂黄酮苷

图 10　部分化合物结构

4）黄酮类：紫云英苷（astragalin）。

三、其他类化合物

1）苯并呋喃类衍生物：补骨脂苯并呋喃酚（corylifonol）、异补骨脂苯并呋喃酚（isocorylifonol）。

2）甾醇类化合物：豆甾醇（stigmasterol）、β-谷甾醇-D-葡萄糖苷（β-sitosterol-D-glucoside）。

3）类脂化合物：另含类脂化合物，内有三甘油酯、二甘油酯、单甘油酯、蜡酯、碳氢化合物、极性类脂等。

4）脂肪酸：油中的脂肪酸，主要有棕榈酸（palmitic acid）、油酸（oleic acid）和亚油酸（linoleic acid），还有硬脂酸（stearic acid）、亚麻酸（linolenic acid）和二十四烷酸（lignoceric acid）。

另外，还从本植物中分离得到两个结构罕见的混源萜类（meroterpenoids）：补骨脂酚 A（bisbakuchiols A）和补骨脂酚 B（图 11）（Wu et al.，2007）。

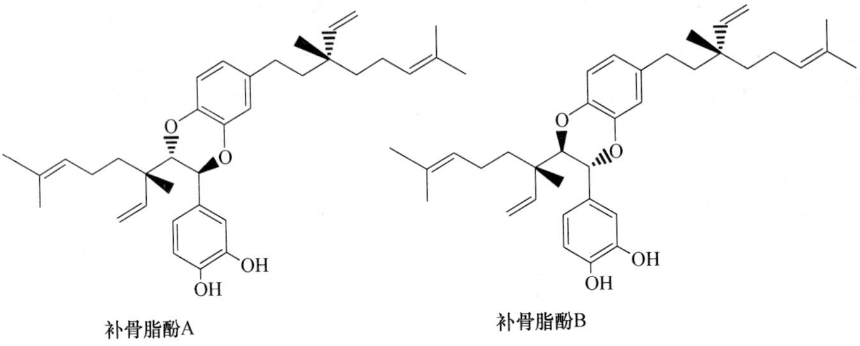

补骨脂酚A　　　　　　　　　　　补骨脂酚B

图 11　部分化合物结构

从本植物中分离的还有对羟基苯甲酸（p-hydroxy-benzoic acid）、三十烷（triacontane）等；补骨脂多糖和一种相对分子质量为 55 000、含 12 个氨基酸的胰蛋白酶抑制剂（trypsin inhibitor）、大豆苷（daidzein）、尿嘧啶（uracil），以及钾、锰、钙、铁、铜、锌、砷、锑、铷、锶、硒等元素。

【鉴别与含量测定】

一、鉴别

1. 显微鉴别

1）果实横切面：果皮波状起伏。表皮细胞 1 列，有时可见小形腺毛；表皮下为薄壁组织，内有众多碗形壁内腺（内生腺体）沿周边排列，内含油滴；并散有维管束。种皮表皮为 1 列栅状细胞，壁略呈倒 "V" 字形增厚，其下为 1 列哑铃状支持细胞，向内为数列薄壁细胞，散有外韧型维管束；色素细胞 1 列，扁平。种皮内表皮细胞三列。子叶细胞类方形、多角形，充满糊粉粒与油滴。

2）粉末特征：灰黄色。①种皮表皮栅状细胞断面观径向 $34\sim66\mu m$，切向 $7.4\mu m$，侧壁上部较厚，下部渐薄，内壁薄，光辉带位于上侧；顶面观多角形，胞腔极小，孔沟细而清晰；底面观类多角形或类圆形，壁薄，胞腔内含红棕色物。②种皮支持细胞断面观哑铃状，长 $26\sim51\mu m$，上端较宽大，侧壁中部厚 $2\sim5\mu m$；表面观类圆形，可见环状增厚壁（侧壁增厚部分）。③果皮表皮细胞壁皱缩，细胞界限不清，表面观可见密集的大型内生腺体及少数小腺毛。气孔小，退化。④内生腺体自果皮表皮向内着生，形大，常破碎。完整者断面观略呈半球形，由 10 数个至数十个纵向延长细胞放射状排列而成，表面观类圆形，中央由多数多角形表皮细胞集成类圆形细胞群（腺体基部）。

⑤小腺毛头部 4 或 5 细胞，有的细胞界限不明显，直径 $10\sim32\mu$m；无柄。⑥草酸钙小柱晶成片存在于中果皮碎片中。

2. 理化鉴别

1）取本品粉末 0.5g，加乙醇 5ml，水浴温浸 30min，过滤。取滤液 1ml，加新配制的 70%盐酸羟胺甲醇溶液 2 或 3 滴，20%氢氧化钾甲醇溶液 2 滴，水浴加热 1～2min，加 10%盐酸至酸性，再加入 10%三氯化铁乙醇溶液 1 或 2 滴，溶液呈红色（检查香豆精）。

2）取本品粉末少量，进行微量升华，可见针状、簇针状结晶（检查香豆精）。

3）薄层色谱 取本品粉末 0.5g，加乙酸乙酯 20ml，超声处理 15min，过滤，滤液蒸干，残渣加乙酸乙酯溶解，作为供试品溶液。另取补骨脂素、异补骨脂素对照品，加乙酸乙酯制成每毫升各含 2mg 的混合溶液，作为对照品溶液。吸取上述两种溶液各 2～4μl，分别点于同一桂胶 G 薄层板上，以正己烷-乙酸乙酯（8：2）为展开剂，展开，取出，晾干，喷以 10%氢氧化钾甲醇溶液，置紫外光灯（365nm）下检视。供试品色谱中，在与对照品色谱相应的位置上，显相同的两个蓝白色荧光斑点。

二、含量测定

1）色谱条件与系统适用性试验。以十八烷基硅烷键合硅胶为填充剂；以甲醇-水（55：45）为流动相；检测波长为 264nm。理论板数按补骨脂素峰计算应不低于 3000。

2）对照品溶液的制备。精密称取补骨脂素对照品、异补骨脂素对照品适量，加甲醇制成每毫升各含 20μg 的溶液，即得。

3）供试品溶液的制备。取本品粉末（过三号筛）约 0.5g，精密称定，置索氏提取器中，加甲醇适量，加热回流提取 2h，放冷，转移至 100ml 量瓶中，加甲醇至刻度，摇匀，过滤，取续滤液，即得。

4）测定法。分别精密吸取对照品溶液与供试品溶液各 5～10μl，注入液相色谱仪，测定，即得。

本品按干燥品计算，含补骨脂素（$C_{11}H_6O_3$）和异补骨脂素（$C_{11}H_6O_3$）的总量不得少于 0.70%。

【主要参考文献】

刘桦，白焱晶，陈亚云等. 2008. 中药补骨脂化学成分的研究. 中国中药杂志，33（12）：1410～1412

罗艺晨，刘娟，朱兆荣. 2007. 中药补骨脂的研究进展. 中兽医学报，8（5）：49～54

马淑坤，孙伟. 2001. 补骨脂栽培技术. 特种经济动植物，12：22

苏云. 2005. 补骨脂的栽培技术. 农村实用技术，11：29

杨彤彤，秦民坚. 2006. 补骨脂中新异黄酮成分的分离与结构鉴定. 药学学报，41（1）：76～79

Wu C Z, Cai X F, et al. 2007. Bisbakuchiols A and B, novel dimeric meroterpenoids from Psoralea corylifolia. Tetrahedron Letters, 48（50）：8861～8864

附　子

Fuzi

RADIX ACONITI LATERALIS PRAEPARATA

【概述】始载于《神农本草经》，列为下品。吴普曰："附子一名莨，神农辛，岐伯雷公甘有毒，李氏苦有毒，大温，或生广汉，八月采，皮黑肥白（御览）。"李时珍曰："附乌头而生者为附子，如子附母也，乌头如芋魁，附子如芋子，盖同一物也。"其味辛、甘，性大热，有毒。归心、肾、脾经。附子有回阳救逆，补火助阳，逐风寒湿邪之功效，常用于亡阳虚脱、肢冷脉微、阳痿、宫冷、心腹冷痛、虚寒吐泻、阴寒水肿、阳虚外感、寒湿痹痛等病症的治疗。

【商品名】附子

【别名】侧子、五毒、附块、奚毒、乌药、漏篮子、熟白附子、黑附子、明附片

【基原】本品为毛茛科植物乌头 *Aconitum carmichaeli* Debx. 的子根的加工品。

【原植物】同乌头

【药材性状】

1. 盐附子

呈圆锥形，长 4～7cm，直径 3～5cm。表面灰黑色，被盐霜，顶端有凹陷的芽痕，周围有瘤状突起的支根或支根痕。体重，横切面灰褐色，可见充满盐霜的小空隙及多角形形成层环纹，环纹内侧导管束排列不整齐。气微，味咸而麻，刺舌。

2. 黑顺片

为纵切片，上宽下窄，长 1.7～5cm，宽 0.9～3cm，厚 0.2～0.5cm。外皮黑褐色，切面暗黄色，油润具光泽，半透明状，并有纵向导管束。质硬而脆，断面角质样。气微，味淡。

3. 白附片

无外皮，黄白色，半透明，厚约 0.3cm。

【种质来源】同乌头

【生长习性及基地自然条件】同乌头

【种植方法】同乌头

【采收加工】

1. 采收

6 月下旬至 8 月上旬采挖，除去母根、须根及泥沙，习称"泥附子"。

2. 炮制

1）盐附子。选择个大、均匀的泥附子，洗净，浸入食用胆巴的水溶液中过夜，再加食盐，继续浸泡，每日取出晒晾，并逐渐延长晒晾时间，直至附子表面出现大量结晶盐粒（盐霜）、体质变硬为止，习称"盐附子"。

以肥大、坚实、灰黑色、表面光滑者为佳。

2) 黑顺片。取泥附子，按大小分别洗净，浸入食用胆巴的水溶液中数日，连同浸液煮至透心，捞出，水漂，纵切成厚约 0.5cm 的片，再用水浸漂，用调色液使附片染成浓茶色，取出，蒸至出现油面、光泽后，烘至半干，再晒干或继续烘干，习称"黑顺片"。

以片大、均匀、色棕黄、坚硬者为佳。

3) 白附片。选择大小均匀的泥附子，洗净，浸入食用胆巴的水溶液中数日，连同浸液煮至透心，捞出，剥去外皮，纵切成厚约 0.3cm 的片，用水浸漂，取出，蒸透，晒干，习称"白附片"。

4) 淡附片。取盐附子，用清水浸漂，每日换水 2 或 3 次，至盐分漂尽，与甘草、黑豆加水共煮透心，至切开后口尝无麻舌感时，取出，除去甘草，黑豆，切薄片，晒干。每 100kg 盐附子，用甘草 5kg、黑豆 10kg。

5) 炮附片。取附片，照烫法（《中华人民共和国药典》2005 版一部附录ⅡD）用沙烫至鼓起并微变色。

【化学成分】附子含乌头碱（aconitine）、中乌头碱（mesaconitine）、次乌头碱（hypaconitine）、塔拉乌头胺（talatisamine）、和乌胺（higeramine）即是消旋去甲基衡州乌药碱（demethylcoclaurine）、棍掌碱氯化物（coryneine chloride）、异飞燕草碱（isodelphinine）、苯甲酰中乌头碱（benzoyl mesaconitine）、新乌宁碱（neoline）、附子宁碱（fuziline）、北乌头碱（beiwutine）、多根乌头碱（karakoline）、去氧乌头碱（deoxyaconitine）、附子亭碱（fuzitine）、准噶尔乌头碱（songorine）、尿嘧啶（uracil）、江油乌头碱（jiangyouaconitine）、新江油乌头碱（neojiangyouaconitine）、去甲猪毛菜碱（salsolinol）等（肖培根，2002）。

【鉴别】

1. 显微鉴别

盐附子：块根横切面：后生皮层最外为一列黄色栓化细胞，其内为 7 或 8 列皮层薄壁细胞，有石细胞单个或 3～5 个成群，长方形或类方形，内皮层明显。韧皮部宽广，有小形筛管群散在，无石细胞及厚壁细胞。形成层环呈多角形，木质部束较细，导管 1 或 2 列放射状排列，导管直径 13～75μm。有时可见 1 至数个根迹维管束。后生皮层细胞表面观，细胞略呈方形，长 32～42μm，宽 35～40μm。

2. 理化鉴别

1) 荧光鉴别：取黑顺片或白附片粗粉 4g，加乙醚 30ml 与氨试液 5ml，振摇20min，过滤。滤液置分液漏斗中，加 0.25mol/L 硫酸溶液 20ml，振摇提取，分取酸液，照紫外-可见分光光度法（《中华人民共和国药典》2005 版一部附录ⅤA）测定，在231nm 与 274nm 的波长处有最大吸收。

2) 薄层色谱：取黑顺片或白附片粗粉 20g，加乙醚 150ml，振摇 10min，加氨试液10ml，振摇 30min，放置 1～2h，分取醚层，蒸干，加无水乙醇 2ml 使溶解，作为供试品溶液。另取乌头碱对照品，加无水乙醇制成每毫升含 2mg 的溶液，作为对照品溶液。

在碱性氧化铝薄层板上点样品溶液 6μl、对照品溶液 5μl，以正己烷-乙酸乙酯（1：1）展开，取出，晾干，喷以碘化钾碘、碘化铋钾试液的等容混合液显色，供试品谱中，在与对照品色谱相应的位置上出现的色斑，应小于对照品的色斑或不出现色斑（检查乌头碱限量）。

【主要参考文献】

邓庭丰，李培清．2001．川乌人工栽培技术措施．云南科技管理，（3）：63，64

肖培根．2002．新编中药志．北京：化学工业出版社，536～541

朱俊访，李卓亚，沈志滨等．2008．HPLC 法测定不同地区制川乌中新乌头碱、次乌头碱及乌头碱的含量．食品与药品，10（9）：44～46

谷 精 草
Gujingcao
FLOS ERIOCAULI

【概述】谷精草始载于《本草拾遗》，《图经本草》云："谷精草，旧不载所出州土，今处处有之。春生于谷田中，叶、杆俱青，根、花并白色。二月、三月内采花用⋯⋯又有一种，茎梗差长有节，根微赤，出秦陵间，古方稀用，今口齿药多使之。"辛、甘、平。归肝、肺经。有疏散风热、明目、退翳之效；用于风热目赤、肿痛羞明、眼生翳膜、风热头痛等症。我国约有 30 种，河南有 2 种，分布于伏牛山区，即谷精草 *Eriocaulon buergerianum* Koern. 和赛谷精草 *Eriocaulon sieboldianum* Sieb. Et Zea. Ex Steud.。

【商品名】谷精草

【别名】戴星草、文星草、流星草、移星草、天星草、珍珠草、鱼眼草、佛顶珠、灌耳草、备精珠、耳朵刷子、控耳朵草、鼓槌草、农钮草、卜氏谷精草、赛谷精草、华南谷精草、华南谷精珠、毛谷精草、毛谷精珠

【基原】本品为谷精草科植物谷精草 *Eriocaulon buergerianum* Koern. 的干燥带花茎的头状花序。秋季采收，将花序连同花茎拔出，晒干。

【原植物】一年生丛生草本。叶基生，长 6～20cm，基部宽 4～6mm，有横脉。花茎多数，长短不一，高者达 30cm；头状花序近球形，直径 4～6mm，总苞片宽倒卵形或近圆形，长 2～2.5mm；花苞片倒卵形，顶端骤尖，长约 2mm，上部密生短毛；花托有柔毛；雄花外轮花被片合生成倒圆锥状筒形，雄蕊 6 枚，花药黑色，长 0.2mm；雌花外轮花被片合生成椭圆形苞状，内轮花被片 3 片，离生，匙形，顶端有一黑色腺体，有细长毛。蒴果长约 1mm；种子长椭圆形，有茸毛。花期 8～9 月；果熟期 9～10月（丁宝章和王遂义，1997）。

【药材性状】本品头状花序呈半球形，直径 4～5mm。底部有苞片层层紧密排列，苞片淡黄绿色，有光泽，上部边缘密生白色短毛；花序顶部灰白色。揉碎花序时，可见多数黑色花药及细小黄绿色未成熟的果实。花茎纤细，长短不一，直径不及 1mm，淡

黄绿色，有数条扭曲的棱线。质柔软。气微，味淡（中华人民共和国药典委员会，2005）。

【种质来源】本地野生或栽培

【生长习性及基地自然条件】生沼泽、溪沟和田边阴湿处。喜温暖潮湿气候，忌干旱、忌严寒。宜选择水田或低湿地栽培。

【种植方法】

一、栽培技术

用种子繁殖：秋季采收成熟花葶，晒干，搓碎后收集种子待播。春季，每公顷田或地用种子 15kg 左右，均匀撒播，播种时放于田水，发芽出苗后灌浅水养护。

二、田间管理

生长期拔除杂草 3 或 4 次，追肥至 1 或 2 次；定期灌水，保持土壤湿润。

【采收加工】8～9 月采收，将花茎拔出，除去泥杂，晒干。以身干，珠大而紧密，色灰白，花茎短，无杂质者为佳。

环境、安全要求：农药、化肥等的使用必须符合国家的相关规定，不得污染环境。

【化学成分】含有生物碱、酚性成分、有机酸、黄酮及其苷类、挥发油、植物甾醇、蒽醌、鞣质等（李向勇等，2009；Ho and Chen，2002；Fang et al.，2008；邱燕等，2006）。包括谷精草素、槲皮万寿菊素（quercetagetin）、万寿菊素（patuletin）、槲皮素（quercetin）等。还含有挥发油成分，包括：十四烷酸（tetradecanoic）、（2E，6E，10E)-3,7,11-三甲基-2,6,10-十二碳三烯酸甲脂［（2E,6E,10E)-3,7,11-trimethyl-2,6,10-dodecatrienoic acid］、6,10,14-三甲基-2-十五烷酮（6,10,14-trimethyl-2-pentadecan-one）、十五烷酸（pentadecanoic）、软脂酸（n-hexadecanoic acid）、邻苯二甲酸二丁酯（dibutyl phthalate）、反油酸（$trans$-9-octadecenoicacid）、（Z，Z）-9,12-十八烷二烯酸（9，12-octadecadienoic）、（Z，Z，Z）-9,12,15-十八烷三烯酸甲脂［methyl ester，（Z，Z，Z）-9,12,15-octadecatrienoic acid］、二十八烷（octacosane）。黄酮类化合物：1,3,6-三羟基-2,5,7-三甲氧基咕吨酮（1,3,6-trihydroxy-2,5,7-trimethoxyxanthone）、黄嘌呤酮（xanthine ketone）、7,3'-二羟基-5,4',5'-三甲氧基异黄酮（7,3'-dihydroxy-5,4',5'-trimethoxyisoflavone）、决明内酯（toralactone）、9-O-β-D-葡萄糖苷决明内酯（toralactone-9-O-β-D-glucopyranoside）、3-O-［2-O-E-阿魏酸-β-D-吡喃葡萄糖基-（1→6)-β-D-葡萄糖苷］藤菊黄素｛patuletin-3-O-［2-O-E-feruloyl-β-D-glucopyranosyl-（1→6)-β-D-glucopyranoside]｝、藤菊黄素（patuletin）、3-O-［β-D-吡喃葡萄糖基-（1→3)-2-O-E-咖啡酰-β-D-吡喃葡萄糖基-（1→6)-β-D-吡喃葡萄糖苷］藤菊黄素｛patuletin-3-O-［β-D-glucopyranosyl-（1→3)-2-O-E-caffeoyl-β-D-glucopyranosyl-（1→6)-β-D-glucopyranoside]｝、（2S)-3',4'-亚甲二氧基-5,7-二甲氧基黄酮［（2S)-3',4'-methylene-dioxy-5,7-dimethoxyflavan］和 7-（6-E-p-酰基-β-D-葡萄糖苷）粗毛豚草素［hispidulin 7-（6-E-p-coumaroyl-β-D-glucopyranoside)］。其部分主要结构见图12。

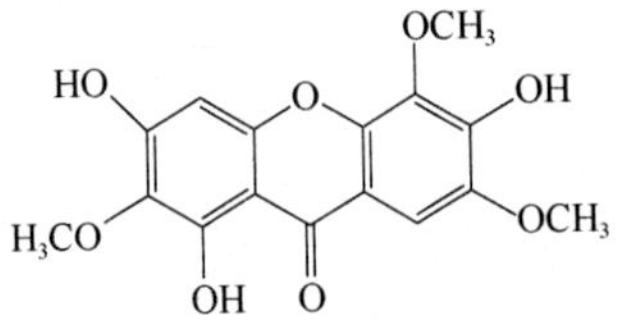

1, 3, 6-三羟基-2, 5, 7-三甲氧基咕吨酮 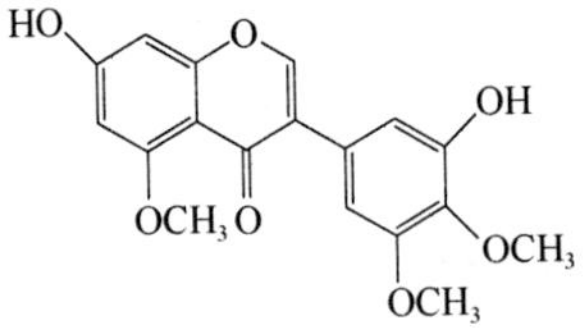　　　　7, 3′-二羟基-5, 4′, 5′-三甲氧基异黄酮

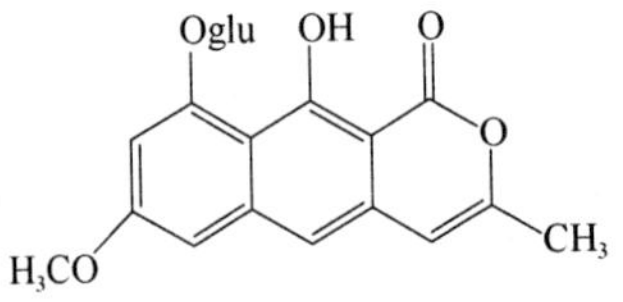

9-O-β-D-万寿菊葡萄糖苷决明内酯 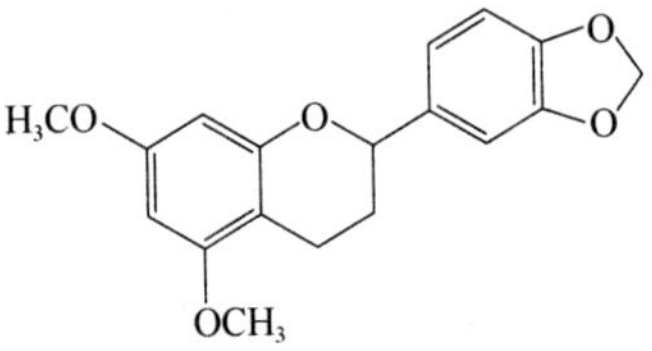　　　　(2S) -3′, 4′-亚甲二氧基-5, 7-二甲氧基黄酮

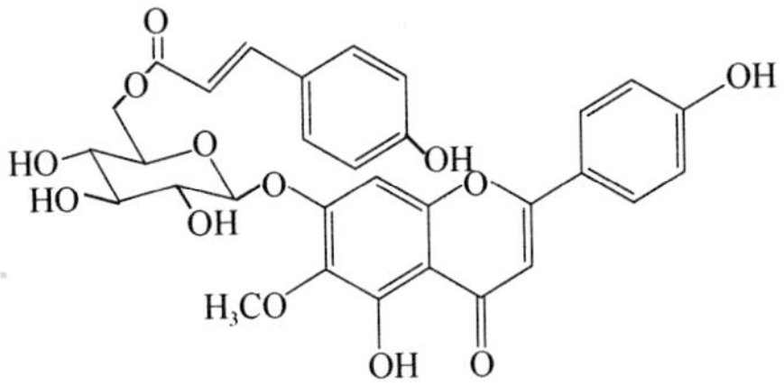

7-(6-E-p-酰基-β-D-葡萄糖苷)粗毛豚草素

图 12　谷精草中部分成分结构式

【鉴别】

1) 本品粉末黄绿色。腺毛头部长椭圆形，1～4 细胞，表面有细密网状纹理；柄单细胞。非腺毛甚长，2～4 细胞。种皮表皮细胞，表面观扁长六角形，壁上衍生伞形支柱。花茎表皮细胞表面观长条形，表面有纵直角质纹理，气孔类长方形。果皮细胞表面观类多角形，垂周壁念珠状增厚。花粉粒类圆形，具螺旋状萌发孔。

2) 取本品粉末 1g，加乙醇 30ml，超声处理 30min，过滤，滤液蒸干，残渣加乙醇 1ml 使溶解，作为供试品溶液。另取谷精草对照药材 1g，同法制成对照药材溶液。照薄层色谱法（《中华人民共和国药典》2005 版附录Ⅵ B）试验，吸取上述两种溶液各 5μl，分别点于同一以羧甲基纤维素钠为黏合剂的硅胶 G 薄层板上，以甲苯-丙酮（10：0.6）为展开剂，展开，取出，晾干，置紫外光灯（365 nm）下检视。供试品色谱中，在与对照药材色谱相应的位置上，显相同颜色的荧光主斑点。

【附注】

赛谷精草 Eriocaulon sieboldianum Sieb. Et Zea. Ex Steud.

一年生丛生草本。须根细软，稠密。叶丛生基部，多花 2～8cm，宽 1～2mm；由基部向上渐尖、透明，具细小横脉形成小方格。花茎数个到 10 个丛生，高 4～14cm，具条棱，基部包有稍短于叶的鞘。头状花序卵圆形，长 2.5～5mm；总苞片长圆形或长圆状披针形，长约 1.5mm，先端钝圆，灰黄色或灰黑色，平滑无毛，小苞片与总苞片圆形，长 1.5～2mm，先端稍尖；雄花生于花序中部，外轮花被基部结合成筐苞状，顶端分裂，黑色，下部草黄色，内轮花被合生，顶端具 3 裂齿；雄蕊 6 枚，花药白色；雌花生于四周，外轮花被片 2 个，分离，狭线状披针形，透明，稍呈灰黑色，边缘有少许细长毛，内轮花被片缺；子房 3 室，花柱细长，柱头 3 裂。蒴果宽卵圆形，果皮薄，透明，易开裂；种子长圆形，长约 0.4mm，黄褐色。花期 8 月；果熟期 9 月。产于伏牛山南部、大别山和桐柏山区；生于浅水旁或稻田中。全草入药，有散风热、明目等功效。

【主要参考文献】

丁宝章，王遂义. 1997. 河南植物志. 第四册. 郑州：河南科学技术出版社，334

李向勇，粟玉刚，陈小军等. 2009. 谷精草有效成分分析及体外抗菌活性测定. 草业与畜牧，162（5）：10

邱燕，范明，单萍. 2006. 谷精草中挥发油的气质联用分析. 福建中医药，37（1）：46

中华人民共和国药典委员会. 2005. 中华人民共和国药典. 北京：化学工业出版社，125

Fang J J，Ye G，Chen W L et al. 2008. Antibacterial phenolic components from *Eriocaulon buergerianum*. Phytochemistry，69（5）：1279

Ho J C，Chen C M. 2002. Flavonoids from the aquatic plant *Eriocaulon buergerianum*. Phytochemistry，61（4）：405

赤 小 豆

Chixiaodou

SEMEN PHASEOLI

【概述】赤小豆为伏牛山常用中药材，始载于《神农本草经》，列为中品。本品性平，味甘、酸；归心、小肠经；具有利水消肿，解毒排脓之功效。用于水肿胀满、脚气浮肿、黄疸尿赤、风湿热痹、痈肿疮毒、肠痈腹痛。

药材赤小豆为双子叶植物豆科植物赤小豆的种子，可以入药，也供食用。

赤小豆的同属植物赤豆 *Phaseolus angularis* Wight 的种子亦作赤小豆药用。药材以赤小豆品质为好，但货源不多，渐为赤豆所代替。赤小豆全国各地普遍栽培。

本品在整个伏牛山区均有分布，主要为栽培品种。

【商品名】赤小豆。

【别名】亦豆（《日华子本草》）、红豆（《本草纲目》）、红小豆（《本草原始》）、小红绿豆、虱拇豆（《陆川本草》）、朱赤豆（《中药材手册》）、金红小豆、朱小豆（《药材学》）。猪肝赤（《本经逢原》）、杜赤豆（《本草便读》）、米赤豆、茅柴赤、米赤。

【基原】赤小豆为双子叶豆科 Leguminosae 植物赤小豆 *Phaseolus calcaratus* Roxb. 的种子。

【原植物】一年生半攀援草本。茎长可达 1.8m，密被倒毛。3 出复叶，叶柄长 8～16cm；托叶披针形或卵状披针形；小叶 3 枚，披针形、矩圆状披针形至卵状披针形，长 6～10cm，宽 2～6cm，先端渐尖，基部阔三角形或近圆形，全缘或具 3 浅裂，两面均无毛，仅叶脉上有疏毛，纸质，脉 3 出，具柄。总状花序腋生，小花多枚，小花柄极短；小苞 2 枚，披针状线形，长约 5mm，具毛；花萼短钟状，萼齿 5；花冠蝶形，黄色，旗瓣肾形，顶面中央微凹，基部心形，翼瓣斜卵形，基部具渐狭的爪，龙骨瓣狭长，有角状突起；雄蕊 10，两体，花药小；子房上位，密被短硬毛，花柱线形。荚果线状扁圆柱形；种子 6～10 枚，暗紫色，长圆形，两端圆，有直而凹陷的种脐。花期 5～8 月；果期 8～9 月。

【药材性状】干燥种子略呈圆柱形而稍扁，长 5～7mm，直径约 3mm，种皮赤褐色或紫褐色，平滑，微有光泽，种脐线形，白色，约为全长的 2/3，中间凹陷成一纵沟，偏向一端，背面有一条不明显的棱脊。质坚硬，不易破碎，除去种皮，可见两瓣乳白色于仁。气微，嚼之有豆腥味。以身干，颗粒饱满，色赤红发暗者为佳。

【种质来源】种植群居

【生长习性及基地自然条件】赤小豆属一年生草本植物，起源于中国，赤小豆性喜温暖，不耐霜，但适应的气候范围较广。冷凉干燥气候有利成熟。耐湿，但土壤水分过多时植株易徒长，影响结荚。为短日照作物，中熟和晚熟品种对光照长短很敏感。对土壤要求不严，适宜 pH 为 6.3～7.3，自花传粉。赤小豆营养丰富，是人们喜食的杂豆，同时具有比较好的药用保健作用。价格又比主要粮食作物高，且投入少，经济效益显著，发展豆类生产对增加农民收入有很大意义。

【种植方法】

一、繁育技术

赤小豆为种子繁殖。

1. 种子的筛选及处理

播种前对所选用的种子进行筛选或人工粒选，剔除病斑粒、破碎粒及杂质。种子质量要达到分级标准二级以上，即纯度不低于 98％，净度不低于 97％，发芽率不低于 90％，含水量不高于 13％。

种子用根瘤菌拌种处理：每亩的播种量（一般 2～2.5kg）用 150g 根瘤菌，加水拌成糊状，再与种子拌匀，晾干后待播。

2. 整地

在播种前要细致整地，做到深耕细耙上虚下实，无坷垃，深浅一致，地平土碎。

3. 施肥

1）底肥。每公顷施腐熟无污染的农家肥料（有机质含量大于 8％以上）30.0～37.5m³ 以上，结合整地一次施入。

2）种肥。每公顷施豆类配方肥 150kg。种肥深施于种下方 4～5cm 处，切忌种肥同位，以免烧种。

3）追肥。赤小豆生育期较短，在结荚鼓粒期，叶面喷施植物生长调节剂，增产十分显著。

4. 播种

当土壤 5cm 深处，地温稳定 12℃开始播种，适宜播期在 5 月 20～30d。播种采用条种，株距 12～18cm，行距 40～50cm，每穴 2 或 3 粒，深度为 2.0～2.5cm，播种后覆土及时镇压。播种的密度根据品种特性及当地肥水条件而定。一般每亩保苗 0.8～1.1 万株。播种量根据密度确定播种量，一般每亩播 2～2.5kg。播种均匀无断条，30cm 内无籽为断条，每 15m 断条不超过 1 处。

二、栽培管理

1）定苗。在幼苗出齐后，两片真叶展开，第一片复叶出现时进行人工间苗，按计划密度一次定苗。伤苗率小于 3%，锄净大草。

2）除草。人工除草，生长期进行人工除草 1 或 2 次。

3）追肥灌水。在现蕾初期追肥，有灌水条件的地块遇到旱时灌好丰产水。

三、病虫害防治

红小豆的抗逆性较强，在红小豆的整个生育期病虫害发生较少，只有在开花期和结荚期，豆荚螟和食心虫有可能发生，一旦发生病虫害，可用高效低毒农药敌杀死进行防治（刘晓辉，2009；王梅梅，2009；苏安红，2009；司晓军，2009）。

【采收加工】当大部分荚果（2/3 荚变色）成熟，豆角变干，豆粒圆鼓时开始收获，收获时间应在每天上午 10 点前及傍晚进行，已成熟的豆荚容易裂开。放铺规整，及时晾晒，及时脱粒，以减少损失。

环境、安全要求：农药、化肥等的使用必须符合国家的相关规定，不得污染环境。

【化学成分】含糖类，三萜皂苷（triterpenoid saponin）。每百克含蛋白质 20.7g、脂肪 0.5g、碳水化合物 58g、粗纤维 4.9 灰分 3.3g、钙 67mg、磷 305mg、铁 5.2mg、硫胺素（thiamine）0.31mg、核黄素（riboflavine）0.11mg、烟酸（nicotinic acid）2.7mg 等（Pradip et al.，1988）。

【显微鉴别】

赤小豆横切面：种皮表皮为 1 列栅状细胞，种脐处 2 列，细胞内含淡红棕色物，光辉带明显。支柱细胞 1 列，呈哑铃状，其下为 10 列薄壁细胞，内侧细胞呈颓废状。子叶细胞含众多淀粉粒，并含有细小草酸钙方晶和簇晶。种脐部位栅状细胞的外侧有种阜，内侧有管胞岛，椭圆形，细胞壁网状增厚，其两侧为星状组织，细胞呈星芒状，有大型细胞间隙。

【附注】

赤　豆

Chidou

SEMEN PHASEOLI

【概述】赤豆 *Phaseolus angularis* Wight. 为豆科植物，其种子亦作"赤小豆"用，性平，味甘、酸。性味性平，味甘、酸。功效同赤小豆。赤豆对荨麻疹具有良好的治疗效果；对家兔整个孕、产程均有明显的缩短作用，并具有治疗难产、下胞衣作用；

提取物能够增强小鼠的细胞免疫、体液免疫和非特异性免疫力，亦可促进白细胞介素-2的产生。

本品伏牛山区有栽培。

【商品名】赤小豆

【别名】红饭豆（《增订伪药条辨》）

【基原】本品为双子叶植物豆科赤豆 *Phaseolus angularis* Wight 的种子。

【原植物】一年生直立草本，高 30～90cm。茎上有硬毛。3 出复叶；托叶线形，被白色长柔毛；小叶卵形至斜方状卵形，长 5～10cm，宽 3.5～7cm，先端短尖或渐尖，基部三角形或近圆形，全缘或极浅 3 裂，两面被疏长毛。花 2～6 朵，着生于腋生的总花梗顶端；蝶形花，形与上种相同；荚果扁圆筒状，于种子间收缩，无毛；种子 6～10 粒，暗红色，矩圆形，两端截形或圆形，种脐不凹。花期 6～7 月；果期 7～8 月。全国各地广为栽培。

【药材性状】干燥种子，呈矩圆形，两端圆钝或平截，长 5～8mm，直径约 4～6mm，种皮赤褐色或稍淡，平滑有光泽，种脐位于侧缘上端，长约 4mm，白色，不显著突出，亦不凹陷；其他性状亦与小豆相似。

【种质来源】栽培。

【生长习性及基地自然条件】同赤小豆。

【种植方法】同赤小豆。

【采收加工】夏、秋分批采摘成熟荚果，晒干，打出种子，除去杂质，再晒干。

环境、安全要求：农药、化肥等的使用必须符合国家的相关规定，不得污染环境。

【化学成分】从赤豆中分离得到 3-呋喃甲醇-β-D-吡喃葡萄糖（3-furanmethanol-β-D-glu-copyranoside），右旋儿茶精-7-O-β-D 吡喃葡萄糖苷（catechin-7-O-β-D-gluco-pyr-anoside）。

还分离得到 6 个齐墩果烯低聚糖苷（oleanene-oligoglycosides）：赤豆皂苷（azukisaponin）Ⅰ，即是 3-O［β-D-吡喃葡萄糖基（1→2）-β-D-吡喃葡萄糖醛酸基］槐花二醇 {3-O［β-D-glucopyranosyl（1→2）-β-D-glucuronopyranosyl］sophoradiol}；赤豆皂苷Ⅱ，即是 3-O［β-D-吡喃葡萄糖基（1→2）-β-D-吡喃葡萄糖醛酸基］大豆皂醇 B {3-O［β-D-glucopyranosyl（1→2）-β-D-glucuronopyran-osyl］soyasapogenol B}；赤豆皂苷Ⅲ，即是 3-O［β-D-吡喃葡萄糖基（1→2）-β-D-吡喃葡萄糖醛酸基］赤豆皂醇 {3-O［β-D-glucopyranosyl（1→2）-β-D-glucuronopy-ranosyl］azukisapogenol}；赤豆皂苷Ⅳ，即是 3-O［β-D-吡喃葡萄糖基-28-O-吡喃葡萄糖基（1→6）-β-D-吡喃葡萄糖基］刺叶丝石竹酸 {3-O（β-D-glucopy-ranosyl）-28-D-glucopyranosyl（1→6）-β-D-gluco-pyranosyl］gypsogenic acid}；赤豆皂苷Ⅴ，即是 3-O［a-L-吡喃鼠李糖基（1→2）-β-D-吡喃葡萄糖基（1→2）-β-D-吡喃葡萄糖醛酸基］大豆皂醇 B {3-O［a-L-rhamnopyr-anosyl（1→2）-β-D-glucopyranosyl（1→2）-β-D-glucuronopyranosyl］-soyasapogenol B} 和赤豆皂苷Ⅵ，即 3-O［β-D 吡喃葡萄糖基（1→2）β-D-吡喃葡萄糖乙酸基］-29-O［β-D-吡喃葡萄糖基（1→6）-β-D-吡喃葡萄糖基］赤豆皂醇 {3-O［β-D-glucopyranosyl-

(1→2) β-D-glucuropyranosyl] -29-O- [β-D-glucopyranosyl （1→6）-β-D-glucopyrano-syl] azukisapogenol}。

从赤豆的热水提取物中还得到三种黄烷醇鞣质（flavanoltannins）：D-儿茶精（D-catechin）、D-表儿茶精（D-epicatechin）和表没食子儿茶精（epigallocatechin）。从新鲜种子中分离到原矢车菊素（procyanidin）B1 和 B3。还有黄色素芦丁（王海棠，2000）。

每 100g 赤小豆含蛋白质 20.7g、脂肪 0.5g、碳水化合物 58g、粗纤维 4.9g、灰分 3.3g、钙 67mg、磷 305mg、铁 5.2mg、硫胺素 0.31mg、核黄素 0.11mg、尼克酸 2.7mg。

【显微鉴别】

赤豆横切面：种皮表皮为 1 列栅状细胞，种脐处 2 列，细胞内含淡红棕色物，光辉带明显。支柱细胞 1 列，呈哑铃状，其下为 10 列薄壁细胞，内侧细胞呈颓废状。子叶细胞含众多淀粉粒，子叶细胞偶见细小草酸钙方晶，不含簇晶。种脐部位栅状细胞的外侧有种阜，内侧有管胞岛，椭圆形，细胞壁网状增厚，其两侧为星状组织，细胞呈星芒状，有大型细胞间隙。

【主要参考文献】

刘晓辉. 2009. 红小豆高产栽培技术. 农民致富之友，9：12

司晓军. 2009. 红小豆高产栽培技术. 科学种养，3：14

苏安红. 2009. 红小豆栽培技术. 榆林科技，1：49

王海棠，尹卫平. 2000. 赤豆中黄色素芦丁的分离与鉴定. 洛阳工学院学报，21（1）：77~79

王梅梅. 2009. 红小豆栽培技术. 河北农业，4：15

Datta P K，Basu P S，Datta T K. 1988. Purification of human erythrocytes specific lectins from rice bean，*phaseolus calcaratus* syn. *vigna umbellata*，by high-performance liquid chromatography. Journal of Chromatography B：Biomedical Sciences and Applications，431：37~44

刺 五 加

Ciwujia

RADIX ACANTHOPANACIS SENTICOSI

【概述】刺五加为伏牛山区大宗药材，始载于《神农本草经》，列为上品，为历版《中国药典》收载品种。明朝李时珍《本草纲目》称"刺五加，以五叶交加者良，故名五加，又名五花"。"五加治风湿，壮筋骨，其功良深"；《名医别录》认为五加有"补中，益精，坚筋骨，强意志等功效"；《实用补养中药一书》中记载，"属于补气药，具有补虚扶弱的功效，可来预防或治疗体质虚弱之症候，滋补强壮，延年益寿"。刺五加味微苦，辛，性温；归脾；肾；心经。有扶正固本，养血安神，益气健脾，滋补强壮之功能。用于脾肾阳虚、体虚乏力、食欲不振、腰膝酸痛、失眠多梦等症。

药材刺五加为五加科植物刺五加 *Acanthopanax senticosus*（Rupr. et Maxim.）Harms 的根或根茎，为名贵中药材刺五加。刺五加植物五出数掌状复叶，因此而得名刺五加。刺五加与人参同属于五加科。植物亲缘关系的接近，含有的有机化学成分也具有一定联系，因而刺五加与人参相类似，也具有较高的药用价值。古代曾有"宁要五加一把，不要金玉满车"和"文章作酒，能成其味，以金买草，不言其贵"之说，对刺五加给予极高的评价。某些地区群众还摘取嫩枝当做野菜食用，因而资源遭受大量破坏，为合理开发本植物资源，刺五加被定为国家三级保护植物。作为药用资源，应组织有关部门制定合理采收计划，同时积极引种栽培。

刺五加分布于华北北部，东北大部，常生长于山地林下或林缘。刺五加在伏牛山区的灵宝、卢氏、栾川和嵩县等地有分布。

【商品名】刺五加。

【别名】五加皮、刺拐棒、老虎镣子、刺木棒、坎拐棒子。

【基原】为五加科植物刺五加 *Acanthopanax senticosus*（Rupr. et Maxim.）Harms 的根及根茎。

【原植物】落叶灌木，高达 2m。茎通常密生细长倒刺。掌状复叶，互生；叶柄长 3.5～12cm，有细刺或无刺；小叶 5，稀 4 或 3，小叶柄长 0.5～2cm，被褐色毛；叶片椭圆状倒卵形至长圆形，长 7～13cm，宽 2～6cm，先端渐尖或突尖，基部楔形，上面暗绿色，下面淡绿色，沿脉上密生淡褐色毛，边缘具重锯齿或锯齿。伞形花序顶生，单个或 2～4 聚一成稀疏的圆锥花序，总花梗长达 8cm；花梗 1～2cm；萼筒绿色，与子房合生，萼齿 5；花瓣 5，卵形，黄色带紫；雄蕊 5；子房 5 室。花柱细柱状。核果浆果状，紫黑色，近球形，花柱宿存。种子 4～6，扁平，新月形。花期 6～7 月；果期 7～9 月。

【药材性状】根茎结节状不规则圆柱形，直径 1.4～4.2cm；表面灰褐色，有皱纹；上端有不定芽发育的细枝。根圆柱形，多分枝，常扭曲，长 3.5～12cm，直径 0.3～1.5cm；表面灰褐色或黑褐色，粗糙，皮薄，剥落处显灰黄色。质硬，断面黄白色，纤维性。有特异香气，味微辛，稍苦、涩。

【种质来源】本地野生

【生长习性及基地自然条件】喜温暖湿润气候，耐寒、耐微荫蔽。宜选向阳、腐殖质层深厚、土壤微酸性的砂质壤土。种子有胚后熟物性，种胚要经过形态后熟和生理后熟之后才能萌发。生于海拔 500～2000m 的落叶阔叶林、针阔混交林的林下或林缘。主要分布于东北及河北、山西等地。

【种植方法】

一、选地整地

刺五加适宜生长在土壤较为湿润、腐殖质层深厚、微酸性的杂木林下及林缘，种植在排水良好、疏松、肥沃的夹沙土壤中最好。选好地后，在秋季进行耕翻，经过一个冬天的充分风化后，在第二年春季进行耙压、作畦、打垄。一般育苗田作成宽 1.2m，高 20cm 的高畦；大田作成 60cm 的大垄，以待播种。

二、繁殖方法

刺五加分种子繁殖和扦插繁殖两种，由于刺五加种子有胚后熟休眠特性，且种子空瘪的较多，故种子繁殖有一定难度，大多采用扦插繁殖。

1. 种子繁殖

种子采收一般在 9 月下旬，采摘成熟变黑的刺五加果实趁鲜时揉搓、水漂洗去果肉、杂质和空瘪粒，洗净种子，捞出晒干备用。种子处理：将晒干的种子用 40℃温水浸泡 2d，捞出种子后，再用 500 倍多菌灵水溶液浸种消毒 12h，再捞出冲洗干净，将种子与 3 倍湿沙拌匀，装入透气的编织袋中，放在 20℃左右地方保存 100d，每隔 7d 翻动 1 次，而后移至 2℃左右的窖中储藏。翌年 4 月上旬取出种子，在 15℃室温中催芽 20d 左右，发现种子有 60% 露白芽即可播种。5 月便可出苗。出苗后要保持床土湿润，幼苗期要设遮阳帘并保持床面无杂草，生长 2 年后移栽。

2. 扦插繁殖

扦插繁殖是种植刺五加获得高产的最佳方法。秋插 9~12 月、春插 3~4 月为宜。选取当年发的幼茎或尚未开花生长健壮的带叶枝条，剪成长度约 20cm 的插条。插条带回复叶，摘去两侧小叶，只留中部 3 片小叶；如中央小叶过大，可剪去 1/2，每根枝条上有 1 或 2 个芽，枝条插口基部切口剪成马蹄形状，芽上 0.2cm 处剪断。扦插于苗床内，并保持一定温度和湿度，插床上要覆盖薄膜，可在苗床上再搭帘遮阳以避免强光直射，每天浇 1 或 2 次水，并适当通风，扦插后 1 个月左右生根，去掉薄膜，到两个月左右便可进行移栽；移栽应选阴天或傍晚工作，以带土移植好。8 月以后气温降低，易生长不良，故移栽不宜过晚（张翠玲和陈鹏，2009）。

三、移栽

栽种的土地，应选择清洁无污染、潮湿、阴凉、背风、富含有机质的微酸性土壤，且土层深厚、排灌方便，又便于管理的闲田闲地、山坡地、林边空地等。在 11~12 月，按 1.2m 行距开挖种植沟，沟的规格 30cm×30cm。4 月中下旬，每亩施农家肥 2000kg 作底肥回土填沟，移栽株距 25cm，每亩栽 2220 株。

四、田间管理

1. 幼苗管理

幼苗出土后很嫩弱，抗逆性能较差，前期高生长也很缓慢，为使幼苗得以充足的水、肥、光，促其健壮生长，苗前苗后应及时人工除草，避免杂草根系盘结而在拔草时带出幼苗。幼苗生长初期，苗小根系短，伸入土层浅，需水量不大，但需保持苗床上层湿润，浇水宜少量多次。生长后期，正是充实组织、硬化枝干、增强抗寒能力阶段，一般情况下可少浇或不浇。

2. 幼林抚育

造林当年培土扶正踩实土壤，扩大穴面各 1 次，第 2 年以割除带内杂草，增加通风与光照，第 3 年除割除带内杂草外，还要割去栽植带内多余灌木、杂树，保留好阴带内的树木，使它们起到遮阳作用。同时也增加林地的枯枝落叶量保持土壤肥力。经营刺五加林尽量模拟天然林，保护生态平衡，不用或尽量少用化肥、农药，确保产品纯天然品质。

五、病虫害防治

刺五加苗期主要地下害虫有 蝼蛄、蛴螬、地老虎等。它们专食害苗根或咬断根茎，危害严重时直接影响育苗效果。发现危害应及时防治。其方法主要是物理防治，如黑光灯诱杀，人工捕捉等。

刺五加幼苗期易发生猝倒病，主要病原菌是立枯丝核菌，发病期是幼苗子叶期，多出现在气温较低，空气和土壤潮湿的条件下。防治方法以预防为主，幼苗出土后喷施 1∶1 等量式波尔多液，7d 一次，连续 3 次。如发现猝倒病时用 70% 可湿性敌克松粉剂 800 倍液或 50% 多菌灵 500 倍液喷洒苗床，7d 一次，连续 3 次效果较好（李国俊等，2009；彭海燕等，2008）。

【采收加工】取原药材，除去杂质，洗净，润透，切薄片，干燥。

人工栽培的分蘖株要 3～4 年后采收，实生苗则需更长时间方可采收。刺五加的根、根茎、茎、叶及皮均可药用，根据其不同的用药部分进行分批采收：用根皮的五加皮，在夏秋两季挖取根部，洗净，剥取根皮，晒干后即成；药用根、根茎和茎的，在春末出叶前或秋季叶落后采挖，收取，去掉泥土，切成 30～40cm 长，晒干后捆成小捆即可，也可采收后切成 5cm 左右的小段，晒干装袋保存；叶可在 8 月，叶片展平而又鲜嫩时采摘，及时风干。

环境、安全要求：农药、化肥等的使用必须符合国家的相关规定，不得污染环境。

【化学成分】

1）苷类化合物：刺五加苷（eleutheroside）A、B、B1、C、D、E、F、G。刺五加苷 A（eleutheroside A，即 β-谷甾醇葡萄糖苷），刺五加苷 B（紫丁香苷 syringin），刺五加苷 B1（6,8-二甲氧基香豆素-7-葡萄糖苷，eleutheroside B1），刺五加苷 C（乙基半乳糖苷），刺五加苷 D 和 E（为两种不同构型的紫丁香树脂酚的葡萄糖苷），芝麻酯素（F 和 G，二者是异构体）。

原报春花素 A 糖苷，五加叶苷 I、K、L、M，刺五加苷 A_1、A_2、A_3、A_4、B、C_1、C_2、C_3、C_4、D_1、D_2、D_3、E，nermoside，1-deoxychiisanoside，24-hydro-xychiisanoside，11-Deoxyisochiisnoside。根还含芥子醛葡萄糖苷（sinapaldehyde-glucoside），松柏醛葡萄糖苷（coniferaldehyde glucoside），阿魏葡萄苷，松柏苷（coniferin），鹅掌楸苷（liriodendrin），苦杏仁苷（amygdalin），3β-[O-β-D-吡喃葡萄糖基（1→3）-O-β-D-吡喃半乳糖基]-(1→4)-[O-α-L-吡喃鼠李糖基-(1→2)-O-β-D-吡喃葡萄糖醛酸基]-16α-羟基-吡喃鼠李糖基-(1→4)-[O-α-L-吡喃鼠李糖基-(1→4)-O-α-L-吡喃葡萄糖醛酸基]-16α-羟基-13β,28-环氧齐墩果烷{3β-[O-β-D-glucoronopyranosyl-(1→3)-O-β-D-galactopyranosyl]-(1→4)-[O-α-L-rhamnopyranosyl-(1→2)-O-β-D-glucoronopyranosyl]-16α-hydroxy-O-α-L-rhamnopyranosyl-(1→4)-[O-α-L-rhamnopyranosyl-(1→4)-O-α-D-glucoronopyranosyl]-16α-hydroxy-13β,28-epoxyoleanane}，3β-O-α-L-吡喃鼠李糖基（1→4）-O-α-L-吡喃鼠李糖基（1→4）-[O-α-L-吡喃葡萄糖醛酸基]-16-α-羟基-13β,28-环氧齐墩果烷。部分化合物的结构见图 13。

2）木质素类：刺五加酮（ciwujiatone）、新刺五加酚（neociwujiaphenol）。

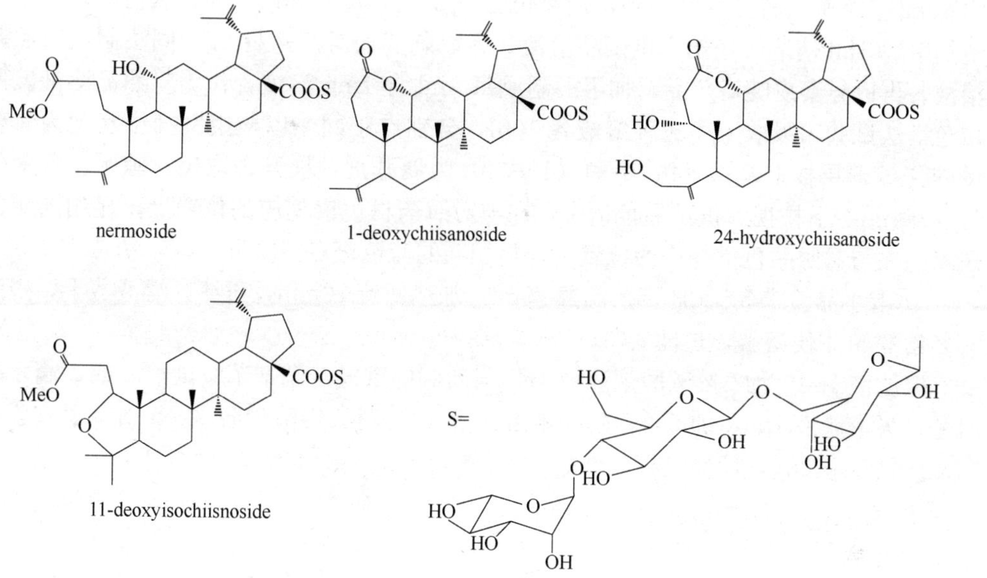

nermoside　　　　　　1-deoxychiisanoside　　　　　　24-hydroxychiisanoside

11-deoxyisochiisnoside

图 13　部分化合物结构

3）黄酮类：槲皮素-3-Oα-L-鼠李糖苷（quercetin-3-Oα-L-rhamnosid）、槲皮素-3-Oβ-L-半乳糖苷（quercetin-3-Oβ-L-galactopyranoside）、槲皮素（quercetin）、芦丁（rutin）。

4）其他类：另外还含有多糖，异秦皮啶（isofraxidin）、β-谷甾醇（β-sitosterol）、胡萝卜苷（daucosterol）、芝麻素（sesamin）、白桦脂酸（betulic acid）等（许贵军等，2007；张晶等，2008）。

【鉴别与含量测定】

一、鉴别

1. 显微鉴别

刺五加根的横切面：木栓细胞数十列。皮层菲薄，散有分泌道；薄壁细胞大多含草酸钙簇晶，直径 $11\sim64\mu m$。韧皮部外侧散有较多纤维束，向内渐稀少；分泌道类圆形或椭圆形，径向 $25\sim51\mu m$，切向 $48\sim97\mu m$；薄壁细胞含簇晶。形成层成环。木质部占大部分，射线宽 $1\sim3$ 列细胞；导管壁较薄，多数个相聚；木纤维发达。

根茎的横切面：韧皮部纤维束较根为多；有髓。

茎的横切面：髓部较发达。

2. 理化鉴别

1）取本品 2g，加甲醇适量，制成 100%（m/V）溶液，作供试品溶液。另取紫丁香苷、异贝壳杉烯酸、β-谷甾醇、4-甲醇-水（7∶3∶1，下层澄清液）展形 15cm，喷以 10%硫酸溶液，$105℃$恒温箱中烘 4min 显色。供试品溶液色谱中，仅与对照品紫丁香苷、β-谷甾醇色谱的相应位置上，显相同的色斑。

2）取本品粉末约 5g，加 75%乙醇 50ml，加热回流 1h，过滤，滤液蒸干，残渣加水 10ml 使溶解，置分液漏斗中，用氯仿提取 2 次，每次 5ml，合并氯仿液，蒸干，残渣加甲醇 1ml 使溶解，作为供试品溶液。另取刺五加对照药材 5g，同法制成对照药材溶液。再取异秦皮啶对照品，加甲醇制成每 1ml 含 1mg 溶液，作为对照品溶液。照薄层色谱法试验，吸取上述三种溶液各 10μl，分别点于同一以羧甲基纤维素钠为黏合剂的硅胶 G 薄层板上，以氯仿-甲醇（19∶1）为展开剂，展开，取出，晾干，置紫外光灯（254nm）下检视。供试品色谱中，在与对照药材色谱相应的位置上，显相同颜色的斑点；在与对照品色谱相应的位置上，显相同的蓝色斑点。

3）取本品粉末 5g，加 75％乙醇 20ml，加热回流 30min，过滤，滤液蒸干，残渣加 75％乙醇 5ml 使溶解，过滤。

取滤液 1ml，加 3％碳酸钠溶液 1ml 与新制的重氮对硝基苯胺试液 1 或 2 滴，即显红色；另取滤液 1ml，加 5％亚硝酸钠溶液及 10％硝酸铝溶液各 3～5 滴，稍放置，加氢氧化钠试液 2ml，即显红棕色。

二、含量测定

1）色谱条件与系统适用性试验。以十八烷基硅烷键合硅胶为填充剂；以甲醇-水（20∶80）为流动相；检测波长为 265nm。理论板数按紫丁香苷峰计算应不低于 2000。

2）对照品溶液的制备。精密称取紫丁香苷对照品适量，加甲醇制成每毫升含 80μl 的溶液，即得。

3）供试品溶液的制备。取本品粗粉约 2g，精密称定，置具塞锥形瓶中，精密加入甲醇 25ml，称定重量，超声处理（功率 250W，频率 33kHz）30min，放冷，再称定重量，用甲醇补足减失的重量，摇匀，过滤，取续滤液，即得。

4）测定法。分别精密吸取对照品溶液与供试品溶液各 10μl，注入液相色谱仪，测定，即得。

本品按干燥品计算，含紫丁香苷（$C_{17}H_{24}O_9$）不得少于 0.050％。

【主要参考文献】

李国俊，姜再文，王佳友等. 2009. 刺五加栽培技术要点. 北方园艺，(7)：247，248
彭海燕，陈庆东，李淑敏等. 2008. 刺五加栽培技术要点及发展前景. 农业科技通讯，12：140，141
许贵军，隋金婷，满莹等. 2007. 刺五加化学成分研究进展. 中医药信息，24 (6)：20，21
张翠玲，陈鹏. 2009. 刺五加扦插繁殖技术研究. 广东农业科学，7：49，50
张晶，刘芳芳，陈彦池等. 2008. 刺五加化学成分及药理学研究进展. 中国野生植物资源，27 (2)：6～10

明　党　参
Mingdangshen
RADIX CHANGII

【概述】明党参为伏牛山常用中药材，为《中华人民共和国药典》2005 版收载的名贵中药材。《本草从新》记载明党参，"土人参，出江、浙，俗名粉沙参。红党参即将此参去皮净，煮极熟，阴干而成者，味淡无用"；《本草纲目拾遗》中引翁有良辩误云，

"党参功能，可代人参，……古名上党人参，产于山西太行山潞安州等处为胜"；张璐著《本经逢源》提到，"产山西太行者，名上党人参，虽无甘温峻补之功，却有甘平清肺之力，亦不似沙参之性寒专泄肺气也。"成书于 1769 年的黄宫绣著《本草求真》更明确指出："山西太行新出党参，其性止能清肺，并无补益，与久经封禁真正之党参绝不相同。"明党参味甘，微苦，微寒；归肺、脾、肝经。具有补气生津，润肺化痰，养阴和胃，平肝，解毒。用于肺燥咳嗽，呕吐反胃，食欲不振，消化不良，病后体虚及疔毒疮疡。

　　药材明党参是伞形科明党参属明党参 *Changium smyrnioides* H. Wolff 的干燥根，明党参为单属种植物。

　　近年来，明党参的野生资源越来越少，地收购量逐年下降。据调查，较长时间来过多地强调开发利用，而忽视资源的再生和保护，是威胁明党参生存，造成其逐渐稀有的主要原因。现在明党参在中国珍稀濒危植物红皮书中，被列为国家三级重点保护植物。

　　明党参零星分布于伏牛山山麓及山坡灌木丛或林下阴湿处。

【商品名】明党参

【别名】土人参、百丈光、天瓠（《证治准绳》）、粉沙参、红党参（《本草从新》）、金鸡爪（《本草求原》）、山花（《中国药植志》）、山萝卜（《浙江中药手册》）、明沙参（《中药志》）、明参（《四川中药志》）

【基原】本品为伞形科植物明党参 *Changium smyrnioides* Wolff 的干燥根。

【原植物】多年生草本，高 50～100cm。全株被白霜，无毛。根有两种形状：一种是圆柱形，细长；另一种是纺锤形或椭圆形，表面均呈淡黄色或黄褐色，断面白色。茎直立，圆柱形，表面具细纵条纹，中空，上部分枝，灰绿色。基生叶有长柄，柄长 3～15cm；叶片三出或二至三回羽状全裂，一回羽片广卵形，长 4～10cm，柄长 2～5cm，二回羽片卵形或长圆状卵形，长 2～4cm，柄长 1～2cm，三回羽片卵形或卵圆形，长 1～2cm，基部截形或近楔形，边缘 3 裂或羽状缺刻，末回裂片长圆状披针形，长 2～4mm，宽 1～2mm；茎上部叶呈鳞片状或鞘状。复伞形花序顶生或侧生，总苞片 0～3 个；伞辐 4～10 个，长 2.5～10cm；小总苞片数个；小伞花序有花 8～20 个，花蕾时略呈淡紫红色，开放后呈白色；萼齿小；花瓣长圆形或卵状披针形，长 1.2～2mm，宽 1～1.2mm，先端渐尖而内折；雄蕊 5 个，花丝长约 3mm，花药卵圆形至卵状长圆形，长 3～4mm，宽 2.5～3mm，分生果两端稍窄，背部向外隆起，表面有 8～12 条具节的棱，主棱隆起不明显。果实卵圆形或卵状长圆形，长 2～3mm，有纵纹，果棱不显，油管多数；胚乳腹面深凹。分生果横剖面呈椭圆形或不显著的五边形，每棱槽内分布油管 3～5，合生而 4～6，胚乳腹面深凹，呈马蹄形。花期 4～5 月；果期 5～6 月。

【药材性状】

1. 明党参

　　本品呈纺锤形、长纺锤形或不规则条块。长至 15cm，直径 1.5cm。外表面淡黄白色，具蜡样光泽，有明显支根痕。质坚硬而脆，易折断，断面不整齐，黄白色，半透明，粉质。形成层与木质部极易分离。气微香，味甘甜。以粗壮均匀、质坚实而重、皮细、断面黄色而半透明者为佳。

2. 粉沙参

干燥的根，大小与明党参相似，唯外表面淡黄色，不现蜡光。质硬，断面类白色，粉状，棕色形成层极明显。气微香。以身干、色白者为佳。

【种质来源】本地野生

【生长习性及基地自然条件】主要分布于丘陵地区。分布区的气候特点是温暖湿润，极端最高温 35.9℃，极端最低温 -6℃，年平均温 14.5～16.2℃，年降水量 1200～1600mm，一般集中在 6～7 月，无霜期 200～250d。土壤为砂壤土，pH6～7。明党参具有耐寒、耐阴、不耐高温、怕涝的特点，它喜生于土层深厚，排水良好的山地灌木林下、石缝或半阴半阳的山坡。

明党参生活周期较长，幼苗生长缓慢，后期生长迅速，每年都有生长和休眠两个时期，通常 12 月至翌年 1 月开始萌发，2 月左右幼苗出土，3～4 月中旬抽薹孕蕾，4 月下旬至 5 月开花，6 月中旬为果熟期，夏至前后随着气温升高，植株开始变黄枯萎进入休眠，休眠期达 6～7 个月。种子有胚后熟特性，种胚分化发育要求温度在 5～10℃经30～40d 完成胚后熟，种子才能萌发。

【种植方法】

一、种子繁殖

明党参用种子繁殖。春播在 3 月上旬至 4 月上旬，秋播在 8 月下旬至 9 月上旬，以秋播为佳。从 4～5 年生留种田的植株上于 6～7 月上旬，果实呈褐色时，分批采集种子，湿沙贮藏。将已处理备播的种子当年 10 月至翌年 2 月进行播种。

1. 育苗移栽法

将种子均匀撒于苗床，施以稀人粪尿，薄覆细土和草木灰 1 层，再覆稻草，浇水，保持土壤湿润。播后 1 个月左右出苗，除去覆草。春播至第二年 2 月上、中旬移栽；秋播至第二年 9 月上旬至 10 月上旬移栽，按行距 23～27cm 开沟，株距 6～10cm，栽后覆土压实。

2. 直播法

在畦上按行距 25～27cm 开播种沟，深 7～10cm，宽 10cm 左右，沟底平整，将种子均匀播于沟中，浇水或施以稀薄的人粪尿，再覆细土及草木灰，上盖稻草。

种苗按各地物候情况不同，可掌握在须根萌动期前移栽为宜。

二、移栽

一般于 9 月下旬至 10 月上旬移栽，按行株距 20cm×10cm 开穴栽种，移栽苗以当年生为好，苗大移栽易断根，要当日挖苗当日移栽，按行株距将参苗斜放沟中，芽头向上，根不弯曲，芽头以上盖土 6cm 左右。定苗可于第 2 年出苗后进行，除去病、弱、小和过密株，留足苗数，及时查苗补缺。

三、田间管理

播种后要保持土壤温度，以提高出苗率。出苗后及时拔除杂草。4月中旬，结合除草、松土，施入少量稀粪水。苗期注意防旱和排水，可适当在畦面或行间种植高秆植物遮阴，或与农作物间作，定植或移栽出苗后，每次结合除草、松土适当追施人畜粪水，冬季清沟保墒，追施腊肥。直播的尚须在苗高7~10cm时间苗，按株距6~9cm定苗。移栽2~3年为生长速度最快时期，施肥次数和数量均需增多，并配合施用磷、钾肥。

四、病虫害防治

1. 病害

病害主要有斑枯病。

斑枯病。又叫白斑病，病原是真菌中一种半知菌，主要危害叶部。病斑多角形，初期暗绿色，以后灰白色，上生黑色小点，即病原菌的分生孢子器，严重时叶片枯死。

防治方法。①清除病残组织，集中烧毁。②用1：1：100的波尔多液或用65％代森锌可湿性粉400~500倍液喷雾。

2. 虫害

虫害有黄凤蝶、蚜虫、红蜘蛛。

1）黄凤蝶。属鳞翅目凤蝶科，以幼虫食害叶片。

防治方法。①人工捕杀幼虫和蛹。②90％敌百虫800倍液喷雾，每隔5~7d一次，连续3次，或用青虫菌（每克菌粉含孢子100亿）500倍液喷雾。

2）蚜虫。属同翅目蚜总科。以成、若虫危害嫩叶及顶部。

防治方法：可用40％乐果1000~1500倍或50％避蚜雾2000~3000倍喷雾防治。

3）红蜘蛛。属蜘蛛纲蜱螨目叶螨科。以成、若虫危害叶部。

防治方法：①冬季清园，拾净枯枝落叶烧毁，清园后喷1波美度石硫合剂。②4月开始喷0.2~0.3波美度石硫合剂或25％杀虫脒水剂500~1000倍液喷雾，每周一次，连续数次。

【采收加工】 野生品多在清明前后采挖，栽培品以移栽后第3年5月中旬前后采挖为宜。采收时除去地上部分，将根挖出，除去须根，洗净泥土。商品按加工方法不同，分明党参和粉沙参两种。

将鲜根直接刮去外皮晒干，习称"粉沙参"；将洗净的根按大、小分别放入沸水中烫煮3~10min，一般煮至内无白心为度。煮过的根立即放入清水中冷却，并用竹片或瓷片刮去外皮后放入0.3％明矾水中漂洗2~3h，捞出置竹帘上摊晒或烘干，即为"明党参"。

明党参按其质量分四等：

一等：（银牙）长条形，长7.5~15cm，直径通常不超过1cm，色明亮，淡黄色，质坚实，多销香港；

二等：（匀条）条较粗大，长不足15cm，直径一般1~1.5cm，淡黄色或黄棕色，质坚实；

三等：（粗枝）条粗，完整无碎，直径一般 2cm 左右，色略深，中心较疏松；

四等：（大头）粗条，大头空心破劈枝，有的充满棕色块状物。

【化学成分】 根含挥发油 0.08%，其中主成分为 6,9-十八碳二炔酸甲酯（methyl-6,9-octadecadiynoate），占总油量的 52.48%，还含 β-蒎烯（β-pinene）、橙花叔醇（nerolidol）、丙酸橙花醇酯（nerylpropionate）、己酸十二醇酯（dodecylacetate）、己酸十四醇酯（1-tetradecanolacetate）、1,7,7-三甲基二环 [2,2,1] -2-庚烯（1,7,7-trimethyl-bicycol [2.2.1] -2-heptene）、1,2,4a,5,6,8a-六氢-4,7-二甲基-1-异丙基萘 [1,2,4a,5,6,8a-hexahydro-4,7-dimethyl-1-isopropyl naphthalene]、十氢-1,6-双（亚甲基）-4-异丙基萘 [decahydro-1,6-bis-（methylene）-4-（1-isopropyl）-naphthalene]、2,3,4,5,6,7-六氢-1-六氢-1H-2-茚醇（2,3,4,5,6,7-hexahyldro-1H-2indenol）。又含游离脂肪油 0.68% 和结合脂肪油 0.67%；主要的游离脂肪酸为 9,11-十八碳二烯酸（9,11-octadecadienoic acid），还有 6-苯基壬酸（6-phenyl-nonanoic acid）、棕榈酸（palmitic acid）等；主要的结合脂肪酸为 2-羟基-1-甲基-9,12-十八烯酸（2-hydroxy-1-hydroxymethyl-9,12-octadecadienoic acid），还有 2-甲基十六酸（2-methylhexadecanoic acid）、十六碳烯酸（hexadecenoic acid）、5-苯并环辛醇（5-benzo-cyclooctanol）、硬脂酸（stearic acid）、亚油酸（linoleic acid）、棕榈酸等。

还含磷脂，其中有磷脂酸（phosphatidic acid）、磷脂酰胆碱（phosphatidyl choline）、9,11-十八碳二烯酸（9,11-octadecadienoic acid）、10-十八碳烯酸（10-octadecenoic acid）、15-甲基十六酸（15-methylhexadecanoic acid）、辛酸（octanoic acid）等。

另含明党参多糖（changium smyrnioides polysaccharide）CSP，相对分子质量 52 000，系由鼠李糖（rhamnose）、阿拉伯糖（arabinose）、木糖（xylose）、甘露糖（mannose）、半乳糖（galactose）和葡萄糖（glucose）。还含较多量的 γ-氨基丁酸（γ-aminobutyric acid）、天冬氨酸（aspartic acid）和精氨酸（arginine），以苏氨酸（threonine）、赖氨酸（lysine）、甲硫氨酸（methionine）、缬氨酸（valine）、鸟氨酸（ornithine）、谷氨酸（glutamic acid）、丝氨酸（serine）等共 20 种氨基酸；人体必需或有益的微量元素钙、钴、铜、铬、铁、锗、锂、镁、锰、钼、钠、镍、磷、硒、锌、钡等 18 种。

【鉴别】

1. 显微鉴定

根横切面：木栓导为多列木栓细胞。皮层为 6～8 列切向延长的细胞；有少数分泌道。韧皮部较宽，筛管群呈放射状排列，近形成层处较显著；分泌道多数，由 5～7 个分泌细胞围绕而成，切向 50～95μm，径向 40～60μm，内含黄棕色物；韧皮射线宽 3 列细胞。形成层连成环。木质部导管常单个散在或 2～4 个成群，放射状排列，直径 24～80μm；木射线宽 3 列细胞；初生木质部二原型。本品薄壁细胞含淀粉粒。粉末：黄白色。淀粉粒多数，单粒圆球形，脐点裂缝状，层纹不明显；复粒由 2～6 个分粒组成。网纹导管多见。分泌道碎片棕色，分泌细胞长方形，纵向排列，微带黄棕色分泌物。此外，可见糊化淀粉块、木栓细胞及棕色块状物。

2. 薄层鉴别

取本品粉末 1g，加稀乙醇 20ml，超声处理 20min，过滤，滤液蒸干，残渣加酸性稀乙醇（用稀盐酸调节 PH 至 2～3）1ml 使溶解，作为供试品溶液。另取明党参对照药材 1g，同法制成对照药材溶液。照薄层色谱法（《中华人民共和国药典》2005 版，附录 Ⅵ B）试验，吸取上述两种溶液各 5µl，分别点于同一硅胶 G 薄层板上，以正丁醇-冰醋酸-水（19∶5∶5）为展开剂，二次展开，第一次展至 5cm，第二次展至 10cm，取出，热风吹干，喷以茚三酮试液，加热至斑点显色清晰。供试品色谱中，在与对照药材色谱相应的位置上，显相同颜色的斑点。

【主要参考文献】

任东春，钱士辉，杨念云等. 2008. 明党参化学成分研究. 中药材，31（1）：47～49

沈爱宗，刘圣，田莉. 1998. 明党参化学成分及药理作用概述. 基层中药杂志，12（1）：52，53

周萍，廖时萱，陈海生等. 1993. 明党参化学成分的研究. 第二军医大学学报，14（6）：572

泽　漆

Zeqi

HERBA EUPHORBIAE HELIOSCOPIAE

【概述】泽漆是伏牛山常用中药材，始载于《神农本草经》，列为下品。《土宿本草》及《宝藏论》载其："泽漆是猫儿眼睛草，江湖原泽平陆多有之。春生苗，一科分枝成丛，柔茎如马齿苋，绿叶如苜蓿叶；叶圆而黄绿，颇似猫睛，故名猫儿眼。茎头凡五叶，中分，中抽小茎五枝，每枝开细花，青绿色，复有小叶承之，齐整如一，故又名五凤草、绿叶绿花草。梢茎有白汁粘人，其根白色，有硬骨。"泽漆味苦，性微寒，有毒，归肺、小肠、大肠经。长期以来泽漆一直作为民间草药，临床用于治疗腹水、水肿、肺结核、颈淋巴结核、痰多喘咳、癣疮，民间还用于治疗宫颈癌、食道癌等，并具有一定疗效，因此泽漆是一味很有研究开发价值的药材。

药材泽漆是大戟属植物泽漆 *Euphorbia helioscopia* L. 全草，别名猫儿眼睛草、五凤灵芝等。该物种为中国植物图谱数据库收录的有毒植物，其毒性为全株有毒，乳汁对口腔黏膜有刺激作用，如入眼内有失明危险。内服过量引起腹痛、腹泻、呕吐、严重者脱水。泽漆分布于除新疆、西藏以外的全国各地，主产于宁夏、河南、山东、福建、江苏、江西、湖南、贵州、四川等地。

本植物在伏牛山区均有分布。

【商品名】泽漆

【别名】桼茎（《广雅》）、猫儿眼睛草、五凤灵枝（《履巉岩本草》）、五凤草、绿叶绿花草（《纲目》）、凉伞草（《质问本草》）、五盏灯、五朵云（《贵州民间方药集》）、白种乳草（《福建民间草药》）、五点草、五灯头草、乳浆草（《江苏植药志》）、肿手棵、马虎眼（《山东中药》）、倒毒伞、一把伞（《四川中药志》）、乳草（《泉州本草》）、龙虎草、铁骨伞（江西《草药手册》）

【基原】本品为双子叶植物大戟科泽漆 *Euphorbia helioscopia* L. 的干燥全草。

【原植物】泽漆为一年生或二年生草本，高 10～30cm，全株含有白色乳汁。茎基部多分枝，枝斜升，无毛或略有微疏毛，基部带紫红色，上部淡绿色。单叶互生，叶片倒卵形或匙形，长 1～3cm，宽 0.5～1.5cm，顶端钝圆或微凹，基部楔形，边缘在中部以上有细锯齿；茎顶端有 5 片轮生的叶状苞片，与茎叶相似，但较大。花无花被，多歧聚伞花序顶生，有 5 伞梗，每伞梗再分 2 或 3 小伞梗，分枝处有 3 枚轮生倒卵形苞叶，每小伞梗又第三回分为 2 叉，伞状梗基部具 5 片轮生叶状苞片，与下部叶同形而较大；总苞萼状，钟形，顶端 4 浅裂，裂片钝，有 4 枚腺体，肾形，着生于裂片弯缺处；雄花 10 余朵，每花具雄蕊 1 个，下有短柄，花药歧出，球形；雌花 1 个，单生于总苞的中央，具长的子房柄，通常伸出总苞之外；子房 3 室，每室有 1 胚珠；花柱 3，基部多少合生。蒴果卵圆形，光滑无毛；种子卵形，表面有凸起的网纹，褐色。花期 4～5 月；果期 6～7 月。

【药材性状】干燥全草都切成段状，有时具黄色的肉质主根。根顶部具紧密的环纹，外表具不规则的纵纹，断面白色，木质部成放射状；茎圆柱形，鲜黄色至黄褐色，表面光滑或具不明显的纵纹，有明显的互生、褐色的条形叶痕；叶暗绿色，常皱缩，破碎或脱落；茎顶端具多数小花及灰色的蒴果；总苞片绿色，常破碎。气酸而特异、味淡。以带有花、叶枝肥壮、色黄绿、干燥、无杂质者为佳。

【种质来源】本地野生

【生长习性及基地自然条件】生于山沟、路边、荒野及湿地

【采收加工】4～5 月开花时采收，除去根及泥沙，晒干。

环境、安全要求：农药、化肥等的使用必须符合国家的相关规定，不得污染环境。

【化学成分】泽漆主要含二萜酯类、黄酮类化合物，是其主要的生物活性物质，另外还含有三萜、甾醇、多酚类、氨基酸、天然油脂类化合物等多种成分。

1. 萜类化合物

1）二萜酯类化合物：泽漆三环萜（euphoheliscopin）A、B，泽漆环氧萜（euphohelionone），泽漆双环氧萜（euphohelin）A、B、C、D、E，大戟苷（euphornin）A、B、C、D、E、F、G、H、I、J、K，泽漆萜（euphoscopin）A、B、C、D、E、F、G、H、I、J、K、L，表泽漆萜（epieuphoscopin）A、B、D、F，泽漆新萜A、B、C、D，泽漆内酯（helioscopinolide）A、B、C，2α-羟基-泽漆内酯 B，3-*O*-当归酰巨大戟二萜，3-*O*-（2,4,6-癸三烯酯）当归酰巨大戟二萜，3-*O*-（2,4-癸二烯酯）当归酰巨大戟二萜，3-*O*-当归酰-20-脱氧巨大戟二萜，5-*O*-当归酰-20-脱氧巨大戟二萜，12-脱氧佛波醇-13-乙酸苯酯-20-乙酸酯，12-脱氧佛波醇-13-癸二烯酯-20-乙酸酯，12-脱氧佛波醇-13-（2-甲基-顺-2-丁烯酸酯）-20-乙酸酯，12-脱氧佛波醇-13-（2-2-甲基-顺-2-丁烯酸酯）。

2）三萜及倍半萜类化合物：19αH-羽扇豆醇（19αH-lupeol），羽扇豆醇乙酸酯，倍半萜类挥发油橄榄醇，β-桉油醇，hemistepsin，4,5-二羟基-布鲁姆醇 A，淫羊藿苷 B2 苷元

2. 多酚类化合物

泽漆鞣质 A、B（helioscopinin）A、B，鞣云实精（corilagin），石榴叶鞣质（puni-cafolin），老鹳草鞣质（geraniin），杜英鞣质（elaeocarpusin），夫罗星鞣质（furosin），原河子酸（terchebin），野梧桐鞣质灵（mauotusinin），鹅耳枥鞣质（carpinusin），泽漆平新鞣质（euphorscopin），泽漆灵新鞣质（e-uphorhelin），1-O-没食子酰-β-D-葡萄糖（1-O-galloyl-β-D-glucose），1,6-二-O-没食子酰-β-D-葡萄糖（1,6-di-O-galloyl-β-D-glu-cose），1,2,6-三-O-没食子酰-β-D-葡萄糖（1,2,6-tri-O-galloyl-β-D-glucose），1,2,3,6-四-O-没食子酰-β-D-葡萄糖（1,2,3,6-tetra-O-gal-loyl-β-D-glucose），1,3,4,6-四-O-没食子酸β-D-葡萄糖（1,3,4,6-tetra-O-galloyl-β-D-glucose），1,2,3,4,6-五-O-没食子酰-β-D-葡萄糖（1,2,3,4,6-penta-O-galloyl-β-D-glucose），原儿茶酸，没食子酸，短叶苏木酚（brevifolin）。

3. 黄酮类化合物

槲皮素-3-β-葡萄糖苷，槲皮素-3-β-半乳糖苷（金丝桃苷，hyperoside），槲皮素-3-β-半乳糖苷-2″-没食子酸盐，槲皮素-5,3-二-D-半乳糖苷，槲皮素-3-双半乳糖苷（泽漆新苷，heliosin），甘草查耳酮 A（licochalcone A），甘草查耳酮 B（licochalcone A），光甘草酮（glabrone），2′,4,4′-三羟基查耳酮（2′,4,4′-trihydroxychalcone），4′,5,7-三羟基二氢黄酮（naringenin），刺甘草素（echinatin），金丝桃苷（hyperin），槲皮素（quercetin），杨梅素（myrecetin），金丝桃苷（hyperoside）。

4. 氨基酸类化合物

间二羟基苯甘氨酸，3,5-二羟基苯甘氨酸。

5. 甾醇类化合物

β-二氧岩藻甾醇（β-dihydrofucosterol），β-谷甾醇（β-sitosterol）。

6. 脂肪酸成分

软脂酸（palmitic acid），花生酸（arachidic acid），油酸（oleic acid），亚油酸（lin-oleic acid），山嵛酸（behenic acid），十六烷酸（hexadecanioc acid），丁酸（butyric acid）。

7. 其他类化合物

三十一烷（hen-triacontane），二十八烷（octacosane），二十六醇（hexacosanol），二十八醇（ocatacosanol）。乳汁含间羟苯基甘氨酸（m-hydroxyphenylglycine），3,5-二羟基苯甲酸（3,5-dihydroxybenzoic acid）。

干乳汁含橡胶烃（聚萜烯）13%，树脂 62%，水溶性物 25%。种子含水分 7.74%，脂肪油 32.61%，蛋白质 17.43%，纤维素 33.82%，糖及糖苷 2.18%。（杨莉等，2008a，2008b）

【鉴别】

1. 显微鉴别

1）茎横切面：表皮一列细胞，切向延长，外被角质层。皮层为数列薄壁细胞，切向延长，细胞皱缩。韧皮部狭窄，细胞皱缩。柱鞘纤维由一至十数个纤维组成一束，作切向多单列断续排列或成环，壁木化。形成层不明显。木质部宽广，由导管、纤维、木薄壁细胞组成；导管单列放射状排列；射线细胞呈类方形、长方形、矩形，排列整齐。髓部多中空。近髓部导管细小为螺纹孔。

　　2）粉末特征：淡黄绿色。①纤维众多，多成束，稀有单个散在，直径 $15\sim35\mu m$，木化，有的具单纹孔、螺纹。②具线纹孔、网纹孔导管，直径 $25\sim40\mu m$。③叶表皮细胞类多角形，内含有细小的方晶或短棒状草酸钙结晶。

2. 理化鉴别

　　取本品粉末 2g，加甲醇 20ml，加热回流 10min，趁热过滤，滤液蒸干，残渣加沸水 10ml，溶解后，趁热过滤，滤液照下述方法试验：①取滤液 2ml，加镁粉少许与盐酸 4 或 5 滴，加热数分钟，显樱红色（检查黄酮）。②取滤液 1 滴，点于滤纸上，喷以 1%三氯化铝甲醇溶液，干后置紫外光灯（365nm）下观察，显黄绿色荧光斑点（检查黄酮）。

【主要参考文献】

杨莉，陈海霞，高文远. 2008a. 泽漆化学成分及其体外抗肿瘤活性研究. 天然产物研究与开发，(20)：575～577，595

杨莉，陈海霞，高文远. 2008b. 泽漆化学成分及药理作用研究进展. 中草药，38（10）：1585～1589

知　母

Zhimu

RHIZOMA ANEMARRHENAE

　　【概述】本品始载于《尔雅》，《神农本草经》列为中品，历代本草均有收载。《本草经集注》云："今出彭城，形似菖蒲而柔润，叶至难死，掘出随生，须枯燥乃止。"苦，甘寒。归肺、胃、肾经。有清热泻火，生津润燥之功效。用于治疗外感热病，高热烦渴，肺热燥咳，骨蒸潮热，内热消渴，肠燥便秘。现代药理研究证明：本品具有解热、镇静、降压、降血糖、利尿、祛痰等作用。常用于治疗肺热咳，肾阴虚引起的盗汗及消渴症。主要分布于伏牛山北部。生于海拔 1500m 以下的山坡、草地或路旁较干燥处。

　　【商品名】知母（毛知母），光知母（知母肉）

　　【别名】连母、白参、地参、沙参、货母、羊儿乳、穿地龙、羊胡子根、提母、女雷、女理、儿草

　　【基原】本品为百合科植物知母 *Anemarrhena asphodeloides* Bge. 的干燥根茎。

　　【原植物】多年生草本。根状茎横走，粗壮，被黄褐色纤维。叶基生，线性，长 15～60cm，宽 3～6mm，先端渐尖呈近丝状，基部宽而呈鞘状，具多数平行脉，无明显的中脉。花葶比叶长，圆柱形，连同花序长 50～100cm；总状花序长 20～50cm；花苞片小，卵形或卵圆形，先端长渐尖；花粉红色、淡紫色至白色；花被片线性，长 5～10mm，具 3 条脉，宿存；雄蕊 3 个，与内轮花被片对生；子房卵形，长约 1.5mm。蒴

果狭椭圆形，长8～13mm，宽5～6mm，顶端有短喙；种子长7～10mm。花期6～8月；果熟期8～9月（丁宝章和王遂义，1997）。

【药材性状】

1. 毛知母

为带皮的干燥根茎。呈长条状，微弯曲，略扁，偶有分枝，长3～15cm，直径0.8～1.5cm，一端有浅黄色的茎叶残痕。表面黄棕色至棕色，上面有一凹沟，具紧密排列的环状节，节上密生黄棕色的残存叶基，由两侧向根茎上方生长；下面隆起而略皱缩，并有凹陷或突起的点状根痕。质硬，易折断，断面黄白色。气微，味微甜、略苦，嚼之带黏性。

2. 光知母

为去皮的干燥根茎。外皮大部已除去，表面黄白色；有的残留少数毛须状叶基及凹点状根痕。

【种质来源】本地野生

【生长习性及基地自然条件】

1. 生长发育特征

知母为百合科属多年生草本植物，每年春季日均温度10℃以上时萌发出土，4～6月地上部分和地下根系生长最旺盛，8～10月地下根茎增粗充实，11月植株枯萎，生育期230d左右。

2. 生长条件

知母多野生于山坡丘陵、草地或固定的沙丘上，喜温暖气候，亦耐寒冷、耐干旱，喜阳光。北方可在田间越冬，适应性强。对土壤要求不严，适宜在海拔2200～2500m排水良好的砂质土壤和富含腐殖质的中性土壤中生长。

【种植方法】

一、选地整地

选向阳、排水良好、疏松的腐殖质壤土和沙质壤土种植。前茬作物以玉米、薯类、豆类为宜，前茬作物收获后，每公顷施堆肥22.5t、复合固体肥750kg，加过磷酸钙和草木灰，深耕细耙，整平，作1.3m左右宽的平畦。

二、繁殖方法

1. 种子繁殖

秋播或春播均可，秋播在封冻前，春播在4月中旬左右，但以秋播为好，翌年4月中旬出苗，出苗整齐，大部分播种为条播。条距20cm，开浅沟，将种子均匀播入，覆土1.5cm，保持土壤湿润，20d左右出苗，按株距7～10cm定苗。

2. 分株繁殖

早春或晚秋，挖出根茎，切成3～6cm的小段，每段带芽1或2个，按行距25～30cm、株距9～12cm栽种，覆土5cm。

三、田间管理

1) 除草、培土。一般在幼苗长出三片真叶时开始拔除杂草，按株距 10cm 间苗，以后每 15d 锄草一次。幼苗期常浇水保持土壤湿润，雨季注意排水。雨季过后和秋末要培土。

2) 修剪。除留种外应剪除花蕾，促进根茎生长，提高产量。

3) 施肥。知母对肥料的吸收能力很强，故除施足基肥外还须追肥数次。据研究，氮肥对知母根茎增产效果明显，钾肥次之。中性土壤的区域产量较高。因此，对酸性土壤有必要施石灰以矫正酸度，或施有机肥以提高缓冲能力。施粪尿、草木灰等农家肥来补充氮素和钾素。每年 4～8 月每公顷应分次追施尿素 300kg、氯化钾 195kg，秋末冬初应施复合固体化肥（氮：磷：钾＝1：1：1）450kg，可溶性磷肥 97.5kg。

四、病虫害防治

为害知母苗和地下根茎的害虫主要是蛴螬，发生时可用药兑水浇穴，50％辛硫磷乳油每公顷 34.51L 或浇施 50％的马拉松乳剂 800～1000 倍液。另外应重点加强对根腐病的防治。在 6～8 月，每半月喷洒敌克松 500 倍液或根腐宁 500 倍液，进行预防。引起根腐病的原因主要是土壤潮湿积水，高温高湿所致。应注意选择排水良好的土壤和较凉爽的地势栽培，生长期间要防止地内积水，可减少或避免根腐病的发生（徐立军等，2009）。

五、留种技术

选择开花两次及以上的植株留种，开花前适当增施 P、K 肥。根据实际情况可将花序适当打顶，使营养集中供应部分种子发育，以获得饱满籽粒，并可使种子成熟期趋于一致，便于集中采收。当果实由绿色转为黄绿色或黄褐色时收获，稍加晾晒，进行敲打，除净外果皮、残柄等杂质，置阳光下晾晒一周，每天翻动几次，最后装入透气袋中入库保存（孙伟等，2007）。

【采收加工】

1. 采收

知母用种子繁殖的需生长 3 年收获，用根茎分根繁殖的需生长 2 年收获。秋、春收获皆可。将根状茎刨出后去掉地上部分，洗净泥土，晒干或烘干，干后去掉须根，即为毛知母。或者趁鲜剥去外皮，再晒干或烘干为光知母（知母肉）。一般 3～4kg 鲜根可加工 1kg 干货。

毛知母以身条肥大、外皮附金黄色绒毛、质坚实而柔润、断面色白，嚼之味苦黏腻者为佳。光知母以身条肥大、滋润、质坚、色白、嚼之发黏者为佳。

2. 炮制

知母 除去杂质，洗净，润透，切厚片，干燥，去毛屑；盐知母：取知母片，照盐水炙法（《中华人民共和国药典》2005 版附录ⅡD）炒干。

环境、安全要求：农药、化肥等的使用必须符合国家的相关规定，不得污染环境。

【化学成分】知母根茎中含有大量甾体皂苷、双苯吡酮类、木脂素类、多糖类、有机酸类、大量黏液质及微量元素等（图 14）。

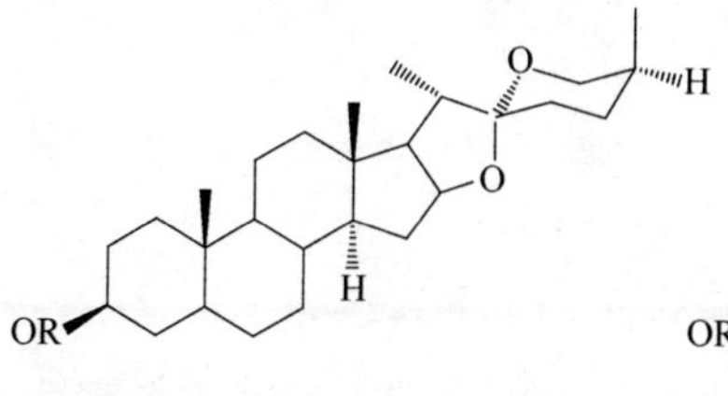

菝葜皂苷元：R=H
知母皂苷 A-I：R=gal
知母皂苷A-III：R=知母双糖
知母皂苷B-I：R=知母双糖-葡萄糖

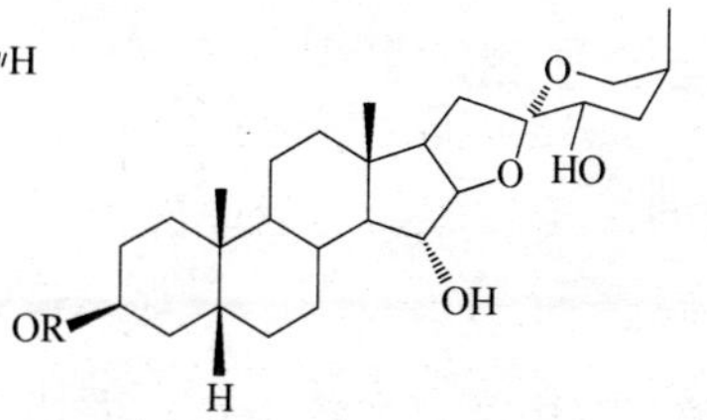

知母皂苷F：R=glu $\xrightarrow{1-2}$ gal

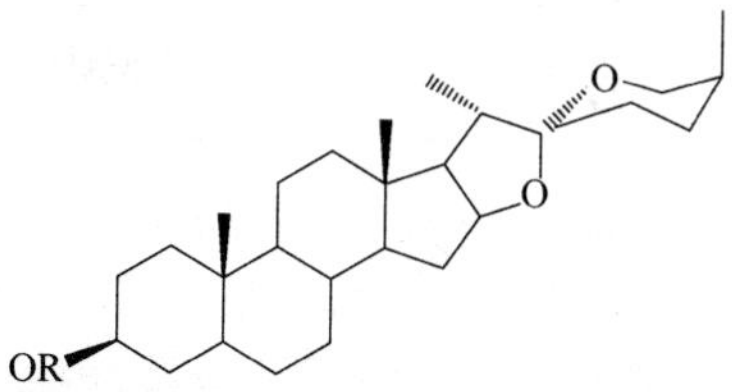

西陵皂苷B：R=glu $\xrightarrow{1-3}$ glu $\xrightarrow{1-2}$ glu

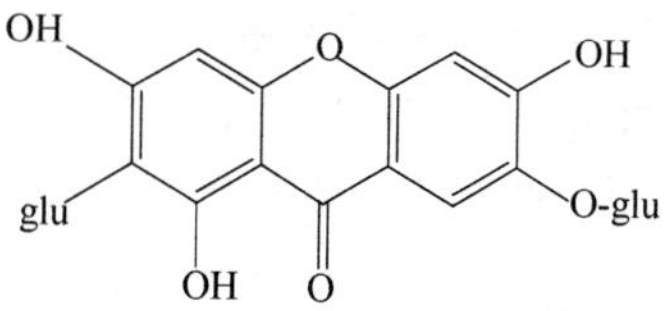

新芒果苷

图 14　知母中部分化合物的结构式

1）甾体皂苷类：知母主含皂苷，根茎中含皂苷约 6%，且种类较多。主要有知母皂苷 A- I （$C_{53}H_{58}O_8$）、知母皂苷 A-II、知母皂苷 A-III （$C_{59}H_{64}O_{13}$）、知母皂苷 A-IV、知母皂苷 B- I （$C_{45}H_{74}O_{13}$）、知母皂苷 B-II、知母皂苷 B-III、知母皂苷 B-IV、知母皂苷 B-V、知母皂苷 B-IV、知母皂苷 C（相对分子质量 902）、知母皂苷 D、知母皂苷 E（分子量943）、知母皂苷 E_1 （$C_{45}H_{76}O_{20}$）、知母皂苷 E_2 （$C_{46}H_{78}O_{20}$）、知母皂苷 F （$C_{39}H_{64}O_{15}$）、知母皂苷 G （$C_{39}H_{64}O_{14}$）、知母皂苷 H_1 （$C_{56}H_{92}O_{28}$）、知母皂苷 H_2 （$C_{57}H_{94}O_{28}$）、知母皂苷 I_1 （$C_{56}H_{94}O_{28}$）、知母皂苷 I_2 （$C_{57}H_{96}O_{28}$）、知母皂苷 I、知母皂苷 I_a、西陵皂苷 A （$C_{39}H_{64}O_{13}$）、西陵皂苷 B。

2）双苯吡酮类：知母中双苯吡酮类化合物主要为芒果苷（mangiferin），根茎中含量约为 0.7%。另外还有新芒果苷（neomangiferin），即 7-O-β-D-葡萄糖基芒果苷。

3）木脂素类：知母所含木脂素为降木脂素，目前只发现三个化合物，分别是顺-扁柏树脂酚（cis-hinokiresinol）、单甲基－顺－扁柏树脂酚（monomethyl-cis-hinokiresinol）、氧化-顺-扁柏树脂酚（oxy-cis-hinokiresinol）。

4）多糖类：知母中含有知母多糖 A、B、C、D。

5）有机酸类：知母中含大量烟酸、泛酸、鞣酸等。其中烟酸含量达 $200\mu g/g$，远远高出其他生药，泛酸含量达 $16\mu g/g$，仅次于甘草。为知母自古被用作滋阴强壮药提供了一定的依据。

6）微量元素：知母中含铁、锌、铜、锰、钴、铬、镍等，其中以铁、锌含量最高。

7）其他成分：知母中含有多种甾醇类化合物，有 β-谷甾醇、β-豆甾醇，β-谷甾醇-3-O-葡萄糖苷和 β-豆甾醇-3-O-烷葡糖苷。此外还有二十五烷酸乙烯酯、2，6，4，-三羟基-4-甲氧基二苯甲酮、对-羟苯基巴豆油酸、芳香酸、棕榈酸、硬脂酸、低聚糖以及大量的黏液质（倪梁红和秦民坚，2005）。

【鉴别与含量测定】

一、鉴别

1. 显微鉴别

毛知母根茎（中部直径约 1cm）横切面：栓化皮层由数层多角形木栓细胞和 10～20 余层扁平的长方形木栓细胞而成；其与皮层薄壁组织中均散有少数叶迹维管束。中柱内分布有多数外韧型维管束，中柱鞘处常有横走的根迹维管束。有时维管束鞘细胞的壁稍厚，微木化。本品薄壁组织中有多数黏液细胞，以皮层中分布较多。内含草酸钙针晶束；另有一种草酸钙柱状针晶束。所存在于维管束周围的薄壁组织中，柱状针晶直径 3.5～5μm，多碎断，断面方形。薄壁细胞均含有脂肪油滴。

知母肉：有少量栓化皮层残存；余同毛知母（肖培根，2002）。

2. 理化鉴别

薄层色谱：取本品粉末 2g，加乙醇 20ml，加热回流 40min，取上清液 10ml，加盐酸 1ml，加热回流 1h 后浓缩至约 5ml，加水 10ml，加苯 20ml 振摇提取，提取液蒸干，残渣加苯 2ml 使溶解，作为供试品溶液。另取菝葜皂苷元对照品，加苯制成每毫升含 5mg 的溶液，作为对照品溶液。照薄层色谱法（《中华人民共和国药典》附录ⅥB）试验，吸取上述两种溶液各 7μl，分别点于同一硅胶 G 薄层板上，以苯-丙酮（9：1）为展开剂，展开，取出，晾干，喷以 8％香草醛无水乙醇溶液与硫酸溶液（7→10）的混合液（0.5：5），在 100℃加热至斑点显色清晰。供试品色谱中，在与对照品色谱相应的位置上，显相同颜色的斑点。

二、含量测定

1）色谱条件与系统适用性试验。以十八烷基硅烷键合硅胶为填充剂；以甲醇-水（95：5）为流动相；蒸发光散射检测器检测。理论板数按菝葜皂苷元峰计算应不低于 4000。

2）对照品溶液的制备。精密称取菝葜皂苷元对照品适量，加甲醇制成每毫升含 0.3mg 的溶液，即得。

3）供试品溶液的制备。取本品粉末（过三号筛）约 0.5g，精密称定，置具塞锥形瓶中，精密加入乙醇 25ml，称定重量，浸泡过夜，超声处理（功率 200W，频率 30kHz）40min，放冷，再称定重量，用乙醇补足减失的重量，摇匀，过滤，精密量取续滤液 10ml，蒸干，加水 10ml，盐酸 1ml，加热回流 2h，取出，冷至室温，边振摇边滴加 40％氢氧化钠溶液至溶液颜色由橙黄突变为橙红，用三氯甲烷振摇提取 2 次，每次 30ml，合并三氯甲烷液，蒸干，残渣加甲醇溶解，转移至 10ml 量瓶中，并稀释至刻度，摇匀，即得。

4）测定法。分别精密吸取对照品溶液 $5\mu l$、$10\mu l$，供试品溶液 $5\sim10\mu l$，注入液相色谱仪，测定，用外标两点法对数方程计算，即得。

本品按干燥品计算，含菝葜皂苷元（$C_{27}H_{44}O_3$）不得少于 1.0%。

【主要参考文献】

丁宝章，王遂义. 1997. 河南植物志. 第四册. 郑州：河南科学技术出版社，361

倪梁红，秦民坚. 2005. 知母资源化学及药理研究进展. 中国野生植物资源，24（4）：16～20

孙伟，李敬，马淑坤. 2007. 知母种子繁殖技术及效益分析. 辽宁农业科学，(3)：102，103

肖培根. 2002. 新编中药志. 北京：化学工业出版社，596～601

徐立军，管耀义，张建佐. 2009. 知母的栽培技术. 河北林业科技，(9)：71

中国药典委员会. 2005. 中华人民共和国药典（一部）. 北京：化学工业出版社，148

金 樱 子
Jinyingzi
FRUCTUS ROSAE LAEVIGATAE

【概述】 金樱子为伏牛山常用中药材，始载于后蜀（934～965）韩保升等著《蜀本草》。历代本草均有记载，《图经本草》："金樱子，今南中州郡多有，而以江西、剑南、岭外者为胜。丛生郊野中，大类蔷薇，有刺，四月开白花，夏秋结实，亦有刺，黄赤色，形似小石榴。十一月、十二月采。江南、蜀中人熬作煎，酒服云补，治有殊效。"；《本草纲目》记载："金樱子，无故而服之，以取快欲，则不可；若精气不固者服之，何咎之有。"；《本草经疏》云："涩可去脱。脾虚滑泄不禁，非涩剂无以固之。膀胱虚寒则小便不禁，肾与膀胱为表里，肾虚则精滑，时从小便出，止药（金樱子）气温，味酸涩，入三经而收敛虚脱之气，故能主诸证也。"为《中华人民共和国药典》2005 版收载品种。金樱子性平，味酸、涩。有固精涩肠、缩尿止泻之功用。

药材金樱子为蔷薇科植物金樱子 *Rosa laevigata* Michx. 的果实（假果），为我国较常用的中药，金樱子果实、花、叶和根均入药，金樱子果实具有补肾固精和止泻的功能，主治高血压、神经衰弱、久咳等症。金樱子叶能解毒消肿，外用能治淤疖、烧烫伤、外伤出血等症。金樱子根具有活血散淤、拔毒收敛、祛风除湿等功能。

金樱子对实验性动脉粥样硬化有良好的治疗作用，能明显降低血清胆固醇和 β-脂蛋白；对金黄色葡萄球菌、大肠杆菌、绿脓杆菌、痢疾杆菌、钩端螺旋体均有显著抑制作用，对流感病毒 PRs 株有很强的抑制作用，而且对亚洲甲型 57-4 株、乙型 L-100 株、丙型 1233 株和丁型仙台株也有抑制作用；能促进胃肠分泌，帮助消化，又能使肠黏膜收缩，分泌减少，而能止泻。

金樱子生于海拔 $100\sim1600m$ 的向阳山野、田边、溪畔灌木丛中。广泛分布于陕西、江苏、安徽、浙江、江西、福建、台湾、河南、湖北、湖南、广东、海南、广西、四川、贵州、云南等地。

在伏牛山金樱子主要分布于西峡，栾川，淅川等地。

【商品名】金樱子

【别名】糖罐子、刺头、倒挂金钩、黄茶瓶、刺榆子、刺梨子、金罂子、山石榴、山鸡头子、糖莺子、糖罐、糖果、蜂糖罐、槟榔果、金壶瓶、糖橘子、黄茶瓶、藤勾子、螳螂果、糖刺果、灯笼果、刺橄榄、灯笼果、刺兰棵子

【基原】本品为蔷薇科植物金樱子 *Rosa laevigata* Michx. 的干燥成熟果实。

【原植物】常绿灌木或小乔木，高可达 10m，枝光滑，茎无毛，有钩状皮刺和刺毛。羽状复叶，叶柄和叶轴具小皮刺和刺毛；叶片革质，长椭圆形、长倒卵形、倒卵状椭圆形，长 8～22cm，宽 2.5～6.5cm，基部宽楔形或圆形，边缘疏生有腺细锯齿，近基部全缘，幼时自中脉至叶柄有绒毛，后脱落，两面无毛，有光泽；叶柄长 2～4cm。复伞房花序多而密；花序梗和花柄无皮孔；花单生于侧枝顶端，花梗和萼筒外面均密被刺毛；花白色，直径 6～8mm；花瓣近圆形，内面近基部无毛，萼片 5，花瓣 5；雄蕊多数，心皮多数，柱头聚生于花托口。梨果近球形，直径约 5mm，红色，后变紫褐色，外面密被刺毛。花期 4～5 月；果熟期 10 月。

【药材性状】本品为花托发育而成的假果，呈倒卵形，长 2～3.5cm，直径 1～2cm。表面红黄色或红棕色，略具光泽，有突起的棕色小点，系毛刺脱落后的残基。顶端有盘状花萼残基，中央有黄色柱基，下部渐尖，无端宿存花萼呈盘状，其中央稍隆起，有黄色花柱基；基部渐细，有残留果柄。质坚硬，纵切后可见花萼筒壁厚 1～2mm，内壁密生淡黄色有光泽的绒毛，瘦果数十粒，扁纺锤形，长约 7mm，淡黄棕色，木质，外被淡黄色绒毛。气微，味甘、微涩。以个大、色红黄、有光泽、去净毛刺者为佳。

【种质来源】野生或栽培

【生长习性及基地自然条件】金樱子喜温暖湿润的气候和阳光充足的环境，对土壤要求不严，以土层深厚、肥沃、排水良好、富含腐殖质的壤土为好，在中性和微酸性土壤上生长良好，多野生于阳坡的灌木丛中。凡土质黏重、易积水、阴湿的地方以及盐碱土处生长不良。

【种植方法】

一、繁育技术

金樱子繁殖方法分为种子繁殖、扦插繁殖和分株繁殖，以扦插繁殖为主。

1. 扦插繁育

金樱子可以采用春季或冬季扦插繁殖，其中以冬季全封闭保湿扦插成苗率高。其具体做法是：于 10～11 月选取当年生、发育充实、径粗为 0.5～0.8cm、完全木质化、无病虫害的硬枝。剪取枝条顶梢部分，截成长 20cm 的插条，每段有 3 个以上芽节，下切口成斜面，在近节下 0.2cm 处。每 50 根 1 捆，用万分之五的 ABT 生根粉或万分之五到十的萘乙酸（NAA）溶液，浸蘸下切口斜面 30s，取出晾干后扦插。

扦插时，先在整好的沙质土苗床上，按行株距 12cm×7cm 划线打点。培育 1～2 年，当苗高 80cm 以上时，即可出圃定植。

2. 种子繁育

于 9～10 月当果皮黄红色时，采收成熟的果实，剥出种子，晾干后随即下种，或者将种子和 3 倍的清洁河沙混合贮藏，至翌年 3～4 月筛出种子进行条播。

播种时，在整好的苗床上，按行距 20～25cm 开横沟，深 1.5cm，然后将种子拌草木灰均匀地撒入沟中，覆土与畦面齐平。播后床面盖草，保温保湿。每亩用种 3kg 左右。4 月中下旬出苗后，揭去盖草，中耕、除草、追肥。一般每年除草松土 3 或 4 次，结合追肥 2 次。幼苗培育 2 年，苗高 80cm，即可出圃定植。

3. 分株繁殖

分株繁殖在 10～12 月或 2 月下旬至 3 月萌芽前进行。方法是将整个株丛挖出，按植株生长的强弱，将株丛分株，每个分株保留 2 或 3 个枝条。栽前每穴施入 2.5～5kg 腐熟农家肥，栽后浇足定根水。

二、移栽

1. 立地条件

造林地选择在低山向阳的排灌条件好的缓坡地、丘陵或平地，也可以在房前屋后、庭院、路边、沟边的空隙地零星栽植。选好造林地后，冬季进行整地，按照行距 1～1.5m、株距 60～70cm 挖定植穴，穴的口径和深度均为 50cm，每穴内施入土杂肥 5kg，与底土拌匀后放入穴底，再在上面覆盖 10cm 厚的细土。

2. 定植

一般于早春 2～3 月或初冬 10～11 月定植。在整好的地上，按行距 1～1.5m、株距 60～70cm 挖定植穴。穴径和穴深均为 50cm。每穴施入厩肥或土杂肥 5kg，与底土拌匀，上覆盖 10cm 厚的细土。每穴栽入壮苗 1 株。栽植时，要栽正、栽稳，根系舒展，覆土要略高于地面，最后浇足定根水。

三、栽培管理

1）中耕追肥。苗床内需浇水保持经常湿润，注意遮阴。移植后须浇水，成活后还需浇水 2 或 3 次。定植后 1～3 年，于每年的春、夏、秋季各中耕除草施肥 1 次；第 4 年至郁闭前每年于春秋两季各进行 1 次；郁闭后，停止中耕，但每年还要施肥 1 或 2 次。

2）修剪。定植后，每年冬季剪除枯枝、纤弱枝、密生枝、衰老枝、徒长枝和病虫枝。对生长健壮的长枝，也要进行短截修剪，或轻剪去枝条的 1/3，促进多发新枝，多开花结果。

3）灌溉。若遇干旱，要及时灌溉保苗；雨季要及时疏沟排水，防止积水。

4）间作。定植后的前 1～2 年，行间可以间种矮秆作物，既有利于中耕除草，又可以增加收入。

四、病虫害防治

金樱子主要病害为白粉病，主要虫害为蔷薇白轮蚧。

1) 白粉病。多在夏季高温季节发生，危害茎叶及花柄。发病初期嫩叶扭曲，呈浅灰色，后期叶面及茎、花柄上长出 1 层白色粉末状覆盖物，严重时不开花结果，甚至整株枯死。

防治方法：①发病初期，喷洒波美 0.3～0.5 度石硫合剂或者 50％托布津 1000 倍液；②控制氮肥用量，防止植株营养生长过于旺盛；③新叶长出后，喷洒 1∶1∶100 波尔多液，每 7d 喷 1 次，连喷 2 或 3 次。

2) 蔷薇白轮蚧。7 月至 8 月上旬，以刚孵出的若虫爬到叶面、主脉、嫩梢、叶柄、花柄基部固定集群危害。

防治方法：①在若虫孵化期，喷 25％亚胺硫磷乳剂 800～1000 倍液，或 40％氧化乐果 1500 倍液；②在冬季休眠期，喷洒波美 3～5 度石硫合剂 1 次；③保护和利用天敌红点瓢虫。

【采收加工】一般定植后 2～3 年始果。9～10 月当果皮变为黄红色时及时采收。采回薄摊晒场，晒到半干时，用木板搓擦或放入竹筐中撞去毛刺，经晒干或烘干即成商品。

环境、安全要求：农药、化肥等的使用必须符合国家的相关规定，不得污染环境。

【化学成分】果实含枸橼酸（citric acid），苹果酸（malic acid）。果皮含多种水解型鞣质：金樱子鞣质（laevigatin）A、B、C、D、E、F、G，仙鹤草素（agrimonine），前矢车菊素（procyanidin）B-3，他榆素（sanguiin）H-4，长梗马兜铃素（peduncula-gin），蛇含鞣质（potentillin），仙鹤草酸（agrimonic acid）A 和 B。

此外，地上部分还分离到多种三萜化合物：常春藤皂苷元（hederagenin）、熊果酸（ursolic acid）、齐墩果酸（oleanolic acid）、$2\alpha,3\beta,19\alpha$-三羟基乌苏-12-烯-28-酸、$2\alpha,3\beta,19\alpha,23$-四羟基乌苏-12-烯-28-酸、$2\alpha$-羟基熊果酸甲酯（methyl-$2\alpha$-hydroxyursolate）、$2\alpha$-甲氧基熊果酸甲酯（methyl-$2\alpha$-methoxyursolate）、委陵菜酸甲酯（methyl torment-ate）、11α-羟基委陵菜酸甲酯（methyl-11α-hydroxytormentate）、野鸦椿酸甲酯（meth-yleuscaphate）、委陵菜酸-β-D-吡喃葡萄糖酯苷（tormentic acid-β-D-glucopyranosyl es-ter、委陵菜酸-6-甲氧基-β-D-吡喃葡萄糖酯苷（tormentic acid-6-methoxy-β-D-glucopyr-anosyl ester）、野鸦椿酸-β-D-葡萄糖酯苷（euscaphic acid-β-D-glucopyranosyl ester）、甲基-β-D-吡喃葡萄糖苷（methyl-β-D-glucopy ranoside）、谷甾醇-β-D-吡喃葡萄糖苷（sitosteryl-β-D-glucopyranoside）、7-氧谷甾醇-β-D-吡喃葡萄糖苷（7-oxysitosteryl-β-D-glucopyranoside）、7-羟基谷甾醇-3-O-β-D-吡喃葡萄糖苷（7-hydroxysitosteryl-3-O-β-D-glucopyranoside）、豆甾-$3\alpha,5\alpha$-二醇-3-O-β-D-吡喃葡萄糖苷（stigmasta-$3\alpha,5\alpha$-diol-3-O-β-D-glucopyranoside）。

【鉴别与含量测定】

一、鉴别

1. 显微鉴别

1) 花托壁横切面：外表皮细胞类方形或略径向延长，外壁及侧壁增厚，角质化；

表皮上的刺痕纵切面细胞径向延长。皮层薄壁细胞壁稍厚，纹孔明显，含油滴，并含橙黄色物，有的含草酸钙方晶及簇晶；纤维束散列于近皮层外侧；维管束多存在于皮层中部及内侧，外韧型，韧皮部外侧有纤维束，导管散在或呈放射状排列。内表皮细胞长方形，内壁增厚，角质化；有木化的非腺毛或其残基。

2）花托粉末特征：淡肉红色。非腺毛单或多细胞，长 505~1836μm，直径 16~31μm，壁木化或微木化，表面常有略弯曲的斜条纹，胞腔内含黄棕色物。表皮细胞多角形，壁厚，内含黄棕色物。草酸钙方晶多见，长方形或不规则形，直径 16~39μm；簇晶少见，直径 27~66μm。螺纹、网纹、环纹及具缘纹孔导管直径 8~20μm。薄壁细胞多角形，木化，具纹孔，含黄棕色物。纤维梭形或条形，黄色，长至 1071μm，直径 16~20μm，壁木化。树脂块不规则形，黄棕色，半透明。

2. 理化鉴别

1）取本品粉末 5g，加水 50ml，置 60℃水浴上加热 15min，立即过滤。取滤液 1ml，加碱性酒石酸铜试液 4 或 5 滴，在水浴中加热 5min，生成红棕色沉淀；另取滤液 1ml，加 1％三氯化铁溶液 1 或 2 滴，即显暗紫色（检查糖类）。

2）取 1 项下剩余的滤液 2ml，置具塞试管中，用力振摇 1min，产生大量蜂窝状泡沫，放置 10min，泡沫无明显消失（检查皂苷）。

二、含量测定

1. 多糖含量测定

1）对照品溶液的制备。精密称取经 105℃干燥至恒重的无水葡萄糖 60mg，置 100ml 量瓶中，加水溶解并稀释至刻度，摇匀，即得（每毫升中含无水葡萄糖 0.6mg）。

2）标准曲线的制备。精密量取对照品溶液 0.5ml、1.0ml、1.5ml、2.0ml、2.5ml，分别置 50ml 量瓶中，各加水至刻度，摇匀。分别精密量取上述溶液 2ml，置具塞试管中，各加 4％苯酚溶液 1ml，混匀，迅速加入硫酸 7.0ml，摇匀，置 40℃水浴中保温 30min，取出后置冰水浴中放置 5min，取出，以相应试剂为空白。照分光光度法（《中华人民共和国药典》2005 版附录Ⅴ B），在 490nm 的波长处测定吸收度，以吸收度为纵坐标，浓度为横坐标，绘制标准曲线。

3）测定法。取金樱子肉粗粉约 0.5g，精密称定，置锥形瓶中，精密加水 50ml，称定重量，静置 1h，加热回流 1h，放冷，再称定重量，用水补足减失的重量，摇匀，过滤，精密量取续滤液 1ml，置 100ml 量瓶中，加水至刻度，摇匀，精密量取 25ml，置 50ml 量瓶中，加水至刻度，摇匀，精密量取 2ml，置具塞试管中，照标准曲线的制备项下的方法，自"各加 4％苯酚溶液 1ml"起，依法测定吸收度，从标准曲线上读出供试品溶液中金樱子多糖的重量（μg），计算，即得。

本品金樱子肉按干燥品计算，含金樱子多糖以葡萄糖（$C_6H_{12}O_6$）计，不得少于 25.0％。

2. 黄酮含量测定

1）脱脂。取一定量的金樱子干粉于烘箱中 103℃烘 2h 左右，冷却至室温，精确称取 10g。将称好的金樱子干粉用折成筒状的滤纸包好，细线扎紧，封口处加少许脱脂棉置于索式提取器的浸提管内，滤纸包柱长不超过虹吸管，采用 Soxhlet 提取法，以五水乙醚为脱脂剂于 45℃脱脂约 20h，充分除去样品中脂类和脂溶性色素，取出样品滤纸包先用电吹风吹干，再将滤纸包置烘箱中 103℃烘 2h。

2）浸提。取脱脂后的样品粉末放入三角烧瓶中，加入一定体积的 70%乙醇，在 90℃水浴下冷凝回流浸提，共浸提 10 次，第 1 次浸提固液比为 1∶5（g∶ml），以后每次固液比为 1∶3，浸提时间为每次 2h，最后 1 次乙醇浸提液几乎无色，表明浸提充分。合并 10 次浸提液，并定容至 500ml。将每个样品的粗黄酮液浓缩至一定体积，加入等体积的石油醚充分振荡进行 2 次脱脂，弃去石油醚层，经水浴加热浓缩至干后于 103℃烘箱中烘干至恒重。得金樱子粗黄酮粉。

3）总黄酮含量测定。精确称取 5mg 粗黄酮，用 70%乙醇定容至 25ml，取 5ml 放入试管中，采用亚硝酸钠-硝酸铝比色法测粗黄酮粉中黄酮含量，重复 3 次取平均值。

本品金樱子肉按干燥品计算，含总黄酮不低于 12.5%。

【主要参考文献】

冯飔. 2003. 金樱子的栽培于利用. 特种经济动植物，7：35

韩邦兴，陈乃富，张莉等. 2008. 中药金樱子质量标准初步研究. 中华中医药学刊，26（7）：1507～1509

刘焱，高智席. 2008. 药用植物金樱子有效成分研究进展. 遵义师范学院学报，10（3）：49～52

朱桃云，王四元. 2004. 金樱子的栽培技术. 安徽农业，8：16

厚　朴

Houpo

CORTEX MAGNOLIAE OFFICINALIS

【概述】本品为伏牛山大宗药材。始载于《神农本草经》，列为中品。因其木质朴而皮厚，故名厚朴名医曰："一名厚皮，一名赤朴，其树名榛，其子名逐，生交址冤句，九月十月采皮，阴干。"厚朴性苦，辛，温。归脾、胃、肺、大肠经。功效主治行气消积，燥湿除满，降逆平喘。主治食积气滞，腹胀便秘，湿阻中焦，脘痞吐泻，痰壅气逆，胸满喘咳。伏牛山主要分布有厚朴和凹叶厚朴两种。河南各地有零星栽培，商城县、新县有野生；生于山沟林中。

【商品名】厚朴

【别名】川朴，姜厚朴，姜朴，厚皮，重皮，紫油厚朴，温厚扑，温朴，凹叶厚朴，紫朴，紫油朴，毛根朴，根朴，靴朴，筒朴，枝朴，鸡肠朴，脑朴，兜朴，蔸朴，如意朴，如意厚朴，靴角朴、庐山厚朴，庐山朴，赤朴，烈朴，淡柏，淡伯

【基原】本品为木兰科植物厚朴 *Magnolia officinalis* Rehd. et Wils. 或凹叶厚朴 *Magnolia officinalis* Rehd. et Wils. var. *biloba* Rehd. et Wils. 的干燥干皮、根皮及枝皮。

【原植物】

1. 厚朴

落叶乔木，高达 15m。树皮厚，紫褐色，油润而带辛辣味。枝粗壮，幼时有绢毛；顶芽大，长 4～5cm。叶革质，倒卵形至倒卵状椭圆形，长 20～45cm，宽 10～24cm，先端圆，常突尖，基部楔形或圆形，全缘或微波状，背面有白粉；叶柄长 2.5～4.5cm。花大、白色，有芳香，直径约 15cm；花被片 9～12 个或较多。聚合蓇葖果长约 12cm，长椭圆状卵形，木质。花期 5 月；果熟期 9 月。

2. 凹叶厚朴

落叶乔木，高达 15m。树皮较前种稍薄，淡褐色。叶互生，常集生枝梢，革质，狭倒卵形，长 15～30cm，宽 8～17cm，先端有凹缺成两顿缘浅裂片，或在幼苗或有枝叶先端圆，基部楔形，侧脉 15～25 对，背面灰绿色，幼时有毛，叶柄长 2.5～5cm，被白色短毛。花与叶同时开放，白色，有芳香；花被片 9～12 个，披针形倒卵形或长披针形；雄蕊多数；心皮多数，柱头尖而稍弯。聚合果圆柱状卵形，长 11～16cm；长椭圆状卵形，蓇葖果木质，有短尖头；种子倒卵形。花期 5 月。

【药材性状】

1. 干皮

呈卷筒状或双卷筒状，长 30～35cm，厚 0.2～0.7cm，习称"筒朴"近根部的干皮一端展开如喇叭口，长 13～25cm，厚 0.3～0.8cm，习称"靴筒朴"。外表面灰棕色或灰褐色，粗糙，有时呈鳞片状，较易剥落，有明显椭圆形皮孔和纵皱纹，刮去粗皮者显黄棕色。内表面紫棕色或深紫褐色，较平滑，具细密纵纹，划之显油痕。质坚硬，不易折断，断面颗粒性，外层灰棕色，内层紫褐色或棕色，有油性，有的可见多数小亮星。气香，味辛辣、微苦。

2. 根皮（根朴）

呈单筒状或不规则块片；有的弯曲似鸡肠，习称"鸡肠朴"。质硬，较易折断，断面纤维性。

3. 枝皮（枝朴）

呈单筒状，长 10～20cm，厚 0.1～0.2cm。质脆，易折断，断面纤维性。

【种质来源】本地野生或栽培

【生长习性及基地自然条件】分布区年平均气温 14～20℃，1 月平均气温 3～9℃，年降水量 800～1400mm。厚朴为喜光的中生性树种，幼龄期需荫蔽；喜凉爽、湿润、多云雾、相对湿度大的气候环境。在土层深厚、肥沃、疏松、腐殖质丰富、排水良好的微酸性或中性土壤上生长较好。常混生于落叶阔叶林内，或生于常绿阔叶林缘。根系发达，生长快，萌生力强。5 年生以前生长较慢，20 年生高达 15m，胸径达 20cm，15 年开始结实，20 年后进入盛果期。寿命可长达 100 余年。花期 5 月；果期 9～10 月。

【种植方法】

一、立地条件

以疏松、富含腐殖质、呈中性或微酸性的砂壤土和壤土为好，山地黄壤、红黄壤也可种植，黏重、排水不良的土壤不宜种植。深翻、整平，按株行距 3m×4m 或 3m×3m 开穴，穴深 40cm，50cm 见方，备栽。育苗地应选向阳、高燥、微酸性而肥沃的砂壤土，其次为黄壤土和轻黏土。施足基肥，翻耕耙细，整平，作成 1.2～1.5m 宽的畦。

二、繁殖方法

主要以种子繁殖，也可用压条和扦插繁殖。

1. 种子繁殖

9～11 月果实成熟时，采收种子，趁鲜播种，或用湿沙子贮放至翌年春季播种。

播前进行种子处理：①浸种 48h 后，用沙搓去种子表面的蜡质层；②浸种 24～48h，盛竹笋内在水中用脚踩去蜡质层；③浓茶水浸种 24～48h，搓去蜡质层。条播为主，行距为 25～30cm，粒距 5～7cm，播后覆土、盖草。也可采用撒播。每亩用种15～20kg。一般 3～4 月出苗，1～2 年后当苗高 30～50cm 时即可移栽，时间在 10～11 月落叶后或 2～3 月萌芽前，每穴栽苗 1 株，浇水。

2. 压条繁殖

11 月上旬或 2 月选择生长 10 年以上成年树的萌蘖，横割断蘖茎一半，向切口相反方向弯曲，使茎纵裂，在裂缝中央夹一小石块，培土覆盖。翌年生多数根后割下定植。

3. 扦插繁殖

2 月选茎粗 1cm 左右的 1～2 年生枝条，剪成长约 20cm 的插条，插于苗床中，苗期管理同种子繁殖，翌年移栽。

三、田间管理

种子繁殖者出苗后，要经常拔除杂草，并搭棚遮阴。每年追肥 1 或 2 次；多雨季节要防积水，以防烂根。定植后，每年中耕除草 2 次，林地郁闭后一般仅冬季中耕除草，培土五次。结合中耕除草进行追肥，肥源以农家肥为主，幼树期除需压条繁殖外，应剪除萌蘖，以保证主干挺直、快长。

四、病虫害防治

1）叶枯病。为害叶片。防治方法；清除病叶；发病初期用 1∶1∶100 波尔多液喷雾。

2）根腐病。苗期易发，为害根部。防治方法参见杜仲。

3）立枯病。苗期多发。防治方法参见杜仲。

4）褐天牛。幼虫蛀食枝干。防治方法：捕杀成虫；树干刷涂白剂防止成虫产卵；用 80%敌敌畏乳油浸棉球塞入蛀孔毒杀。

5）褐边刺蛾和褐刺蛾。幼虫咬食叶片，可喷 90%敌百虫 800 倍液或 Bt 乳剂 300 倍液毒杀。

6）白蚁。为害根部。可用灭蚁灵粉毒杀；或挖巢灭蚁（陈绍军和叶秉友，2002）。

【采收加工】厚朴 20 年以上才能剥皮，宜在 4～8 月生长旺盛时，砍树剥取干皮和枝皮，对不进行更新的可挖根剥皮，然后 3～5 段卷叠成简运回加工。厚朴皮先用沸水烫软，直立放屋内或木桶内，覆盖棉絮、麻袋等使之发汗，待皮内侧或横断面都变成紫褐色或棕褐色，并呈油润光泽时，将皮卷成筒状，用竹篾扎紧，暴晒至干即成。凹叶厚朴皮只需置室内风干即成。定植 5～8 年后开始开花，如需收花，则于花将开放时采收花蕾，先蒸 10min，取出铺开晒干或烘干。也可以置沸水中烫一下，再行干燥。

【化学成分】油中主要含 β-桉油醇和厚朴酚。此外，还含有少量的木兰箭毒碱、厚朴碱及鞣质等。

厚朴树皮含厚朴酚（magnolol）、四氢厚朴酚、异厚朴酚（iso-magnolol）和厚朴酚（honokiol）、挥发油（主成分为桉叶醇 machilol，eudesmol）；另含木兰箭毒碱（magnocurarine）。凹叶厚朴树皮含挥发油约 1%。油含 β-桉叶醇（β-eudesmol）、厚朴酚、四氢厚朴酚及异厚朴酚。此外，尚含生物碱约 0.07%、皂苷约 0.45%。

厚朴含挥发油约 1%，油中含 β-桉油醇（β-eudesmol）、厚朴酚（magnolol）及和厚朴酚（honokiol）约 5%，以及四氢厚朴酚（tetrahydromagnolol）、异厚朴酚（isomagnolol），尚含木兰箭毒碱（magnocurarine）等生物碱约 0.07%，皂苷约 0.45%，以及鞣质和微量烟酸等。另报道，还含柳叶木兰花碱（salicifoline，0.058%～0.162%）、龙脑厚朴酚、8,9-二羟基二氢和厚朴酚等。

【鉴别与含量测定】

一、鉴别

1. 显微鉴别

1) 本品横切面：木栓层为 10 余列细胞；有的可见落皮层。皮层外侧有石细胞环带，内侧散有多数油细胞及石细胞群。韧皮部射线宽 1～3 列细胞；纤维多数个成束；亦有油细胞散在。

2) 粉末棕色。纤维甚多，直径 15～32μm，壁甚厚，有的呈波浪形或一边呈锯齿状，木化，孔沟不明显。石细胞类方形、椭圆形、卵圆形或不规则分枝状，直径 11～65μm，有时可见层纹。油细胞椭圆形或类圆形，直径 50～85μm，含黄棕色油状物。

2. 理化鉴别

取本品粉末 0.5g，加甲醇 5ml，密塞，振摇 30min，过滤，滤液作为供试品溶液，另取厚朴酚对照品与和厚朴酚对照品，加甲醇制成每毫升各含 1mg 的混合溶液，作为对照品溶液。照薄层色谱法（《中华人民共和国药典》2005 版附录Ⅵ B）试验，吸取上述两种溶液各 5μl，分别点于同一硅胶 G 薄层板上，以苯-甲醇（27：1）为展开剂，展开，取出，晾干，喷以 1% 香草醛硫酸溶液，在 100℃ 加热至斑点显色清晰。供试品色谱中，在与对照品色谱相应的位置上，显相同颜色的斑点。

二、含量测定

1) 色谱条件与系统适用性试验。以十八烷基硅烷键合硅胶为填充剂；以甲醇-水

（78∶22）为流动相；检测波长为 294nm，理论板数按厚朴酚峰计算应不低于 3800。

2）对照品溶液的制备。精密称取厚朴酚对照品、和厚朴酚对照品适量，加甲醇分别制成每毫升含厚朴酚 40μg、和厚朴酚 24μg 的溶液，即得。

3）供试品溶液的制备。取本品粉末（过三号筛）约 0.2g，精密称定，置具塞锥形瓶中，精密加入甲醇 25ml，摇匀，密塞，浸渍 24h，过滤，精密量取续滤液 5ml，置 25ml 量瓶中，加甲醇至刻度，摇匀，即得。

4）测定法。分别精密吸取上述两种对照品溶液各 4μl 与供试品溶液 3～5μl，注入液相色谱仪，测定，即得。

本品按干燥品计算，含厚朴酚（$C_{18}H_{18}O_2$）与和厚朴酚（$C_{18}H_{18}O_2$）的总量不得少于 2.0%。

【主要参考文献】

陈绍军，叶秉友. 2002. 厚朴栽培技术. 安徽林业，01∶25，26

覆 盆 子
Fupenzi
FRUCTUS RUDI

【概述】覆盆子是伏牛山常用中药材，始载于《神农本草经》。《图经本草》记载，"覆盆子，旧不著所出州土，今并处处有之，而秦、吴地尤多。苗短不过尺，茎叶皆有刺，花自，子赤黄油口半弹丸大，而下有茎承如柿蒂状，小儿多食。其实五月采，其茵叶采无时。江南人谓之葛，然其地所生差晚，三月始有苗，八九月开花，十月而实成，功用则同，古方多用"；《本草衍义》记载，"覆盆子，长条，四五月红熟，案例甚多，永兴、华外亦有。及时，山中人采来卖。其味酸甘，外如荔枝。樱桃许大，软红可爱，失采则就校生蛆。五六分熟便可采。烈日曝，仍须薄纳蒙之"；《本草纲目》记载，"覆盆子、蓬蘽，功用大抵相近，虽是二物，其实一类而二种也。一早熟，一晚熟，兼用无妨。其补益与桑葚同功。若树莓则不可混采者也。其（覆盆子）根、茎、叶、果亦为药用，具有益肾固精，缩尿功能"。为《中华人民共和国药典》（2005 版）收载的品种。

药材覆盆子是一种蔷薇科悬钩子属的木本植物覆盆子 *Rubus idaeus* 的干燥为成熟果实。覆盆子植物可入药，有多种药物价值，其果实即中药"覆盆子"，具有补肝肾，缩小便，助阳，固精，明目的作用。用于治阳痿，遗精，溲数，遗溺，虚劳，目暗等症。覆盆子的根亦供药用，有祛风止痛，明目退翳，和胃止呕的功效，主治牙痛，风湿痹痛，目翳，呕逆。

覆盆子的果实是一种水果，果实味道酸甜，植株的枝干上长有倒钩刺。盆子的果实是一种聚合果，有红色，金色和黑色，在欧美作为水果，在中国大量分布但少为人知，仅在东北地区有少量栽培，市场上比较少见。覆盆子油属于不饱和脂肪酸，可促进前列腺分泌荷尔蒙。

我国野生悬钩子资源极为丰富，低海拔至中海拔地区，在山坡、路边阳处或阴处灌木丛中常见。但现在大多仍处于野生状态，覆盆子人工栽培发展非常缓慢，对该植物资源开发利用的研究不多。悬钩子属植物覆盆子 *Rubus idaeus*，华东覆盆子 *Rubus chingii* Hu 和插田泡 *Rubus coreanus* Miq. 等植物的果实均可以作为中药覆盆子用。拟覆盆子 *R. idaeopsis* Focke、山莓 *R. corchorifolius*

本品产于整个伏牛山区，生于山坡灌丛或山谷溪旁。

【商品名】覆盆子

【别名】悬钩子、覆盆、覆盆莓、树梅、树莓、野莓、木莓、乌薦子

【基原】本品为蔷薇科悬钩子属植物覆盆子 *Rubus idaeus* 的干燥成熟果实。

【原植物】植高 2~3m，幼枝绿色，有白粉，有少数倒刺。单叶互生，叶柄长 3~4.5cm，托叶线状披针形，叶片近圆形，直径 5~9cm，掌状 5 深裂，中裂片菱状卵形，基部近心形，边缘有重锯齿，两面脉上有白色短柔毛，基生五出脉。花两性，单生于短枝的顶端，花萼 5 个，宿存，卵状长圆形，萼裂片两面有短柔毛；花瓣 5 个，白色，椭圆形或卵状长圆形，先端圆钝，直径 2.5~3.5cm；花梗长 2~3.5cm；雄蕊多数，花丝宽扁；花药丁字着生，2 室；雌蕊多数，具柔毛，着生在凸起的花托上。聚合果球形，直径 1.5~2cm，红色，下垂；小核果密生灰白色柔毛。花期 3~4 月；果期 5~8 月。

【药材性状】该品为干燥聚合果，为多数小果集合而成，全体呈圆锥形、扁圆形或球形，直径 4~9mm，高 5~12mm。表面灰绿色带灰白色毛茸。上部钝圆，底部扁平，有棕褐色的总苞，5 裂，总苞上生有棕色毛，下面常带果柄，脆而易脱落。小果易剥落，每个小果具三棱，呈半月形，背部密生灰白色毛茸，两侧有明显的网状纹，内含棕色种子 1 枚。气清香，味甘微酸。以个大、饱满、粒整、结实、色灰绿、无叶梗者为佳。

【种质来源】本地野生

【生长习性及基地自然条件】覆盆子根属浅根系，主根不明显，侧根及须根发达，有横走根茎。枝为二年生，产果后死亡。在气温低于 5℃时，植株常处于休眠状态。早春 2 月中下旬，气温略回升时，2~3 级枝的叶腋混合芽开始萌动，下旬幼叶稍开展。3 月中旬初花（属异花授粉），下旬为盛花期，其地下根茎萌发新枝。3 月末至 4 月初，花期结束，此时叶片已全部开展。4 月下旬，幼果径可达 1cm，多生于三四级枝的顶端，座果率约为 80%。5 月下旬，果实由绿转黄，再转为橘红色，中旬达盛果期，果枝也逐渐枯黄。6 月，老枝自上而下逐渐枯萎，至 7 月完全枯死，被更新枝所替代。6~9 月为更新枝营养期。10 月，初生叶已逐渐凋落，侧枝上产生三级分枝，下旬至 11 月，二三级枝上冬芽形成并进行花芽分化。12 月叶片全部凋落，处于休眠状态。

通常生于山区、半山区的溪旁、山坡灌丛、林缘、乱石堆中及荒坡上。在油桐、油茶林下生长茂盛，性喜温暖湿润，要求光照良好的散射光，对土壤要求不严格，适应性强，但以土壤肥沃、保水保肥力强及排水良好的微酸性土壤至中性砂壤土及红壤、紫色土等较好。

【种植方法】

一、立地条件

选地整地　选土层深厚、肥沃疏松、排水良好的微酸性缓坡地，深翻整地。按株行距 50cm×100cm 或 100cm×100cm 移栽。

二、繁殖方法

覆盆子的繁殖方法有分枝繁殖、分根繁殖和种子繁殖。

1. 分株繁殖

可利用母株根茎萌发的幼苗进行移栽。

2. 分根繁殖

即在早春根茎上的不定芽还未出土时，挖取根茎，按长 10~15cm 切断，斜插或浅埋，保持土壤湿润，以利成活。

3. 种子繁殖

于每年 5~6 月采成熟果实，洗去果实，用湿沙层积贮藏到秋天或次年春天播种，播种一年后可移栽。最实用的方法是在 12 月叶片全掉后，挖取更新枝种植。

三、田间管理

移栽前施足基肥，施农家肥每株 3~5kg。生长期间结合松土除草，每年施追肥 2 或 3 次，氮肥为主，适量搭配磷钾肥。在 3 月施苗肥，4 月施花肥，11 月施越冬肥。每亩施人粪尿 1500~2000kg。夏秋干旱时注意浇水。4~5 月新枝发生侧枝时，摘去顶芽促进侧枝生长，同时对侧枝摘心，促使其发生二次侧枝，枝多叶则茂，增加翌年结果母枝，增加产量。结果期要在每一植株旁立支柱，防止倒伏。

四、病虫害防治

1. 病害

覆盆子比较抗病，病害较少。主要是茎腐病，其次是白粉病。

1）茎腐病。一般发生在新梢上，先从新梢向阳面距地面较近处出现一条暗灰色的似烫伤状的病斑，随病部扩展，叶片、叶柄变黄，枯萎，严重时整株枯死。

防治方法：生长期内，喷施甲基托布津 500 倍液 2 或 3 次预防；秋季清扫园地，将病枝剪下集中烧毁，消除病原。

2）白粉病。病叶覆有一层白色粉状物，从而引起叶片扭曲变形或卷曲；有时叶片并不显现白色粉状物，而表现叶片有水渍浸状斑点；被害新梢尖呈细长鼠尾状。严重时新梢生长矮化，果实有时也会侵染。

防治方法：生长期内，喷施 2% 农抗 120 水剂 150~200 倍液，或 25% 粉锈宁 1000~1500 倍液 2 或 3 次预防；秋季清扫园地，将病叶病枝剪下集中烧毁，消除病原。

2. 虫害

虫害主要有根结线虫、穿孔线虫、介壳虫、粉虱、蓟马、叶蝉、蚜虫、蜗牛、蛞蝓、螨虫等。病虫害应根据当地实际情况，采用高效、无公害、符合绿色食品标准的农药、灵活及时处理。

建议：灯光诱杀采用频振式杀虫灯，利用害虫对光、波、色、性激素的极大"兴趣"来诱捕成虫。每盏灯可控制 60 亩左右的果林。这种物理作用杀虫，大大减少环境污染，成为无公害水果生产基地建设中控制农药残留的一个重要手段。

【采收加工】立夏后，果实已饱满而尚呈绿色时采摘，除净梗叶，用沸水浸 1～2min 后，置烈日下晒干。

环境、安全要求：农药、化肥等的使用必须符合国家的相关规定，不得污染环境。

【化学成分】含有机酸、糖类及少量维生素 C。

【显微鉴别】

1) 小核果横切面：外果皮 1 列细胞，角质层外缘细波状；背面有单细胞非腺毛。中果皮为数至十数列细胞，有的含草酸钙簇晶；最外 2～3 列为厚角组织；维管束外韧型，周围有纤维网细胞；最内 1～4 列细胞壁条状或网状增厚。内果皮为多列纤维，外缘呈 8～10 个脊状突起，纤维细长，壁木化，外侧 2～12 列纤维沿果轴平行排列，内侧 6～11 列与之相垂直。种皮内、外表皮细胞均含棕色色素，其间为数列薄壁细胞，种脊维管束位于果实腹侧。胚乳及子叶细胞含脂肪油及糊粉粒，后者还含细小草酸钙簇晶。

2) 粉末特征：黄棕色。①单细胞非腺毛，多平直，有的略弯曲或先端弯成钩状，完整者长 37～362μm，直径 7～20μm，壁厚，木化，胞腔线形或不明显，有的表面可见双螺状裂纹。②果皮表皮细胞断面观类长方形，外被角质层；表面观类多角形，垂周壁念珠状增厚，其间有非腺毛残存足部，似石细胞状，孔沟较粗，气孔不定式，副卫细胞 4～6 个。③内果皮纤维上下层垂直、斜向交错或平行排列；纤维较细长，直径约 9μm，壁稍厚，木化。④草酸钙簇晶直径 9～40μm。⑤网纹细胞管状、长卵形或卵形，直径 7～26μm，壁有网状或细条状增厚纹理，木化或微木化。另有种皮表皮细胞及螺纹导管。子叶及细胞含有糊粉粒、脂肪油及细小簇晶。性味：甘酸；平；无毒。

【附注】

掌叶覆盆子
Zhangyefupenzi
FRUCTUS RUDI

【概述】掌叶覆盆子 *Rubus chingii* Hu 为蔷薇科悬钩子属植物，其果实也作为"覆盆子"用。掌叶覆盆子在《神农本草经》中被列为上品："主安五藏，益精气，长阴令坚，强志倍力，有子。"为 2005 版《中华人民共和国药典》收载品种，掌叶覆盆子的果实果味甜、酸，可食，性微温，归肝、肾经。具有补肾固精、助阳缩尿、明目的功效，用于肾虚遗精、滑精、阳痿、遗尿、尿频等症，为常用温肾助阳中药，还可制糖及酿酒喝，用于食疗和保健。叶含覆盆子苷，味微酸、咸，性平，有清热解毒、明目、敛疮之效，主治眼睑赤烂、目赤肿痛、青盲、牙痛、臁疮、疖肿。根味苦，性平，可祛风止痛、明目退翳、和胃止呕，主治牙痛、风湿痹痛、目翳呕逆。药理实验证明，覆盆子具有抗诱变，改善学习记忆能力，延缓衰老，增强免疫的作用。

掌叶覆盆子在伏牛山区均为分布，主要产于伏牛山南部的西峡、南召、淅川等县。

【商品名】覆盆子

【别名】悬钩子、覆盆、覆盆莓、托盘（东北）、饽饽头（东北）、树梅、树莓、野莓、木莓、乌藨子、小托盘、笋藨子、对头苗、大号角公、树莓、牛奶母、大麦泡

【基原】为中药覆盆子为蔷薇科悬钩子属植物掌叶覆盆子 *Rubus chingii* Hu 的未成熟果实。

【原植物】多年生落叶亚灌木，高 1.5～3m，茎直立，枝条细长，幼枝绿色，有白粉，有少数微弯倒刺。单叶互生，掌状 5 裂，基部心脏形，中裂片菱状卵形，边缘有重锯齿，两面脉上被白色短柔毛，主脉 5 个，侧脉直出齿缘；叶柄细长，散生细刺，上面中央有沟；托叶 2 枚，线形。花单生于叶腋，白色，直径 3cm；具长梗；花萼 5 个，宿存，卵状，长圆形，内外均被毛；花瓣 5 个，近圆形；雌雄蕊多数，生于凸起的花托上。聚合果卵球形长约 2cm，成熟时红色，小核果上密生灰白色柔毛。花期 4～5 月；果熟期 6～7 月。

【药材性状】同覆盆子

【种质来源】本地野生

【生长习性及基地自然条件】掌叶覆盆子，灌木，宿根，地上部分结果后枯死，产量极低，制约了掌叶覆盆子药用价值的开发利用。

根系分布浅，主侧根区别不明显。喜生长在湿润而不积水的土壤中，其野生状态多分布在林缘或疏林中以及沟边、渠边、路边、山坡土壤较湿润的地方，自然生长环境虽然多数土层较浅，但土质疏松，且富腐殖质，喜阳光冷凉而不耐烈日暴晒，对炎热和干燥很敏感，忌积水（孙长清等，2005）。

【种植方法】

一、繁育技术

掌叶覆盆子苗木易繁殖，可用根蘖繁殖、扦插繁殖、移株繁殖。

1. 根蘖繁殖

母株应保持土壤湿润、疏松、营养充足，选留发育好的根蘖，保持间距 10～15cm，秋后挖起根蘖，挖时宜深，保留较多的侧枝，可随挖随栽，也可挖后先假植，第二年开春建园。

2. 扦插繁殖

将径 1cm 左右的侧生根挖出，选带芽的根段。剪成 10cm 左右穗条段，于 3 月中旬进行扦插，开挖 10cm 深的沟槽，将根斜插入畦床中，露出四分之一于土外，埋平即可，浇透水。

3. 移株繁殖

每年 11 月至次年 3 月，从山上林地中挖取野生植株，剪去地上基生枝，保留 20cm 左右，注意不要损伤基部的休眠芽。随后移植于平整好的大田中，株距 25cm 左右，每亩种植 2700 株。栽后覆土踏实，浇定根水，覆盖秸秆、干草等保湿。

二、移栽

掌叶覆盆子可春栽，也可秋栽，一般以 11 月中下旬或 3 月中下旬为宜。选择避风向阳、土质疏松、有机质含量高，土壤湿润且不易积水的地块建园，建园前应深耕平整，施农家肥每亩施 2000～4000kg。栽植方式以带状法，行距 2m，株距 0.4～0.8m。植穴规格 30cm×30cm×30cm，栽苗时注意保护基生芽不受损伤。栽后及时平茬，留茬 20cm 左右，每穴栽 2 或 3 株，可达到早产丰产的目的。

三、栽培管理

1. 搭设支架

掌叶覆盆子枝条柔软，常易下垂到地面，或遇风易倒伏，会影响到产量和质量。因而在园地中立设支架，将两年生枝条绑于支架上，使枝条受光均匀，可保持园内良好的通风透光性。

2. 肥水管理

每年 5～6 月、8～9 月两次进行中耕除草，减少杂草对养分、水分的消耗，以促进覆盆子树体的健壮生长。每年秋季可每亩施农家肥 2000～3000kg，在开花和果实发育期各追肥一次，以提高产果率和促成果实膨大。追肥应以速效性氮肥为主，每次每亩施尿素 10～15kg。同时每亩施硼砂和硫酸锌各 1kg，以利保花保果。

3. 修剪整形

春季应及时剪除二年枝顶端干枯部分，促使留下的枝条发出强壮的结果枝。疏去基部过密和无染有病虫害的枝条，每株留 7 或 8 个二年生枝，保持合理密度，利于通风透光，保证高产和稳产。

四、病虫害防治

1. 病害

病害主要有叶斑病和根腐病。叶斑病主要由尾孢属病原菌侵害；叶片上产生黑褐色小圆斑，后扩大连片成不规则大斑块，边缘略微隆起，叶两面上散生小黑点。防治方法：及时疏沟排水，降低田地湿度，保持通风透光，增强植株抗病能力；发病前期喷 1：100 波尔多液或 60% 代森锌 500 倍液，每 7d 喷一次，连续喷 3 或 4 次。根腐病：主要由假单孢杆菌侵染引起的。发病轻的植株生长缓慢，叶丛萎蔫，严重的根部腐烂，维管束变褐色，最后根内变成空腔，有脓状液体溢出恶臭味。防治方法：加强排水，降低苗圃土壤湿度，拔除病株，病穴撒石灰消毒，多施草木灰等钾肥，以增强植株抗病能力。

2. 虫害

虫害主要有钻心虫，蛀茎危害，造成植株萎蔫，甚至整个植株死亡。蚜虫，吸取植物汁液，造成叶片有斑点，枯黄。

防治方法：首先剪除被危害的枝叶；其次人工捕杀害虫；最后喷洒 90％敌百虫 800 倍液，7～10d 一次，连续喷 2 或 3 次。

（邹国辉等，2008；邵小明等，2005）

【采收加工】掌叶覆盆子的采收时间为 5 月中旬至 6 月上旬，此时果实已充分发育且呈现绿色，尚未转红成熟，当果实呈鲜红色、略带香气时，适时采收。采收时分批进行，采下后，除去梗、叶、花托和其他杂质，然后倒入沸水中烫 2～3min 再捞出，随后摊晒或烘干。

成品以果粒完整、色呈黄绿、略带酸味、无梗叶屑者为佳。一般在 16：00 后采收为宜，切忌在早晨和雨天进行。

【化学成分】

1. 营养性物质

糖类：葡萄糖、果糖。有机酸：枸橼酸、苹果酸、酒石酸、甲氧基苯甲酸、对羟基苯甲酸、没食子酸。维生素类：维生素 A、维生素 B_1、维生素 B_2、维生素 C、维生素 E、维生素 PP，并含有 17 种氨基酸和丰富的微量元素。

2. 挥发性成分

3-甲基-2-戊酮、甲氧基次乙基乙酸酯、3-甲基-2-戊烷、1,1-二乙氧基乙烷、2,5-二甲基呋喃、二甲苯、己酸、辛酸、乙苯、甲酸乙酯、甲基乙基酮、3-甲基丁醛、乙酸乙酯、己醛、1-己烯等。

3. 三萜类化合物

覆盆子酸（fupenzic acid）、$2\alpha,19\alpha,24$-三羟基乌苏-12-烯-3-氧-28-酸（$2\alpha,19\alpha,24$-trihydroxyurs-12-ene-3-oxo-28-acid）、委陵菜酸（tormentic acid）、2α-羟基-乌苏酸（2α-hydroxy-ursolic acid）、2α-羟基齐墩果酸 2α-hydroxyoleanoic acid（masl）、乌苏酸（ursolic acid）。

4. 二萜类化合物

覆盆子苷（goshonoside F_1）、goshonoside F_2、goshonoside F_3、goshonoside F_4、goshonoside F_5（图 15）。

5. 生物碱类化合物

4-羟基-2-氧-1,2,3,4-四氢喹啉-4-羧酸（4-hydroxy-2-oxo-1,2,3,4-tetrahydroquino-line-4-carboxylic acid）、1-氧-1,2-二氢异喹啉-4-羧酸甲酯（1-oxo-1,2-dihydroisoquino-line-4-carboxylate）。

6. 黄酮类化合物

椴树苷（tiliroside）、山奈酚（kaempferol）、槲皮素-3-O-β-D-吡喃葡萄糖苷（quer-cetin-3-O-β-D-glucopyranoside）、槲皮素（quercetin）。

7. 其他化合物

鞣花酸、β 谷甾醇（β-sitosterol）、胡萝卜苷（daucosterol）、银锻苷 tiliroside、十六烷酸、三十烷醇。

	R_1	R_2	R_3
goshonoside F1	OH	Glc	CH_2OH
goshonoside F2	OH	H	CH_2O-Glc
goshonoside F3	H	Glc	COO-Glc
goshonoside F4	H	Glc	CH_2O-Glc
goshonoside F5	OH	Glc	CH_2O-Glc

图 15　二萜类化合物结构式

【主要参考文献】

程宗清. 2008. 掌叶覆盆子栽培技术. 安徽林业科技，3：53，54

郭启雷，杨峻山，刘建勋. 2007. 掌叶覆盆子的化学成分研究. 中国医疗前沿，15：1141～1143

皮慧芳，吴继洲. 2003. 覆盆子的化学成分与药理作用研究述要. 中医药学刊，21（12）：2169，2170

邵小明，孙长清，祝天才等. 2005. 掌叶覆盆子的枝插繁殖的研究. 广西植物，28（6）：816～818

孙长清，邵小明，祝天才等. 2005. 掌叶覆盆子的根插繁殖. 中国农业大学学报，10（2）：11～14

邹国辉，罗光明，孙长清等. 2008. 掌叶覆盆子 GAP 栽培技. 现代中药研究与实践，22（4）：3～5

急 性 子

Jixingzi

SEMEN IMPATIENTS

【概述】急性子为伏牛山常用中药材，《本草纲目》记载"蛇伤，擂酒服即解；又治腰胁引痛不可忍者，……活血消积"；《天宝本草》记载"治鼻血不止"。急性子性辛，温，味微苦、有小毒。归肺、肝经。具有败毒抗癌、散淤消肿。破血软坚，消积的功能。用于癥瘕痞块，经闭，噎膈等症。现代药理研究表明急性子对子宫平滑肌有兴奋作用，有抗生育作用和抗菌作用，并且具有一定的抗癌活性。

药材急性子为凤仙花科植物凤仙花的干燥成熟种子。凤仙花为一年生草本植物，凤仙花株型多样，状如风禽，似传说中的仙鸟凤凰，故名"凤仙花"；其蒴果成熟时，如果轻轻触及果壳，果壳会自动开裂，弹出种子，故名"急性子"之名；红色的凤仙花捣碎后加少许明矾，可以染指甲，因此俗称"指甲花"。凤仙花的全草（透骨草、指甲花、小桃红、凤仙草、旱珍珠等）、根（凤仙根）、花（金凤花、好女儿花）、种子（急性子）均可供药用。全国各地均有分布。

凤仙花在整个伏牛山均有栽培。

【商品名】急性子

【别名】透骨草、凤仙花、指甲花

【基原】本品为凤仙花科植物凤仙花 *Impatiens balsamina* L. 的干燥成熟种子。

【原植物】一年生草本，高 40～100cm。茎肉质，直立，粗壮。叶互生；叶柄长 1～3cm，两侧有数个腺体；叶片披针形，长 4～12cm，宽 1～3cm，先端长渐尖，基部渐狭，边缘有锐锯齿，侧脉 5～9 对。花梗短，单生或数枚簇生叶腋，密生短柔毛；花大，通常粉红色或杂色，单瓣或重瓣；萼片 2 个，宽卵形，有疏短柔毛；旗瓣圆，先端凹，有小尖头，背面中肋有龙骨突；翼瓣宽大，有短柄，2 裂，基部裂片近圆形，上部裂片宽斧形，先端 2 浅裂；唇瓣舟形，被疏短柔毛，基部突然延长成细而内弯的距；花药钝。蒴果纺锤形，熟时一触即裂，密生茸毛。种子多数，球形，黑色。

【药材性状】本品呈椭圆形、扁形或卵圆形，长 2～3mm，宽 1.5～2.5mm。表面棕褐色或灰褐色，粗糙，有稀疏的白色或浅黄棕色小点。种脐位于狭端，稍突出。质坚实，种皮薄，子味灰白色，半透明，油质。无臭，味淡、微苦。

【种质来源】种植居群

【生长习性及基地自然条件】凤仙花性喜阳光，怕湿，耐热不耐寒，对环境条件要求不严，适生于疏松肥沃微酸土壤中，但也耐瘠薄。凤仙花适应性较强，移植易成活，在多种气候条件下均能生长，一般土地都可种植生长迅速。但以疏松肥沃的壤上为好，涝洼地或干旱瘠薄地生长不良。

生长季节每天应浇水一次，炎热的夏季每天应浇水 2 次，雨天注意排水，总之不要使土干燥或积水。

【种植方法】

一、整地

前作收获后进行翻耕，每亩施腐熟厩肥 1500kg，或腐熟人粪尿 1500kg，配施过磷酸钙 30kg、氯化钾 75kg，或三元复合肥 30kg，整平畦面畦宽 1.5m 左右。

二、播种

用种子繁殖，由于种子发芽适温为 25～30℃，南方于 3 月，北方 4 月播种，穴播、条播、撒播均可。一般每亩用种量 250g。条播行距 25～30cm，播幅 15～25cm。将种子均匀撒于沟内，播后覆盖细焦泥灰或畦土，以盖没种子为度。夏播要覆盖稻草保湿，以利出苗。当温度 25℃左右时，4d 左右即开始出苗。

三、管理

（1）间苗。出苗后，疏除过密的幼苗，一般每亩留 2.5 万株左右，使每株分布均匀，有一定的营养面积。如留苗过少，个体生育良好，但整枝花工费时，产量也并不高；留苗过多，个体生育受影响，产量也不高。

（2）中耕除草。定苗后进行中耕除草，疏松土壤，消灭杂草，以利根系生长。

（3）追肥。春播于 5 月初追施提苗肥，亩施腐熟稀人粪尿 1000kg，促进幼苗生长；5 月中旬重施长茎肥，亩施腐熟人粪尿 1500kg 或尿素 10kg，氯化钾 5kg 或复合肥

15kg，促进茎的长高长粗，提高可食率。5月下旬进行根外追肥或在露水未干时撒施草木灰。基肥未施，前期追肥足的还可追施尿素 5～7.5kg，促进鲜茎生长。凤仙花属肉质、浅根的植物，要求有足够水分条件，春秋栽培因雨水较多，能满足其生长，夏季栽培要遮阴和沟灌，保持土壤湿润。

四、病虫害防治

1. 病害

凤仙花的主要病虫害有白粉病、霜霉病、黑茎病。

(1) 白粉病

白粉病主要发生在叶片和嫩梢上。一般在 6 月开始发生，7 月以后叶面布满白色粉层。随后，在白粉层中形成黄色小粒点，颜色逐渐变深，最后呈黑褐色。白粉病的传染途径主要是病菌在病株残体和种子内越冬。翌年，环境适宜时，病菌借风雨传播。8～9月为发病盛期。

防治方法：①栽植不过密，适当通风，加强肥水管理，增强植株的抗病力。将病叶、病株清除，集中销毁，减少传染源。②发病期间用 15％粉锈宁可湿性粉剂 1000～1200 倍液，或 70％甲基托布津可湿性粉剂 1000 倍液防治。在 32℃以上的高温下避免喷药，以免发生药害。

(2) 褐斑病

凤仙花褐斑病又称凤仙花叶斑病，在我国南北各地均有发生。病害主要发生在叶片上。叶面病斑初为浅黄褐色小点，后扩展成圆形或椭圆形，以后中央变成淡褐色，边缘褐色，具有不明显的轮纹。严重患病的叶片上，病斑连片，导致叶片变得枯黄，直至植株死亡。褐斑病的传染途径为病菌在凤仙花病残体及土壤植物碎片上越冬。翌年当环境条件适宜时，病菌借风雨飞散传播。高温多雨的季节，易发病。

防治方法：①凤仙花喜肥沃的砂质壤土，不耐涝。因此，种植以砂质壤土为宜，以利排水；盆栽凤仙花，雨后应及时倒盆。秋末应将病叶、病株集中销毁，减少来年传染源。②发病初期用 25％多菌灵可湿性粉剂 300～600 倍液，或 50％甲基托布津 100 倍液，或 75％百菌清 1000 倍液防治。

(3) 凤仙花立枯病

立枯病病菌主要侵染根茎部，致病部变黑或缢缩，潮湿时其上生白色霉状物，植株染病后，数天内即见叶萎蔫、干枯，继而造成整株死亡。

立枯病传播途径：①主要以菌丝或菌核的形式在土壤或病残体内越冬，土壤中的菌丝营腐生生活，不休眠。②在田间，主要靠接触传染，即植株的根、茎、叶接触病土时，便会被土中的菌丝侵染，在有水膜的条件下，与病部接触的健叶即染病。此外，种子、农具及带菌堆肥等都可使病害传播蔓延。

防治方法：在发病初期拔除病株后喷洒 75％百菌清可湿性粉剂 600 倍液，或 60％多福可湿性粉剂 500 倍液、20％甲基立枯磷乳油 1200 倍液。

2. 虫害

凤仙花虫害主要有天蛾。

虫害天蛾后期危害叶片，一般用人工捕杀，不用农药防治。

【采收加工】 秋季采收尚未开裂的成熟果实，打出种子，除去果皮及杂质，晒干，置干燥处。

环境、安全要求：农药、化肥等的使用必须符合国家的相关规定，不得污染环境。

【化学成分】

1) 有机酸及其酯：种子含脂肪油 17.9%，油内含十八碳四烯酸（parinaric acid）约 27%。另含 9-十八碳烯酸-1-甘油酯 [1-glycerol-(9-octadecenoate)]、棕榈酸（palmitic acid）、硬脂酸（stearic acid）、油酸（oleic acid）和棕榈酸乙酯（ethyl palmitate）、硬脂酸乙酯（ethyl stearate）、油酸乙酯（ethyl oleate）、类脂（lipid）。

2) 1,4-萘醌类：2-羟基-1,4-萘醌（2-hydroxy-1,4-naphthoquinone）、2-甲氧基-1,4-萘醌（2-methoxy-1,4-naphthoquinone）、diphthiocol、impatienol、萘醌元 impatienolate 和 balsaminolate 等。

3) 甾醇类成分：凤仙甾醇（balsaminasterol）、α-菠菜甾醇（α-spinasterol）、β-谷甾醇（β-sitosterol）。

4) 巴卡林烷型三萜类：从凤仙花种子中分离得到 11 个巴卡林烷型三萜（baccharanetype triterpenoid）类化合物：hosenkosides A、B、C、D、E、F、G、H、I、J、K、L、M、N、O 等（图 16）（Noboru Shoji，1994a；1994b；1994c）。

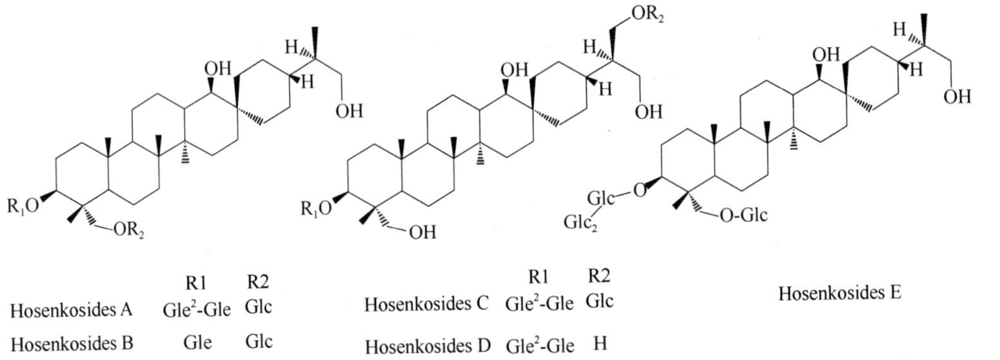

	R1	R2
Hosenkosides A	Gle²-Gle	Glc
Hosenkosides B	Gle	Glc

	R1	R2
Hosenkosides C	Gle²-Gle	Glc
Hosenkosides D	Gle²-Gle	H

Hosenkosides E

图 16　巴卡林烷型三萜类化合物结构式

5) 三萜类成分：β-香树脂醇（β-amyrin）、凤仙萜四醇-A（hosenkol-A）。

6) 其他化合物：蔗糖（sucrose）、车前糖（planteose）、蒽醌苷（anthraquinone glycoside）等。

【显微鉴别】

1) 种子横切面：外种皮外被腺毛及非腺毛。下皮层 1 列细胞。色素层细胞含棕红色物质，外侧近下皮层分布有大形薄壁细胞，内含草酸钙针晶束。内种皮 1 列细胞，壁稍增厚。子叶薄壁细胞含淀粉粒及糊粉粒。

2) 粉末特征：浅棕色。①外种皮细胞垂周壁波状弯曲，有腺毛或非腺毛。②腺毛头部单细胞或 2～8 细胞，直径 20～60μm；柄为单细胞。③非腺毛为单细胞，与腺毛同含黄棕色物质。④含草酸钙针晶细胞椭圆形，针晶长约 $50\mu m$。⑤内种皮细胞长方形或多角形，壁稍增厚。

【附注】

凤 仙 花
Fengxianhua
FLOS IMPATIENTS

【概述】 凤仙花为伏牛山常用中药材，始载于《救荒本草》，凤仙花味甘，苦；性微温。《滇南本草》："治小儿脓耳。"《纲目》："活血消积。治蛇伤，腰胁引痛。"《本草求原》："治偏废。"《天宝本草》："治鼻血不止。"《西藏常用中草药》："通经活血，利尿，治经闭腹痛，产后淤血不尽，下死胎，小便不利，疔毒痈疽。"《本草汇言》："凤仙花，活血气，利筋脉之药也。李氏方治腰胁引痛不可忍，因淤血为患者宜用之。"凤仙花具有祛风除湿，活血止痛，解毒杀虫等功效。主风湿肢体痿废、腰胁疼痛、妇女闭腹痛、产后淤血未尽、跌打损伤、骨折、痈疽疮毒、毒蛇咬伤、白带、鹅掌风、灰指甲等症。

凤仙花为凤仙花科植物凤仙花 *Impatiens balsamina* L. 的花。凤仙花与急性子，同属凤仙花科植物凤仙花，一为花、一为种子，但其功效有别，凤仙花主要活血通经止痛，治疗血淤之症。

凤仙花具有很强的抑制真菌的作用，同时它颜色艳丽，用它来染指甲既能治疗灰指甲、甲沟炎，又是纯天然、对指甲无任何伤害的染色方法。而且，用它来染指甲在中国也有很长的历史。

凤仙花在整个伏牛山区均有栽培。

【商品名】 凤仙花

【别名】 金凤花、灯盏花、好女儿花、指甲花、海莲花、指甲桃花、金童花、竹盏花

【基原】 本品为凤仙花科植物凤仙花 *Impatiens balsamina* L. 的花。

【原植物】 同急性子

【药材性状】 花常皱缩成不规则团块状，呈锈黄色至深棕色，直径 $1\sim1.5cm$；常见细小而弯曲的花梗，长约 1cm。萼片 3 枚，2 枚侧生，较小，下萼片舟状，有距，长至 1cm，花瓣 5 枚，旗瓣圆形，先端凹入而有小锐尖，两侧两对翼瓣各在一侧合生成一片，其中一片大、倒心形，另一瓣较小、贴于大瓣基部；花药联合，紧附于子房顶端并将柱头包裹其中，直径约 2mm，顶端常转向一侧；较成熟的子房密生短茸毛，上具 5 条纵棱。花蕾尖卵形，直径 $0.3\sim0.5cm$，紫红色，基部带有花梗及距。气似烟草而微香，味微酸苦。

【种质来源】 本地种植

【生长习性及基地自然条件】 同急性子

【种植方法】同急性子

【采收加工】开花期间，每日下午采收，拣去杂质，晾干。一般认为以红、白二色者入药较佳。

【化学成分】

1）花色苷类成分：矢车菊素（cyanidin）、飞燕草素（delphinidin）、蹄纹天竺素（pelargonidin）、锦葵花素（malvidin）。

2）黄酮类成分：山柰酚（kaempferol）、山柰酚-3-葡萄糖苷（kaempferol-3-O-glucoside）、山柰酚-3-芸香糖苷（kaempferol-3-O-rutinoside）、山柰酚-3-鼠李糖基双葡萄糖苷（kaempferol-3-O-glucosyl-rhamnoside）、山柰酚-3-p-对羟基桂皮酸葡萄糖苷、槲皮素（quercetin）、杨梅素（myricetin）、芹菜素-4'-O-β-D-呋喃木糖基（1→2）-O-β-D-吡喃葡萄糖苷等。

3）1,4-萘醌类化合物：2-羟基-1,4-萘醌（2-hydroxy-1,4-naphthoquinone）、2-甲氧基-1,4-萘醌（2-methoxy-1,4-naphthoquinone）、balsaminone A、balsaminone B。

【显微鉴别】

花粉粒众多，黄色，椭球形，长轴长 27～42μm，短轴长 22～31μm，具四个萌发孔。外壁具网状雕纹。草酸钙针晶成束或散在，长 35～75μm，存在于花萼和花冠的巨形黏液细胞中。非腺毛较长，由 2～9 个细胞组成，直径 20～36μm，多残断，表面具细密的纵向纹理，有的顶端 1～4 个细胞中充满棕色的色素颗粒，分布于花萼和花梗的外表皮。腺毛棒状，先端膨大呈纯圆形，长 30～50μm，直径 10～15μm，头细胞 5～10 个，含暗棕色分泌物，柄细胞 1 个，较少。闻隙腺毛为单细胞头单细胞柄；腺头圆形或椭圆形，直径 6～13（～17）μm，内含红棕色分泌物；腺柄极小，略呈三角形，单个散在于花萼、花冠的叶肉组织中。花粉囊内壁细胞呈螺旋状、环状增厚，增厚壁木化。花萼下皮细胞成群或散在，黄棕色，类多角形，直径 40～70μm，表面附有许多颗粒物；细胞壁常皱缩不平或形成凹腔，有的凹腔内可见间隙腺毛（高灵玲和杨小平，1998）。

【主要参考文献】

高灵玲，杨小平. 1998. 凤仙花药材性状与粉末显微特征鉴别. 中成药，21（6）：290

胡喜兰，朱慧，刘存瑞等. 2003. 凤仙花的化学成分研究. 中成药，25（10）：833，834

鞠培俊，孔德云，李晓波. 2007. 凤仙花化学成分及药理作用研究进展. 沈阳药科大学学报，24（5）：320～324

N Shoji，A Umeyama，N Saitou et al. 1994a. Hosenkosides F, G, H, I, J, and K, novel Baccharane Glycosides from the Seeds of *Impatiens balsamina*. *Tetrahedron*, 42（7）：1422～1426

N Shoji，A Umeyama，K Yoshikawa et al. 1994b. Baccharane glycosides from seeds of *Impatiens balsamina*. Phytochemistry, 37（5）：1437～1441

N Shoji，A Umeyama，N Saitou et al. 1994c. Hosenkosides A, B, C, D, and E, novel baccharane glycosides from the seeds of *Impatiens balsamina*. Tetrahedron, 50（17）：4973～4986

枳 椇 子
Zhijuzi
SEMEN HOVENIAE

【概述】枳椇子是伏牛山常用药材，始载于《唐本草》，称："其树经尺，木名白石，叶如桑、拓，其子作房似珊瑚，核在其端，人皆食之。"李时珍称它为金果树，并在《本草纲目》第 31 卷中有记载："夏日开花，枝头结实如鸡爪形，长寸许，扭曲，开作二三歧，俨如鸡之足。嫩时青色，经霜乃黄，嚼之味甘如蜜。每在歧尽处，结一二小子，状入蔓荆子，内有扁核赤色，如酸枣仁。"此外《雷公炮炙论》、《救荒本草》等多部医药著作中均有收载。枳椇子性味甘、平，无毒。枳椇子具有养阴生津，补中益气，润肠通便，解酒毒的功效。主要用于中酒毒，烦渴呕逆，二便不利。脾虚水肿，小儿疳积等症。

药材枳椇子是鼠李科乔木枳椇 *Hovenia dulcis* Thunb. 带肉质果柄的果实或种子。果柄含大量葡萄糖和苹果酸钾，经霜后甜，可生食或酿酒，俗称"拐枣"；果实入药，为清凉利尿药，并能解酒。秋季采收成熟的带果柄的果实，洗净鲜用，或晒干用。

枳椇广泛分布各地，除东北外，自河北、河南以至广东、贵州、云南，我国大多数地区均有分布，为阳性树种，生向阳山坡、山谷、沟边及路旁。枳椇木材硬度适中，纹理美，可作为建筑及制家具和美术工艺品等的用材。

枳椇在伏牛山区均有分布，主要为野生或栽培。

【商品名】枳椇子

【别名】枳椇子（《唐本草》）、木蜜（陆玑《诗疏》）、树蜜、木饧（崔豹《古今注》）、白石木子（《荆楚岁时记》）、蜜屈律（《太平广记》）、鸡距子、癫汉指头（《苏沈良方》）、栞桄（《埤雅》）、背洪子、兼穷（《朱子大全》）、拐枣（《救荒本草》）、天藤、还阳藤（《滇南本草》）、木珊瑚、鸡爪子、鸡橘子、结留子、曹公爪、棘枸（《纲目》）、白石枣（《医林纂要》）、万寿果（《药物出产辨》）、鸡爪梨、甜半夜、龙爪（《中国树木分类学》）、碧久子（《广州植物志》）、金钩钩、酸枣（《江苏植药志》）、鸡爪果（《南宁市药物志》）、枳枣（《中药志》）、转钮子（江西《草药手册》）、枳椇（崔豹《古今注》）、枸（《诗经》）、枳枸（《庄子》）、椇（《礼记》）、枸骨（陆玑《诗疏》）、白石木（崔豹《古今注》）、交加枝（《雷公炮炙论》）、金钩木（《舆地志》）、桔枸树（《卫生易简方》）、梨枣树（《纲目》）

【基原】枳椇子为鼠李科植物枳椇 *Hovenia dulcis* Thunb. 的带有肉质果柄的果实或种子。

【原植物】枳椇，落叶乔木，高达 10m。小枝红褐色。叶互生，广卵形，长 8～15cm，宽 6～10cm，先端尖或长尖，基部圆形或心脏形，边缘具锯齿，两面均无毛，或下面沿主脉及侧脉有细毛，基出 3 主脉，淡红色；叶柄具锈色细毛。聚伞花序腋生或顶生；花杂性，绿色，花梗长；萼片 5，近卵状三角形；花瓣 5，倒卵形，先端平截，中微凹，两侧卷起；雄花有雄蕊 5，花丝细，有退化子房；两性花有雄蕊 5 个，雌蕊 1，子房 3 室，每室 1 胚珠，花柱 3 裂。果实为圆形或广椭圆形，灰褐色；果梗肉质肥大，红褐色，无毛，成熟后味甘可食。种子扁圆，红褐色。花期 6 月；果熟期 10 月。野生或栽培。果实形态似万字符"卍"，故称万寿果。

【药材性状】

1. 干燥带果柄的果实

果柄膨大，肉质肥厚，多分枝，弯曲不直，形似鸡爪，在分枝及弯曲处常更膨大如关节状，分枝多呈丁字形或相互成垂直状，长 3～5cm 或更长，直径 4～6mm。表面棕褐色，略具光泽，有纵皱纹，偶见灰白色的点状皮孔。分枝的先端，着生 1 枚钝三棱状圆球形的果实，果皮纸质，甚薄，3 室，每室含种子 1 粒。果柄质稍松脆，易折断，折断面略平坦，角质样，淡红棕色至红棕色。气微弱，味淡或稍甜。

2. 干燥种子

呈扁平圆形，背面稍隆起，腹面较平，直径 3～5mm，厚约 2mm。表面红棕色至红褐色，平滑光泽，基部有椭圆形点状的种脐，顶端有微凸的台点，腹面有一条纵行而隆起的种脊。种皮坚硬，厚约 1mm，胚乳乳白色，油质，其内包围有 2 片肥厚的子叶，呈淡黄色至草绿色，亦油质。气微弱，味苦而涩。

【种质来源】本地野生

【生长习性及基地自然条件】生物学特性 喜温暖湿润的气候，但不耐空气过于干燥，喜阳光充足，潮湿环境，生长适温 20～30℃，对土壤要求不严，酸性、碱性地均能生长，适应性较强。广泛分布各地，为阳性树种，生向阳山坡、山谷、沟边及路旁。

【种植方法】

一、繁殖技术

主要采用种子繁殖；其次也可用压条和分根法繁殖。在春季将枝条拉下，割一 1/3 的小口，压于地下，保持湿润，夏季可形成愈伤组织、生根，冬季或翌年春天可以移栽。

二、种植方法

1. 育苗

枳椇子栽培主要用种子繁殖。在 11 月成熟时收取种子。种皮红褐色。一个果实含 3 粒种子。种皮革质，胚黄白色，不易吸收水分。于采后用湿沙层积法催芽，一层种子一层湿沙堆藏，50～60d 即可出现胚根凸起，播整好苗床（小畦），点播或条播，深 2～3cm，4 月初即可出苗。待苗长出 3～5 片真叶时间苗，留强去弱。苗期要经常浇水，施肥、促进生长。当冬季可长到 70～100cm。移栽到挖好坑内。

2. 立地条件

枳椇子适应性较强，喜生于向阳、湿润、土壤肥沃、排水良好的环境，pH 中性。

多年不受人们重视，资源锐减，商品奇缺，应发展规模化栽培。

选地整地：种植前选好宜林场所后，按行株距 400cm×300cm，先挖好深宽各 1m 的坑，坡地可挖成鱼鳞坑，防止水土流失。坑多施入枯枝落叶，以供栽树之用。

三、田间管理

枳椇子幼苗生长缓慢，要加强幼树的管理。一般 5～6 年才开始挂果。每年春夏杂草生长时要松土除草，干旱时及时浇水。春季 3 月，夏季 6 月，冬季 11 月施三次肥料，促进生长。按现代矮化拉枝技术，可以提前到 3～4 年挂果。栽后第二年，小树长到 1～1.5m 时把主杆拉弯；让其分生二级枝条，再用同法拉技，在第三级和四级枝条上即可开花结果，并且树枝向四面展开，达到早结果，多结果，提高经济收入。

四、病虫害防治

枳椇子的生活力比较强，抗病性能好，树苗期常见有叶枯病和蚜虫。叶枯病在发病前和发病初用 1：1：400 的波尔多液防治。蚜虫危害嫩梢和嫩芽，用 40%乐果 2000 倍水溶液喷洒，即可取得满意的防治效果。

【采收加工】在冬季 11 月霜降后经过几次霜冻，果梗变为红褐时采摘。剪下果枝，储于阴凉处，后熟 7～10d。晒干，取出种子，干燥。

环境、安全要求：农药、化肥等的使用必须符合国家的相关规定，不得污染环境。

【化学成分】

1) 皂苷和糖苷：枳椇子含有枳椇皂苷 C、D、G、G′、H（hovenoside C、D、G、G′、H），枳椇皂苷 D、G 相应的苷元为酸枣苷元。

2) 生物碱：黑麦草碱（perlolyfine）。

3) 黄酮类化合物：山奈酚（kaempferol）、双氢山奈酚（dihydrokaempferol）、洋芹素（apigenin）、4′,5,7-三羟基-3′,5′-二甲氧基黄酮（4′,5,7-trihydroxy-3′,5′,-methoxy-flavanone）、杨梅黄素（myricetin）、槲皮素（quercetin）和双氢杨梅黄素（dihydromyricetin）（时涛等，2006）。

4) 三萜类化合物：白桦酯醇、3-羟基-18（19）-烯-齐墩果烷-28-酸、$2\alpha,3\beta$-二羟基白桦脂酸（张晶等，2007）。

5) 挥发油：8-氧化任酸甲酯（1.58%）、9-氧化任酸甲酯（8.11%）、10-氧化任酸甲酯（5.71%）、辛酸甲酯（1.63%）、己酸甲酯（0.88%）、十六酸甲酯（12.62%）、$\Delta^{9,12,15}$-十八碳二烯酸甲酯（36.28%）、Δ^{7}-十六烯酸甲酯（1.03%）、十八烯酸甲酯（7.16%）、十九烷酸甲酯（3.29%）、十四烷酸甲酯（0.96%）、二十烷酸甲酯（1.54%）、二十二烷酸甲酯（1.16%）（时涛等，2007）。

6) 营养成分：每 100g 枳椇子含水分 83.2g、蛋白质 0.9g、脂肪 0.5g、纤维 5.9g、碳水化合物 9.2g、灰分 0.3g、硫胺素 0.02mg、抗坏血酸 60mg、钾 325mg、钠 0.4mg、钙 16mg、铁 0.2mg、锌 0.18mg、磷 27mg。

7) 其他类型化合物：此外，还含有大量的苹果酸、草酸、乙酸等。其中，葡萄糖、钙的含量较其他水果要高。β-谷甾醇，胡萝卜苷（申向荣和张德志，2006）。

【显微鉴别与含量测定】

一、显微鉴别

种子横切面：外表皮为 1 列栅状细胞，长约 $180\mu m$，宽约 $12\mu m$，外壁薄，侧壁甚厚，胞腔窄缝状，靠内壁处膨大，外侧具光辉带。色素层细胞数列，近卵形或多角形，含有棕色物，其内数列薄壁细胞较小，不含色素。内表皮细胞径向延长，排列较整齐。外胚乳细胞颓废，内胚乳细胞壁较厚，子叶细胞壁薄，均充满糊粉粒。

二、含量测定

1）供试品溶液。取本品粉末（过三号筛）约 3g，精密称定，置具塞锥形瓶中，精密加入 80％甲醇 50ml，密塞，称定重量，加热回流 2h，放冷，再称定重量，用 80％甲醇补足减失的重量，摇匀，过滤。精密量取续滤液 20ml，加盐酸 1ml，置 90℃水浴中加热回流 1.5h，取出，迅速冷却，转移至 25ml 量瓶中，加 80％甲醇至刻度，摇匀，用 $0.45\mu m$ 滤膜过滤，取续滤液作为供试品溶液。

2）对照品溶液。精密称取槲皮素对照品 19.85mg 置于 50ml 量瓶中，加 80％甲醇溶解并稀释至刻度，得槲皮素浓度为 $397\mu g/ml$ 的对照品贮备液。吸取对照品贮备液 10ml 置 50ml 量瓶中，加 80％甲醇溶解并稀释至刻度，得槲皮素浓度为 $79.4\mu g/ml$ 的对照品溶液。分别吸取一定量的对照品溶液用甲醇稀释成浓度为 $7.94\mu g/ml$，$15.88\mu g/ml$，$23.82\mu g/ml$，$31.76\mu g/ml$，$39.7\mu g/ml$，$47.64\mu g/ml$ 的对照品溶液。

3）色谱条件及系统适用性试验。色谱柱：Synergi4u Fusion-RP 80（250mm×4.60mm，$4\mu m$，Phenomenex 公司）；流动相：乙腈-0.5％磷酸（33：67），流速为 1.0ml/min；检测波长 360nm；柱温 30℃。分别取对照品溶液（槲皮素浓度为 $31.76\mu g/min$）、供试品溶液 10μl 注入色谱仪，按上述色谱条件，记录色谱图。槲皮素含量不低于 0.704％（文为等，2006a，2006b）。

【主要参考文献】

申向荣，张德志. 2006. 枳椇子石油醚部位的化学成分研究. 广东药学院学报，22（6）：594，595

时涛，陈振德，陶金成等 2007. 枳椇子脂肪油超临界 CO_2 流体萃取及 GC-MS 分析. 中国药房，18（4）：1866，1867

时涛，王晓玲，陈振德等. 2006. 枳椇子化学成分及其药理活性研究进展. 中药材，29（5）：510～512

文为，张洪，曹嵘. 2006a. 枳椇子的质量控制. 中国医院药学杂志，26（5）：538～540

文为，张洪，曹嵘. 2006b. 枳椇子质量标准初步研究. 中国中医药信息杂志，13（5）：46，47

张晶，陈全成，田义新. 2007. 枳椇子中的萜类成分. 中国天然药物，5（4）：315，316

洋 金 花

Yangjinhua

FLOS DATURAE

【概述】为伏牛山道地药材，始载于《本草纲目》："曼陀罗，生北土，人家亦栽之。春生夏长，独茎直上，高四、五尺，生不旁引，绿茎碧叶，叶如茄叶，八月开白花，凡六瓣，状如牵牛花而大，攒花中折，骈叶外包，而朝开夜合，结实圆而有丁拐，中有小子。八月采花，九月采实。八月采此花，七月采火麻子花，阴干，等分为末，热酒调服三钱，少顷昏昏如醉。割疮灸火，宜先服此，则不觉其苦也。按周密《癸辛杂识》云：汉北回回地方，有草名押不芦，以少许磨酒饮，即通身麻痹而死，加以刀斧亦不知，至三日，则以少药投之即活，御药院中亦储之。昔华佗能剖肠涤胃，岂不有此等药耶。诸风及寒湿脚气，煎汤洗之。又主惊痫及脱肛，并入麻药。"产河南各地；生于山坡草地或路边宅旁。叶和花中含莨菪碱和东莨菪碱，作麻醉剂，全株有毒，以种子最毒。辛，温；有毒。归肺、肝经。

【商品名】洋金花

【别名】曼罗花、曼陀罗花、千叶曼陀罗花、层台曼陀罗花、山茄花、押不芦、胡茄花、大闹杨花、马兰花、风茄花、佛花、天茄弥陀花、洋大麻子花、关东大麻子花、虎茄花、风麻花、酒醉花、羊惊花、枫茄花、广东闹羊花、大喇叭花

【基原】为茄科植物白花曼陀罗 *Datura metel* L. 的干燥花。

【原植物】一年生草本或半灌木，高 0.5～2m，全体近无毛。茎基部稍木质化。叶互生或在茎上部呈假对生，叶片卵形或宽卵形，顶端渐尖，基部不对称楔形，圆形或截形，长 5～13cm，宽 4～6cm，全缘或有波状短齿；叶柄长 2～5cm。花单生于枝杈间或叶腋，直立；花萼筒状，稍有棱纹，长 4～9cm，顶端 5 裂，裂片狭三角形或披针形；花冠长漏斗状，长 14～17cm，直径 6～8cm，白色、紫色或淡黄色，5 裂，裂片顶端有小尖头，栽培类型有 2 重瓣或 3 重瓣，内花冠 5～10 裂；雄蕊 5 个，或变态为 15 个且附有鳞片；子房球形，疏生短刺毛。蒴果近球形或扁球状，横生，疏生粗短刺，直径约 3cm，不规则 4 瓣；种子多数，淡褐色。花果期 4～11 月。

【药材性状】本品多皱缩成条状，完整者长 9～15cm。花萼呈筒状，长为花冠的 2/5，灰绿色或灰黄色，先端 5 裂，基部具纵脉纹 5 条，表面微有茸毛；花冠呈喇叭状，淡黄色或黄棕色，先端 5 浅裂，裂片有短尖，短尖下有明显的纵脉纹 3 条，两裂片之间微凹；雄蕊 5，花丝贴生于花冠筒内，长为花冠的 3/4；雌蕊 1，柱头棒状。烘干品质柔韧，气特异；晒干品质脆，气微，味微苦。

【种质来源】本地野生

【生长习性及基地自然条件】生于林边、田野、路旁等处，有少量栽培。主产内蒙古、河北、河南及东北、西北诸省、自治区。

【种植方法】

一、选地整地

零星或成片均可，土壤环境重金属含量不得超标。忌连作，前茬以豆科植物和禾本科为好，茄科地不宜栽培。喜肥，施基肥（农家腐熟厩肥）3.75～7.5kg/m²，并配合施氮磷肥 15～30g/m²。深耕蓄水使旱能保墒、涝能排水，就可获得高产。小气候环境不能太干燥，湿度适宜则生长更好。

二、繁殖方法

洋金花花期长而果实成熟期不一致,故应分期分批采集完整无病虫的果实做种用。8~10月当蒴果由绿变黄,上部开裂种子变黑色时采集为宜,其种子上附有酸性物质而须用清水淘净晒干存用。一般贮藏条件下,种子寿命3~4年。播种应视当地气温恒定通过15℃才能开始下种(3月下旬至4月上旬),可育苗移栽或穴式直播,用种量0.23~0.37g/m²。育苗床内幼苗培育至苗高20cm左右、便可分苗带土移栽,行株距80cm×70cm,也可采用宽窄行法。

三、田间管理

间定苗和补苗及中耕除草,穴播田苗高10cm间苗、去弱留强,20cm时定苗、穴留苗1或2株,同时结合中耕除草浇人畜粪肥水1次,苗高30cm时再结合中耕除草施农家肥、并培土防倒伏。洋金花生长快易脱肥使叶色变黄,可用0.30%磷酸二氢钾和0.50%尿素混合液于上午或下午进行叶面喷肥促增产,洋金花喜湿润环境、天旱时可于早晚浇水保苗,并根际覆草保墒,大雨后应排水防涝致倒伏。

四、病虫害防治

1)黑斑病。为害叶片,防治方法:①收获后清园,烧毁病核病叶;②发病前及发病初喷洒50%退菌特1000倍液或65%可湿性代森锌500倍液,每周1次,连续3或4次。

2)茄二十八星瓢虫。为害叶片,夏季易发。防治方法:用90%敌百虫原药800倍液喷雾防治;忌与茄科作物轮作。

3)蚜虫。用40%乐果乳剂2000倍液防治。

【采收加工】洋金花的开花期不一致,所以应分次采摘。采花期6月已开始,7~8月为采花盛期,9~10月为采花末期。一般在含苞未放时连花萼一起采下带花萼的花朵,其麻醉有效成分含量最高,质量也好,过早过晚均会降低质量,连花柄采回的鲜花应在12h内晒(烘)干,否则易发酵腐烂,药材质量以晒干为好(也可用箱式太阳灶烘干),阴雨天也可以低温(<60℃)烘干(蒸发脱水干制工艺)。

【化学成分】含莨菪碱(hyoscyamine)、阿托品(atropine)、东莨菪碱(scopolamine)、消旋东莨菪碱(dl-atroscine)、脂肪油等。白曼陀罗花含莨菪烷型生物碱0.12%~0.82%,其中天仙子碱(hyoscine)即东莨菪碱(scopolamine)含量为0.11%~015%,天仙子胺(hyoscyamine)又名莨菪碱为0.01%~0.37%。还含阿托品(atropine)。毛曼陀罗花含生物碱0.19%~0.53%,其中东莨菪碱为0.17%~0.53%,莨菪为0.01%~0.49%。还含阿托品,酪胺(tyramine),阿相东莨菪碱(aposcopolamine)即阿相天仙子碱(apohyoscine)。同属植物曼陀罗的花含生物碱0.14%~0.33%,其中东莨菪为0.03%~0.09%,莨菪碱为0.08%~0.28%,还含阿托品。木本曼陀罗的花含较多的东莨菪碱,可多达0.4%,还含莨菪碱及微量的阿托品。

【鉴别与含量测定】

一、鉴别

1) 本品粉末淡黄色。花粉粒类球形或长圆形，直径 42~65μm，表面有条纹状雕纹。花萼非腺毛 1~3 细胞，壁具疣突；腺毛头部 1~5 细胞，柄 1~5 细胞。花冠裂片边缘非腺毛 1~10 细胞，壁微具疣突。花丝基部非腺毛粗大，1~5 细胞，基部直径约至 128μm，顶端钝圆。花萼、花冠薄壁细胞中有草酸钙砂晶、方晶及簇晶。

2) 取本品粉末 1g，加浓氨试液 1ml，混匀，加三氯甲烷 25ml，摇匀，放置过夜，过滤，滤液蒸干，残渣加三氯甲烷 1ml 使溶解，作为供试品溶液。另取硫酸阿托品对照品、氢溴酸东莨菪碱对照品，加甲醇制成每毫升各含 4mg 的混合溶液，作为对照品溶液。照薄层色谱法（《中华人民共和国药典》2005 版附录ⅥB）试验，吸取上述两种溶液各 10μl，分别点于同一硅胶 G 薄层板上，以乙酸乙酯-甲醇-浓氨试液（17：2：1）为展开剂，展开，取出，晾干，喷以稀碘化铋钾试液。供试品色谱中，在与对照品色谱相应的位置上，显相同颜色的斑点。

二、含量测定

1) 色谱条件与系统适用性试验。以十八烷基硅烷键合硅胶为填充剂，以乙腈-0.07mol/L 磷酸钠溶液（含 0.0175mol/L 十二烷基硫酸钠，用磷酸调节 pH 至 6.0）（50：100）为流动相；检测波长为 216nm。理论板数按氢溴酸东莨菪碱峰计算应不低于 3000。

2) 对照品溶液的制备。精密称取氢溴酸东莨菪碱对照品适量，加流动相溶解并制成每毫升含 0.5mg 的溶液，即得（东莨菪碱重量＝氢溴酸东莨菪碱/1.445）。

3) 供试品溶液的制备。取本品粉末（过三号筛）约 1g，精密称定，置锥形瓶中，加入 2mol/L 盐酸溶液 10ml，超声处理 30min（功率 250W，频率 40kHz），放冷，过滤，滤渣和滤器用 2mol/L 盐酸溶液 10ml 分数次洗涤，合并滤液和洗液，用浓氨试液调节 pH 至 9，用三氯甲烷振摇提取 4 次，每次 10ml，合并三氯甲烷液，回收溶剂至干，残渣用流动相溶解并转移至 5ml 量瓶中，稀释至刻度，摇匀，即得。

4) 测定法。分别精密吸取对照品溶液与供试品溶液各 10μl，注入液相色谱仪，测定，即得。

本品按干燥品计算，含东莨菪碱（$C_{17}H_{21}NO_4$）不得少于 0.15%。

【附注】

1. 曼陀罗（又名醉心花、老鼠刺）*Datura stramonium* L.

产河南全省各地；生于山坡、路边、草地和宅旁附近。分布于全国各省区。广布于世界热带及温带。全株有毒，含莨菪碱，药用，有镇静、镇痉、镇痛、麻醉等效，治哮喘、惊痫等症。种子油可制肥皂及掺和油漆用。草本或半灌木，高 0.5~1.5m，全株近无毛或幼嫩部分被短柔毛。茎粗壮，基部木质化。叶宽卵形，长 6~18cm，宽 3~10cm，顶端渐尖，基部不对称楔形，边缘有不规则的波状浅裂或波状牙齿，裂片三角形；叶柄长 3~5cm。花单生于枝杈间或叶腋，直立，有短梗；花萼筒状，长 4~5cm，筒部有 5 棱角，5 浅裂；花冠漏斗状，长 6～10cm，5 浅裂，裂片有短尖头，上部白色或紫色；雄蕊 5 个，内藏；子房卵形，2 室或不完全 4 室，表面密生柔针毛。蒴果直立，卵形或卵状球形，长 2～4cm，直径 2～3cm，表面密生坚硬针刺或无针刺，规则 4 瓣开裂；种子多数，卵圆形，黑色或淡红褐色。花期 5～9 月；果熟期 6～11 月。

2. 毛曼陀罗（又名风茄花）*Datura innoxia* Mill

　　产河南全省各地；生于路边宅旁、村边。分布于河北、山东、湖北、江苏、新疆等省区，上海、南京、北京、大连等地有栽培。叶和花入药，含莨菪碱或东莨菪碱，功效同曼陀罗。一年生草本或半灌木，高 1～2m，全体密被白色细腺毛和短柔毛。茎粗壮直立。叶片宽卵形，长 10～18cm，宽 4～15cm 顶端急尖，基部不对称近圆形，全缘或有波状疏齿；叶柄长 4～5cm，花单生，直立或斜生，花梗长 1～2cm 花萼筒圆柱状，无棱角，长 8～10cm，5 裂；花冠漏斗状，长 15～20cm，直径 7.5cm，上部白色，花开后呈喇叭状，5 裂，裂片间有小尖头；雄蕊 5 个；子房卵圆形，密生白色柔刺毛。蒴果常斜垂，近圆形，直径 4cm，表面密生针刺和灰白色柔毛，针刺细，果熟时由顶端 4 瓣裂；种子扁肾形，褐色。花果期 6～9 月。

【主要参考文献】

丁宝章，王遂义. 1997. 河南植物志. 第三册. 郑州：河南科学技术出版社，412，413

苏建文，范学均，黄丽梅等. 2008. 洋金花的栽培利用与开发研究. 中药材，11：56

杨炳友，唐玲，肖洪彬等. 2006. 洋金花化学成分研究. 中国中医药科技，13（4）：253

中华人民共和国药典委员会. 2005. 中华人民共和国药典. 北京：化学工业出版社，188

荆　三　棱

Jingsanleng

RHIZOMA SCIRPI YAGARAE

　　【概述】三棱始载于《本草拾遗》，涉及的种类较多。《本草纲目》云："三棱多生荒废陂池湿地，春时丛生，夏秋抽高茎，茎端复生数叶，开花六七枝，花皆细碎成穗，黄紫色，中有细子。其叶茎花实俱有三棱。"

　　黑三棱科黑三棱商品荆三棱与莎草科荆三棱商品黑三棱均有较长的药用历史。莎草科荆三棱商品黑三棱自《本草拾遗》（公元 739 年）记载至今有 1250 多年历史。黑三棱科黑三棱商品荆三棱自《图经本草》（公元 1067 年）记载至今已有 930 多年历史。历代本草记载多有混淆和矛盾处，品种混乱由来已久。从文献记载看也确实各有出处，原植物生长环境相同，均为池塘湿地，均有横贯的根状茎相连。但植物体与根及根茎是相差甚远。采收加工后的药材商品也决非一种植物可成两种商品。从文献记载分析，莎草科荆三棱、黑三棱均认为是正品。《中国药典》在三棱项下，收载的是黑三棱科黑三棱。《中药志》将莎草科荆三棱作附录记载并记述功用同黑三棱科黑三棱。《中药大辞典》在三棱项下将莎草科荆三棱收载，并用"备考"在最后抄录了《图经本草》部分记述。荆三棱产于河南各丘陵及平原地区；生于水边湿地、浅水中。块茎入药，有破淤血、消积聚等功效，用于用于癥瘕痞块，淤血经闭，食积胀痛。辛、苦，平。归肝、脾经。

【商品名】荆三棱

【别名】京三棱、黑三棱、光三棱、红蒲根、泡三棱、三棱草根、山棱、山林、草三棱

【基原】为莎草科藨草属植物荆三棱 *Scirpus fluviatilis* (Torr.) A. Gray [*S. yagara* Ohwi]，以块茎入药。

【原植物】多年生草本，高 70～150cm。匍匐根状茎长而粗壮，顶生球状块茎。秆粗壮，有 3 个锐棱。叶条形，基生和秆生，宽 5～10mm；叶鞘长达 20cm。叶状苞片 3～4 枚，比花序长；长侧枝聚伞花序简单，有 3 或 4 个辐射枝；每个辐射枝有 1 或 3 枚小穗；小穗长 1～2cm，具多数花；鳞片覆瓦状排列，长约 7mm，被短柔毛，仅 1 条中脉，顶端具 2～3mm 长的芒；下位刚毛 6 条，有倒刺，与小坚果等长，雄蕊 3 枚；柱头 3 个。小坚果三棱形，长 3～3.5mm。花果期 6～9 月（丁宝章和王遂义，1997）。

【药材性状】呈球形或倒圆锥形，长 3～4cm，直径 2～3cm，表面黑褐色或红棕色，有皱纹，须根痕较少，去皮者外形与上述相似，质轻而坚，入水中多漂浮水面，横切面平坦，黄色，有散在的维管束，气微，味淡。

【种植来源】本地野生或栽培

【生长习性及基地自然条件】喜暖湿润气候，宜在向阳、低湿的环境中生长。对土壤要求不严，可栽种在沟渠、池塘的浅水处，也可栽在水田里。

【种植方法】栽培技术用块茎繁殖。冬季收获的块茎，放于窖中贮藏，翌春用贮存的块茎或临时挖取的块茎为繁殖材料，按 30cm 开穴、深约 10cm，每穴平放块茎 2 或 3 个，栽后浇灌清水，经常保持有水。

田间管理苗出齐后，须经常拔除杂草；生长期中追肥 2 次，夯苗后追肥 1 次，以人畜粪水为主，也可施用硫酸铵，5～6 月进行第 2 次追肥，先撒施草木灰或圈肥及过磷酸钙，施后中耕薅到土里，并实行浅水灌溉，切忌断水干旱。冬季苗枯时收获，割去枯残茎叶，挖取块茎，洗净，晒至八成平时，放入竹笼里，撞去须根和粗皮，或削去外皮，晒或炕至全干。

【采收加工】药用部位为块茎。冬季至次春采挖，除去茎叶及须根，洗净，用刀削去块状根茎的外皮后，晒干或烘干。以身干、体重、质坚实、去净外皮，表面黄白色者为佳。

环境、安全要求：农药、化肥等的使用必须符合国家的相关规定，不得污染环境。

【化学成分】白桦醇（betulin）、对羟基桂皮酸（*p*-hydroxy cinnamic acid）、藨草素 A（scirpusin A）、白藜芦醇（resveratrol）、piceatannol 及 scirpusin B、白桦脂醇（betulin）和甘露醇（mannitol）、挥发油主要成分为棕榈酸（palmitic acid）、亚油酸（linolic acid）、邻苯二甲酸双（2-甲氧基）乙酯（phthalic acid bismethylglycol-ester）、邻苯二甲酸双（2-甲基）丙酯（1,2-benzenedicarboxylic acid di-2- methyl ester）等（康昆等，2008）。

【显微鉴别】

1) 块茎横切面：皮层为通气组织，多被削去，偶有残存。近内皮层外侧有 2 或 3 层厚壁细胞环带，棕色或暗棕色，细胞壁木化。内皮层细胞增厚呈马蹄形。中柱鞘纤维 1 列或成束与小型维管束相间排列，中柱薄壁细胞类多角形，含微小的淀粉粒，直径不及 1μm，维管束周木型或外韧型，在薄壁组织中散有分泌细胞。

2) 粉末特征：灰棕色。厚壁细胞单个散在、两个并列或成片，黄棕色、绿棕色、黄绿色或淡黄色，多呈长条形，少数类圆形或长圆形，边缘多不规则波状凹凸或有短分枝，有的较平整，长15～216μm，直径 7～34μm，壁厚4～16μm，非木化或微木化，纹孔细小，孔沟短而密，壁极厚者胞腔不明显。

木化薄壁细胞呈类长方形或长椭圆形，两端平钝或斜尖，长 77～125μm，直径 14～32μm，壁厚 4～7μm，连珠状。

导管薄壁细胞呈长条形，长 18～180μm，直径 5～18μm，壁厚 2～4μm，连珠状，微木化。

分泌细胞呈类圆形，直径 23～36μm，壁稍厚，内含棕色物。

薄壁细胞呈多角形或类圆形，直径 22～81μm，壁厚 2～5μm，非木化，有的可见纹孔及孔沟。

木纤维多成束，黄色，细长，末端渐尖，长 72～288μm，直径 7～18μm，壁厚 3～5μm，微木化，孔沟较稀疏。另可见内皮层细胞和梯纹、网纹导管。

【主要参考文献】

丁宝章，王遂义. 1997. 河南植物志. 第四册. 郑州：河南科学技术出版社，245，246

康昆，时育红，张鹏飞等. 2008. 荆三棱化学成分的研究（Ⅰ）. 天然产物研究与开发，20：639

草 麻 黄

Caomahuang

HERBAL EPHEDRAE

【概述】本品为大宗药材。麻黄始载于《本经》，列为中品。《别录》谓："麻黄生晋地及河东。立秋采茎阴干，令青。"陶弘景云："今出青州、彭城、荥阳、中牟者为胜，色青而多沫。"段成式《酉阳杂俎》云："麻黄茎端开花，花小而黄，簇生。子如覆盆子，可食。至冬枯死如草，及春却青。"苏颂云："今近京多有之，以荥阳、中牟者为胜。苗春生，至夏五月则长及一尺已来。梢上有黄花，结实如百合瓣而小，又似皂荚子，味甜，微有麻黄气，外皮红裹人，子黑。根紫赤色。俗说有雌雄二种，雌者于三月、四月内开花，六月内结子，雄者无花不结子。至立秋后收采其茎阴干，令青。"以上记述的产地与现在麻黄产地基本一致，所述植物形态极似草麻黄。

麻黄辛、微苦，温。归肺、膀胱经。草麻黄具有发汗散寒，宣肺平喘，利水消肿。用于风寒感冒，胸闷喘咳，风水浮肿，支气管哮喘。蜜炙麻黄润肺止咳，多用于表证已解，气喘咳嗽。本品能兴奋中枢神经，对于大脑、中脑及间脑、呼吸与循环中枢均有兴奋作用；还有类似肾上腺素的作用；能抗过敏，亦可用于荨麻疹。局部作用能使鼻黏膜血管收缩；麻黄挥发油对流感病毒有抑制作用。该物种为中国植物图谱数据库收录的有毒植物，其毒性为草麻黄全草及种子有毒，服大量中毒后初表现为中枢兴奋、神经过敏、焦虑不安、烦躁、心悸、心动过速、头痛、眩晕、震颤、出汗及发热，有的有恶心、呕吐、上腹胀痛、瞳孔散大，或有排便困难、心前区疼痛，重度中毒者则视物不清、呼吸困难、惊厥、最后因呼吸衰竭、心室纤颤而死亡。

河南孟津县、洛阳市的白马寺、邙山、首阳山等地有栽培；生于黄土丘陵、沙地。

【商品名】草麻黄

【别名】麻黄、龙沙、卑相、卑监、狗骨、色道麻、结力根、麻黄草、草麻黄、山麻黄、田麻黄、华麻黄、木麻黄、西麻黄、朱芯麻。

【基原】本品为麻黄科植物草麻黄 *Ephedra sinica* Stapf 的草质茎。

【原植物】

1. 草麻黄

灌木草本状，高 20～40cm。木质茎极短或匍匐状，小枝直伸或微曲，节间长 2.5～55mm，径约 2mm，纵槽常不明显。叶对生，膜质鞘状，基部 1/3～2/3 合生，上部三角形。雄花序成复穗状，常具总梗；苞片常 4 对，每雄花有 7 或 8 个雄蕊，花丝合成，有时先端微分离；雌花序卵形，长 6～8mm，苞片 4 对，绿色，下部 3 对 1/4～1/3 合生，最上 1 对 1/2 合生，具 2 朵雌花，各有胚珠 1 个，珠被管直立或先端微弯。种子 2个，包于肉质苞片中，不外露或与肉质苞片等长，长卵形，褐色，长 5～6mm，直径 2.5～3.5mm，表面常有细皱纹，种脐半圆形，明显。花期 4～5 月；7 月种子成熟。

2. 中麻黄

灌木，高 1m 以上。茎直立，粗壮，小枝对生或轮生，灰绿色，节间通常长 3～6cm，直径 2～3mm。叶 3 片轮生，基部 2/3 结合成膜质鞘状，裂片钝，三角形或钝三角形。雄花序通常无梗，数个密集与节上成簇，稀 2 或 3 个生于节上，由 3～5 轮或交互对生的苞片组成，仅先端 1 轮或 1 对苞片生有 2 或 3 朵雌花；株被管长达 3mm，长螺旋状弯曲，稀短而不明显弯曲。雌花序成熟时，苞片膨大成肉质，红色。种子通常 3个，包于肉质苞片内，不外露，长 5～6mm，直径约 3mm。花期 5～6 月；7～8 月种子成熟。

河南郑州、洛阳、开封等市有栽培。分布于吉林、辽宁、陕西、山西、甘肃、青海、新疆、西藏等省（自治区）。

3. 木贼麻黄

直立小灌木，高达 1m。木质茎直立，间或部分匍匐状，小枝细，直径约为 1mm。节间短，长 1～2.5cm，纵槽纹不明显，蓝绿色或灰绿色，常被白粉。叶对生，大部合生，仅先端分离，宽三角形。雄花序单生或 3 或 4 个集生于节上；雌花序常 2 个对生，发育成熟时肉质红色，长卵形或卵形，长 8～10mm，直径 4～5mm。种子常 1 个，窄长卵形，长约 7mm，直径 2.5～3mm。花期 6～7 月；8～9 月种子成熟。

河南有栽培。

【药材性状】

1. 草麻黄

呈细长圆柱形，少分枝，直径 1~2mm。有的带少量棕色木质茎。表面淡绿色至黄绿色，有细纵脊线，触之微有粗糙感。节明显，节间长 2~6cm。节上有膜质鳞叶，长 3~4mm；裂片 2（稀 3），锐三角形，先端灰白色，反曲，基部联合成筒状，红棕色。体轻，质脆，易折断，断面略呈纤维性，周边绿黄色，髓部红棕色，近圆形。气微香，味涩、微苦。

2. 中麻黄

多分枝，直径 1.5~3mm，有粗糙感。节上膜质鳞叶长 2~3mm，裂片 3（稀 2），先端锐尖。断面髓部呈三角状圆形。

3. 木贼麻黄

较多分枝，直径 1~1.5mm，无粗糙感。节间长 1.5~3cm。膜质鳞叶长 1~2mm；裂片 2（稀 3），上部为短三角形，灰白色，先端多不反曲，基部棕红色至棕黑色。

【种质来源】种植居群

【生长习性及基地自然条件】

1. 生物学特性

喜凉爽较干燥气候，耐严寒，对土壤要求不严格，砂质壤土、砂土、壤土均可生长，低洼地和排水不良的黏土不宜栽培。草麻黄喜生于干旱和半干旱沙质土壤，多分布于阳光充足的草原和半荒漠地区。

2. 自然自然条件

1）温度影响麻黄的地理分布。从麻黄的分布范围看。麻黄可在 -31.6~42.6℃ 的极端气温条件下生存。兼有嗜温耐热植物和耐寒植物的特性，在极端生境条件下具有较大的生存概率。但是，麻黄的正常生长发育仍要求较高的气温。赤峰产区调查，在年平均气温 6.0~7.0℃ 的温度气候区域内麻黄分布广、数量多。往往形成优势群丛；在年平均气温 4.3~6.0℃ 的区域内。麻黄生长发育正常，并随着年平均气温降低到 -1.61~4.2℃ 的区域内没有麻黄分布。

2）麻黄分布在湿度低冰分较少的地区。麻黄的地理分布，随着年降水量的增多而减久如在降水量为 300~340mm 的区域内，湿润度在 0.38 以下，麻黄集中分布，是本区的最适生境。而降水量为 400~500mm（局部在 500mm 以上）。年湿润度为 0.6~0.8 的区域内，几乎没有麻黄分布。当地下水位上升，土壤含水量增大，草地植被形成低地草甸草原时，麻黄即完全消失。

3）麻黄适宜在沙质性土壤中生长。土壤与麻黄的分布和生长关系密切，表土 0~20cm 的土壤基质层对麻黄水平根的分布发育尤其重要。在以风沙土为主的沙质灰铝土干草原区麻黄分布广泛，特别是上层有机质含量不低于 1%。pH 在 8 左右，麻黄生长良好。而在以栗钙土为主的低山丘陵干草原区。麻黄只有零星分布。在以棕壤为主的山地草甸草原区几乎没有麻黄分布。此外，麻黄不宜在低洼地和排水不良、通透性差的新土中生长，这与其根蘖型的生物学特性有关。

【种植方法】

一、麻黄直播种植

将麻黄种子直接播入大田，不经过育苗移栽的过程而进行麻黄常规管理、采收的栽培方式。

1. 选地整地

直播地的选择除具有一般麻黄移栽田所具备的条件外。必须有充足水源后己水设备齐全，能满足直播苗要求，杂草少，以降低除草强度。

2. 播种

一般采用穴播或条播。穴播每亩不低于 30 000 穴，每一穴播种 7 或 8 粒，条播采用宽窄行法，宽行间距 40~50cm，窄行间距 20cm。有喷灌条件的地区可用接开沟。亩播种量 0.8~1.0kg，覆土厚度 1.0~0.5cm，播后及时灌水，灌水次数与培育一年生实生苗相同。

3. 施肥

在直播时为维持地力，每亩最好施入 2500kg 农家肥以培肥地力。在此基础上根据不同土壤类型，配以不同水平的施、磷、钾肥及微肥，一般磷、钾肥与微肥以基肥形式一次施入；氮肥则 1/2 作种肥，1/2 作追肥分次施入。

4. 田间管理

幼苗期的管理与麻黄育苗的田间管理措施相同二龄以上苗的管理与移栽苗的管理相同、直播苗的采收可在三龄苗开始进行。

二、麻黄育苗及移栽定植技术

1. 麻黄移栽田（大田）的选择

麻黄是一次定植。麻黄种植田的选择主要有两种类型；一类是集约化经营的高产高效栽培方式；另一类是利用开发的沙荒地进行种植，即治沙产麻黄兼得的沙荒地开发种植模式。

2. 移栽田的整地

移栽田的平整程度根据其灌溉方式确定。沟渠灌溉要保持移栽地局部平整且灌水方便，喷灌地块则可粗略平整，便于作业即可。移栽前必须深耕土地，并结合耕地施入有机肥。高产田一般每亩施农家肥 4m³ 以上。

3. 移栽时间选择

适宜的移栽期不仅麻黄成活率高，而且移栽后缓苗快。生长旺盛。若移栽选择不当，麻黄移栽后不仅成活率低。而且成活的麻黄长势弱，早期产量低。适宜的移栽期为早春的 3 月下旬至 4 月下旬。雨季的 7 月底至 8 月下旬。

4. 移栽密度的选择

麻黄的产量是由单位面积内株数和单株重量决定的，所以密度一定要合理，麻黄密度的配置方式，有等距、宽行窄株和宽窄行结合栽植 3 种形式。经实践第 3 种方法比较合理，其通风透光好。利用萌蘖技、同化枝的产生和生长，可以缓和壮株与密植的矛盾，便于生育期补施肥料、中耕松土等田间管理作业。具体做法是：大行距在 50cm 不变的情况下，小行距为 30cm 时株距可保持 12～15cm；若小行距为 25cm 时，株距可保持 13～16cm，每亩株数即可保持在 12 000 株的幅度内，达到通风透光靠行距，增加株数靠株距的目的。

5. 移栽定植方法

麻黄移栽主要采用植苗全铲窄缝移植方法。在移栽前，先将移栽田底水灌足，移栽时当天起苗当天移栽，尽量不使种苗失水，栽时要进行大小苗分级，分别栽植，以免壮苗欺弱苗，大苗欺小苗，使其均衡生长和合理追肥。栽时苗子要端正直立，根系向四周自然伸展，不曲根，栽后用土填埋苗根时，将苗稍向上轻提摇动几下，消除根际间的空隙。

三、病虫害防治

麻黄是由野生变家种的新兴高经济特产栽培植物。人们对它的病虫害危害还了解甚少，目前已发现的病虫害有：

1）立枯病。防治方法：①播前土壤用硫酸亚铁每亩 15kg 浇灌消毒；②幼苗出齐后，要立即喷施或灌施放线菌酮福美双、百菌清 2787、苯菌灵、抗枯宁或代森锰锌等杀菌剂。可用一种农药单喷或多种农药混合剂喷施，其用量及施用方法在容器标签上一般均有说明。隔两周后再喷施一次，以后是否再施用，看幼苗染病情况而定。③易发病地要控制灌水量和灌水次数，尽量不要在地下水位高或低回阴湿地育苗。

2）猝倒病。防治方法：喷施百维灵、氨丙灵、地茂散等均有效。病情初发期喷施一次，两周后再喷施一次。如病情蔓延面积较大，每 5d 喷施一次。

3）蚜虫。防治方法：发生期及时用杀虫药交替使用防治，可喷施 50％杀螟松 1000～2000 倍液或 40％氧化乐果乳油 1000～1500 倍液，或 20％速灭杀了乳油 4000～5000 倍液，或灭蚜松、抗蚜威等杀虫剂，喷药间隔一周后再连续喷施一两次，可消灭虫害发生蔓延。

4）菟丝子。清除的方法：对只有零星片状菟丝子寄生的麻黄地可以将寄附有菟丝子的宿株，用镰刀割掉或连根拔除。如果有大片菟丝子出现危害时，可用除草剂消灭（李国富，2009；李宏琪和孙栋，2000）。

【采收加工】秋季采割绿色的草质茎，晒干，除去木质茎，残根及杂质，切段，置通风干燥处，防潮，以备生用，蜜炙或捣绒用。

1. 采收

合理采收麻黄草，必须首先了解麻黄碱在麻黄植物中所含规律和生长积累动态。草麻黄一年生幼苗总生物碱含量只有 0.1％～0.3％，二年生幼苗茎枝中总生物碱含量可达 0.7％～1.0％，三年生或二龄苗移栽二年含生物总碱可达 1.2％以上，达到和超过国家药典规定的生物碱含量 0.8％以上的要求。根据对麻黄再生特性的研究表明，人工种植的麻黄移栽第三年后生物碱含量可稳定 1.2％～1.5％，基本接近野生麻黄的含素量。

所以人工栽培的麻黄必须生长 3～4 年才能采割；为了增加采收量促使麻黄自身发育和有效成分含量的再积累，以后隔年采收一次为宜。

麻黄的根、花、假浆果（肉质苞片）和种子中不含麻黄碱，新生幼枝的生物碱和生物碱含量也很低，随着植物的生长发育，茎间中麻黄碱含量逐渐增加，在开花期过后形成第一个高峰（7 月中旬）；7 月下旬麻黄进入种子成型和乳熟期，加之雨季来临，相对湿度大，麻黄碱积累处于停滞或下降；9 月下旬后开始回升，形成第二个高峰。所以，麻黄的采割季节以秋末冬初，植物停止生长时最为适宜。一般在 10 月下旬至 11 月中旬采收；此时不但麻黄碱含量稳定，而且生物产量最高，经济效益也最佳。

采收部位为根茎上部 2cm 以上为宜，不能砍伤根茎芦头部，以免伤害根茎处不定芽萌发区。在麻黄小龄期提倡用剪刀采收，这样不会触动稳定的根系，第二次以上采收可根据情况改用锋利的手镰采割。麻黄采割后，最好能在根系部顺垄培土。以利第二年春季分蘖萌生更多的枝条。

2. 初加工

采收后的麻黄草要去除杂草、柴节等杂物，然后打捆，及时交售麻黄草定点收购和加工企业，或切段风干后进入药市销售。未经许可；不允许个人无照深加工提炼麻黄生物碱，更不得脱氧提炼去氧盐酸麻黄碱成品。

环境、安全要求：农药、化肥等的使用必须符合国家的相关规定，不得污染环境。

【化学成分】

1）生物碱类：麻黄噁唑酮（ephedroxane）、麻黄碱（ephedrine）、伪麻黄碱（d-pseudoephedrine）、N-甲基麻黄碱（N-methylephedrine）、6-甲氧基犬尿喹啉酸（6-methoxykynurenic acid）、（±）-1-苯基-2-亚胺基-1-丙醇（1-phenyl-2-imido-1-propanol）、类生物碱 4-羟基-7-甲氧基-2-喹啉羧酸（ephedralone）4-羟基-2-喹啉羧酸（kynurenic acid），4,6-二羟基-2-喹啉羧酸、4-羟基-6-甲氧基-2-喹啉羧酸、D-N-甲基伪麻黄碱（D-N-methyl-pseudoephedrine）、L-去甲基麻黄碱（L-nor-ephedrine）、去甲基伪麻黄碱（D-nor-pseudoephedrine）和麻黄次碱（ephedine，麻黄定）等（赵巍，2009）。

2）挥发油：含 I-a-松油醇（I-a-terpineol，萜品烯醇）、2,3,5,6-四甲基吡嗪（2,3,5,6-tetramethylpyrazine）、$\alpha,\alpha,$4-三甲基-3-环己烯-1-甲醇（$\alpha,\alpha,$4-trimethyl-3-cyclohexen-1-methanol）、β-松油醇（β-terpineol）、庚烷（heptane）、2-甲基-2-丁烯醇（2-methyl-2-butenol）、4-桉叶素（4-cineole）、邻-聚伞花素（O-cymene）、1,8-桉叶素（1,8-cineole）、四甲基吡嗪（tetramethylpyrazine）、芳樟醇（linalool）、1-松油醇（1-terpineol）、B-松油醇（1,3-terpineol）、4-松油醇（4-terpimol）、松油醇（terpineol）、四氢紫罗兰醇（tetrahydroionol）、对-异丙基-苯甲醛（4-methylethyl-benzaldehyde）、茴香醛（anisaldehyde）、E-牻牛儿醇（E-geraniol）、水芹醛（phellandral）、枯茗醇（cuminylalcohol）、Ot-紫罗兰酮（Ot-ionone）、6-甲基-2-乙叉基-3,5-庚二烯醛（6-methyl-2-ethylidine-3,5-heptadienal）、反式水合蒎醇（trans-sobrerol）、（2,6,6-三甲基-1,3-环己二烯-1-基)-2-丁烯酮、四氢牻牛儿基丙酮（tetrahydro-geranylacetone）、牻牛儿基丙酮（geranylacetone）、3,5,5-三甲基-9-甲叉-2,4a,5,6,7,8,9,9a-八氢-H-苯并环庚烯、香橙烯（aromadendrene）、β-紫罗兰酮（β-ionone）、4,11-二烯桉叶素（4,11-dieneeduesma)、喇叭茶醇（ledol）、十二酸酐（laurie anhydride）、异香橙烯环氧化物（isoaromadendreneepoxide）（许爱霞等，2006）。

3）黄酮类化合物：芹菜素（apigenin）、小麦黄素（tricin）、山奈酚（kaempferol）、芹菜素-5-鼠李糖苷（apigenin-5-rhamnoside）、蜀葵苷元（herbacetin）、3-甲氧基蜀葵苷元（3-methoxyherbacetin）及山奈酚鼠李糖苷（kaempferol rhamnoside）、牡荆素（vitexin），槲皮素（quercetin）、芦丁（rutin）、草棉黄素-8-甲醚-3-葡萄糖苷（herbacetin-8-methyl ether-3-glucoside）、木樨草素（luteolin）、山奈素（kaempferide）、山奈素-3-葡萄糖苷-7-鼠李糖苷（kaempferide-3-glucoside7-rhamnoside）、橙皮苷（hesperidin）。

4）有机酸类化合物：苯甲酸（benzoic acid，15）、反式肉桂酸（trans-cinnamic acid，16）、咖啡酸（caffeic acid，17）、对羟基苯乙酸（p-hydroxyphenylacetic acid，18）、绿原酸（chlorogenic acid，19）、原儿茶酸（protocatechuic acid，20）。

5）其他：杜鹃醇葡萄糖苷（rhododendrol4′-O-β-D-glucopyranoside）、对氨基苯酚（p-aminophenol）、大黄素甲醚（physcion）、大黄酸（rhein）、1-methyl-naphtho [2,3-d] [1,3] dioxole-6-carboxylic acid methyl ester、5-（hydroxy-isopropyl)-cyclohexene-carboxylic acid、鸟嘌呤（guanine）、胡萝卜苷（β-D-aucosterin）。

【鉴别与含量测定】

一、鉴别

1. 显微鉴别

本品横切面：草麻黄。表皮细胞外被厚的角质层；脊线较密，有蜡质疣状突起，两脊线间有下陷气孔。下皮纤维束位于脊线处，壁厚，非木化。皮层较宽，纤维成束散在。中柱鞘纤维束新月形。维管束外韧型，8～10 个。形成层环类圆形。木质部呈三角状。髓部薄壁细胞含棕色块；偶有环髓纤维。表皮细胞外壁、皮层薄壁细胞及纤维均有多数微小草酸钙砂晶或方晶。

中麻黄。维管束 12～15 个。形成层环类三角形。环髓纤维成束或单个散在。

木贼麻黄。维管束 8～10 个。形成层环类圆形。无环髓纤维。

2. 理化鉴别

取本品粉末 0.2g，加水 5ml 与稀盐酸 1 或 2 滴，煮沸 2～3min，过滤。滤液置分液漏斗中，加氨试液数滴使呈碱性，再加三氯甲烷 5ml，振摇提取。分取三氯甲烷液，置两支试管中，一管加氨制氯化铜试液与二硫化碳各 5 滴，振摇，静置，三氯甲烷层显深黄色；另一管为空白，以三氯甲烷 5 滴代替二硫化碳 5 滴，振摇后三氯甲烷层无色或显微黄色。

3. 薄层鉴别

取本品粉末 1g，加浓氨试液数滴，再加三氯甲烷 10ml，加热回流 1h，过滤，滤液蒸干，残渣加甲醇 2ml 充分振摇，过滤，滤液作为供试品溶液。另取盐酸麻黄碱对照品，加甲醇制成每毫升含 1mg 的溶液，作为对照品溶液。照薄层色谱法试验，吸取上述两种溶液各 5μl，分别点于同一硅胶 G 薄层板上，以三氯甲烷—甲醇—浓氨试液

（20∶5∶0.5）为展开剂，展开，取出，晾干，喷以茚三酮试液，在 105℃加热至斑点显色清晰。供试品色谱中，在与对照品色谱相应的位置上，显相同的红色斑点。

二、含量测定

1）色谱条件与系统适用性试验。以十八烷基硅烷键合硅胶为填充剂；以乙腈-0.1%磷酸（9∶87）为流动相；检测波长为 207nm。理论板数按盐酸麻黄碱峰计算应不低于 3000。

2）对照品溶液的制备。精密称取盐酸麻黄碱对照品 10mg，置 100ml 量瓶中，用甲醇溶解并稀释至刻度，摇匀。精密量取 2ml，置 25ml 量瓶中，用流动相稀释至刻度，摇匀，即得（每毫升含盐酸麻黄碱 8µg）。

3）供试品溶液的制备。取本品细粉约 0.2g，精密称定，置具塞锥形瓶中，精密加入甲醇 25ml，称定重量，超声处理（功率 160W，频率 50kHz）45min，放冷，再称定重量，用甲醇补足减失的重量，摇匀，过滤。精密量取续滤液 1ml，置中性氧化铝柱（100～200 目，1.5g，内径 1cm）上，用 50%甲醇洗脱，收集洗脱液约 9ml，置 10ml 量瓶中，加磷酸 1 滴，用 50%甲醇稀释至刻度，摇匀，即得。

4）检测。分别精密吸取对照品溶液与供试品溶液各 10～20µl，注入液相色谱仪，测定，即得。

本品按干燥品计算，含盐酸麻黄碱（$C_{10}H_{15}NO \cdot HCl$），不得少于 1.0%。

【主要参考文献】

李国富. 2009. 麻黄种植技术. 农村科技，7：18～20
李宏琪，孙栋. 2000. 麻黄种植丰产栽培技术，农村科技，10：21，22
许爱霞，葛斌，宋平顺等. 2006. 麻黄挥发油化学成分分析. 中国医院药学杂志，26（07）：804～807
赵巍. 2009. 草麻黄化学成分研究. 中国协和医院硕士论文.

韭 菜 子
Jiucaizi
SEMEN ALLII TUBEROSI

【概述】始载于《名医别录》，列为中品。韭子味辛、甘、无毒。河南各地普遍栽培，各山区有野生伏牛山种植较广。韭叶与花葶（韭薹）、花（韭花）均可作蔬菜。种子入药。能补肝肾、暖腰膝、壮阳固精，治阳痿梦遗，小便频数，遗尿，腰膝酸软冷痛，泻痢，带下，淋浊。凡腰膝酸软冷痛者，最宜食之。秋季果实成熟时采收，将果实摘下，晒干，搓出种子。生用或炒用。

【商品名】韭子或韭菜子

【别名】韭菜子、韭菜仁、丰本子、草钟乳子、起阳菜子、扁菜子

【基原】本品为百合科植物韭 *Allium tuberosum* Rottl. 的干燥成熟种子。

【原植物】多年生草本。具倾斜横生根状茎。鳞茎簇生，近圆柱状；鳞茎外皮暗

黄色至黄褐色，破裂成纤维状，呈网状或近网状。叶线形，扁平，实心，比花葶短，宽1.5～8mm，边缘平滑。花葶圆柱状，常具2纵棱，高25～60cm，下部被叶鞘；总苞单侧开裂，或2或3裂，宿存；伞形花序半球状或近球状，具多而较稀疏的花；小花梗近等长，比花被片长2～4倍，基部具小苞片，且数枚小花梗的基部又为1枚共同的苞片所包围；花白色，花被片常具绿色或黄绿色的中脉，内轮的矩圆状倒卵形，稀为矩圆状卵形，长4～8mm，宽2.1～3.5mm，先端短尖或钝圆，外轮的常较窄，矩圆状卵形至矩圆状披针形，长4～8mm，宽1.8～3mm，先端具短尖头；花丝等长，为花被片长的2/3～4/5，基部合生并为花被片贴生，内轮的稍宽；子房倒圆锥状球形，具3个圆棱，外皮具细的疣状突起。蒴果略呈球形；3浅裂。花期7～8月；果熟期8～9月（丁宝章和王遂义，1997）。

【药材性状】本品呈半圆形或半卵圆形，略扁，长2～4mm，宽1.5～3mm。表面黑色，一面突起，粗糙，有细密的网状皱纹，另一面微凹，皱纹不甚明显。顶端钝，基部稍尖，有两个小突起，较短的突起顶端灰棕色或灰白色，为种脐。较长的突起顶端为珠孔。纵切面可见种皮菲薄，胚乳灰白色，弯曲，子叶1枚。质坚硬。气特异，嚼之有韭菜味。质硬。气特异，味微辛。

【种质来源】本地野生或种植。

【生长习性及基地自然条件】

1. 生长发育特征

（1）分蘖。

分蘖是韭菜一个很重要的生育特性，也是韭菜更新复壮的主要方式。首先在靠近生长点上位叶腋处形成蘖芽。春播一年生韭菜，植株长出5或6片叶时，便可发生分蘖，以后逐年进行。每年分蘖1～3次，以春秋两季为主。每次分蘖以2株最多，也有一次分1株或3株的，分蘖达一定密度，株数不再增加，甚至逐渐减少，因密度大，营养不良，逐年死掉。到一定株龄以后，植株的新生和死亡达到动态平衡。

（2）跳根。

因为分蘖是靠近生长点的上位叶腋发生的，所以新植株必然高于原有植株，当蘖芽发育成一个新的植株，便从地下长出新的须根，也高于原株老根，随着分蘖有层次上移，生根的位置也不断上升。当年的新根到来年又成为老根，而下层老根年年衰老死亡，新生的根系逐年向上移动，逐渐接近地面，这种现象称"跳根"。每次跳根的高度与分蘖和收获次数有关，一般每年分蘖2次，收获4或5次，其跳根高度为1.5～2.0cm。

（3）休眠。

韭菜在长江以南冬夏常青，在我国北方则冬季地上部干枯，地下部分在土壤的保护下以休眠的状态越冬。由于品种原产地不同，韭菜长期经历的气候条件使它们形成了不同的休眠方式。

1）深休眠韭菜：指韭菜经过长日照并感受到一定低温之后，地上部分的养分逐渐回流到根茎中贮藏起来而进入休眠。

2) 浅休眠韭菜：韭菜植株长到一定大小，同样在经历长日照并感受到一定低温之后，当气温降至 10℃ 左右，韭菜生长出现停滞，开始进入休眠。休眠后的植株有两种表现：一种是只有部分叶片的叶尖出现干枯；另一种是植株继续保持绿色，不出现干尖现象。这种休眠一般需 10d 左右的时间。

2. 生长条件

韭菜喜冷凉，耐寒性强，生长适宜温度为 12～24℃，10℃ 以下生长缓慢，低于 3℃ 生长极为缓慢，气温降到 0℃ 以下韭叶变白逐渐枯萎，超过 24℃ 时生长缓慢，光合产物减少，品质差。韭菜生长需要 60%～70% 空气湿度，80%～85% 土壤湿度。如果湿度过大，田间积水过多，会引起根状茎腐烂。韭菜对光照强度要求中等，光照充足，使叶子嫩绿，香气浓郁。光照过弱，叶子淡绿，植株弱，易生病，叶片细窄，分蘖数目少，产量降低。

韭菜对土壤的适应性较强，在沙壤土、壤土、黏土上均可栽培，但以土层深厚、富含有机质、保水力强的土壤为宜。韭菜对盐碱土有一定的适应能力，成株能在含盐量 0.25% 的土壤中正常生长。

韭菜喜肥耐肥，栽培时要求基肥充足，春秋两季要分期追肥，以氮肥为主，配施磷钾肥，有助于提高产量、改善品质。

【种植方法】

一、选地整地

韭菜种子的种皮较厚，播种前要精细整地，促进苗全苗齐。选择排灌方便、疏松肥沃的田块，每亩施优质腐熟有机肥 2000～3000kg 作基肥，结合冬前耕翻冻土，培肥土壤。

二、繁殖方法

分为种子繁殖和分株繁殖，大面积生产以种子繁殖为主。种子价格较高，因此，可采用一系列方法来提高种子的发芽率，以达到节省成本的目的。

1. 种子的选择及处理

1) 选种。选用饱满的种子，无论是袋装，还是散装种子，都要先晒种 2～3d，然后通风选，去掉秕粒、霉粒。

2) 浸种。浸种可使种子在室温中涨大，增强抗性和适应力，同时还可去掉秕粒，为提高发芽率打好基础。浸种用水量以淹没种子为限，浸种的温度保持在 20℃ 左右，有利于种子进入生命活力的适温阶段，增强了种子萌动力。为了保温可在温箱或棉被中保温浸种，浸种时间为一昼夜。

3) 高温烫种。利用水的高温热力，杀死种子表面和潜伏在种子内部的病菌，也是打破种子休眠，增加种子活力的重要手段。烫种时将水温控制在 55～60℃，时间控制在 20min。

4) 消毒。为了保证种子不带菌，可在高温处理后用 1% 硫酸铜溶液浸种子 5min，或用 0.3％代森锌浸种子 15min，然后用清水洗净（赵然花，2005）。

2. 播种

播前细耙平整，开沟筑畦。筑畦可根据肥水条件灵活安排，畦宽 1.5～2m。一般在清明前后播种，采取平畦直播，保持土壤湿润，以利全苗齐苗。

三、田间管理

（1）除草。播后芽前用除草剂乙草胺 80ml/亩兑水 40kg 地面喷雾。

（2）施肥浇水。幼苗出土后，根据天气和苗情，隔 5～7d 浇 1 次肥水，每亩用 500kg 人畜粪肥或硫铵 15kg 兑水浇施。

四、病虫害防治

1. 病害

韭菜在生长期间一般发生的病害有白斑叶枯病和锈病。白斑叶枯病症状是在叶片正面或背面生出白色或浅褐色小斑，影响韭菜产量和品质，可用 50％多菌灵可湿性粉剂 500 倍液喷雾防治。锈病症状是在叶片表面产生橙黄色小苞斑，病情严重时失去食用价值，可用 97％敌锈钠可湿性粉剂 300 倍液防治（潘玲玲，2007）。

2. 虫害

韭蛆

1）为害症状：韭蛆又叫黄脚蕈蚊、迟眼蕈蚊，是韭菜上的主要虫害之一。一年发生 3 或 4 代，成虫于韭株周围土缝或土块下产卵，幼虫孵化后聚集在韭菜地下部鳞茎和幼嫩茎部，致幼茎腐烂，韭叶枯黄而死，严重时整墩死亡。露地栽培的韭菜田，韭蛆 1 年发生 5 代，其为害高峰分为春、秋两季，春季为害历时较长，往往延续到初夏，为害程度受韭菜管理方式的影响。温棚栽培的韭菜田，韭蛆 1 年发生 6 代，为害高峰可分为春、秋、冬三季，一般冬季为害最重，5 月下旬至 9 月为害较轻。韭蛆发育速度及其年发生代数主要受温度影响，而影响其发生量的最根本原因是土壤湿度。因此适当控制土壤水分能有效控制韭蛆的为害。高温干燥的夏季，韭蛆下移，多集中在比较潮湿的其他作物田内寄生或腐生。

2）防治技术：①农业防治。轮作倒茬：将韭菜与除葱蒜外其他蔬菜进行轮作，轮作年限在 3 年以上；精心整地和根基覆土：完全露地韭菜田，结合韭菜生理特点和肥、水管理，在韭菜根部培 1～2cm 的细沙土 1 或 2 次，可使韭菜根白高度年增加 0.50cm以上，可阻止韭蛆成虫在韭菜根际土缝中产卵；科学施肥：韭菜施肥时要将完全腐熟的有机肥均匀施入田间，沟施、穴施或直接翻入地里均可，有机肥不能裸露在地表面，以防止韭蛆成虫在肥上产卵。在目前各地大力发展农村沼气的情况下，可施入沼液、沼渣，不仅有很好的肥效，而且还可以杀蛆。②物理防治。韭蛆生长期用竹签剔开韭菜根际土壤，造成干燥环境，可降低韭蛆成活率和成虫羽化率，减轻为害。也可顺垄开沟条施或撒施草木灰，每亩 20kg 以上，可保持韭菜根际土壤干燥，抑制韭蛆幼虫孵化，减轻韭蛆危害，同时还能增加土壤钾肥，促进韭菜生长。③化学防治。幼虫防治：露地韭菜一般于 4 月或 9 月韭蛆严重危害期进行防治。温棚韭菜于 11 月下旬至 12 月上旬扣棚覆膜前和 4 月中下旬韭菜停止采割后施药，每亩可用 40％辛硫磷乳油 500～1000ml 或 48％毒死稗乳油 250～500ml（安全间隔期 10d 以上）、25％辛马乳油 500～1000ml，40％的辛毒乳油 400～600ml，施药方法宜采用顺垄淋浇或粗喷雾。药液量控制在每亩 300ml 左右，不宜使用大水漫灌施药法。成虫防治：在成虫盛发期，用 80％的敌敌畏乳油或 40％辛硫磷乳油 800～1000 倍液茎叶喷雾，以每天 9～11 时羽化成虫大量出土时喷药最佳。春秋季成虫集中发生、为害严重时应普遍防治。喷药时韭菜周围的土表也应均匀的喷洒。严禁使用呋喃丹、3911、涕灭威、对硫磷（1605）等剧毒、高毒农药（刘雪和王松凤，2007）。

【采收加工】

1. 采收

韭抽薹开花后，约经 30d 种子陆续成熟，种壳变黑，种子变硬时，用剪刀剪下花茎，分期分批进行，剪下花茎扎成小把，挂在通风处，或放在席上晾晒，待种子能脱粒时再行脱粒，晒干。

2. 炮制

韭菜籽除去杂质；盐韭菜籽，取净韭菜子，照盐水炙法（《中华人民共和国药典》2005 版附录ⅡD）炒干。

3. 分级

以粒饱满、色黑、干燥无杂质者为佳。

环境、安全要求：农药、化肥等的使用必须符合国家的相关规定，不得污染环境。

【化学成分】研究结果显示韭菜籽中含有较高含量的脂肪（15.8％）、膳食纤维（18.2％）和粗蛋白（12.3％）。丰富的维生素，约 4.5mg/kg 的维生素 B_1、2.8mg/kg 的维生素 B_2 和 55.1mg/kg 的烟酸。韭菜籽中还包含大量的人体必需的矿物质元素，如钙、铁、锌、铜、镁和钠等。其中铁、钙、锌的含量分别为 580mg/kg、1328mg/kg 和 80.8mg/kg。韭菜籽中含有丰富的必需氨基酸，包括异亮氨酸，色氨酸和赖氨酸（胡国华等，2005）。

韭菜籽含油量丰富，其中脂肪酸组分中约含有 10％的饱和脂肪酸和 90％的不饱和脂肪酸。不饱和脂肪酸中亚油酸和油酸含量较高，还有一种在植物油中比较罕见的 11-烯二十烷酸。饱和脂肪酸中棕榈酸和硬脂酸含量较高，但低于 10％的含量。其他脂肪酸还有花生酸、二十碳一烯酸和山嵛酸等（王发春等，2009）。

韭菜籽挥发油中主要有二硫化合物、四硫化合物、醛类化合物、酮类化合物以及醇类化合物。其中，己醛、十九烯-2-酮和 2-戊基呋喃等含量较多。

从韭菜籽的提取物中已分离鉴定出一些皂苷类、生物碱和酰胺类化合物，经过分析发现，中药韭菜籽所含的皂苷类、生物碱和酰胺类物质等化学成分十分复杂，所含的这些化学成分类别都较多，但大部分单一化学成分的含量却都相对较低。大部分甾体皂苷是螺甾烷型和呋甾烷型，也有少数几种是胆甾烷苷。分别为烟草苷 C（nicotianoside C），1-O-α-L-鼠李糖 (22S)-胆甾-5-烯-1β,3β,16β,22-四羟基-16-O-β-D-葡萄糖苷，β-胡萝卜苷，腺嘌呤核苷、胸腺嘧啶核苷、2-羟基嘌呤核苷、腺嘌呤、尿嘧啶和胸腺嘧啶等。酰胺类物质有：N-反式-阿魏酰基-3-甲基多巴胺、N-反式-香豆酰酪胺、3-甲酰吲哚和3-吡啶羟酸、韭子碱甲（新化合物 tuberosine A，N-顺式-阿魏酰基-3-甲基多巴胺）。还有学者从韭菜籽中分离鉴定出其他生物活性物质，如神经酰胺（ceramide）等（桑圣民等，2000；胡国华等，2008）。

【鉴别】

1. 显微鉴别

　　1) 粉末特征：灰黑色。种皮表皮细胞黑色或棕黑色，长条形、类圆形、多角形或不规则形，表面具网状纹理。胚乳细胞众多，多破碎，有较多大的类圆形或长圆形纹孔。

　　2) 种子横切面：种皮表皮细胞较平整，细胞壁厚，外壁被有薄角质层，细胞腔含暗褐色物质，其下为数列棕黄色薄壁细胞。胚乳细胞形大，壁甚厚，有大形纹孔，胞腔内含有糊粉粒及脂肪油。

2. 理化鉴别

　　薄层色谱：①供试品溶液的制备：取韭菜籽药 0.5g，加石油醚（30～60℃）30ml，超声处理20min，过滤，药渣用石油醚洗涤2次，每次10ml，合并石油醚，低温蒸干，残渣加氯仿2ml使溶解，作为供试液。②对照品溶液的制备：取韭菜籽对照药材0.5g，同法制成对照药材液。③薄层层析：照薄层色谱法（《中华人民共和国药典》2005版一部附录ⅥB）操作，吸取上述两种溶液各2μl，分别点于同一聚酰胺薄膜上，以石油醚：乙酸乙酯（8：2）为展开剂，取出，晾干，置紫外灯（365nm）下检视，供试品色谱与对照药材色谱相应的位置上，显相同颜色的荧光斑点（贾梅林和庞雅君，2006）。

【主要参考文献】

丁宝章，王遂义. 1997. 河南植物志. 第四册. 郑州：河南科学技术出版社，392

胡国华，卢艳花，魏东芝. 2006. 韭子中核苷类化学成分的研究. 中草药，37（7）：992，993

胡国华，茅仁刚，张华等. 2008. 韭菜籽提取物研究及应用（一）. 中国食品添加剂，5：65～68

贾梅林，庞雅君. 2006. 韭菜子薄层色谱鉴别方法的研究. 黑龙江医药，19（5）：368～369

刘雪，王松凤. 2007. 韭蛆的无公害防治技术. 农业科技与信息，（7）：29

潘玲玲. 2007. 韭菜与韭黄的高产栽培技术. 上海蔬菜，（2）：45

桑圣民，夏增华，毛士龙等. 2000. 中药韭子化学成分的研究. 中国中药杂志，25（5）：286～288

王发春，邱丹，王慧春等. 2009. 葱籽油和韭籽油中的脂肪酸研究. 河北农业科学，13（9）：49，50

赵然花. 2005. 提高韭菜种子发芽率的技术. 中国果菜，（4）：27

香　蒲

Xiangpu

POLLEN TYPHAE

【概述】香蒲为伏牛山道地药材，始载于《神农本草经》，列为上品，云"味甘平，主五脏，心下邪气，口中烂臭，坚齿明目聪耳。久服轻身耐老（御览作能老）。一名睢（御览云睢蒲）。生池泽。《图经本草》云：香蒲，蒲黄苗也，春初生嫩叶，未出水时，红白色茸茸然，周礼以为菹"。止血，化淤，通淋。用于吐血，衄血，咯血，崩漏，外伤出血，经闭痛经，脘腹刺痛，跌扑肿痛，血滞涩痛。甘。平。归肝、心包经。为香蒲科植物，仅一属，约18种，分布于热带至温带，主要分布于欧亚大陆、北美，大洋洲有3种。我国有11种，南北广泛分布，以温带地区种类较多。河南有7种，包括东方香蒲 *Typha orientalis* Presl.、水烛香蒲 *Typha angustifolia* L.、宽叶香蒲 *Typha latifolia* L.、无苞香蒲 *Typha laxmannii* Lepech.、长苞香蒲 *Typha angustata* Bory et Chaubard、达香蒲 *Typha davidiana*（Kronf.）Hand.-Mazz.、小香蒲 *Typha minima* Funk.，广泛分布于伏牛山区。《中华人民共和国药典》2005 版收载蒲黄为香蒲科植物水烛香蒲、东方香蒲或同属植物的干燥花粉。

【商品名】香蒲

【别名】水腊烛、水烛、东方香蒲、蒲黄、蒲草

【基原】本品为香蒲科植物水烛香蒲 *Typha angustifolia* L.、香蒲 *Typha orientalis* Presl. 或同属植物的干燥花粉。

【原植物】

1. 香蒲 *Typha orientalis* Presl.

又名东方香蒲、蒲草。多年生水生或沼生草本，高 1.2～2m。根状茎乳白色；茎粗壮，向上渐细。叶线形，长 40～70cm，宽 4～9mm，先端渐狭，钝头，上部扁平，下部腹面微凹，背面逐渐隆起呈凸形，横断面呈半圆形；叶鞘抱茎，圆筒形，具白色膜质边缘。雌雄花序紧密连接，雄花序长 2.7～9.2cm，花序轴具白色弯曲柔毛，自基部向上具 1～3 个叶状苞片，花后脱落；雌花序长 4.5～15.2cm，基部具 1 个叶状苞片，花后脱落；雄花雄蕊通常 3 枚，有时 2 枚或 4 枚，花药长约 3mm，花粉粒单体，花丝很短，基部合生成短柄；雌花无小苞片，孕性雌花柱头匙形，外弯，长 0.5～0.8mm，花柱长 1.2～2mm，子房纺锤形至披针形；不孕性雌花子房长 1.2mm，近倒圆锥形，先端呈圆形，柱头宿存；白色丝状，通常单生，有时几枚基部合生，稍长于花柱，短于柱头。小坚果椭圆形至长椭圆形，具长形褐色斑点。种子褐色，微弯。花期 5～6 月，果熟期 6～7 月（丁宝章和王遂义，1997）。

2. 水烛香蒲 *Typha angustifolia* L.

多年生水生或沼生草本，高 1.5～3m。根状茎乳黄色、灰黄色，先端白色；茎直立，粗壮。叶线形，长 54～120cm，宽 0.4～0.9cm，上部扁平，中部以下腹面微凹，背面向下逐渐隆起呈凸形，下部横切面呈半圆形；叶鞘通常有叶耳，下部圆筒状，具膜质边缘。雌雄花序相距 2.5～6.9cm；雄花序具褐色扁柔毛，单生或分叉，叶状苞片1～3 枚，花后脱落；雌花序长 15～30cm，基部常具 1 枚叶状苞片，较叶片宽，花后脱落；雄花雄蕊 3 枚，有时 2 枚或 4 枚，花药长约 2mm，花粉粒单体，花丝短，合生成柄，长 1.5～3mm；雌花具小苞片，孕性雌花柱头窄，线形或披针形，长 1.3～1.8mm，花柱长 1～1.5mm，子房纺锤形，长约 1mm，具褐色斑点，子房柄纤细，长 5mm；不孕

雌花子房倒圆锥形，长 1～1.2mm，柱头短尖；白色丝状毛着生于子房柄基部，与小苞片近等长，均短于柱头。小坚果长椭圆形，长约 1.5mm，具褐色斑点。种子深褐色，长 1～1.2mm。花期 5～6 月，果熟期 6～7 月。

【药材性状】本品为黄色粉末。体轻，放水中则飘浮水面。手捻有滑腻感，易附着手指上。气微，味淡（中华人民共和国药典委员会，2005）。

【种质来源】本地野生或栽培

【生长习性及基地自然条件】生于池塘、河滩、渠旁、潮湿多水处，常成丛、成片生长。对土壤要求不严，以含丰富有机质的塘泥最好，较耐寒。

【种植方法】

一、定植

1. 立地条件

蒲草最适宜生长在有浅水、底部最深厚沃土的湖泊或池沼。栽植前要进行整地，如果土壤坚实，便要翻耕或用锹挖栽植穴，穴 23～26cm 见方。如果土壤松软，则只要挖出草根进行沤肥，沤肥须在栽前 15d 进行。

2. 栽植

栽植期，长江流域一般是从清明到小暑，其中以立夏到小满栽植最好，因为这时幼苗已长得比较高，同时温度适宜，容易成活，并且生长快，当年就可获得较高产量。栽植时，选生长健壮、假茎较粗、叶片较宽，并呈葱绿色的分株苗，要求当天挖苗，当天栽植，可以适当密植，株行距 50～60cm 见方。如果土壤较软，水深在 60cm 以下，可用手栽，栽植深度为 17cm 左右；如果土壤较硬，要用锹挖穴，扶苗入穴，用土壅根。栽后，必须有部分叶片露出水面，以进行光合作用和呼吸作用。如果叶片过长，应剪去上端部分，否则. 不利扎根成活。

3. 间作

蒲草可与莲藕间作，即每栽蒲草 3 行，留出空地 3m 左右，栽植莲藕 1 行，一块地一年之内，既收蒲草，又收莲藕，莲藕入土较深，而蒲草在表土生长，互不干扰。

二、管理

1）除草。栽后半个月，用手拔净杂草，最好一连除草 2 或 3 次，要求在小暑前后除净杂草，这样，蒲草可发生 3 批分株。

2）管水。每年春季植株萌芽前的一个月，湖、池内要保持 17cm 以上的浅水层，以适应地下根系活动的需要。随着植株萌芽生长加快，水层要逐渐加深，植株长大以后，水层可加深到 60～100cm。采收蒲草时，为了假茎大部分或全部可淹没在水中，蒲草不能缺水受旱，否则，植株黄瘦，大量抽薹开花，少生或不生分株。

3）更新。蒲草栽植 5～6 年以后，产量下降，要及时更新，更新的方法有三种：一是挖去宽约 2m 一条地上的母株，保留同样宽的相邻母株，等到保留母株发生分株，且新株蔓延到空地时再将保留地上的母林挖去；二是把母株全部挖去，重新栽植新的分株；三是换地重新栽植。

4）光照管理。需要充足的直射阳光才能正常生长。如果光线不足，或是把它放在庇荫的环境下养护，则叶片会长得薄、黄，枝条或叶柄纤瘦、节间伸长，处于徒长状态，花瓣小，花色淡甚至开不出花。

5）肥料管理。春季气温回升后（8～10℃）即可栽种，盆栽宜选用口径 50cm 左右的瓦缸，用瓦片把盆的底孔盖好，加入 3～5cm 厚的塘泥，再放上 3cm 厚的腐熟的有机肥料作为基肥，其上本覆盖塘泥，装到花盆的一半高度，放入根茎，填入塘泥，泥面离盆沿大约 12～18cm。根茎种好，加入清水，深度大约为 2cm。小浮叶长出后，就要适时地追施液肥，可施用"护花宝"系列家用花肥，这个系列的肥料有专门针对它的配方，能最大限度地满足其生长和开花的需要。

三、病虫害防治

常见的病虫害有花腐病、白绢病、叶斑病，可用波尔多液、代森锌、多菌灵防治。一般 2～3 年分栽一次

【采收加工】草芽生长快，分蘗力强，如不及时采收，嫩茎即迅速抽出水面变为新的植株，新株过多，会造成相互荫蔽，影响产量，采收蒲草要根据植株生长情况分次收获，在种植当年，如果植株生长旺盛，可以在 6～7 月开始采收，到 8～9 月再采收一次；如果生长不旺，只能在 8～9 月采收一次，第二年立夏到小满期间，新株高 60～100cm 时，用手拔收一次，以后要限一个月采收一次，一共采收 3 次。

采收时，先采收比较瘦小或即将抽薹的植株，留下生长旺盛的肥壮植株，以保证持续高产。第一次和第二次采收后，最好施一次追肥，促使恢复生长。采收草芽时，可以从春季开始一直采收到夏季，随时在土中摸索采收，但应考虑到不能同时采收蒲草；采蒲草时，应少采或完全不采草芽为好，以免削减蒲草产量。

采收蒲草时，人要顺扁的一方，即不长叶的一方走向，以免踩断草芽。由于草芽是从下而上陆续抽生，因此也要自下而上采收。

环境、安全要求：农药、化肥等的使用必须符合国家的相关规定，不得污染环境。

【化学成分】

1）黄酮类成分：香蒲新苷（typhaneoside）、异鼠李素-3-O-α-L-鼠李糖基（1-2）-β-D-葡萄糖苷 [isorhamnetin-3-O-α-L- rhamnosyl（1-2）-β-D-glucoside]、山奈酚-3-O-α-L-鼠李糖基（1-2）-β-D-葡萄糖苷 [kaempferol- 3-O-α-L-rhamnosyl（1-2）-β-D-glucoside]、槲皮素-3-O-α-L-鼠李糖基（1-2）-β-D 葡萄糖苷 [quercetin-3-O-α-L-rhamnosyl（1-2）-β-D-glucoside]、槲皮素（quercetin）、山奈酚（kaempferol）、异鼠李素（isorhamnetin）、柚皮素（naringenin）。

2）甾醇类成分：β-谷甾醇（β-sitosterol）、β-谷甾醇葡萄糖苷（β-sitosterol glucoside）、β-谷甾醇棕榈酸酯（β-sitosterol palmitate）。又含 7-甲基-4-三十烷酮（7-methyl-4-tcmlibiacontanone）、6-三十三烷醇（6-tcmlibitcmlibiacontanol）、二十五烷（pentacosane）。

多糖 TAA、TAB、TAC，相对分子质量分别为 57 000、80 000、86 000，TAA 由

半乳糖（galactose）、半乳糖醛酸（galacturonic acid）、阿拉伯糖（arabinose）、鼠李糖（rhamnose）、木糖（xylose）按摩尔比 2.7∶6.5∶6.6∶2.7∶1.0 构成，TAB 由半乳糖、半乳糖醛酸、阿拉伯糖、鼠李糖按摩尔比 2.3∶2.4∶8.7∶1.0 构成，TAC 由半乳糖、半乳糖醛酸、阿拉伯糖、鼠李糖按物质的量比 1.7∶1.7∶5.2∶1.0 构成。

另含天冬氨酸（aspartic acid）、苏氨酸（threonine）、丝氨酸（serine）、谷氨酸（glutamic acid）、缬氨酸（valine）、精氨酸（arginine）、脯氨酸（proline）、胱氨酸（cystine）、色氨酸（tryptophane）等氨基酸和钛、铝、硼、铬、铜、汞、铁、碘、钼、硒、锌等微量元素。

3）挥发油：其中主成分为 2,6,11,14-四甲基十九烷（2,6,11,14-tetcmlibamethyl-nonadecane）、棕榈酸甲酯（methyl palmitate）、棕榈酸（palmitic acid）、2-十八烯醇（2-octadecenol）、2-戊基呋喃（2-pentylfuran）、β-蒎烯（β-pinene）、8,11-十八碳二烯酸甲酯（methyloctadeca-8,11-dienoate）1,2-二甲基苯（1,2-dimethoxybenzene）、1-甲基萘（1-methylnaphthalene）及 2,7-二甲基萘（2,7-dimethylnaphthalene）等。

【鉴别与含量测定】

一、鉴别

1）本品粉末黄色。花粉粒类圆形或椭圆形，直径 17～29μm，表面有网状雕纹，周边轮廓线光滑，呈凸波状或齿轮状，具单孔，不甚明显。

2）取本品粉末 2g，加 80％乙醇 30ml，加热回流 1h，过滤，滤液蒸干，残渣加乙酸乙酯 10ml，加热使溶解，过滤，滤液浓缩至约 2ml，作为供试品溶液。另取异鼠李素对照品，加乙酸乙酯制成每毫升含 1mg 的溶液，作为对照品溶液。照薄层色谱法（附录Ⅵ B）试验，吸取供试品溶液 10～15μl、对照品溶液 5μl，分别点于同一硅胶 GF254 薄层板上，以甲苯-乙酸乙酯-甲酸（5∶2∶1）为展开剂，展开，取出，晾干，置紫外光灯（254nm）下检视。供试品色谱中，在与对照品色谱相应的位置上，显相同颜色的斑点。

3）取本品粉末 2g，加 80％乙醇 50ml，冷浸 24h，过滤，滤液蒸干，残渣加水 5ml使溶解，过滤，滤液加水饱和的正丁醇振摇提取 2 次，每次 5ml，合并提取液，蒸干，残渣加乙醇 2ml 使溶解，作为供试品溶液。另取异鼠李素-3-O-新橙皮苷对照品、香蒲新苷对照品，加乙醇制成每毫升各含 1mg 的溶液，作为对照品溶液。照药典薄层色谱法（附录Ⅵ B）试验，吸取供试品溶液 5～10μl、对照品溶液各 5μl，分别点于同一硅胶 GF254 薄层板上，以乙酸乙酯-丁酮-甲酸-水（5∶3∶1∶1）为展开剂，展开，取出，晾干，置紫外光灯（254nm）下检视。供试品色谱中，在与对照品色谱相应的位置上，显相同颜色的斑点。

二、含量测定

1）色谱条件与系统适用性试验。以十八烷基硅烷键合硅胶为填充剂；以乙腈-水（15∶85）为流动相；检测波长为 254nm。理论板数按异鼠李素-3-O-新橙皮苷峰计算应不低于 1000。

2）对照品溶液的制备。精密称取异鼠李素-3-O-新橙皮苷对照品适量，加甲醇制成每毫升含 50μg 的溶液，即得。

3）供试品溶液的制备。取本品约 0.5g，精密称定，置 50ml 量瓶中，加甲醇 45ml，超声处理（功率 250W，频率 20kHz）30min，放冷，加甲醇至刻度，摇匀，过滤，取续滤液，即得。

4）测定法。分别精密吸取对照品溶液 10μl 与供试品溶液 20μl，注入液相色谱仪，测定，即得。

本品按干燥品计算，含异鼠李素-3-O-新橙皮苷（$C_{28}H_{32}O_{16}$）不得少于 0.10%。

【附注】

1. 宽叶香蒲 *Typha latifolia* L.

多年生水生或沼生草本，高 1～2.5m。根状茎乳黄色，先端白色；茎粗壮，直立。叶线形，长 45～95cm，宽 0.5～1.5cm，光滑无毛，上部扁平，背面中部以下逐渐隆起，下部横切面近新月形；叶鞘圆柱形，抱茎，具白色膜质边缘。雌雄花序紧密相接，花期时雄花序长 3.5～12cm，比雌花序粗壮，花序轴具灰白色弯曲柔毛，叶状苞片 1～3 个，上部短小，花后脱落；雌花序长 5～22.6cm；雄花通常有 2 枚雄蕊；花药长约 3mm，花粉粒正四合体，花丝短于花药，基部合生成短柄；雌花无小苞片，孕性雌花柱头披针形，长 1～1.2mm，花柱长 2.5～3mm，子房披针形，长约 1mm，子房柄纤细，长约 4mm；不孕雌花子房圆锥形，长 0.6～1.2mm，宿存，子房柄较粗壮，不等长；白色丝状毛明显短于花柱。小坚果披针形，长 1～1.2mm，褐色，无斑点。种子褐色，椭圆形，长不及 1mm。花期 5～6 月；果熟期 6～7 月。产于河南各地，生于池塘、沟渠、沼泽、湿地及河流浅水中，用途同香蒲。

2. 无苞香蒲 *Typha laxmannii* Lepech.

又名蒲草，多年生水生或沼生草本，高 1～1.3m。根状茎乳黄色，或浅褐色，先端白色；茎直立，较细弱。叶窄线形，长 50～90cm，宽 2～4mm，光滑无毛，下部背面隆起，横切面半圆形；叶鞘抱茎，较紧密。雌雄花序远离，雄性穗状花序长 6～14cm，明显长于雌花序，花序轴具白色、灰白色、黄褐色柔毛，基部和中部具 1 或 2 枚纸质叶状苞片，花后脱落；雌花序长 4～6cm，基部具 1 枚叶状苞片，通常比叶片宽，花后脱落；雄花雄蕊 2 或 3 枚合生，长约 1.5mm，花丝很短；雌花无小苞片，孕性雌花柱头匙形，长 0.6～0.9mm，花柱长 0.5～1mm，子房披针形，长 1～1.2mm，子房柄纤细，长 2.5～3mm；不孕性雌花子房倒圆锥形，长约 1mm，先端平，柱头很小，宿存；白色丝状毛与柱头近等长。小坚果椭圆形，长约 1.2mm。种子褐色，长约 1mm。花期 5～6 月；果熟期 6～7 月。产于河南各地，生于湖泊、池塘、沟渠、沼泽、湿地及河流浅水中，用途同香蒲。

3. 长苞香蒲 *Typha angustata* Bory et Chaubard

又名毛蜡烛，多年生水生或沼生草本，高 0.7～2.5m。根状茎粗壮，乳黄色，先端白色；茎粗壮，直立。叶线形，长 40～150cm，宽 3～8mm，上部扁平，中部以下背面逐渐隆起，下部横切面半圆形；叶鞘很长，抱茎。雌雄花序远离；雄花序长 7～30cm，花序轴具弯曲柔毛，先端齿裂或否，叶状苞片 1 或 2 枚，长约 32mm，宽约 8mm，与雄花先后脱落；雌花序长 4.7～23cm，叶状苞片较叶宽，花后脱落；雄花雄蕊通常 3 枚，稀 2 枚，花药长 1.2～1.5mm，矩圆形，花粉粒单体，花丝细弱，下部合生成短柄；雌花具小苞片；孕性雌花柱头长 0.8～1.5mm，宽线形至披针形，比花柱宽，长 0.5～1.5mm，子房披针形，长约 1mm，子房柄细，长 3～6mm；不孕雌花子房长 1～1.5mm，近倒圆锥形，具褐色斑点，先端凹形，柱头陷于凹处；白色丝状毛短于柱头。小坚果纺锤形，长约 1.2mm，具褐色斑点。种子褐色，长约 1mm。花期 6 月；果熟期 7 月。产于河南各地，生于河流、湖泊、池塘、沟渠、沼泽、湿地。

4. 达香蒲 *Typha davidiana* (Kronf.) Hand. -Mazz.

多年生水生或沼生草本，高约 1m。根状茎粗壮，茎直立。叶线形，长 60～70cm，宽 3～5mm，质地较硬，下部背面呈凸形，横切面呈半圆形；叶鞘长，抱茎。雌雄花序远离；雄花序长 12～18cm，穗轴光滑，基部具 1 枚叶状苞片，花后与花先后脱落；雌花序长 4.5～11cm，直径 1.5～2cm，叶状苞片较叶宽，花后脱落；雌花小苞片匙形或近三角形；孕性雌花柱头线形或披针形，长 1～1.2mm，花柱很短，子房披针形，具深褐色斑点，子房柄长 3～4mm；不孕性雌花子房倒圆锥形，具褐色斑点；白色丝状毛着生于基部，果期通常与小苞片和柱头近等长，长于不孕雌花。小坚果长 1.3～1.5mm，披针形，具棕色条纹，果柄不等长。种子纺锤形，长约 1.2mm，黄褐色，微弯。花期 5～6 月；果熟期 6～7 月。

5. 小香蒲 *Typha minima* Funk.

多年生水生或沼生草本，植株矮小，高 16～65cm。根状茎姜黄色或黄褐色，先端乳白色；茎直立，细弱。叶通常基生，鞘状，无叶片，如叶片存在，长 15～40cm，宽 1～2mm，短于花葶；叶鞘边缘膜质，叶耳向上直伸，长 5～10mm。雌雄花序远离，雄花序长 3～8cm，花序轴无毛，基部具 1 枚叶状苞片，长 4～6cm，宽 4～6mm，花后脱落；雌花序长 1.6～4.5cm，叶状苞片明显宽于叶片；雄花雄蕊通常 1 枚，有时 2 或 3 枚合生，基部具短柄，长约 0.5mm，花药长 1.5mm，花粉粒成四合体；雌花具小苞片，孕性雌花柱头线形，长约 0.5mm，花柱长约 0.5mm，子房长 0.8～1mm，纺锤形，子房柄长约 4mm；不孕雌花子房长 1～1.3mm，倒圆锥形；白色丝状毛先端膨大呈圆形，与不孕雌花及小苞片近等长，均短于柱头。小坚果椭圆形，果皮膜质。种子黄褐色，椭圆形。花期 5～6 月；果熟期 6～7 月。产于河南各地，生于湖泊、池塘、沟渠、沼泽、湿地。

【主要参考文献】

陈佩东，丁安伟. 2007. 蒲黄的化学成分研究. 海峡药学，19 (7)：60

陈佩东，严辉，张丽. 2008. 蒲黄的化学成分研究 II. 海峡药学，20 (12)：64

丁宝章，王遂义. 1997. 河南植物志. 第四册. 郑州：河南科学技术出版社，2

贾世山，马超美. 1990. 狭叶香蒲花粉（蒲黄）中的亲脂性成分. 植物学报（英文版），32 (6)：465

秦文清. 2003. 长苞香蒲花粉（蒲黄）黄酮类成分的研究. 湖南中医药导报，9 (2)：57

吴练中. 1993. 蒲黄挥发油化学成分研究. 中草药，24 (8)：412

张淑敏，曲桂武，解飞霞. 2008. 蒲黄化学成分研究. 中草药，39 (3)：350

中华人民共和国药典委员会. 2005. 中华人民共和国药典. 北京：化学工业出版社，245

鬼 针 草
Guizhencao
HERBA BIDENTIS BIPINNATAE

【概述】始载于《本草纲目拾遗》，并叙述："主蛇及蜘蛛咬，杵碎敷之，亦杵绞汁服。"生池畔，方茎，叶有丫，子作钗脚，着人衣如针。北人谓之鬼针，南人谓之鬼钗。《药性考》："疗虫伤，风热烦躁。"味苦，性微寒。具有清热解毒；祛风除湿；活血消肿的作用。临床用于咽喉肿痛、泄泻、痢疾、黄疸、肠痈、疔疮肿毒、蛇虫咬伤、风湿痹痛、跌打损伤等症。全草入药。伏牛山区广有分布，生于海拔 1500m 以下的路边荒地、山坡及农田间。

【商品名】鬼针草

【别名】鬼钗草、鬼黄花、山东老鸦草、婆婆针、鬼骨针、盲肠草、跳虱草、豆渣菜、叉婆子、引线包、针包草、一把针、刺儿鬼、鬼蒺藜、乌藤菜、清胃草、跟人走、黏花衣、鬼菊、擂钻草、山虱母、黏身草、咸丰草、脱力草

【基原】为菊科植物鬼针草 *Bidens bipinnata* L. 的全草。

【原植物】一年生草本，高 50～100cm。中下部叶对生，二回羽状深裂，裂片顶端尖或渐尖，边缘具不规则细齿或钝齿，两面略有短毛；叶柄长 3～4cm；上部叶互生，羽状分裂。头状花序生于茎端，直径 5～10mm，花序梗长 2～10cm；总苞杯状；总苞片通常 8 个，椭圆形或线形。长 2～3mm，被疏短毛；托片长 4～12mm，边缘膜质，外托片较宽短；舌状花 1～3 个，不育，舌片黄色，椭圆形或倒卵状披针形，长 4～5mm；筒状花多数，黄色，长约 4，5 裂。果实线形，长 12～18mm，具 3 或 4 棱，被疏短毛；冠毛 3 或 4 条，长 2～4mm。花期 8～9 月；果熟期 9～10 月（丁宝章和王遂义，1997）。

【药材性状】茎略呈方形，幼茎有短柔毛。叶纸质而脆，多皱缩、破碎，常脱落。茎顶常有扁平备用状花托，着生 10 余个呈条形、有 3 或 4 棱的瘦果，冠毛 3 或 4 枚，有时带有头状花序。气微，味淡。

【种质来源】野生或栽培

【生长习性及基地自然条件】喜温暖湿润气候。以疏松肥沃、富含腐殖质的砂质壤土、黏壤土栽培为宜。

【种植方法】

一、繁殖方法

用种子繁殖。11 月果实成熟，割回全草，晒干，脱粒，扬将，备用。3～4 月穴播，按行株距 33cm×24cm，开穴，穴深 3～4cm，播后覆土。温度在 18～21℃，有一定温度的条件下，经 10～15d 出苗。

二、田间管理

苗高 6～8cm，时间苗、补苗，每穴留苗 3 或 4 株；并进行松土除草、追施人粪尿。生长旺盛时再施 1 次人畜粪肥。

【采收】在夏、秋季开花盛期，收割地上部分，拣去杂草，鲜用或晒干。

环境、安全要求：农药、化肥等的使用必须符合国家的相关规定，不得污染环境。

【化学成分】全草含金丝桃苷（hyperoside）、异奥卡宁-7-*O*-β-D-葡萄糖苷（isookanin-7-*O*-β-D-glucopyranoside）、奥卡宁（okanin）、海生菊苷（maritimetin）、水杨酸（salicylic acid）、原儿茶酸（protocatechuic acid）、没食子酸（gallic acid）和脂肪酸类化合物。又含微量聚乙炔（polyacetylene）类化合物及多种强极性炔类化合物。另报道全草含总黄酮 4.035%，其中，叶含 6.26%、种子 0.84%、茎 0.74%、根 0.67%；全草还含天冬氨酸（aspartic acid）1.86%、苏氨酸（threonine）0.82%、丝氨酸（serine）0.72%、谷氨酸（glutamic acid）2.20%、甘氨酸（glycine）0.96%、丙氨酸（alanine）1.02%、缬氨酸（valine）1.10%、甲硫氨酸（methionine）0.28%、酪氨酸（tyrosine）0.64%、苯丙氨酸（phenylalanine）0.97%、赖氨酸（lysine）0.95%、精氨酸（arginine）0.99%、脯氨酸（proline）1.43%等多种氨基酸以及香豆素、生物碱、蒽醌苷、糖、胡萝卜素、多元酚类和维生素等。根含微量聚乙炔类化合物 I、II、III、IV，茎叶含挥发油、鞣质、苦味质、胆碱等，果实含油 27.3%。

【鉴别】

1. 显微鉴别

1）根横切面：木栓层为 5 或 6 列不规则的长方形细胞，皮层细胞为类圆形或不规则薄壁细胞，正对韧皮部色薄壁细胞较小，韧皮部较窄，木质部宽广，导管木化，单列或 2 或 3 个一列，木薄壁细胞木化，木射线由 2 或 3 列纵向延长的细胞，韧皮射线细胞类圆形，呈漏斗形，维管束外韧性，无形成层。

2）茎横切面：茎方形，四角突出，表皮细胞由一列排列整齐的长方形细胞组成，角隅处有厚角组织，皮层较窄，中柱鞘纤维束多呈半月形，断续排列，微管束外韧型，中央有发达的髓部，为大型薄壁细胞。

3）叶横切面：上表皮细胞 1 列，长方形；下表皮细胞较小，均扁平，具气孔，表皮有腺毛。栅栏组织有 1 或 2 列薄壁细胞，海绵组织有 2 或 3 列排列疏松的薄壁细胞组成，主脉处维管束外韧型。

4）花横切面：花瓣组织上、下表皮细胞均为方形，内含较多黄色内含物。柱头组织表面为浅黄色的毛状乳头组织。花粉粒有点状雕纹。

2. 理化鉴别

1）检查黄酮类成分：取药材粉末约 0.2g，加甲醇 5ml，置锥形瓶，密塞，超声处理 15min，过滤，取滤液作为供试品溶液。取供试品溶液 1ml 两份，分别加入加 2 或 3 滴 1%三氯化铝试液和镁粉少许，加 2 或 3 滴盐酸，前者显黄色，后者显黄绿色。

2）检查植物甾醇：取上述醇提液各 1ml，分别置蒸发皿中，在水浴上蒸干，残渣加醋酐 1ml 溶解，将溶液移入试管中，沿管壁加浓硫酸 1ml，在两液界面，显浅棕色环。

3. 薄层鉴别

取鬼针草药材粉末约 1g，加甲醇 10ml，置锥形瓶中，密塞，超声处理 15min，过滤，取滤液作为供试品溶液，取供试品溶液 10μL 点于同一 3％ CMC-Na 黏合的硅胶 H 层析板上，以 A：石油醚-丙酮（9：2）；B：氯仿-乙酸乙酯-甲酸（6：4：1）为展开剂，展距 12cm，取出，晾干，喷以 5％香草醛硫酸试液，在 105℃显色，日光检视，可见 3 个红色斑点（刘圆等，2006）。

【附注】

白花鬼针草 *Bidens pilosa* L. var. *radiate* Sch. -Bip

一年生草本，高 20～80cm。茎 4 棱，有分枝，稍被短柔毛。叶通常为羽状复叶，中部叶通常三出羽状复叶，稀 5 小叶或单叶，顶生小叶柄长 5～15mm，叶片卵形或卵状椭圆形，长 1.5～8cm，宽 1.2～3.2cm，光端渐尖或短渐尖，基部楔形常下延成翅，叶缘有锯齿，侧生小叶卵形，远较顶生小叶小，先端急尖，基部楔形或近圆形；叶柄长 5～45mm；上部叶对生或互生，通常三出小叶或 3 分裂或不分裂，叶片小，卵形或披针形。头状花序单生枝端，直径 8～10mm，花序梗长 1.5～5.5cm；总苞片 7 或 8 个，匙形，长约 4mm，仅基部被微毛，外层托片长椭圆形，内层托片披针形，长 5～7mm；舌状花 5～7 个，白色。不结实；筒状花多数，黄色，长约 4mm，先端 5 裂，结实。果实线形，长 7～10mm，扁 4 棱，微被短糙伏毛；冠毛通常 3 条，长 1.5～2.5mm。花期 8～10 月；果熟期 9～11 月。

产于伏牛山；生于海拔 1500m 以下的阴山坡、山沟、路旁或山地秋田间。分布于陕西、甘肃、新疆、台湾、湖北、广东、四川、贵州、云南等省（自治区）。广布于亚洲和美洲热带及亚热带地区。全草入药，具有清热解毒、散瘀活血之功效（丁宝章和王遂义，1997）。

【主要参考文献】

丁宝章，王遂义. 1997. 河南植物志. 第三册. 郑州：河南科学技术出版社，625

刘圆，王杰，彭镰心. 2006. 民族药鬼针草的生药学鉴定. 西南民族大学学报（自然科学版），32（3）：568～570

鬼　箭　羽

Guijianyu

RAMULUS EUONYMI

【概述】鬼箭羽，以卫矛之名始载于《本经》，列为中品。陶弘景云："其茎有三羽。"《本草纲目》谓："鬼箭生山石间，小株成丛，春长嫩条，条上四面有羽如箭羽，视之若三羽尔。青叶，状似野茶，对生，味酸涩。三、四月开碎花，黄绿色。结实大加冬青子。"按其所述及附图应为本种。归肝经，破血通经；解毒消肿；杀虫。根、树皮及叶可提制硬橡胶。枝为活血破瘀药。种子含油约 40％以上，供工业用油。也可作庭院观赏树种。伏牛山区广有分布，生于山坡或山沟灌丛或疏林中。

【商品名】鬼箭羽

【别名】卫矛、鬼箭、六月凌、四面锋、蓖箕柴、四棱树、山鸡条子、四面戟、见肿消、麻药

【基原】为卫矛科植物卫矛 *Euonymus alatus*（Thunb.）Sieb. 的具翅状物的枝条或翅状附属物。

【原植物】落叶灌木，高达 3m。小枝 4 棱，棱上常有扁条状木栓质翅，翅宽达 1cm。叶对生，窄倒卵形或椭圆形，长 3～5cm，宽 1.5～3.5cm，先端尖，基部楔形，边缘有锐锯齿，无毛，叶柄极短或近无柄。聚伞花序有 3～9 花，总花梗长 1～1.5cm；花淡绿色，直径 5～7mm，4 数，花盘肥厚方形，雄蕊花丝短。蒴果 4 深裂，常成 4 个分离裂果，或只有 1～3 个裂果，棕色带紫。种子有橙色假种皮。花期 5 月；果熟期8～9 月。

【药材性状】为具翅状物的圆柱形枝条，顶端多分枝，长 40～60cm，枝条直径 2～6mm，表面较粗糙，暗灰绿色至灰黄绿色，有纵纹及皮孔，皮孔纵生，灰白色，略突起而微向外反卷。翅状物扁平状，靠近基部处稍厚，向外渐薄，宽 4～10mm，厚约 2mm，表面深灰棕色至暗棕红色，具细长的纵直纹理或微波状弯曲，翅极易剥落，枝条上常见断痕。枝坚硬而韧，难折断，断面淡黄白色，粗纤维性。气微，味微苦。另，市售也有用木翅的，木翅为破碎扁平的薄片，长短大小不一，宽约 4～10mm，两边不等厚，靠枝条生长的一边厚可至 2mm，向外渐薄，表面土棕黄色，微有光泽，两面均有微细密致的纵条纹或微呈波状弯曲，有时可见横向凹陷槽纹，质轻而脆，易折断，断面平整，暗红色，气微，味微涩（丁宝章和王遂义，1997）。

【种质来源】野生

【生长习性及基地自然条件】生于山野、山间杂木林下、林缘或灌丛中，多为庭园栽培植物。

【采收加工】

1. 采收

全年均可采，割取枝条后，取其嫩枝，晒干。或收集其翅状物，晒干。

2. 初加工

拣去杂质，用水浸透，捞出，切段，晒干。《雷公炮炙论》：采得（鬼箭）后，只使箭头用。拭上赤毛，用酥缓炒过用之。每修事一两，用酥一分炒，酥尽为度。

环境、安全要求：农药、化肥等的使用必须符合国家的相关规定，不得污染环境。

3. 分级标准

用枝者以枝梗嫩、条均匀、翅状物突出而齐全者为佳。用翅状物者，以纯净、色红褐、无枝条、无杂质、干燥者为佳。

【化学成分】带翅枝条中含 4-豆甾烯-3-酮（stigmast-4-en-3-one）、4-豆甾烯-3,6-二酮（stigmast-4-en-3,6-dione）、β-谷甾醇（β-sitosterol）、6-β-羟基-4-豆甾烯-3-酮（6-β-hydroxystigmast-4-en-3-one）、去氢双儿茶精（dehydrodicatechin）A、香橙素（aro madendrin)、d-儿茶精（d-catechin）、$\Delta^4\beta$-谷甾烯酮（$\Delta^4\beta$-sitosterone）、鬼箭羽碱（alatamine）、雷公藤碱（wilfordine）、卫矛羰碱（evonine）、新卫矛羰碱（neoevonine）、卫矛碱（evonymine）。此外，还含有草酸乙酸钠（sodium oxalacetate）。

【鉴别】

1. 显微鉴别

1）枝条横切面：表皮细胞 1 列，外壁显著突起，被厚角质层。皮层为 10 余列细胞组成，外侧为 2 或 3 列，形较小。壁微增厚的厚角细胞，其下方数列不规则形薄壁细胞，内含叶绿体；内侧的薄壁细胞较大，壁有时微木化，部分细胞具壁孔，薄壁细胞中含较多的草酸钙簇晶，直径 17～34μm。韧皮部较薄，细胞大多皱缩，形成层不明显。木质部较宽，由导管、管胞、木纤维等组成，胞壁厚，木化。射线细胞单列，木化，具壁孔。木质部常有年轮。髓部由薄壁细胞组成，常呈斜"十"字形，有少数草酸钙簇晶。枝翅由下皮部位的表皮破裂后，变为数列扁平薄壁性的分生细胞，并不断向外分裂和栓化而成。

2）粉末特征：枝翅全为木栓化细胞的碎片，淡黄棕色，细胞长方形或方形，一般长约 58μm，宽约 49μm，壁微增厚。枝条中常见有方形的木栓细胞，片状增厚的厚角细胞碎片、纤维及网状。螺纹增厚的导管和散的簇晶。纤维直径 17～20μm，导管直径 13～17μm，簇晶大小为 17～34μm。

2. 理化鉴别

取本品粉末 10g，加乙醇 50ml，热提 1h，过滤，滤液蒸干，残渣用氯仿溶解，取氯仿溶液做如下试验：①取溶液 1ml，蒸去氯仿，残渣加 1ml 乙酐溶解，加入 1 滴浓硫酸，醋酐层成绿色（检查甾醇类化合物）。②取溶液 1ml，加入浓硫酸 1ml，氯仿溶液自黄色转变成深红色（检查植物甾醇、三萜）。

3. 薄层色谱

取"理化鉴别"中氯仿溶液，以 6β-羟基豆甾-4-烯-3-酮、β-谷甾醇、豆甾-4-烯-3,6-二酮及豆甾-4-烯-3-酮作对照，同点于硅胶 G 板上，以苯-乙醚（3：2）为展开剂，展距：17.5cm。用 1‰香草醛硫酸显色，供试品与对照品在相对应位置上显黄棕色或紫色斑点。

【附注】

伏牛山区另有一变种：毛脉卫矛（变种）：鬼见愁、鬼箭羽 *Euonymus alatus* (Thunb.) Sieb. var. *pubescens* Maxim

与正种的区别：也多为倒卵形，背面脉上有短柔毛。

产河南太行山及伏牛山区；生于山坡。分布于东北及华北各省（区）。用途同正种（丁宝章和王遂义，1997）。

【主要参考文献】

丁宝章，王遂义. 1997. 河南植物志. 第二册. 郑州：河南科学技术出版社，514

凌 霄 花
Lingxiaohua
FLOS CAMPSIS

【概述】凌霄花，原名紫葳，始载于《神农本草经》，列为中品；属少常用中药，具有凉血、化淤、祛风的功效；明代李时珍编著的《本草纲目》曰："凌霄野生，蔓才数尺，得木而上，即高数丈，年久者藤大如杯。初春生枝，一枝数叶，尖长有齿，深青色。自夏至秋开花，一枝十余朵，大如牵牛花，而头开五瓣，赭黄色，有细点，秋深更赤。八月结荚如豆荚，长三寸许。其子轻薄，如榆仁、马兜铃仁。其根长亦如马兜铃根状。"凉血，化淤，祛风。用于月经不调，经闭癥瘕，产后乳肿，风疹发红，皮肤瘙痒，痤疮。甘、酸，寒。归肝、心包经。据《中国植物志》记载，我国现仅有两种凌霄属植物分布，即凌霄和美洲凌霄，河南产 2 种。

【商品名】凌霄花

【别名】紫葳、中国霄、大花凌霄

【基原】为紫葳科植物凌霄 *Campsis grandiflora*（Thunb.）K. Schum. 或美洲凌霄 *Campsis radicans*（L.）Seem. 的干燥花。夏、秋二季花盛开时采收，干燥。

【原植物】凌霄：木质藤本。小枝紫褐色。小叶 7～9 个，卵形或卵状披针形，长 3～6cm，先端渐尖，叶缘具粗锯齿，无毛。大型顶生疏散的圆锥花序；花萼钟状，5 裂，萼筒与裂片等长；花冠漏斗状，外面橙黄色，里面鲜红色。蒴果长如豆荚，顶端钝，2 瓣裂。种子扁平，具翅。花期 6～8 月；果熟期 7～9 月（丁宝章和王遂义，1997）。

美洲凌霄与凌霄主要区别：小叶 7～11（13）个，椭圆形至卵状矩圆形。萼筒较裂片长。原产于美洲，河南各地公园有栽培。习性、用途及繁殖方法同凌霄。

【药材性状】

1. 凌霄

多皱缩卷曲，黄褐色至棕褐色，完整花朵长 4～5cm。萼筒钟状，长 2～2.5cm，裂片 5，裂至中部，萼筒基部至萼齿尖有 5 条纵棱。花冠先端 5 裂，裂片半圆形，下部联合呈漏斗状，表面可见细脉纹，内表面较明显。雄蕊 4 个，着生在花冠上，2 长 2 短，花药"个"字形，花柱 1 个，柱头扁平。气清香，味微苦、酸（中华人民共和国药典委员会，2005）。

2. 美洲凌霄

完整花朵长 6～7cm。萼筒长 1.5～2cm，硬革质，先端 5 齿裂，裂片短三角状，长约为萼筒的 1/3，萼筒外无明显的纵棱；花冠内表面具明显的深棕色脉纹。

【种植来源】本地野生或栽培

【生长习性及基地自然条件】分布较广，喜温暖、向阳、湿润环境，略耐阴，耐寒性不太强，尤其是幼苗，冬季需要采取一定的防寒措施。在沙质壤土和黏壤土上均能种植，土壤肥沃则花大而繁密，积水低洼之地不宜栽种。

【种植方法】

一、繁殖方法

凌霄不易结果，很难得到种子，所以繁殖主要采用扦插法和压条法。

1. 扦插繁殖

南方多在春季进行，北方多在秋季进行，长江中下游地区宜于 4～5 月进行，成活率很高。方法是选择健壮、无病虫害枝条，剪成 10～15cm 小段插入土中，20d 左右即可生根。

2. 压条繁殖

凌霄茎上生有气生根，压条繁殖法比较简单，春、夏、秋皆可进行，经 50d 左右生根成活后即可剪下移栽。

二、管理措施

早期管理要注意浇水，后期管理可粗放些。植株长到一定程度，要设立支杆。每年发芽前可进行适当疏剪，去掉枯枝和过密枝，使树形合理，利于生长。开花之前施一些复合肥、堆肥，并进行适当灌溉，使植株生长旺盛、开花茂密。盆栽宜选择 5 年以上植株，将主干保留 30～40cm 短截，同时修根，保留主要根系，上盆后使其重发新枝。萌出的新枝只保留上部 3～5 个，下部的全部剪去，使其成伞形，控制水肥，经一年即可成型。搭好支架任其攀附，次年夏季现蕾后及时疏花，并施一次液肥，则花大而鲜丽。冬季置不结冰的室内越冬，严格控制浇水，早春萌芽之前进行修剪。

三、病虫害防治

在高温高湿期间，凌霄易遭蚜虫危害，发现后应及时喷施 40% 乐果 500～800 倍液进行防治。

【采收加工】 7～9 月，选择晴天采摘将要开放的花朵置于筐内晒干或用炭火烘干；夏、秋采茎，切片，晒干；秋季至冬初挖根，洗净、切片、晒干。

环境、安全要求：农药、化肥等的使用必须符合国家的相关规定，不得污染环境。

【化学成分】

1）三萜类：包括齐墩果烷型三萜化合物和乌索烷型三萜化合物（Kim et al.，2005；赵谦等，2002）、齐墩果烷型三萜化合物即齐墩果酸（oleanolic acid）、山楂酸（maslinic acid）、阿江榄仁酸（arjunolic acid），以及 3-香树脂醇（3-amyrin），其化学结构见图 17。乌索烷型三萜化合物，即熊果酸（ursolic acid）、熊果醛（ursolic aldehyde）、23-羟基熊果酸（23-hydroxyursolicacid）、科罗索（corosolic acid），以及 α-香树脂醇（α-amyrin），其化学结构见图 18。

2）苯丙醇苷类成分，即阿克替苷（acteoside），其化学结构见图 19。

3）黄酮类：芹菜素（apigenin）。

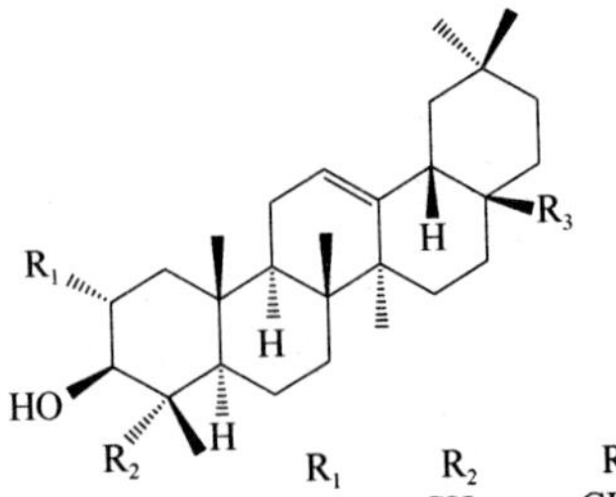

图 17　齐墩果烷型三萜化合物结构式

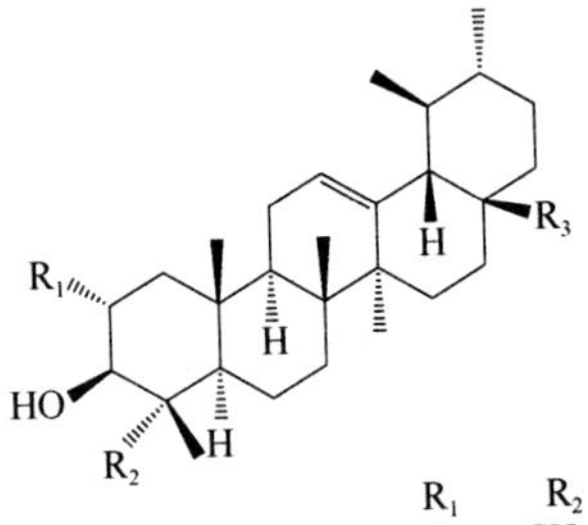

图 18　乌索烷型三萜化合物结构式

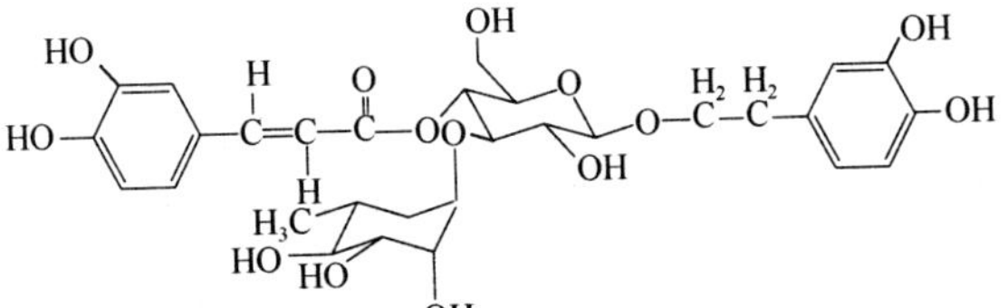

图 19　阿克替苷结构式

4）花色素类：美洲凌霄花中提取得花色素苷（anthocyanin）、矢车菊素-3-芸香糖苷（cyanidin-3-rutinoside）以及 4 种胡萝卜素类花色素，其中含量最多的为辣椒黄素（capsanthin）。

5）挥发油成分：主要是糖醛（furfural）、5-甲基糖醛（5-methylfurfural）、糖醇（furfuryl alcohol）及 2-乙酰糖醛（2-acetylfurfural）（Ueyama et al.，1989）。

6）其他成分：凌霄花中还分得 β-谷甾醇（β-sitosterol）、胡萝卜苷（daucosterol），三十一烷醇（hentriacontanol）、15-巯基-2-十五烷酮（15-mercapto-2-pentadecanone）及桂皮酸（cinnamic acid）等成分。

【鉴别】

1) 本品粉末黄棕色。花粉粒类圆形，直径 24～31μm，具 3 孔沟，表面有极细密的网状雕纹。腺毛淡黄色或黄棕色，头部扁圆形、类圆形或长圆形，侧面观细胞似栅状排列 1 或 2 层，柄部 1～3 细胞。花冠表皮细胞类多角形，具螺纹导管。

2) 取本品粉末约 0.5g，加石油醚（60～90℃）15ml，超声处理 15min，过滤，弃去滤液，药渣加甲醇 15ml，超声处理 15min，过滤，滤液蒸干，残渣加甲醇 1ml 使溶解，作为供试品溶液。另取凌霄花对照药材 0.5g，同法制成对照药材溶液。照药典薄层色谱法（《中华人民共和国药典》2005 版附录 Ⅵ B）试验，吸取上述两种溶液各 1μl，分别点于同一以羧甲基纤维素钠为黏合剂的硅胶 G 薄层板上，以三氯甲烷-甲醇（9：1）为展开剂，展开，取出，晾干，置碘蒸气中熏至斑点显色清晰。供试品色谱中，在与对照药材色谱相应的位置上，显相同颜色的斑点。

【主要参考文献】

丁宝章，王遂义. 1997. 河南植物志. 第三册. 郑州：河南科学技术出版社，456

赵谦，廖矛川，郭济贤. 2002. 凌霄花的化学成分与抗生育活性. 天然产物研究与开发，14（3）：1

中华人民共和国药典委员会. 2005. 中华人民共和国药典. 北京：化学工业出版社，201

Kim D H, Han K M, Chung I S et al. 2005. Triterpenoids from the fower of Campsis grandiflora K. Schum. as human acyl-CoA：cholesterol aeyltmnsferase inhibitots. Archines of pharmacal Research，28（5）：550

Ueyama Y, Hashimoto S, Fumkawa K. 1989. The essential oil from the flowers of Campsis grandiflom（Thumb.）K. Sehum. from China. Flavour and Fragrance Journal，4（3）：103

娑 罗 子

Suoluozi

SEMEN AESCULI

【概述】娑罗子是伏牛山常见中药材，始载于《本草纲目》，被列入果部五果类。《益部方物略记》记载，"天师栗，专蓬若橡。生青城山中，他处无有也。似栗味美，惟独居为异"；《留青日札》载，"娑罗树出西番海中。株甚巨，每校生叶七片。有花穗甚长而黄，如票花。秋后结实如栗，可食。正所谓七叶树也"；《药性考》记载，"娑罗子，一枝七叶九叶，苞如人面，花如牡丹，香白"。娑罗子味甘，性温。归肝、胃经。具有疏肝，理气，宽中，和胃，止痛，杀虫之功效。可治疗蛔虫、腹痛、心绞痛、胸腔胀痛、胃脘疼痛，乳房胀痛，痛经，痢疾等症；内服娑罗子的干燥粉末，可治肩肌僵硬、跌伤、风湿痛。

娑罗子为七叶树科植物七叶树 *Aesculus chinensis* Bge. 的种子，又名苏罗子、棱罗子、开心果，是畅销国内外的名贵中药。七叶树除了果实或种子入药外，其他部位也可药用。树皮煎液敷患处，可治粉刺、汗疮；叶煎服可治百日咳，生叶揉搓敷患处，可治刀伤和蚊虫叮咬。

七叶树其树干挺直，树冠开阔，掌状复叶形态奇异秀丽。早春绯红的新叶十分娇艳，入秋时叶色红艳、美丽，开花时硕大的白色花序又似一盏华丽的烛台，蔚为奇观，在风景区和小庭院中可作行道树或骨干景观树。为世界著名四大行道树之一（其他 3 种为悬铃木、榆树、椴树），在西欧及日本等城市广泛栽植。我国常将其孤植或栽于建筑物前及疏林之间。其种子有理气宽中之效。该树种具有重要的观赏价值和药用价值。

同属植物浙江七叶树 A. chinensis var. chekiangensis（Hu et Fang）Fang、天师栗 A. wilsonii Rehd. 的种子亦作为娑罗子入药。

本植物在伏牛山区有零星野生分布，西峡县有栽培。

【商品名】娑罗子

【别名】莎婆子（《百草镜》）、武吉（《杨春涯经验方》）、苏罗子（《药材资料汇编》）、开心果（《江苏植药志》）、索罗果（《陕西中药志》）、梭椤子（《陕西中草药》）、仙栗。

【基原】为七叶树科植物七叶树 Aesculus chinensis Bunge 的种子。

【原植物】落叶乔木，高达 20m，树冠宽广。掌状复叶对生；叶柄长 5～16cm；小叶片 5～7 枚，长椭圆形或卵状披针形，长 8～18cm，宽 2～6.5cm，先端窄尖，基部楔形，边缘有细锯齿，上面无毛，下面疏生细柔毛或无毛，小叶柄疏生细柔毛。圆锥花序顶生，尖塔形，长 18～28cm；总花梗长 6～10cm，花梗疏生细柔毛；雄花和两性花同株而密生：花小，白色，长 1.2cm；花萼筒形，不整齐的 5 浅裂，外被短柔毛；花瓣 4，椭圆形，上 2 瓣较下 2 瓣窄长；雄蕊 6～8；两性花的子房上位，有细柔毛。蒴果近于圆球形，顶端扁平或微尖突，密生黄褐色的斑点，3 瓣裂。种子 1 枚，圆球形，直径 2.5～4cm，种脐阔大，占底部的 1/2 左右。花期 5～7 月；果期 8～9 月。

【药材性状】七叶树的干燥果实略呈圆球形，直径 2.5～4cm，少数达 6～8cm，顶端扁平或微突尖，基部有果柄痕迹，果皮表面棕褐色，粗糙，密布黄棕色的斑点，有 3 条纵沟，形成 3 瓣状。商品常除去果皮。种子圆球形或不规则的扁球形，坚硬，表面栗褐色，不甚平坦，上端的种脐黄棕色，约占种子的 1/2，基部凹陷，有 1 条稍突起的种脊，沿一边伸至种脐；断面白色或淡黄白色，子叶肥厚，粉质。果皮和种皮气味微弱，而子叶味极苦。以均匀、饱满、断面黄白色者为佳。

【种质来源】栽培

【生长习性及基地自然条件】七叶树为深根性树种，喜光，稍耐阴，怕烈日直射。喜冬季温和、夏季凉爽湿润气候，耐寒、喜肥沃湿润及排水良好之土壤。适应能力较弱，在瘠薄及积水地上生长不良，酷暑烈日下易遭日灼危害。不耐干热气候，略耐水湿。在条件适宜地区生长较快，但幼龄植株生长缓慢，一般 4～6 年生播种苗高 3m 左右。6～8 年生树生长加速，25～30 年生树生长缓慢，部分植株出现枯梢。西峡县米坪镇石门村的 1 株七叶树古木，年龄约 500 年，树高 30m 左右，胸径 135cm。野生或栽培，分布甘肃、河北、河南、山西、江苏、浙江等地。河北南部、山西南部、陕西南部、江苏、浙江、河南北部有栽培，仅秦岭地区有野生。

七叶树 3 月底萌动，4 月上旬至 4 月中旬大量抽梢展叶；5 月上旬始花，中旬盛花，花期持续至 5 月底；9 月果实开始结果；10 月上中旬果实成熟；10 月下旬至 11 月上旬开始落叶。从播种到开花结果时间 15～20 年。

【种植方法】

一、繁殖方法

用种子或扦插繁殖。

1. 种子繁殖

选择 15～30 年生的生长健壮、无病虫害的七叶树为母树，于 9 月中下旬成熟时采收果实，阴干后去果壳。因七叶树种子含水量高，不耐贮藏，易失水而丧失发芽能力，寿命短，故需随采随播，如来不及播种时，也应将种子埋于泥炭土中放阴凉处，并须随时检查，防止霉烂。点播行株距 16～24cm，播种时应注意将种脐向下，保持土壤湿度 21～28d 出苗。幼苗忌阳光直射，应搭棚遮阴。北方，当年秋末掘起，入窖过冬；第 2 年冬前于根际培土，并用稻草包扎过冬，第 5 年后即可不需防寒。栽植前应施足基肥。

2. 扦插繁殖

多用根插，春季可在温床扦插；初夏可用嫩枝于沙箱内扦插，亦能成活。

3. 压条繁殖

多采用高压，在春季 4 月中旬进行，并进行环状剥皮处理，秋季发根，入冬即可剪下培育。

二、苗木栽植

株行距 2m×4m，每亩定植 84 株。栽植时要施足底肥，冬季或早春土壤湿润时栽植，栽植深度以苗木根颈与地面齐平为宜，培土要高出地面 4～6cm。栽后 2 年内要经常松土、除草，4 月在根际开挖环沟，追肥 1 次。干旱时要注意灌溉，也可间种花生、大豆等农作物，以耕代抚。

三、田间管理

1. 施肥

在栽植幼苗时，要多施有机肥，如秸秆、厩肥绿肥等；在生长期施肥不能少于 2 次，即在速生期、林木生长封顶期施肥。速生期施肥主要以氮肥为主，在林木封顶期主要以磷、钾肥为主，可使树木生长量提高 23%～28%。在速生期，氮肥需要量比磷、钾肥多；封顶期磷、钾肥多，树封顶后木质化程度高，冬季不受冻害；施氮肥多可使封顶期延后 9～15d，树嫩梢越冬时易受冻害。

2. 灌水和排水

七叶树 1 年中至少要灌水 3 次。速生期灌 1 次，封顶期、萌芽期各灌 1 次，天旱时可增加灌水次数。可沟灌或喷灌，有条件可采用滴灌。

七叶树喜水，水分充足时生长快，但水分过多会使根部呼吸受阻而生长不良。4 年生七叶树根部全浸水中不能超过 30d，长期浸泡会因窒息而使整株死亡。因此，七叶树栽植地不能积水，有积水要及时排出，林内应修好排水沟，雨季要注意搞好排涝工作。

3. 整形修剪

七叶树在生长过程中一般不需要修剪整形，只在必要时进行。整形修剪的原则是要使枝条分布均匀，生长健壮，形成良好的树冠。主要是将枝条短剪，促使植株形成完美的树冠；要将枯枝、内膛枝、纤细枝、病虫枝及生长不良枝剪除。

四、病虫害防治

主要有叶斑病、白粉病和炭疽病危害；虫害有刺蛾和金龟子危害。

1. 病害

七叶树病害主要有早期落叶病、根腐病和炭疽病。早期落叶病防治方法：加强水肥管理，壮树防病；清扫病落叶并集中烧掉，消灭病源；发病前 10d 左右喷撒 1 次倍量式 200～240 倍波尔多液，春雨连绵时每半月喷 1 次。根腐病防治方法：开沟排水，雨季扒土晾根，用石灰拌土撒在根周围进行土壤消毒，然后用土覆盖。可用 70％甲基托布津可湿性粉剂 1000 倍液喷洒防治炭疽病。

2. 虫害

主要害虫为刺蛾及金龟子，用灯光诱杀效果好。此外还有金毛虫、枝条天牛、梨眼天牛、桑天牛也有发生，应及早防治。幼虫食叶，在虫害发生初期及时喷施 90％敌百虫 800～1000 倍液或 15％溴氰菊酯 4000～5000 倍液，可取得良好的防治效果（赵国珍等，2007）。

【采收加工】霜降后采摘，晒 7～10d 后堆焖回潮，再用文火烘干，烘前用针在果皮上刺孔，以防爆破，且易干燥。亦有直接晒干或剥除果皮晒干者。

环境、安全要求：农药、化肥等的使用必须符合国家的相关规定，不得污染环境。

【化学成分】

1）皂苷：α-七叶皂苷（α-aescin），β-七叶皂苷（β-aescin），隐七叶皂苷（crytoescin），七叶皂苷（aescin）Ⅰa、Ⅰb、Ⅱa、Ⅱb、Ⅲa、Ⅲb、Ⅳ、Ⅴ、Ⅵ，异七叶皂苷（isoaescin）Ⅰa、Ⅰb、Ⅱa、Ⅱb、Ⅲa、Ⅲb、Ⅳ、Ⅴ、Ⅵ（图20）。

2）香豆素类化合物：七叶内酯（aesculetin）、七叶苷（aesculin）、秦皮苷（fraxin）、双七叶内酯（bisaesculetin）、白蜡素（fraxetin）。

3）黄酮类化合物：槲皮苷（quercitin）、槲皮素（quercetin）、山奈酚（kaempferol）、山奈苷（kaempferitrin）、花色苷（anthocyanin）、表儿茶素（epicatechin）、原花青素（anthocyanosides）。

4）有机酸类：油酸（oleic acid）、亚油酸（linoleic acid）、亚麻酸（linolenic acid）、硬脂酸（stearic acid）、棕榈酸（palmitic acid）、富马酸（fumaric acid）。

5）甾醇类化合物：麦角甾醇（ergosterol）、β-谷甾醇（β-sitosterol）、胡萝卜苷（daucosterol）、菠菜甾醇（spinasterol）。

6）其他化合物：腺嘌呤（adenine）、鸟嘌呤（guanine）、L-（＋）-赖氨酸［L-（＋）-lysine］、L-色氨酸（L-tryptophan）。种子中还含脂肪油 31.8％、淀粉 36％、纤维 14.7％、粗蛋白 1.1％（尉芹等，2003）。

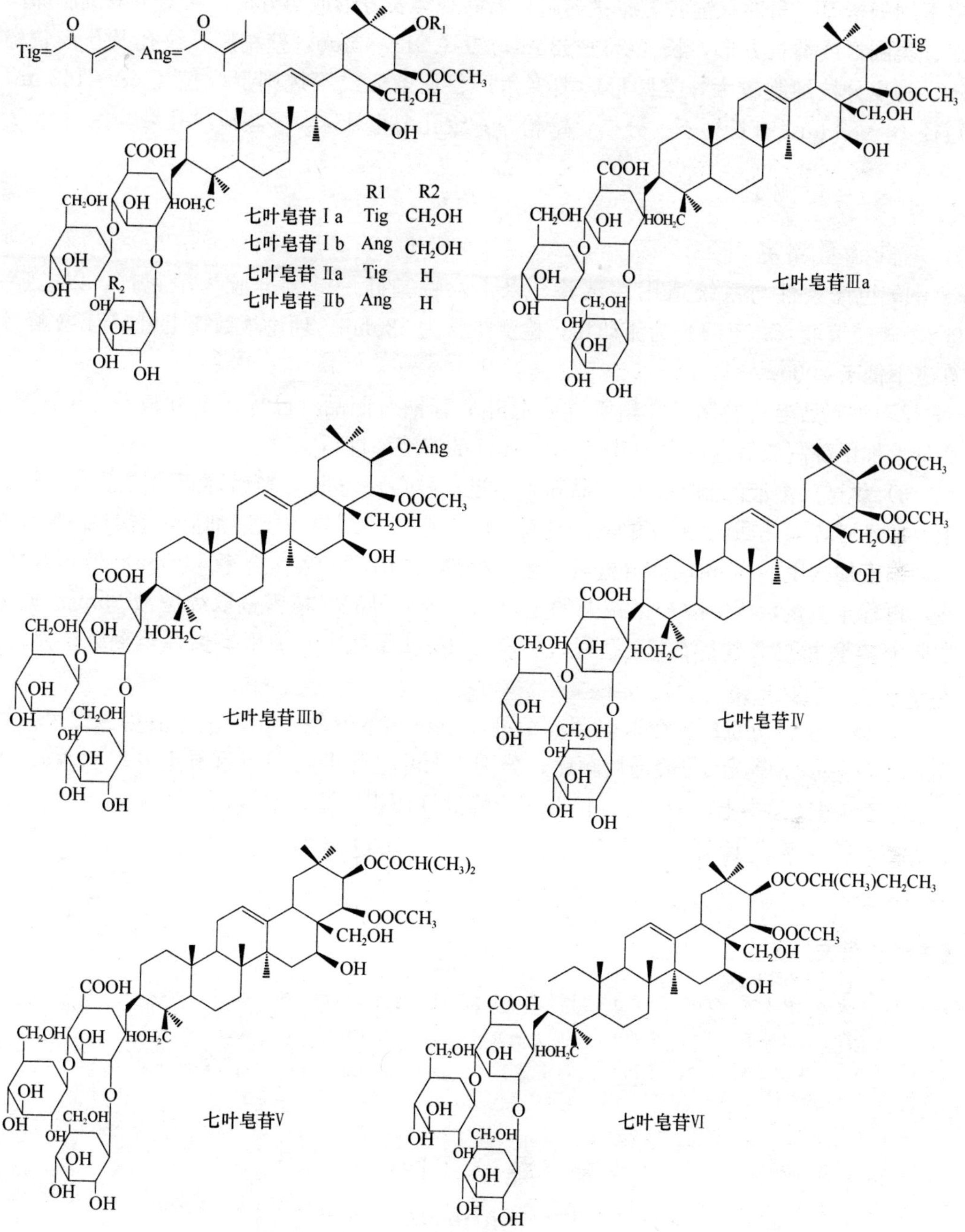

图 20　部分皂苷结构示意图

【鉴别与含量测定】

一、显微鉴定

七叶树种皮解离组织：种皮表皮细胞黄棕色，表面观多角形，直径 15～38 μm，壁略不均匀增厚，角部有锥状工瘤状突起；断面观类长方形或类方形。种皮下皮细胞卵圆形、类圆形或类长方形，长径 25~93μm，短径 21~43μm，壁稍厚，纹孔及孔沟较稀疏。种皮分枝细胞较大，类圆形、类多角形、长条形或不规则形，长径 68~162μm，短径 18~68μm，有长短不一分枝，壁稍厚，纹孔大小悬殊，多集成纹孔域。

二、含量测定

1. 皂苷含量测定

1）色谱条件与系统适用性试验。以十八烷基硅烷键合硅胶为填充剂，以乙腈-0.2%磷酸溶液（36∶64）为流动相；检测波长为 220nm。理论板数按七叶皂苷 A 峰计算应不低于 3000。

2）对照品溶液的制备。精密称取七叶皂苷钠对照品（已标示七叶皂苷Ⅰa 含量）适量，加甲醇制成每毫升含七叶皂苷钠 1mg 的溶液，即得。

3）供试品溶液的制备。取本品粉末（过三号筛）约 1g，精密称定，置索氏提取器中，加乙醚，加热回流 1h，弃去乙醚液，药渣连同滤纸筒挥干溶剂后，置具塞锥形瓶中，精密加入甲醇 50ml，称定重量，超声处理（功率 250W，频率 33kHz）30min，放冷，再称定重量，用甲醇补足减失的重量，摇匀，过滤，精密量取续滤液 25ml，置蒸发皿中，于 40℃水浴上浓缩至适量，转移至 10ml 量瓶中，加甲醇稀释至刻度，摇匀，即得。

4）测定法。分别精密吸取对照品溶液与供试品溶液各 10μl，注入液相色谱仪，样品中 4 个主成分峰，以出峰前后顺序，分别为七叶皂苷Ⅰa、Ⅰb 和异七叶皂苷Ⅰa、Ⅰb。测定与对照品中七叶皂苷Ⅰa 位置相应峰的峰面积计算，即得。

本品按干燥品计算，含七叶皂苷Ⅰa（$C_{55}H_{86}O_{24}$）不得少于 0.70%（魏锋等，2004）。

【主要参考文献】

赵国珍，周大林，杜宏等. 2007. 伏牛山七叶树栽培技术. 特种经济动植物，10（03）：34~36.

尉芹，马希汉，杨秀萍等. 2003. 娑罗子化学成分研究进展. 西北林学院学报，18（4）：126~129.

魏锋，马玲云，马双成等. 2004. HPLC 法测定娑罗子中 4 种皂苷类成分的含量. 药物分析杂志，24（04）：400~402.

桑　叶

Sangye

FOLIUM MORI

【概述】始载于《神农本草经》中桑根白皮项下列为中品，曰："叶主除寒热出汗。"《图经本草》中也有记载，"桑叶以夏秋再生者为上，霜后采之。煮汤淋渫手足，去风痹殊胜"。桑叶味甘、苦，性寒，归肺、肝经。有疏散风热、清肺润燥、清肝明目、降血糖、抗应激、抗衰老、降血压、增强肌体耐力、调节肾上腺素、降低胆固醇、抑制血栓生成、抑制肠内有害细菌繁殖、抗氧化、抗癌、抗过敏、防止动脉硬化、抗毛细管渗透、利尿、抑制对重金属的吸收、抑菌、杀虫、抗丝虫病等多种功能，还具有治疗秃头症和减肥的药用效力。常用于风热感冒，肺热燥咳，头晕头痛，目赤昏花等的治疗。桑叶具有最突出的功能是防止糖尿病。产于河南各地，伏牛山区广泛种植，多生于山坡疏林中，也常栽培于路旁、渠岸及住宅周围。

【商品名】桑叶

【别名】铁扇子、家桑叶、白桑叶、桑树叶、山桑叶、老桑叶

【基原】本品为桑科植物桑 *Morus alba* L. 的干燥叶。

【原植物】乔木。树皮黄褐色，浅裂。幼枝有毛或光滑。叶卵形或宽卵形，长5～18cm，宽4～8cm，先端尖或钝，基部圆形或浅心脏形，边缘具粗钝齿或有时不规则分裂，表面无毛，背面脉上或脉腋有毛；叶柄长1～2.5cm。花雌雄异株，成腋生穗状花序；雄花序长1～2.5cm；雌花序长5～10mm；雄花萼片与雄蕊各4个；雌花柱头2裂，无柄，宿存。聚花果长1～2.5cm，黑紫色或白色。花期4月；果熟期6～7月。

【药材性状】本品多皱缩、破碎。完整者有柄，叶片展平后呈卵形或宽卵形，长8～15cm，宽7～13cm。先端渐尖，基部截形、圆形或心形，边缘有锯齿或钝锯齿，有的不规则分裂。上表面黄绿色或浅黄棕色，有的有小疣状突起；下表面颜色稍浅，叶脉突出，小脉网状，脉上被疏毛，脉基具簇毛。质脆。气微，味淡、微苦涩。

【种质来源】本地野生

【生长习性及基地自然条件】桑树是深根性树种，根系发达，适应性强，耐瘠薄。喜光，在不同光照条件下，生长发育有显著差异。在强光照射下，桑的叶片小而厚，枝条健壮，根系发达；在弱光照条件下，则叶大而薄，生长衰弱，根系发育不良。桑树较能耐寒，在-40～40℃范围内都能生长，30～32℃是桑树生长适宜的温度，通常不能高于35～40℃。温度太高对桑树生长有抑制作用，温度低于12℃，则桑树会停止生长。桑树比较抗旱，但土壤水分不足或过多对桑树都有较大影响。据调查资料，桑园适宜的水分条件是：沙土70%，壤土70%～80%，黏土80%。

桑树对土壤要求不严，一般土质均可栽培，以土层深厚疏松、排水良好、具有适当水分肥力的沙质壤土最好。对土壤酸碱度适应性强，pH4.5～9.0可生长，但在中性土壤生长最好。

【种植方法】

一、立地条件

选择土层深厚、疏松、肥沃的土壤，要求能灌能排，远离污染源。种植前，深耕土壤，增强土壤通气性和透水性，同时基施充分腐熟的牛粪及土杂肥2～3t/亩。

选地整地：开挖排灌沟。整地要求精细，无杂草，厢面平整。整厢宽度1.3～1.6m，沟深20～30cm。田块四周开挖排灌沟及田中间的十字沟，深度比厢沟深10cm。

二、繁殖方法

1. 杆揷育苗

具有生长快、质量好、繁殖迅速、出圃早、节约劳动力等特点。育苗地以沙质壤土为好，春季选用一年生枝条的基部和中部，剪截长度以 25～30cm 为好。杆揷成活率，一年生枝基部的揷条成活率最高可达 92％，当年苗高度可达 2.2m，基周 4cm 以上，须根长 30cm，亩产桑苗 9000 余株。

2. 嫁接法

一般采用芽接、枝接和根接等方法。桑树芽接从树液流动开始到生长停止前均可进行，成活率在 80％～90％。7 月下旬芽接最好。不论芽接或枝接，接后幼苗生长迅速，三年可结果。

一般种植时间以早春种植较好，要求土温稳定在 10～12℃。选用良种桑的健壮苗木，不带病虫。夏秋季节种桑，起苗时尽可能不伤根，保全桑苗根系；冬春种桑，应轻度修剪过长的主根，促使侧根多发。种植前，用混有磷肥的泥浆蘸根，利于发根成活。

栽后必须淋足定根水，在地面 10cm 处剪去上部苗茎定株。干旱时要淋水保苗。

三、桑园管理

1. 桑园施肥

桑园施肥不仅能使桑叶丰产。而且能提高桑叶质量，保证蚕茧丰收和获得优质蚕种。土壤肥力不高的桑园，每生产 100kg 桑叶需施纯氮 1.9～2.0kg、纯磷 0.75～1.0kg、纯钾 1.0～1.13kg。

1) 肥料种类。有机肥料主要有：粪肥、饼肥、土杂肥、堆肥、绿肥等；无机肥料以及微量元素肥主要有：复合肥、尿素、过磷酸钙、氯化钾、硫酸钾、草木灰、石灰等。

2) 施肥方法。①有机肥：粪肥、饼肥等一般要经过腐熟后再施入桑园。一般在冬伐后施入，也可在夏伐后及其他时期使用，开沟施入。土杂肥、绿肥量多也可铺在行间，发芽阶段淋粪肥肥效较快。②复合肥、尿素、过磷酸钙、有机复合肥等也可作基肥，一般应开沟施入。③造桑造肥施肥法：在桑树发芽时施催芽肥，施尿素 15kg/亩，以后每采一造叶后 3d 内追施化肥 1 次，每次施尿素 15kg/亩、过磷酸钙 10kg/亩或复合肥 25kg/亩，也可用尿素 10kg/亩加复合肥 12kg/亩或施粪水 30～40 担。④全年二回施肥法：将全年施肥量合并分春、夏二次开深沟施，上半年量占 60％，下半年量占 40％。覆土压实后加盖杂草或绿肥。⑤叶面施肥：磷酸二氢钾、叶面宝、喷施宝等叶面肥对增产桑叶或提高叶质有一定效果，叶面肥一般在桑树生产阶段养蚕用叶前 15d 以上使用。

2. 耕翻除草

桑园 12 月中旬耕翻一次冬晒。春、夏、秋各除草 1 次，结合除草中耕行间。

3. 灌溉与排水

桑叶含水量一般为 70％～80％，低于 70％时桑叶受影响，低于 50％时要及时灌溉，可以用漫灌、沟灌、喷灌和淋水等方式。土壤水分也不能过多，雨季土地低洼，地下水位较高，这时应排除积水。

4. 桑树剪伐形式

合理的剪伐能减少花果，促进营养生长，更新枝条调整通风透光环境，促进新梢旺盛生长，减少病虫害，从而增加产叶量和提高叶质。

5. 夏伐

夏伐一般采用根刈的方法。即平地剪伐地上部分，这种剪伐方式适合采叶片，也便于管理，但头造泥沙叶较多。

6. 冬伐

一般采用齐拳剪伐的方式（留主秆高 30～50cm）。因每次剪伐都在同一部位而形成拳头树权。齐拳剪伐就是在拳部树权处的枝条基部平剪枝条。这种方式枝条数量较多，产量较稳定（夏米西丁·库尔班，2009）。

四、病虫害防治

1. 病害

（1）桑卷叶枯病

1）为害症状：嫩叶发病时，叶缘呈现深褐色的连片大病斑，随叶片的生长，叶缘向叶片正面卷缩。枝条顶端的叶尖和叶缘出现褐色，并逐渐扩展呈现黄褐色大病斑。枝条下部的叶片也同时发生，叶脉及叶缘出现梭形病斑，病害部之间分界十分明显。在气候干燥的条件下，从病斑处裂开，桑叶吸水之后发生腐烂，发病后的桑叶易脱落或干枯。在湿度较大时，尤其是遇到连雨天，病斑上会产生大量的暗蓝褐色霉状物，也就是病菌的分生孢子梗和分生孢子。

2）防治技术：加强桑园管理，发现桑树感病后，要及时进行防治，防止病菌蔓延。①杜绝病原菌在秋季桑树落叶后，要及时清除桑园的落叶、病叶，集中焚烧，以减少菌源。②合理密植栽桑时要根据当地的气候条件，做到合理密植，合理留条、适度采叶，有利于桑园通风透光，降低桑园湿度。③药剂防治：在发病初期用36％甲基硫菌灵悬浮剂800倍液喷雾防治，也可用50％多菌灵可湿性粉剂1000倍液或25％多菌灵可湿性粉剂500倍液喷雾防治。

（2）桑白粉病

1）为害症状：该病多发生在桑树枝条的中下部成熟的桑叶背面，而在枝条顶端的嫩叶受害较轻。发病初期的桑叶背面出现圆形白粉状的小霉斑，随病势的发展，病斑逐渐扩大连成片，严重时白粉布满叶背及叶面。后期在白色霉斑处出现黄色的小颗粒，逐渐由黄色变为褐色，最终变为黑色小粒点，形成病原菌闭囊壳。

2）防治技术：①选用具有良好的抗逆性和抗病性的品种。②清理桑园。在秋季桑叶落地后，应及时清理，把桑叶沤制堆肥或焚烧，杜绝病原。③合理施肥桑园。在施足农家肥的前提下，也要施入氮、磷、钾复合肥，以满足桑树生长发育的需要。④合理采叶。在蚕期要做到合理采叶，尤其是对密植桑园，要多次采叶，以促进桑园通风、透光，以防止病害的发生。⑤药剂防治。采用 50％硫磺胶悬剂 500 倍液喷洒树干和枝条，也可采用 70％甲基硫菌灵可湿性粉剂 1000 倍液或 50％硫菌灵、50％苯菌灵可湿性粉剂 1500 倍液喷施防治，每隔 15d 喷 1 次，连喷 2 次（王立志等，2009）。

2. 虫害

在桑树萌芽前，要逐株巡视树，发现虫卵要刮除。桑树萌芽前，用 40％桑宝乳油 2000～3000 倍（也可配制 0.002％～0.003％浓度）与 80％敌敌畏 1000 倍液混均匀后喷洒树体，可有效地防治害虫。

其他时期如发现虫害，可针对不同虫害采用相应的防治方法，以化学防治最为有效。

1）桑尺蠖。幼虫孵化盛期，喷布 80％敌敌畏 1000 倍液或 50％辛硫磷 1500 倍液、60％双效磷 1500 倍液防治。

2）桑粉虱。幼虫期喷布 40％氧化乐果乳剂 1000 倍液或 25％扑虱灵 1000 倍液，对卵、幼虫、蛹、成虫进行喷治，有良好的防治效果。

3）桑毛虫。幼虫孵化期，喷布 80％敌敌畏 1000 倍液或 50％辛硫磷 1500 倍液、60％双效磷 1500 倍液防治。

4）桑树红蜘蛛。用扫螨净、辛硫磷混合液喷施防治，即将扫螨净 200ml 和辛硫磷 300ml 兑水 450kg，充分搅拌均匀后，喷洒叶尖、叶背部位。喷药 7d 以后可采叶饲蚕。

5）桑野蚕。喷布 80％敌敌畏乳剂 1500 倍液或 90％晶体敌百虫 1200 倍液、48％乐斯本乳剂 1300 倍液防治（侯印宝和杨立军，2009）。

【采收加工】

1. 采收

初霜后采收，除去杂质，晒干。

2. 炮制

1）桑叶。拣去杂质，搓碎，簸去梗，筛去泥屑。

2）蜜桑叶。取净桑叶，加炼熟的蜂蜜和开水少许，拌匀，稍闷，置锅内用文火炒至不黏手为度，取出，放凉。

3）分级。以叶片完整、大而厚、色黄绿、质脆、无杂质者为佳。习惯应用桑叶以经霜者为好，称霜桑叶或冬桑叶。

环境、安全要求：农药、化肥等的使用必须符合国家的相关规定，不得污染环境。

【化学成分】

1）黄酮及黄酮苷类：黄酮及黄酮苷类化合物是桑叶化学成分中研究最多，结构和成分比较明确的一类化合物。主要有：堪非醇-3-O-β-D-吡喃葡萄糖苷（紫云苷）、堪非醇-3-O-（6″-氧-乙酰基)-β-D-吡喃葡萄糖苷、槲皮素-3-O-（6″-氧-乙酰基)-β-D-吡喃葡萄糖苷、槲皮素-3-O-β-D-吡喃葡萄糖苷、堪非醇-3-O-α-L-鼠李吡喃糖苷-β-D-吡喃葡萄糖苷、槲皮素-3-O-α-L-鼠李吡喃糖苷-β-D-吡喃葡萄糖苷（芦丁）、槲皮素-3-O-β-D-吡喃葡萄糖基-β-D-吡喃葡萄糖苷、槲皮素-3,7-二氧-β-D-吡喃葡萄苷和槲皮素。

2）生物碱类：生物碱也是桑叶的主要活性成分之一。从桑叶中分离出多种多羟基生物碱，包括 DNJ（1-脱氧野尻霉素）、N-甲基-1-DNJ、2-O-α-D-半乳糖吡喃糖苷-1-DNJ、fagomine、1,4-二脱氧-1,4-亚胺基-D-阿拉伯糖醇、1,4-二脱氧-1,4-亚胺基-（2-O-β-D-吡喃葡萄糖苷)-D-阿拉伯糖醇、1α,2β,3α,4β-四羟基-去甲莨菪碱（去甲莨菪碱）。

　　3）甾醇类成分：桑叶中含有 β-谷甾醇（β-sieosterol）、豆甾醇、菜油甾醇（campesterol）、β-谷甾醇-β-葡萄糖苷（β-sitosterol-β-glucoside）、羽扇豆醇（lupeol）、内消旋肌醇（mesoinoitol）、昆虫变态激素牛膝甾酮（inokosterone）、蜕皮甾酮（ecdysterone）等。

　　4）挥发油类：桑叶中含有多种挥发油成分，包括乙酸、丙酸、丁酸、异丁酸、戊酸、异戊酸、己酸、异己酸、水杨酸甲酯、愈创木酚（guaiacol）、酚（phenol）、邻苯甲酚、间邻苯甲酚、丁香油酚（eugenol）等。还有草酸、延胡索酸、酒石酸、柠檬酸、琥珀酸、棕榈酸、棕榈酸乙酯、羟基香豆精（hydroxycoumarin）等。

　　5）氨基酸类：桑叶中含有丰富的氨基酸，主要为谷氨酸（glutamic acid）、天冬氨酸（aspartic acid）、丙氨酸（alanine）、甘氨酸（glycine）。此外，尚有 γ-氨基丁酸（γ-aminobutyric acid）、2-哌啶酸（2-pipecolic acid）、5-羟基-2-哌啶甲酸（5-hydroxypiperidine-2-carboxylic acid）、脯氨酸（proline）、精氨酸（arginine）、肌氨酸（sarcosine）、亮氨酸（leucine）、异亮氨酸（isoleucine）、酪氨酸（tyrosine）、缬氨酸（valine）、色氨酸（tryptophan）、天冬酰胺（asparagine）、谷氨酰胺（glutamine）、丝氨酸（serine）、赖氨酸（lysine），以及谷胱甘肽（glutathione）等。

　　6）维生素类：每 100g 桑叶中约含 4130IU 维生素 A、0.59mg 维生素 B_1、1.35mg 维生素 B_2、7.4mg 胡萝卜素、31.6mg 维生素 C 等。

　　7）微量元素：桑叶中含有锌、铜、锰、铁等多种人体必需的微量元素。每 100g 桑叶约含钙 2699mg、钾 3101mg、镁 362mg、铁 44.1mg、钠 39.9mg、锌 6.1mg、铜 1.0mg、锰 27mg 等。

　　8）其他：桑叶多糖、溶血素等（欧阳臻和陈钧，2003，王储炎等，2007）。

【鉴别与含量测定】

一、鉴别

1. 显微鉴别

　　1）叶片横切面：上表皮细胞方形，有的颇大，径向延长，其外壁略向外突起，内含钟乳体。下表皮细胞扁平，含钟乳体的细胞少见；可见单细胞柄、多细胞头的腺毛及单细胞非腺毛，以叶脉处多见；有的非腺毛基部膨大，内含钟乳体。栅栏组织 1 或 2 列细胞，不通过主脉，海绵组织细胞排列较紧密。主脉上、下表皮细胞内侧有厚角组织，维管束外韧型，韧皮部较狭，外侧有厚角组织，细胞较小，木质部新月形，有的在大维管束上方有一小的外韧型维管束。叶肉薄壁细胞中含草酸钙簇晶，偶有棱晶，主际薄壁细胞中含有棱晶，偶有簇晶。

　　2）粉末特征：本品粉末黄绿色或黄棕色。上表皮有含钟乳体的大型晶细胞，钟乳体直径 47～77μm。下表皮气孔不定式，副卫细胞 4～6 个。非腺毛单细胞，长 50～230μm。草酸钙簇晶直径 5～16μm；偶见方晶。

2. 理化鉴别

1）检查酚性物质：取本品水浸液加三氯化铁试剂产生绿黑色沉淀。

2）检查糖类、苷类：取本品水浸液加斐林试剂产生红色氧化亚铜沉淀，水浸液加稀酸水解后反应更为明显。

3）检查黄酮类：取本品醇提取液 1 或 2 滴，滴于滤纸上，吹干，加 5％氯化铝试剂 1 或 2 滴，紫外灯下（254nm），有明显荧光。

4）检查三萜：取本品 2g，加甲醇 25ml，水浴加热 5min，过滤，滤液置于蒸发皿中，蒸干，冷却，用冰醋酸溶解，转入干燥小试管中，沿管壁加入浓硫酸，在两液交界处有红棕色环。

5）薄层色谱：方法 1. 取本品粉末 5g，加 95％乙醇，回流 0.5h，过滤，滤液浓缩至 5ml，供点样用。吸附剂：硅胶 H-1％CMC；展开剂：氯仿-丙酮-水（13：7：2）；显色剂：1％氯化铝乙醇液，显色后在紫外灯（254nm）下观察，半点为黄色。

方法 2. 取本品粉末 2g，加石油醚（60～90℃）30ml，加热回流 30min，弃去石油醚液，药渣挥干，加乙醇 30ml，超声处理 20min，过滤，滤液蒸干。残渣加热水 10ml，置 60℃水浴上搅拌使溶解，过滤，滤液蒸干，残渣加甲醇 1ml 使溶解，作为供试品溶液。另取桑叶对照药材 2g，同法制成对照药材溶液。照薄层色谱法（《中华人民共和国药典》2005 版一部附录ⅥB）试验，吸取上述两种溶液各 5μl，分别点于同一以羧甲基纤维素钠为黏合剂的硅胶 G 薄层板上，以甲苯-乙酸乙酯-甲酸（5：2：1）的上层溶液为展开剂，置用展开剂预饱和 10min 的展开缸内，展开约至 8cm，取出，晾干，置紫外光灯（365nm）下检视。供试品色谱中，在与对照药材色谱相应的位置上，显相同颜色的荧光斑点。

二、含量测定

桑叶中芦丁含量的测定。

1）色谱条件与系统适用性试验。以十八烷基硅烷键合硅胶为填充剂；以甲醇为流动相（30％～50％），以 0.5％磷酸溶液为流动相（70％～50％），梯度洗脱。检测波长为 358nm。理论板数按芦丁峰计算应不低于 5000。

2）对照品溶液的制备。取在 120℃减压干燥至恒重的芦丁对照品适量，精密称定，用甲醇制成每毫升含 0.1mg 的溶液，即得。

3）供试品溶液的制备。取本品粉末（过三号筛）约 1g，精密称定，置圆底烧瓶中，加甲醇 50ml，加热回流 30min，过滤，滤渣再用甲醇 50ml，同法提取 2 次，合并滤液。减压回收溶剂，残渣用甲醇溶解，转移至 25ml 量瓶中，并稀释至刻度，摇匀，即得。

4）测定法。分别精密吸取对照品溶液与供试品溶液各 10μl，注入液相色谱仪，测定，即得。

本品按干燥品计，含无水芦丁（$C_{27}H_{30}O_{16}$）不得少于 0.10％。

【附注】下列同属植物，亦分布在伏牛山地区同等入药。

1. 华桑，葫芦桑 *Morus cathayana* Hemsl.

乔木，高达 8m。树皮灰色。小枝微有毛。叶纸质，卵形或宽卵形，长 5～10cm，有时可达 20cm，先端长尖或短尖，基部截形或近心脏形，边缘具粗钝齿，有时 3 裂，表面疏生粗伏毛，背面密生短柔毛；叶柄长 1.5～5cm。雄花序长 3～5cm，雌花序长 2cm；萼片 4 个，黄绿色，有短毛；雄花雄蕊 4 个；雌花柱头 2 裂，有短柄。聚花果窄圆柱形，长 2～3cm，白、红或黑色。花期 5 月；果熟期 6 月。产河南伏牛山、大别山和桐柏山区。生于向阳山坡与沟旁或杂木林中。

2. 蒙桑，山桑 *Morus mongolica* Schncid.

灌木或小乔木，高 3～8m。小枝褐色，冬芽先端尖。叶卵形至椭圆状卵形，长 8～18cm，宽 4～8cm，先端长渐尖或尾状渐尖，基部心脏形，不分裂或 3～5 裂，边缘有粗锯齿，齿端有毛刺状尖头，两面无毛，叶柄长 4～6cm。花柱明显。聚花果红色或黑色。花期 5 月；果熟期 6～7 月。产河南各山区。生于向阳山坡或疏林中。

3. 鸡桑，山桑，小叶桑 *Morus australis* Poir.

灌木或小乔木。树皮灰褐色，长纵裂。小枝光滑或幼时具毛。叶卵形，长 6～15cm，宽 4～10cm，先端急尖或渐尖，基部截形或近心脏形，边缘具钝或锐齿，有时 3～5 裂，表面粗糙，背面脉上疏生柔毛，脉腋无簇毛；叶柄 1.5～4cm。雄花序长 1.5～3cm，雌花序较短；雄花萼片与雄蕊各 4 个，不育雌蕊陀螺形；雌蕊柱头 2 裂，与花柱等长，宿存。聚花果长 1～1.5cm，暗紫色。花期 4～5 月；果熟期 6～7 月。产于河南各山区；生于山坡灌丛或疏林中。

【主要参考文献】

侯印宝，杨立军. 2009. 桑树卷叶枯病及白粉病的防治. 特种经济动植物，(2)：51，52

欧阳臻，陈钧. 2003. 桑叶的化学成分及其药理作用研究进展. 江苏大学学报，24 (6)：39～44

王储炎，范涛，代君君. 2007. 桑叶的化学成分、生理功能及其在工业中的应用. 中国食品添加剂，148～151

王立志，范娟，付国文. 2009. 桑树病虫害的综合防治. 特种经济动植物，(6)：54

夏米西丁·库尔班. 2009. 桑树栽培技术. 新疆农业科技，(4)：62

桑 寄 生

Sangjisheng

HERBA TAXILLI

【概述】桑寄生为伏牛山大宗药材。桑寄生入药始载于《神农本草经》，名"桑上寄生"，列入上品。李时珍曰，"此物生于他木而生，如鸟立于上，故曰寄生、寓木、茑木。俗称为寄生草"；《名医别录》云："一名茑，生弘农川谷桑树上，三月三日采茎叶，阴干"。；《图经》云，"叶似龙胆而厚阔，茎短似鸡脚，作树形，三月、四月花黄赤色，六月、七月结子，黄绿色，如小豆，以汁稠粘者良也"；《新修本草》载，"此多生槲、榉、柳、水杨、枫等树上，子黄，大如小枣子。惟虢州有桑上者，子汁甚粘，核大似小豆；叶无阴阳，如细柳叶而厚；晚茎粗短。江南人相承用为续断，殊不相关。且寄生实九月始熟而黄"。综上所述，古代所用的桑寄生，系来源于桑寄生科不同属的数种植物，除现作桑寄生入药的钝果寄生属、梨果寄生属外，尚包括槲寄生属植物。桑寄生苦、甘，平。归肝、肾经。桑寄生具有补肝肾，强筋骨，祛风湿，安胎元的功效。用于风湿鼻痛，腰膝酸软，筋骨无力，崩漏经多，妊娠漏学，胎动不安。另外还具有利尿、降压和抗病毒作用。

历史上，槲寄生和桑寄生用名较为混乱，且由于二者功效相似及用药习惯的沿袭，临床上二者一直是混用的。从《名医别录》到《本草纲目》的一些本草著作，关于桑上寄生一项大都指槲寄生，直至近代。《植物学大辞典》1918 年将 Lorantheceae 译为槲寄生，于是"槲寄生"一词在药学界广为应用了。到 1977 年版《中华人民共和国药典》已将槲寄生与桑寄生分别列为两种中药，它们分属桑寄生科的桑寄生属和槲寄生属。1980 年《上海市中药饮品炮制规范》上仍注有槲寄生作桑寄生用。目前国外专门的分类学家已将寄生分为两个科，桑寄生科 Loranthaceae 和槲寄生科 Viscaceae，二者主要区别为：桑寄生科植物的花较大，约为 5mm；而槲寄生科植物花较小，约为 2mm，并且桑寄生花的颜色较槲寄生鲜艳。

桑寄生大多数分布于热带，少数分布于温带地区。我国有 5 种，河南有 1 种。产河南伏牛山南部，大别山和桐柏山区，多寄生于桑树和栎树上。

【商品名】桑寄生

【别名】广寄生、寄生茶、茑、寓木、宛童、桑上寄生、寄屑、寄生树、茑木、桃木寄生、沙梨寄生、枇杷寄生、油茶寄生、寄屑、寄生草、冰粉树、蠹心宝、毛叶桑寄生、柿寄生、樟寄生

【基原】本品为桑寄生科植物桑寄生 *Taxillus chinensis* (DC.) Danser 的干燥带叶茎枝。

【原植物】常绿寄生小灌木。小枝红褐色，密生红褐色星状毛，老枝暗褐色。叶对生，厚革质，椭圆形或卵形，长 3～8cm，宽 2～5cm，先端圆钝，基部圆形，表面无毛，幼时被星状毛，背面密生红褐色星状毛；叶柄长 0.5～1.5cm，粗壮，被星状毛。聚伞花序常具 2～7 朵花，有短总梗；花梗长 1～3mm，具红褐色星状毛；萼筒长约 2mm，具 4 浅齿，花冠管狭，微拱曲，长 2～3cm，直径 2.5～3mm，下部稍肿胀，喉部收缩，外被红褐色星状毛，内面紫黑色；裂片披针形，短于花冠管，常反折；雄蕊伸入花冠之外。浆果椭圆形或矩圆形，长 4～5mm，径 3～3.3mm。花期 5～9 月；果熟期翌年 5 月。

【药材性状】本品茎枝呈圆柱形，长 3～4cm，直径 0.2～1cm；表面红褐色或灰褐色，具细纵纹，并有多数细小突起的棕色皮孔，嫩枝有的可见棕褐色茸毛；质坚硬，断面不整齐，皮部红棕色，本部色较浅。叶多卷曲，具短柄；叶片展平后呈卵形或椭圆形，长 3～8cm，宽 2～5cm；表面黄褐色。幼叶被细绒毛，先端钝圆，基部圆形或宽楔形，全缘；革质。气微，味涩。

【种质来源】本地野生或栽培

【生长习性及基地自然条件】

1）生于海拔 20～400m 的平原或低山常绿阔叶林中，寄生于桑树、桃树、李树、龙眼、荔枝、杨桃、油茶、油桐、橡胶树、榕树、木棉、马尾松或水松等多种植物上。

2）生于海拔 500～1900m 的山地阔叶林中，寄生于桑树、梨树、李树、梅树、油茶、厚皮香、漆树、核桃或栎属、柯属、水青冈属、桦属、楼属等植物上。

3）生于海拔 300～1300m 的山地、丘陵或河谷盆地阔叶林中，寄生于桑树、油茶、樟树或栎属、柳属植物上。

【种植方法】

1. 回缩

在冬季，当桑叶脱落后，进行回缩修剪，从近地面处将地上衰退部分剪去，保留 3～5cm 长的基桩，以利春季抽芽。

2. 清园

回缩后，及时清除桑园内的各种杂草和枯枝落叶，并集中于园外深埋或烧毁，再需喷洒一次 0.8～1 波美度的石硫合剂。

3. 施肥

清园后，在桑树左右两边各挖一条深 25～30cm、宽 15～20cm 的长沟，然后每米长沟施 0.5kg 氮磷钾复合肥，再盖土。

4. 培土

施肥后，用沤制腐熟的溏泥、垃圾肥、火烧土或其他土杂肥培施在植株周围，每株培 8～10kg，厚 5～6cm，将裸露的新根覆盖住，并培肥土壤，加厚表土层。

【采收加工】冬季至次春采割；除去粗茎，切段；干燥。或蒸后干燥。

环境、安全要求：农药、化肥等的使用必须符合国家的相关规定，不得污染环境。

【化学成分】

1）挥发油成分：苯甲醛（benzaldehyde）、苯乙烯（styrene）、苯乙酮（acetophenone）、芳姜黄烯（ar-curcumene）、桉树脑（eucalyptol）、α-姜烯（α-zingiberene）、γ-姜黄烯（γ-curcumene）、壬醛（nonanal）、水芹醛（phellandral）、β-紫罗兰酮（β-lonone）、α-红没药醇（α-bisabolol）、β-红没药烯（β-bisabolene）、橙花叔醇（nerolidol）、α-香柠檬烯（α-bergamotene）、反式-β-金合欢烯（trans-β-farnesene）、顺式-β-金合欢烯（cis-β-farnesene）、柠檬烯（limonene）、香叶基丙酮（geranyl acetone）、胡薄荷酮（pulegone）、L-薄荷酮（L-menthone）、顺里哪醇氧化物（cis-linalool oxide）、反里哪醇氧化物（trans-linalool oxide）、L-里哪醇（L-linalool）等（霍昕等，2008；陈江弢和冯峰，2007）

2）黄酮类：主要为广寄生苷（avicularin），即槲皮素-3-阿拉伯糖苷（quercetin -3-arabinopyranoside）、槲皮素（quercetin）及槲皮苷（quercitrin）（朱小薇和刘一兵，2001）。

【鉴别与含量测定】

一、鉴别

1. 显微鉴别

1) 本品茎横切面：表皮细胞有时残存。木栓层为 10 余列细胞，有的含棕色物。皮层窄，老茎有石细胞群；薄壁细胞含棕色物。中柱鞘部位有石细胞群及纤维束，断续环列。韧皮部甚窄，射线散有石细胞。束内形成层明显。本质部射线宽 1～4 列细胞，近髓部也可见石细胞；导管单个散列或 2 或 3 个相聚。髓部有石细胞群，薄壁细胞含棕色物。有的石细胞含草酸钙方晶或棕色物。

2) 粉末淡黄棕色：石细胞类方形、类圆形，偶有分枝，有的壁三面厚，一面薄，含草酸钙方晶。纤维成束，直径约 17μm。具缘纹孔、网纹及螺纹导管多见。星状毛分枝碎片少见。

2. 薄层鉴别

取本品粉末 5g，加甲醇-水（1：1）60ml，加热回流 1h，趁热过滤，滤液浓缩至约 20ml 后，加水 30ml，再加稀硫酸约 0.5ml，煮沸回流 1h 后，用乙酸乙酯振摇提取 2 次，每次 30ml，合并乙酸乙酯液，浓缩至约 1ml，作为供试品溶液。另取槲皮素对照品，加乙酸乙酯制成每毫升含 0.5mg 的溶液，作为对照品溶液。照薄层色谱法试验，吸取上述两种溶液各 10μl，分别点于同一用 0.5% 氢氧化钠溶液制备的硅胶 G 薄层板上，以甲苯（水饱和）-甲酸乙酯-甲酸（5：4：1）为展开剂，展开，取出，晾干，喷以 5% 三氯化铝乙醇溶液，置紫外光灯（365nm）下检视。供试品色谱中，在与对照品色谱相应的位置上，显相同颜色的荧光斑点。

3. 强心苷

取本品粗粉 10g，加 80% 乙醇 50ml，加热回流 30min，过滤，滤液蒸干，残渣加热水 10ml 使溶解，过滤，滤液加乙醚振摇提取 4 次，每次 15ml，弃去乙醚层，取下层水溶液加乙酸铅饱和溶液至沉淀完全，过滤，滤液加乙醇 10ml，加硫酸钠饱和溶液脱铅，过滤，滤液加三氯甲烷振摇提取 3 次，每次 15ml，合并三氯甲烷液，浓缩至 1ml。取浓缩液点于滤纸上，干后，滴加碱性 3,5-二硝基苯甲酸溶液（取二硝基苯甲酸试液与氢氧化钠试液各 1ml，混合），不得显紫红色。

二、含量测定

1) 色谱条件与系统适应性试验。色谱柱：Hypersil ODS$_2$ C$_{18}$（252mm×4.6mm，5μm）；流动相为：甲醇：0.4% 磷酸溶液（45：55）；检查波长：360nm；柱温：室温；进样量：10μl，按外标峰面积法计算。理论板数按槲皮素峰计算不低于 2500。

2) 对照品溶液的制备。精密称取经五氧化二磷干燥过夜的槲皮素对照品 8mg，置于 25ml 量瓶中、加甲醇使溶解并稀释至刻度，摇匀。分别精密量取 0.5ml，至 10ml 量瓶中，加甲醇稀释至刻度，摇匀，既得。（每毫升含槲皮素对照品 0.016mg）

3) 供试品溶液的制备。取本品 2.5g 精密称定，精密加甲醇 50ml，称定重量，加热回流 20min，放冷，再称定重量，用甲醇补足减失的重量，摇匀，过滤，精密取续滤液 25ml，25%的盐酸溶液 6ml，回流 30min，放冷，转移至 50ml 量瓶中，并加甲醇至刻度，摇匀，即得。测定法。分别精密吸取对照品溶液与供试品溶液各 10μl、注入液相色谱仪、测定、即得。

【主要参考文献】

陈江弢，冯峰. 2007. 四川寄生的化学成分研究. 中药材，30（11）：1393～1395

霍昕，高玉琼，杨嘉等. 2008. 桑寄生挥发性成分研究. 生物技术，18（02）：47～49

朱小薇，刘一兵. 2001. 桑寄生科植物的化学成分与抗肿瘤作用. 国外医药（植物药分册），（04）：23，24

浮　萍

Fuping

HERBA SPIRODELAE

【概述】浮萍出自《唐本草》，"水萍者，有三种：大者名苹；水中又有蒋菜，亦相似而叶圆；水上小浮萍主火疮"。《本草纲目》云"所用水萍，乃小浮萍，非大苹也，陶苏俱以大苹注之误矣。萍之与苹，音虽相近，字却不同，形亦沮别。浮萍处池泽止水中甚多，季春始生。一叶经宿，即生数叶，叶下有微须，即其根也……浮萍，其性轻浮，入肺经，达皮肤，所以能发扬邪汗也"。具有发汗解表、透疹止痒、利水消肿、清热解毒之效；主风热表证、麻疹不透、隐疹瘙痒、水肿、癃闭、疮癣、丹毒、烫伤等症；辛，寒。归肺经。为浮萍科植物，河南有 3 种，包括紫萍 Spirodela polyrrhiza（L.）Schleid.、浮萍 Lemna minor L.、品藻 Lemna trisulca L. 广泛分布于伏牛山区，生于池沼、水沟、水田、水塘。

【商品名】浮萍

【别名】水萍、水花、浮萍、藻、萍子草、小萍子、浮萍草、水藓、水帘、九子萍、田萍

【基原】本品为浮萍科植物紫萍 Spirodela polyrrhiza（L.）Schleid. 的干燥全草。

【原植物】紫萍，又名紫背浮萍，叶状体扁平，宽倒卵形，长 5～8mm，宽 4～6mm，先端钝圆，表面绿色，背面紫色，具掌状脉 5～11 条，背面中央生 5～11 条根，根长 3～5cm，白绿色，根冠尖，脱落。根基附近的一侧囊内形成圆形新芽，萌发后，幼小叶状体渐从囊内浮出，由一细弱的柄与母体相连。肉穗花序有 2 个雄花和 1 个雌花。产于各地；生于池沼、水田、水沟、水塘。全草入药，能发汗利尿，治感冒发热无汗、斑疹不透、水肿、小便不利、皮肤湿热。也可作猪饲料及放养草鱼的饵料（丁宝章和王遂义，1997）。

【药材性状】本品为扁平叶状体，呈卵形或卵圆形，长径 2～5mm。上表面淡绿色至灰绿色，偏侧有 1 小凹陷，边缘整齐或微卷曲。下表面紫绿色至紫棕色，着生数条须根。体轻，手捻易碎。气微，味淡（中华人民共和国药典委员会，2005）。

【种植来源】本地野生或栽培

【生长习性及基地自然条件】生长于池沼、水田、湖泊或静水中常于紫萍混生。喜温气候和潮湿环境，忌亚寒。

【种植方法】

一、栽培技术

用种子繁殖和分株繁殖法。种子繁殖：采收成熟种子，随采随播将种子用黄泥包成小团，每团包2或3颗种子，丢进栽培的水面里。分株繁殖：春、夏两季，捞取部分母株，分散丢进栽培的水面里。

二、田间管理

经常清除水面杂草，保持栽培水面静止；注意灌水，防止干旱。

【采收加工】6～9月采收。捞出后去杂质，洗净，晒干。

环境、安全要求：农药、化肥等的使用必须符合国家的相关规定，不得污染环境。

【化学成分】紫萍全草含荭草素（orientin）、木樨草素-7-单糖苷（luteolin-7-monoglyco- side）、牡荆素（vitexin）、芹菜素-7-单糖苷（malonylcyanidin-7-monoglu-coside）、β-胡萝卜素（β-carotene）、叶黄素（luteine）、环氧叶黄素（epoxyluteine）、堇黄质（violaxanthin）及新黄质（neoxanthin）。还含脂类及蛋白质，脂类所含脂肪酸主要为亚麻酸（linolenic acid）、棕榈酸（palmitic acid）及亚油酸（linoleic acid），蛋白质中亮氨酸（leucine）、天冬氨酸（aspartic acid）、谷氨酸（glutamic acid）含量较多。浮萍全草含反式-1,3-植二烯（trans-1,3-phytadiene）、十氢番茄红素（lycopersene）、谷甾醇（sitosterol）、植醇（phytol）、4(R)-4-羟基异植醇[4(R)-4-hydroxyiso- phytol]、(10R)-羟基-7Z,11E,13Z-十六碳三烯酸[(10R)-hydroxy-7Z,11E,13Z-hexadeca trienoic acid]、11Z-十六碳烯酸（11Z-hexadecenoic acid）及7Z,10Z,13Z-十六碳三烯酸（7Z,10Z,13Z- hexadecatrienoic acid）（凌云等，1999；周菁等，2005）。

【鉴别】

1. 显微鉴别

叶状体表面观：上表皮细胞垂周壁波状弯曲，气孔不定式；下表皮细胞垂周壁近平直，无气孔。上表皮内侧的薄壁细胞类椭圆形至类圆形，有胞间隙，有的含草酸钙簇晶，直径$13～20\mu m$；有的含针晶，针晶长$17～30\mu m$，细胞较大。下表皮内侧为通气组织，由薄壁细胞组成，细胞间隙较大。

2. 理化鉴别

取本品粗粉5g，加乙醇90ml，充分搅拌后，放置一夜，过滤，滤液于水浴蒸干，残渣加水3ml溶解，过滤。取滤液0.5ml，加浓盐酸及镁粉少量，小火加热至沸，溶液显橙色。

【附注】

1. 浮萍 *Lemna minor* L.

又名青萍，漂浮植物。叶状体对称，表面绿色，背面浅黄色或绿白色或常为紫色，近圆形、倒卵形或倒卵状椭圆形，全缘，长 1.5～5mm，宽 2～3mm，上面稍凸起或沿中线隆起，脉 3 条，不明显，背面垂生丝状根 1 条，根白色，长 3～4cm，根冠钝头，根鞘无翅，叶状体背面一侧具囊。新叶状体于囊内形成浮出，以极短的细柄与母体相连，随后脱落。雌花具弯生胚珠 1 枚。果实无翅，近陀螺状；种子具突出的胚乳，并具 12～15 条纵肋。产于各地；生于水田、池沼和其他静水水域中。全草入药，能发汗、利尿、消肿毒；治风湿脚气、风疹热毒、水肿、小便不利、斑疹不透等。

2. 品藻 *Lemna trisulca* L.

水生植物，悬浮于水面附近，常聚成堆团或层片。叶状体薄，膜质或纸质，两面暗绿色，有时带紫色，多少透明，椭圆形、长圆形、披针形或倒披针形，先端钝圆，全缘或有时具不规则的细齿，向基部渐狭，具长 5～10mm 的细柄，借以与母体相连，经数代不脱落，脉 3 条，背面生 1 细根，根端尖，常连根脱落；幼叶状体于母体基部两侧的囊内散发浮出后与母体构成品字形。果实卵形，种子具突起的脉纹。产于各地；生于池沼或浅水中。

【主要参考文献】

丁宝章，王遂义. 1997. 河南植物志. 第四册. 郑州：河南科学技术出版社，332

凌云，何析作，鲍燕燕等. 1999. 浮萍的化学成分研究. 中草药，30（2）：88

中华人民共和国药典委员会. 2005. 中华人民共和国药典. 北京：化学工业出版社，208

周菁，王伯初，王阳. 2005. 浮萍多糖总糖含量测定与评价. 重庆大学学报（自然科学版），28（10）：111

秦　艽

Qinjiao

RADIX GENTIANAE MACROPHYLIAE

【概述】秦艽为伏牛山大宗药材之一，始载于《神农本草经》，列为中品，"秦艽主寒热邪气，寒湿风痹，肢节痛、下水、利小便"。《名医别录》记录秦艽为"疗风无问久新，通身挛急"。《冯氏锦囊秘录》中记载"秦艽风药中之润剂，散药中之补剂，故养血有功。中风多用之者，取祛风活络，养血舒筋。盖治风先治血，血行风自灭耳"。根入药，有祛风湿、清热利尿，舒筋活血止痛之效。辛、苦，平。归胃、肝、胆经。产于伏牛山，生于海拔 1200 m 以上的山坡草地及林缘。

【商品名】秦艽

【别名】麻花艽、大叶龙胆（小秦艽）、大艽、西大艽、左扭、左拧、西秦艽、左秦艽、萝卜艽、辫子艽

【基原】为龙胆科植物秦艽 *Gentiana macrophylla* Pall. 的干燥根。

【原植物】秦艽：多年生草本，高 20～60cm。须根多数，扭结成圆锥形根。茎基

部被枯存纤维状叶鞘包围。茎生叶对生，披针形或长圆状披针形，长 10～25cm，宽 2～4cm，先端钝尖，常有 5 脉。聚伞花序，簇生于茎顶成头状或腋生呈轮状，无梗；花萼膜质，一侧开裂，佛焰苞状，萼齿小；花冠筒状钟形，蓝色或蓝紫色，褶三角形，啮蚀状；雄蕊 5 个；子房无柄，花柱短，柱头 2 裂。蒴果长圆形，稍外漏；种子椭圆形，深黄色，无翅。花期 6～8 月；果熟期 9～10 月（丁宝章和王遂义，1997）。

【药材性状】根呈类圆柱形，上粗下细，扭曲不直，长 10～30cm，直径 1～3cm。表面黄棕色或灰黄色，有纵向或扭曲的纵皱纹，顶端有残存茎基及纤维状叶鞘。质硬而脆，易折断，断面略呈油性，皮部黄色或棕黄色，木部黄色。气特异，味苦、微涩（中华人民共和国药典委员会，2005）。

【种质来源】多为野生，亦有家种

【生长习性及基地自然条件】秦艽喜潮湿和冷凉气候，耐寒，忌强光，怕积水。对土壤要求不严，但以疏松、肥沃的腐殖土和砂壤土为好；地下部分可忍受－25℃低温，在干旱季节，易出现灼伤现象，特别是叶片，在烈日直射下易变黄和枯萎。每年从根茎部分生出一个地上茎，生长年限较长的地上茎多簇生。通常每年 5 月下旬返青，6 月下旬开花，8 月种子成熟，年生育期约 100d 左右。在低海拔而较温暖地区，花期、果期一般推迟，生长期相应延长。

种子发芽宜在较低温度条件下萌发，发芽适温为 20℃左右，而 30℃高温则对种子萌发有明显的抑制作用。如用低浓度赤霉素溶液浸种 24h，可明显促进种子萌发。种子寿命为 1 年。

【种植方法】

一、立地条件

选择海拔 1000m 以上，pH7.0～8.0。比较温暖的山地及土层深厚、肥沃，质地疏松、含有丰富腐殖质的沙质壤土或壤土为好。

选地整地：于春季或秋季进行耕翻，耕深 30cm 左右，拣去石块或草根；结合耕翻施足有机肥，每亩 2000～2500kg，然后整平耙细，按 120～150cm 宽做成畦，或做垄待播。

二、繁殖方法

秦艽一般用种子繁殖，也用分株繁殖。

1. 种子繁殖

采种：秦艽生长到第 3 年以后，大量开花结果。一般在 9～10 月，种子呈浅黄色时，将果实带部分茎秆割回，置于通风处，后熟。待干后抖出种子，贮于干燥处。

种子播种分春播和秋播，播种前选取成熟饱满的种子，种子处理按种子：沙＝1：3，一般从播种到种子发芽大约需要 30d。4 月初播种，用种量每公顷 13～15kg，一年后方可移栽。

2. 分株繁殖

可在春、秋两季进行。春季芽萌动之前，挖出根，分成小簇（生育旺盛植株旁边所生的子株），每簇 1 或 2 个芽，按行距 20～30cm、株距 10～20cm 栽植，穴深据根系的大小而定，以根芽覆土 3cm 左右为宜，压实。

三、田间管理

1）浇水保墒。播后若遇干旱，应均匀浇水。保持土壤湿润，以利发芽，并盖草帘保墒。出苗 50％时，把帘支高 10cm，在 80％出苗后应撤掉帘子。秦艽虽喜阳光，但怕强光照射，可适当遮阴。雨季应注意排水，防止烂根。

2）间苗。待苗长出 2～4 片叶或苗高 6～10cm 时，进行间苗，去弱留强，按 2cm 1 株交错留苗。在苗高 4～5cm 时，再进行定苗，保持株距 4～6cm 即可。每次间苗后要适当浇水和追肥。

3）除草施肥。播种当年因幼苗细小，不能中耕，宜将地内杂草用手拔除，保持地里无杂草。以后各年，春季出苗时，清除地内残叶杂物，进行第 1 次松土除草；第 2 次在 6～7 月进行。每次松土除草时，结合施一次肥料。现蕾时每亩可施过磷酸钙 25kg。

4）摘蕾。除留种外，其余花蕾全部摘掉，以促进根部生长。

四、病虫害防治

1）叶斑病。一般多于 6 或 7 月发生，为害叶片，严重时植株枯萎死亡。防治方法：①清除病叶并集中烧毁；②发病初期可喷 1∶1.5∶150 的波尔多液，10d 喷 1 次，连续 3 次，或用 65％代森铵可湿性粉剂 800 倍液，每 7d 1 次，喷洒 2 或 3 次。

2）蚜虫。多于春末夏初发生，为害根部。防治方法：发病期喷 40％氧化乐果乳油 1500 倍液，或用 20％速灭杀丁每亩 20ml、对水 50kg 喷雾，每隔 15d 用药 1 次，连续 2 或 3 次。

【采收加工】一般于秋季采挖生长 8 年以上植株，洗净，晾晒至根变软后堆置 3～7d，使颜色呈灰黄色或黄色，再摊开晒干。小秦艽多采挖后趁鲜搓去黑皮，晒干。

环境、安全要求：农药、化肥等的使用必须符合国家的相关规定，不得污染环境。

药材分级：

一等：干货。呈圆锥形或圆柱形. 有纵向皱纹，主根粗大似鸡腿、萝卜或牛尾状。表面灰黄色或黄棕色。质坚而瞻。断面棕红色或棕黄色，中心上黄色。气特殊，味苦涩。芦下直径 1.2cm 以上。无芦头、须根、杂质、虫蛀、霉变。水分含量≤10％。

二等：干货。呈圆锥形或圆柱形，有纵向皱纹，主根粗大似鸡腿、萝卜或牛尾状。表面灰黄色或黄棕色。质坚而脆。断面棕红色或棕黄色，中心土黄色。气特殊，味苦涩。芦下直径 1.2cm 以下。最小不小于 0.6cm。水分含量≤12％。

【化学成分】秦艽 4 种基原植物根主要含有大量的裂环烯醚萜甙类：龙胆碱（秦艽碱甲，gentianine）、龙胆次碱（秦艽碱乙，gentianidine）、龙胆醛碱（秦艽碱丙，gentianal）、龙胆苦苷（gentiopic roside）（韦欣等，2006）、当药苦苷（swertiamarin）、当药苷（sweroside）（肖培根，2001）；其根中主要含龙胆苦苷，主要结构见图 21。

秦艽还含有其他成分，主要包括褐煤酸、褐煤酸甲酯、α-香树醛、栎瘿酸、β-谷甾醇-β-D-葡萄糖苷、β-谷甾醇、秦艽苷 A、哈巴苷、胡萝卜苷、谷甾醇-3-O-龙胆糖苷

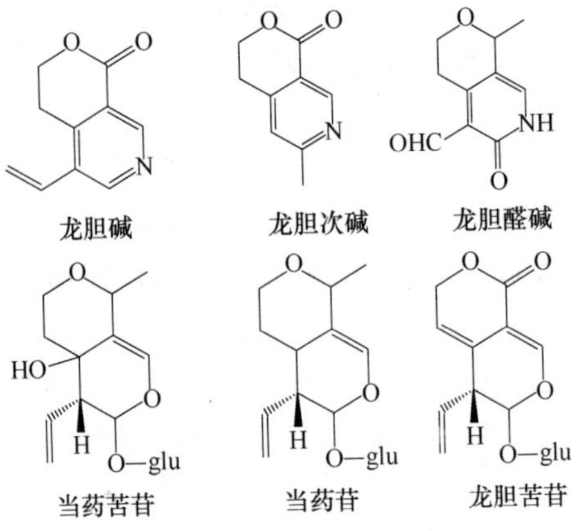

龙胆碱　　　　龙胆次碱　　　　龙胆醛碱

当药苦苷　　　　当药苷　　　　龙胆苦苷

图 21　秦艽中部分成分结构式

（刘艳红等，1994）、落干酸、异荭草苷、3,4-二羟基-8-甲基-1H-吡喃［3.4-c］-吡啶-1-醇、苯甲酰胺、谷甾醇；秦艽根中还含有挥发油、糖类等（梁永欣等，2004）。

【鉴别与含量测定】

一、鉴别

1）取本品粗粉 2g，加三氯甲烷-甲醇-浓氨试液（75：25：5）混合液 30ml，浸泡 2h，过滤，滤液置水浴上浓缩至约 1ml，加 1mol/L 盐酸溶液 2ml，继续蒸去三氯甲烷，放冷，过滤。取滤液分置 2 支试管中，一管加碘化汞钾试液，即生成淡黄白色沉淀；另一管加碘化铋钾试液，即生成棕红色沉淀。

2）取本品横断面，置紫外光灯（365nm）下观察，显黄白色或金黄色荧光。

二、含量测定

1）色谱条件与系统适用性试验。用十八烷基硅烷键合硅胶为填充剂；甲醇-水（1：4）为流动相；检测波长为 254nm。理论板数按龙胆苦苷峰计算应不低于 3000。

2）对照品溶液的制备。精密称取龙胆苦苷对照品适量，加甲醇制成每毫升含 0.5mg 的溶液，即得。

3）供试品溶液的制备。取本品粉末（过三号筛）约 0.5g，精密称定，加甲醇 20ml，加热回流 30min，放冷，过滤，滤液减压回收至干，残渣用适量甲醇溶解，过滤，转移至 50ml 量瓶中，加甲醇至刻度，摇匀，精密量取 1ml，置 5ml 量瓶中，加甲醇至刻度，摇匀，即得。

4）测定法。分别精密吸取对照品溶液与供试品溶液各 10μl，注入液相色谱仪，测定，即得。

本品按干燥品计算，含龙胆苦苷（$C_{16}H_{20}O_9$）不得少于 2.0%。

【主要参考文献】

丁宝章，王遂义. 1997. 河南植物志. 第三册. 郑州：河南科学技术出版社，225

梁永欣，卢水昌，潘国庆等. 2004. 麻花奉芃多糖含量的分析. 青海科技，3：31

刘艳红，李兴从，刘玉清等. 1994. 秦芃中的环烯醚萜甙成分. 云南植物研究，16（1）：85

韦欣，贺宏升，王曙. 2006. HPLC测定秦芃中的生物碱和龙胆苦苷. 华西药学杂志，21（1）：84

肖培根. 2001. 新编中药志. 第一卷. 北京：化学工业出版社，7512

中华人民共和国药典委员会. 2005. 中华人民共和国药典. 北京：化学工业出版社，190

莱　菔　子

Laifuzi

SEMEN RAPHANI

【概述】始载于《日华子本草》，李时珍在《本草纲目》记载："圃人中莱菔，六月下种，秋菜苗，冬掘根，春末抽高苔，开小花，紫碧色；夏初结角，圆长不等，黄赤色，五月亦可再种，其叶大者如芜菁，细者如花芥，皆有细柔毛。其根有红白二色，其状有长圆两类。"莱菔子味辛、甘，性平。归肺、脾、胃经。具消食除胀，降气化痰之功效。常用于饮食停滞，脘腹胀痛，大便秘结，积滞泻痢，痰壅喘咳等病症的治疗。莱菔子系中医学常用消食除胀、降气化痰药，原产我国。河南伏牛山等地及全国各地普遍栽种。现时药用的莱菔子除红、白两个品种外，各种青萝卜子亦入药。

【商品名】莱菔子

【别名】萝卜子、卜子、唐菁子、萝白子、罗卜子

【基原】本品为十字花科植物萝卜 *Raphanus sativus* L. 的干燥成熟种子。

【原植物】二年生草本，高 20～100cm。直根粗壮，肉质，形状和大小多变化。全株粗糙，茎分枝。基生叶和茎下叶大头羽状分裂，长 8～30cm，宽 3～5cm，顶生裂片卵形，侧生裂片 4～6 对，向基部渐缩小，长圆形，边缘有钝齿，疏生粗毛。上部叶长圆形，有锯齿或近全缘。总状花序顶生，花淡紫色或白色，直径 1～1.5cm。长角果串珠状，长 4～6cm，直径 10～12mm，并形成海绵质横隔，先端具长喙。种子卵形，红褐色，圆形，微扁。花期 4～5 月；果熟期 5～6 月。

【药材性状】本品呈类卵圆形或椭圆形，稍扁，长 2.5～4mm，宽 2～3mm。表面黄棕色、红棕色或灰棕色。一端有深棕色圆形种脐，一侧有数条纵沟。种皮薄而脆，子叶 2，黄白色，有油性。气微，味淡、微苦辛。

【种质来源】种植居群

【生长习性及基地自然条件】萝卜属半耐寒性蔬菜，喜冷凉气候。适于生长在疏松的砂壤土，因此要选择土层深厚的中性或微酸性的砂壤土。

【种植方法】萝卜适应能力较强，生长周期短，一年中皆可种植。春萝卜：10 月间播种，次年 2～3 月收获，耐寒性强，不易空心，抽薹迟；夏秋萝卜：6～7 月播种，秋季 8～10 月收获，由于这类萝卜生长期间正值高温干旱、台风暴雨、病虫危害严重的季节，必须加强田间管理；四季萝卜：生长期短，植株小，适应性强，宜四季栽培。

一、立地条件

萝卜适于生长在疏松的砂壤土，因此要选择土层深厚的中性或微酸性的砂壤土，最

好是前作施肥多而消耗少的菜地。避免与十字花科蔬菜连作。

选地整地：萝卜地要早耕多翻，打碎耙平，施足基肥。耕地的深度根据品种而定，长根种，要求耕深 30cm 以上；短根种，可耕浅些。萝卜根系发达，需肥量大，农民施肥的经验是"基肥为主，追肥为辅，盖籽粪长苗，追肥长叶，基肥长头"。施肥量因土壤肥力和品种而异。整地时先施入占总施肥量 70％的肥料作基肥，施后耕翻入土。

二、繁殖方法

采用种子繁殖，播种前再施入人粪尿 2000～3000kg，浅耕后耙平均数，作畦。切勿使用未腐熟的有机肥，以免长分叉根。

作畦规格畦带沟宽 1.2m，种两行或两穴；或畦带沟宽 1.4m，种三行或三穴。播种方式有点播和撒播两种，可根据种植方式和品种类型合理选择。一般每亩用种 500～750g。大型品种应点播，株距 30cm，播种穴要浅，播后用细土盖种；小型品种可撒播，间苗后保持 20cm 左右的株距。6～8 月播种，一般采用条播，条距 25cm，定苗间距15～20cm。

三、田间管理

1）间苗定苗。萝卜不宜移栽，也无法补苗，因此应及早间苗。第一次间苗在子叶充分展开时进行；当萝卜具 2 或 3 片真叶时，开始第二次间苗；当具 5 或 6 片真叶时，按预定株行距选取壮苗进行定苗，每穴留一苗，拔除杂、劣、病虫苗，保留子叶肥大、浓绿、无缺损、心叶鲜嫩、下胚轴直立的粗壮苗。

2）中耕除草与培土。结合间苗进行中耕除草，中耕时先浅后深，避免伤根。结合第一、第二次间苗要浅耕，锄松表土，最后一次深耕，并把畦沟的土壤培于畦面，以防止倒苗；中耕除草可结合灌水施肥进行，中耕宜先深后浅，先近后远，封行后停止中耕。

3）灌溉。萝卜需水量较多，但水分过多，萝卜表皮粗糙，容易引起裂根和腐烂；苗期缺少水分，易发生病毒病。肥水不足时，萝卜肉质根小、木质化，苦辣味浓，易糠心。因此，栽培上要根据萝卜各需水生长期的特性及对水分的需要均衡供水，切勿忽干忽湿。具体措施如：发芽期播后要充分灌水，当畦面土壤略显白色时，就应灌水以保持土壤湿润。

4）合理追肥。萝卜对养分也有特殊的要求，缺硼会使肉质根变黑、糠心。出苗后至定苗前根据土壤肥力和生长状况酌情追施护苗肥，幼苗长出 2 片真叶时追施少量肥料。在萝卜"破白"至"露肩"期间进行第二次追肥（吴少娟和廖进勇，2009）。

四、病虫害防治

萝卜主要病害有病毒病和黑腐病。对病害要采取综合防治，以减少发病条件，杜绝病原，增强植株抗病能力，如选用健康不带病种子，进行种子消毒（如用 50℃温水浸种 30min 等），实行轮作，深沟高畦，保持田园清洁，防治传播病毒的虫害如蚜虫、黄曲条跳甲等，必要时使用药剂防治。

害虫主要有蚜虫、菜螟（钻心虫）、小菜蛾、黄曲条跳甲等。防治蚜虫可用 40％乐果乳油 1000 倍液喷雾；蚜虫、菜螟、小菜蛾、黄曲条跳甲均可用 50％辛硫磷乳油 1500～2000 倍液喷雾防治；黄曲条跳甲在幼虫发生严重、危害根部时，可用 90％晶体敌百虫 800～1000 倍或 50％辛硫磷乳油 1500～2000 倍液灌根防治。

【采收加工】

1. 采收

夏季果实成熟时采割植株，晒干，搓出种子，除去杂质，再晒干。

2. 炮制

莱菔子 除去杂质，洗净，干燥。用时捣碎即可。

炒莱菔子 取净莱菔子，照清炒法（《中华人民共和国药典》2005 版一部附录ⅡD）炒至微鼓起。用时捣碎。

3. 分级

以粒大、饱满、坚实、表面红棕色，无杂质者为佳。

环境、安全要求：农药、化肥等的使用必须符合国家的相关规定，不得污染环境。

【化学成分】

1）天然有机硫化物：主要指的是硫代葡萄糖苷酯（glucosinolate，简称硫苷）及其降解产物。其化学结构通常由一个 β-D-硫代葡萄糖基，一个硫化肟基团以及一个来源于甲硫氨酸、色氨酸或苯丙氨酸的可变侧链构成。萝卜苷（glucoraphenin）是莱菔子中存在主要的硫苷，其降解产物 4-甲亚黄酰基-3-丁基-异硫氰酸酯（莱菔硫烷，sulforaphane），是目前已知的果蔬中抗癌活性最强的成分。此外还有芥子碱硫氰酸盐（sinapine thiocyanate），具有降压作用。

2）脂肪酸及挥发油类成分：莱菔子中含 45％脂肪油，主要是脂肪酸，分别为棕榈酸（5.89％）、亚油酸（12.62％）、9-十八（碳）烯酸（33.91％）、硬脂酸（2.71％）、11-二十碳烯二由酸（10.67％）、花生酸（1.30％）、芥酸（31.22％）、十二烷酸（1.05％）、15-二十四碳烯酸（0.62％）。挥发油中主要含有甲硫醇，α , β-乙烯醛和 β , γ-乙烯醇等。

3）其他成分：此外莱菔子中还含抗菌蛋白质，γ-谷甾醇及 β-谷甾醇、正三十烷、氨基酸、糖、维生素类（C、B_1、B_2、E）及辅酶 Q 等（段礼新等，2007）。

【鉴别与含量测定】

一、鉴别

1. 显微鉴别

种子横切面：最外为 1 层近方形的表皮细胞，下皮为 1 层柏薄壁性的半月形巨细胞，切向达 $160\mu m$ 左右；内方为 1 列栅状细胞，棕红色，其侧壁和内壁增厚，木质化，高 $10～20\mu m$，宽 $11\mu m$ 左右；紧靠栅状细胞层为颓废的色素层，内含红棕色物质；内胚乳细胞 1 列，扁平，内含糊粉粒。子叶及胚根细胞中均含糊粉粒及脂肪油。

2. 理化鉴别

1）检查异硫氰苷类：取本品粉末少量，置试管内，加氢氧化钠 1 小粒，置酒精灯上灼热，放冷，加水 2ml 使溶解，过滤。取滤液 1ml，加 5％盐酸溶液酸化，即有硫化氢产生，遇新制的乙酸铅试纸，显有光泽的棕黑色。

2）薄层色谱：取本品粉末 1g，加乙醚 30ml，加热回流 1h，弃去乙醚液，药渣挥干，加甲醇 20ml，加热回流 1h，过滤，滤液蒸干，残渣加甲醇 2ml 使溶解，作为供试品溶液。另取莱菔子对照药材 1g，同法制成对照药材溶液。照薄层色谱法（《中华人民共和国》2005 版附录 Ⅵ B）试验，吸取上述两种溶液各 5μl，分别点于同一硅胶 GF254 薄层板上，以乙酸乙酯-甲酸-水（10：2：3）的上层溶液为展开剂，展开，取出，晾干，置紫外光灯（254nm）下检视。供试品色谱中，在与对照药材色谱相应的位置上，显相同颜色的斑点；喷以 1％香草醛的 10％硫酸乙醇溶液，加热至斑点显色清晰，显相同颜色的斑点。

二、含量测定

1. 莱菔子中总黄酮的含量测定

1）实验方法。以芦丁为对照品测定莱菔子中总黄酮含量，加入铝离子试剂，同时控制适宜 pH，使黄酮化合物与铝盐形成配合物在可见光区 490nm 处有最大吸收。

2）供试品溶液的制备。精密称取莱菔子粉末 2g 置于索氏提取器中，用 80％乙醇水浴回流提取两次，每次提取时间 2.5h，提尽黄酮。另用少量 80％乙醇多次洗涤莱菔子，并入提取液中，定量转移入 100ml 容量瓶中，加 80％乙醇至刻度，摇匀，即得测总黄酮之莱菔子样品液。

3）标准曲线制备。精密称取芦丁对照品 10mg，置 25ml 容量瓶中，加 80％乙醇溶解，定容，精密吸取 0.1ml，0.2ml、0.4ml、0.6ml、0.8ml、1.0ml，分置于 10ml 容量瓶中，加 5％亚硝酸钠 0.25ml，放置 10min，再加 10％硝酸铝 0.25ml，放置 10min，加 4％氢氧化钠 4ml，加水至刻度，摇匀。在 490nm 处测得的吸收度作为纵坐标，浓度为横坐标，得回归方程。

4）测定法。取供试品溶液适量，照标准曲线制备项下方法操作，测定吸收度，并带入回归方程中计算，即得（梁素娇，2009）。

2. 莱菔子中芥子碱的含量测定

1）色谱条件与系统适用性试验。用 Alltima phenyl 柱，乙腈-0.08mol/L 磷酸二氢钾溶液（15：85）为流动相。检测波长 326nm。理论塔板数按芥子碱峰计算应不低于 3000。

2）供试品溶液的制备。精密称取供试药材 1g，置 100ml 三角瓶中，加甲醇 50ml 超声提取 20min 后过滤，并用少量甲醇洗涤滤器，洗液并入滤液中，药渣再用法提取 2 次，合并 3 次提取液，蒸干甲醇，残渣用 0.08mol/L 磷酸二氢钾溶液溶解并定容至 50ml 量瓶中，摇匀，用微孔滤膜（0.45μm）过滤，即得。

3）对照品标准曲线的建立。精密称取芥子碱硫氰酸盐对照品（五氧化二磷干燥器中减压干燥 48h）2.10mg，用 0.08mol/L 磷酸二氢钾溶液定容至 10ml，精密吸取 2.5μl，5μl，6μl，7.5μl，10μl，注入液相色谱仪，用上述色谱条件测定。以对照品进样量为横坐标，测得的对照品峰面积为纵坐标，绘制标准曲线。

4）测定法。取供试品溶液 20μl，进行高效液相色谱分析，将所得的峰面积带入标准方程计算，即得（刘丽芳等，2002）。

3. 莱菔子中脂肪酸成分的含量分析

1）实验方法及条件。对莱菔子中的脂肪酸采用氢氧化钾-甲醇直接酯化法，使用气质联用分析法。色谱柱：DB-5 柱（30m×0.25mm，0.25m）；升温程序：初始温度 50℃，以 10℃/min 升至 160℃，再以 8℃/min 升至 280℃；进样条件：恒流，进样量 1μl；进样口温度：260℃；载气（He）流速：1ml/min。外标法校正仪器，源温 180℃，电离电压 70eV，质量扫描范围，m/z：20～800。

2）供试品溶液的制备。将莱菔子置 30℃烘箱中干燥至恒重，放冷，粉碎后过 40 目筛，精密称取 10.049g，置 250ml 具塞平底烧瓶中，加入石油醚 100ml，超声提取 20min，连续 3 次，得亮黄色的清亮油状液体。

采用氢氧化钾-甲醇直接酯化法。取莱菔子提取物 25mg，置试管中，加入 2ml 苯-石油醚（1∶1，V/V）混合溶剂使之溶解，再加入 0.4mol/L 氢氧化钾-甲醇溶液 2ml，振荡混匀，40℃恒温水浴 30min，再加入 5ml 注射用水，静置，待分层清晰后取上清液，丙酮稀释 10 倍后作为色谱分析试样。

3）测定法。按照上述 GC-MS 条件对样品进行分析，获得莱菔子脂肪酸成分总离子流色谱图及其相对含量，对各色谱峰相应的质谱图进行谱库检索及人工解析，即可计算出各成分的相对含量（杨洁等，2009）。

【主要参考文献】

段礼新，蔡光明，陈芳等. 2007. 莱菔的研究进展. 解放军军医学报，23（3）：204～206

梁素娇. 2009. 莱菔子中总黄酮的提取与含量测定. 世界中西医结合杂志，4（7）：485

刘丽芳，王宇新，张新勇等. 2002. 莱菔子中芥子碱的含量测定. 中成药，24（1）：52～54

吴少娟，廖进勇. 2009. 萝卜无公害生产技术. 农业科技通讯，（5）：176，177

杨洁，王雪娜，刘萍. 2009. 莱菔子脂肪酸成分的气相色谱-质谱联用分析. 中国药业，18（4）：26，27

密 蒙 花
Mimenghua
FIOS BUOOLEJAE

【概述】为伏牛山大宗药材之一，始载于《开宝本草》，原名"蜜蒙花"，《本草纲目》改称为"密蒙花"。《开宝本草》记载"树高丈余。叶似冬青叶而厚，背色白有细毛。二月三月采花。"《本草衍义》云"叶冬亦不凋，然不似冬青。盖柔而不光洁，不深绿，花细碎，数十房成一朵，冬生春开"。花入药，有清热养肝、明目退翳之功，用于目赤肿痛、多泪畏光、眼生翳膜、肝虚目昏、视物昏花等（王宏，2000）。可做庭院花灌木。甘，微寒。归肝经。普遍分布于伏牛山；生于海拔 1200m 以下的山坡灌木丛中、河边及山沟。种子繁殖。

【商品名】密蒙花

【别名】蒙花、蒙花珠、老蒙花、羊耳朵朵尖、水锦花、黄花醉鱼草

【基原】为马钱科植物密蒙花 *Buddleja officinalis* Maxim. 的干燥花蕾及其花序。

【原植物】灌木。小枝灰褐色，略具4棱，密被绒毛。叶对生，长圆状披针形至线状披针形，长4~10cm，宽1~3.3cm，先端渐尖，基部楔形，全缘或有小锯齿，背面密被星状毛；叶柄长3~5mm。聚伞状圆锥花序顶生；长5~12cm密被灰白色柔毛；花紫色，芳香；花萼4裂；花冠筒状，长0.8~1.2cm，外面密生绒毛；雄蕊4个，着生于花冠筒中部，花丝短或近无，子房先端被短毛。蒴果卵形；种子具翅。花期3~4月；果熟期5月（丁宝章和王遂义，1997）。

【药材性状】本品多为花蕾密聚的花序小分枝，呈不规则圆锥状，长1.5~3cm。表面灰黄色或棕黄色，密被茸毛。花蕾呈短棒状，上端略大，长0.3~1cm，直径0.1~0.2cm；花萼钟状，先端4齿裂；花冠筒状，与萼等长或稍长，先端4裂，裂片卵形；雄蕊4个，着生在花冠管中部。质柔软。气微香，味微苦、辛（中华人民共和国药典委员会，2005）。

【种植来源】本地野生

【生长习性及基地自然条件】生于海拔1200m以下的山坡灌木丛中、河边及山沟。喜温暖、湿润的环境，在温度25℃时适宜其生长，稍耐寒，忌积水。对土壤要求不严，一般土壤均可栽培。

【种植方法】

一、立地条件

选择土层深厚，土壤肥沃的山坡地或河边平地栽植。

整地施肥：选好地后，进行深翻，深30~40cm，耙细整平，除去杂草，做成宽120~130cm的苗床，大田施足基肥，每亩1500~2000kg（师进霖，2004）。

二、繁殖方法

1. 种子繁殖

在春、秋两季，利用当年采的种子撒播在整好的苗床上、耙平，使种子入土2~3cm，也可开沟条播，行距30cm，沟深3cm，播幅10cm，每亩用种量1kg。播种时种子和草木灰混拌，然后均匀撒入沟内，再覆草木灰一层，保持土壤湿润，搭棚遮阴或盖草。如果遇干旱需进行喷洒浇水，浇透土壤。待苗高10cm左右，去掉遮阴棚，进行间苗，一般株距15cm。当苗子高100cm进行大田移栽，按株距1m，行距2m挖穴种植，穴深30cm，每穴1株，盖土压紧，浇水，施足底肥。

2. 分株繁殖

由于密蒙花根的萌芽力很强，一般植株生长都是丛状，在移栽时，可将1株分成

2～3 株进行移栽。按株距 1m，行距 2m 进行栽植。

三、田间管理

在幼苗期应及时松土除草，保持土壤湿润，也可施入一定的氮肥或人畜粪水，促进苗木生长。在大田，封林前每年要松土、追肥 2 或 3 次。封林后每年在 11 月左右松土、追肥 1 次。肥料宜施腐熟人粪尿或每亩可施厩肥 1500～2000kg，以促进多花多蕾。若遇干旱及时浇水。

四、病虫害防治

（1）红蜘蛛。为害嫩叶和幼芽。防治方法：可用 20％杀螨灵可湿性粉剂 700～800 倍液喷洒，也可用苦参茎、叶煎汁，加石灰喷洒。

（2）钻心虫。为害嫩枝。可在成虫产卵期用吡虫啉、久效磷等喷雾，或发现嫩枝萎蔫时，剪下烧毁。

【采收加工】密蒙花在移栽 2～3 年后可开花。一般在春季采收未开放的花蕾及花序，除去杂质，晒干即可。贮藏干燥通风处。

环境、安全要求：农药、化肥等的使用必须符合国家的相关规定，不得污染环境。

【化学成分】刺槐素（acacetin）、密蒙花苷（buddleo-glucoside）（又称醉鱼草苷、柳穿鱼苷或蒙花苷（linarin）、刺槐苷（aceciin）、蒙花萜苷（mimengoside A、B）、对-甲氧基桂皮酰桃叶珊瑚苷（p-methoxycinnamoylaucubin）、梓果苷（catalposide）、梓苷（catalposide）、桃叶珊瑚苷（aucubin）、对-甲氧基桂皮酰梓醇（p-methoxycinnamoyl-catalpol）、洋丁香酚苷（acteoside）、海胆苷（echinacoside）、木樨草素（luteolin）、木樨草素-7-O-β-D-吡喃葡萄糖苷、芹黄素（apigenin）、刺槐素-7-α-鼠李糖吡喃糖基-（6-1)-β-D-吡喃葡萄糖苷。

【鉴别与含量测定】

一、鉴别

本品花萼及花冠表面观：下表面密被非腺毛，通常为 4 细胞，基部 2 细胞单列；上部 2 细胞并列，每细胞又分 2 叉，每分叉长 250～500μm，壁甚厚，胞腔线形。花冠上表面有少数非腺毛，单细胞，长 200～600μm，壁具多数刺状突起。花粉粒球形，直径 13～20μm，表面光滑，有 3 个萌发孔。

二、含量测定

1）色谱条件与系统适用性试验。用十八烷基硅烷键合硅胶为填充剂；甲醇-水-乙酸（45：54.5：0.5）为流动相；检测波长为 326nm。理论板数按蒙花苷峰计算应不低于 1000。

2）对照品溶液的制备。精密称取蒙花苷对照品 10mg，置 100ml 量瓶中，加甲醇至刻度，摇匀，即得（每毫升中含蒙花苷 0.1mg）。

3）供试品溶液的制备。取本品粉末 0.5g，精密称定，置索氏提取器中，加石油醚

（60～90℃）100ml，加热回流 2h，弃去石油醚，药渣挥干，再加甲醇 100ml 继续加热回流 4h，提取液置蒸发皿中，浓缩至适量，转移至 50ml 量瓶中，加甲醇至刻度，摇匀，即得。

4）测定法。分别精密吸取对照品溶液 10μl 与供试品溶液 5～10μl，注入液相色谱仪，测定，即得。

本品含蒙花苷（$C_{28}H_{32}O_{14}$）不得少于 0.50%。

【主要参考文献】

丁宝章，王遂义. 1997. 河南植物志. 第三册. 郑州：河南科学技术出版社，252

师进霖. 2004. 密蒙花的利用价值和栽培技术. 中国林副特产，68：22

王宏. 2000. 密蒙花研究概况. 时珍国医国药，11（1）：93

中华人民共和国药典委员会. 2005. 中华人民共和国药典. 北京：化学工业出版社，230

常　山
Changshan
RADIX DICHROAE

【概述】本品为伏牛山常用中药材。始载于《神农本草经》，陶弘景："常山，出宜都、建平，细实黄者，呼为鸡骨常山，用最胜。"；常山性寒，味辛、苦；有毒。归肺、入肝、脾、心经。常山具有除痰，截疟的功效，临床用于治疟疾，瘰疬等症。

药材常山为双子叶虎耳草科植物常山 *Dichroa febrifuga* Lour 根，在伏牛山区常山主要分布在嵩县，西峡，卢氏和栾川等地。

【别名】常山、生常山、鸡骨常山、黄常山、炒常山、炙常山、酒常山、醋常山、熟常山等。

【基原】本品为虎耳草科植物常山 *Dichroa febrifuga* Lour 的干燥根。

【原植物】落叶灌木，高可达 2m。茎枝圆形，有节，幼时被棕黄色短毛，叶对生，椭圆形，广披针形或长方状倒卵形，长 5～17cm，宽 2～6cm，先端渐尖，基部楔形，边缘有锯齿，幼时两面均疏被棕黄色短毛；叶柄长 1～2cm。伞房花序，着生于枝顶或上部的叶腋。花浅蓝色；苞片线状披针形，早落；花萼管状，淡蓝色，长约 4mm，先端 5 或 6 齿，三角形，管外密被棕色短毛；花瓣 5 或 6，蓝色，长圆状披针形或卵形，长约 8mm；雄蕊 10～12，花丝长短不等，花药蓝色；雌蕊 1，蓝色，子房半下位，1 室，花柱 4，柱头椭圆形。浆果圆形，径 5～6mm，蓝色，有宿存萼和花柱。花期 6～7 月；果期 8～9 月。

【药材性状】干燥的根圆柱形，常分枝，弯曲扭转，长 10～15cm，直径 0.3～2cm。表面黄棕色，有明显的细纵纹及支根痕迹，栓皮易剥落，显出淡黄色木质部。质坚硬，折断时有粉飞出。横断面黄白色，用水湿润后可见明显的类白色射线，放射状排列。根基类圆柱形而近块状。横断面除中央有髓外，其他均与根的横断面相同。气微弱，味苦。以质坚实而重、形如鸡骨，表面及断面淡黄色、光滑者、干燥无杂质者为佳，根粗长顺直、质松、色深黄、无苦味者不可入药。

【种质来源】本地野生或种植

【生长习性及基地自然条件】生于海拔 500～1200m 的林缘、沟边、湿润的山地。喜阴凉湿润的气候，忌高温。以肥沃疏松、排水良好、腐殖质多的砂质壤土为宜。

【种植方法】

一、立地条件

选择肥沃疏松、排水良好、腐殖质多的砂质壤土。

选地整地：深耕 30cm 左右，作成高 10～14cm、宽 1～1.4m 的高畦，如用种子繁殖，每亩可施以饼肥 75～125kg 及等量草木灰作基肥。

二、繁殖方法

常山可用扦插、种子、压条、分株等方法繁殖，主要是用扦插繁殖；其次是种子繁殖。

1. 扦插繁殖法

扦插时期在每年 11 月至次年 3 月间，剪取 15cm 长带有三介健全芽的插条。按行距 30cm 开沟，深 15cm，沟的一面稍倾斜平整，将插条以 3～5cm 的距离排好，覆土压紧。如开穴扦插，则每穴插入 3 根插条，行、株距 30cm 见方，插后覆土压紧。

2. 种子繁殖法

3 月中、下旬播种。播前将种子拌和细土或细沙，均匀地撒播于苗床，稍加镇压后覆盖稻草一薄层，以保持土壤温度和湿度。幼苗生长培育至第二年秋季，按行株距 30cm×30cm 移栽。

三、田间管理

育苗期经常浇水，保持土壤湿润。清除杂草，搭棚遮阴。苗高 3～4cm 时，追施稀薄粪水肥 1 次。过密时要间苗。定植后每年须中耕除草 4 次，并结合培土和追肥。追肥每亩用硫酸铵 7.5 kg，饼肥 30kg，混合施用，或施人粪尿、过磷酸钙。在冬季则施厩肥或饼肥。

四、病虫害防治

病害主要为叶斑病，在发病前喷射波尔多液预防。虫害有象鼻虫、花面天蛾幼虫、金花虫、猿叶虫，发现后进行人工捕杀；并可喷射六六六粉或砒剂毒杀。

【采收加工】根秋季采挖，除去须根，洗净，晒干。枝叶夏季采集，晒干。除去杂质，分开大小，浸泡，润透，切薄片，晒干。

环境、安全要求：农药、化肥等的使用必须符合国家的相关规定，不得污染环境。

【化学成分】常山含有效成分黄常山碱，简称常山碱，主要为黄常山碱甲、乙及丙，三者为互变异构体。还含黄常山定以及 4-喹唑酮、伞形花内酯等。从根及叶中分离出的退热碱和异退热碱，相应地就是黄常山碱乙和黄常山碱甲。叶含生物碱总量约 0.5%，其中黄常山碱的含量比根中的多 10～20 倍，另含少量三甲胺。根含总生物碱约 0.1%，其中有常山碱（常山碱乙，febrifugin，β-dichroine）、异常山碱（常山碱甲，isofebrifugine，α-dichroine）及常山碱丙（γ-dichroine），为抗疟有效成分。另含常山次碱（dichroidine）、4-喹唑酮（4-quinazolone）、新常山碱（neodichroine）（Deng Yong-hong，et al.，2000），尚含有两种中性物质：伞形花内酯（常山素 A，dichrin A）、常山素 B（dichrin B）。三萜皂苷（triterpenoid saponin I），soyasaponin Bg，soybean sap-onin Bb 等（Yoshiki et al.，1995）。

【鉴别】

1. 显微鉴别

1）根横切面：木栓层为数列木栓细胞。皮层甚薄，少数细胞含树脂块或草酸钙针晶束。韧皮部较窄，薄壁细胞含树脂或针晶束；韧皮射线宽 1～9 细胞，以 3～6 细胞为多见。形成层成环。木质部占根的绝大部分，导管多角形，直径 24～60μm，常单个散在或数个径向排列，导管内时有黄色类圆形的侵填体；木纤维小，壁强木化；木薄壁细胞多角形，壁木化；木射线宽 2～9 列细胞，细胞类方形。本品薄壁细胞含淀粉粒。

2）粉末：淡黄色 ①淀粉粒单粒类圆形、类椭圆形或长圆形，直径 3～14μm，脐点、层纹均不明显；复粒较少，由 2～3 分粒组成。②草酸钙针晶多成束存在于长梭形或长圆形细胞中，针晶长约至 80μm。③木薄壁细胞类多角形或长多角形，壁稍厚，呈连珠状，纹孔细点状，较密。④木纤维细长，直径 12～40μm，壁稍厚，纹孔稍疏，细小。⑤梯状具缘纹孔导管直径约 25μm。此外，可见树脂块、残存的木栓细胞。⑥无臭，味苦。

2. 理化鉴别

取本品粉末约 2g，加 70% 乙醇 10ml，加热回流 15min，放冷，过滤，滤液蒸干，残渣加 1% 盐酸溶液 2ml，搅拌，过滤。取滤液，加碘化铋钾试液 2 滴，即生成棕红色沉淀（生物碱）。

【主要参考文献】

Deng Y H，Xu R S，Ye Y. 2000. A New Quinazolone Alkaloid from Leaves of Dichroa febrifuga. Journal of Chinese Pharmaceutical Sciences，9（3）：116～118

Yoshiki Y，Kim J H，Okubo K et al. 1995. A saponin conjugated with 2,3-dihydro-2,5-dihydroxy-6-methyl-4*H*-py-ran-4-one from *Dolichos lablab*. Phytochemistry，38（1）：229～231

悬　钩　子

Xuangouzi

ROLFE'S RASPBERRY

【概述】悬钩子 *Rubus corchorifolius* L. f. 为蔷薇科悬钩子属植物，中草药称为覆盆子。果实味甜而酸，可食用，适宜加工成果酱、果汁饮料，其香味及色素可以加工提取。悬钩子营养成分非常丰富。果实具有生津益气、止渴、开胃健脾、解毒消肿的功效，未成熟的果实经炮制即为中药覆盆子，有壮阳补肾功效；其根可供药用，能活血镇痛、止带、消热解毒，主治盗汗；带叶的茎、枝也可药用，有消毒、利尿等功效。

悬钩子在伏牛山区均有分布。

【商品名】悬钩子

【别名】莓子、覆盆子、沿钩子（《日用本草》）、薦子（《本草纲目》）、苺、山莓（《尔雅》）、木莓（《尔雅》郭璞注）、树莓（《日华子本草》）、三月薦、吊杆泡、木暗桐、对嘴薦、薅秧薦、黄莓、大麦泡

【基原】为蔷薇科植物悬钩子 *Rubus corchorifolius* L. f. 的未成熟果实。

【原植物】落叶灌木。茎直立，高 1～2m，有钩刺，幼时有绒毛。单叶互生，卵形至卵状披针形，长 3～9cm，宽 2～5cm，先端渐尖，基部近心形，边缘有不规则锯齿，有时 3 浅裂，基出 3 脉，上面脉上有柔毛，下面有灰色绒毛，中脉及叶柄常有小钩刺；叶柄长约 5～20mm；托叶线形，贴生于叶柄上。花单生或数朵生于小枝上，白色，直径约 3cm；萼片 5，外面有毛；花瓣 5，长圆形；雄蕊多数，分离；心皮多数，分离。聚合果熟时鲜红色，多汁。花期 3～4 月；果期 5～6 月。生于向阳山坡、溪边、灌丛中。

【药材性状】干燥的果实，全体呈圆锥形或球形，为多数肉质的小核果集合于一圆锥状的花托上而成的聚合果，表面灰绿色。小核果表面微有绒毛。上部钝，底部扁平，有棕色的总苞，5 裂，总苞下面常有细长的果柄，脆而易脱落。小核果易剥落，内含种子 1 枚，种子表面有网状纹。味甘微酸。以个大、饱满、粒整、色灰绿、无叶梗者为佳。

【种质来源】本地野生

【生长习性及基地自然条件】野生悬钩子多生长于冲积坡地、荒山坡、山谷、林缘等地；喜光，适应性强，适宜在排水良好、较疏松、透水性好的土壤中生长。成熟的聚合果近圆球形，直径 1.0～2.0cm。每果由 15～30 枚小单果组成，每单果内有种子 1 枚，近肾形，成熟的果实有鲜红色、深红色、黄色，亮丽诱人，酸甜可口。人工建园第 2 年可开花结果，第 3 年可进入盛果期，每平方米产量可达 0.4 kg。

【种植方法】

一、分株繁殖

1. 立地条件

根据悬钩子的生长特性，宜选择向阳、阳光充足的果园、温棚或者菜地边缘四周栽培。首先要深翻土地，清除杂草和碎石块，并按每亩 2500kg 施入有机肥。

2. 栽培时间

春栽和秋栽均可。春栽一般在早春土壤解冻后苗木萌芽前的 4～5 月；秋栽在苗木质化后落叶之前进行，并要采取埋土或草帘覆盖的方式防寒。

3. 栽植

一般采用带状单株栽植法。栽植时从老树的株丛旁边挖取带侧根的枝条，按每穴 1 或 2 株、穴距 50～60cm 栽植。栽植之前蘸少许浓度为 50mg/kg ABT 生根粉。根系舒展栽入，不宜栽植过深。栽完后踏实并浇透水，待水分渗入土中以后将栽植穴封培起来。有条件的地块可以加盖地膜增温保墒，以提高植株的成活率，促使其早日长成壮苗。

二、田间管理

1）除草并培土。在栽植的当年和次年需进行多次除草，保持田间清洁。在苗木长到一定高度时应及时培土，防止倒伏；入冬时培土以利根部抗寒越冬。

2）追肥。在每年的 6 月上旬和 8 月下旬各追肥 1 次，每亩将有机肥 50kg、三元复合肥 5kg 开沟施于行间。

3）排灌。在平时管理时应保持土壤的湿润但不能浇水过多，在雨季应注意排水，以防积水烂根。

三、病虫害防治

在栽植前用 40％多菌灵 500～800 倍液对土壤进行消毒处理，并在冬季清洁果园，清除枯枝落叶消除病源。对悬钩子应注意加强叶部病害的防治，叶部病害主要有白粉病、褐斑病。在发病初期应用 70％甲基托布津 800～1000 倍液或 65％代森锰锌 600 倍液进行喷雾防治，每次间隔 10～15d。同时应严格遵守"无公害水果安全要求"，严禁施用剧毒、残留期长的农药（尚晓刚，2009）。

【采集加工】果实已饱满而尚呈绿色时采摘，除净梗叶，用沸水浸 1～2min 后，置烈日下晒干。

环境、安全要求：农药、化肥等的使用必须符合国家的相关规定，不得污染环境。

【化学成分】

1）蛋白质和氨基酸：悬钩子中蛋白质含量为 1.5％～1.9％，每 100g 氨基酸总量达 460～760mg。在蛋白质中超氧化物歧化酶（SOD）含量较高。

2）维生素：悬钩子中含有维生素 B_1、维生素 B_2、维生素 E、维生素 C 等维生素，其中维生素 C 含量每 100g 达 260～720mg。

3）其他化学成分：悬钩子中含有二萜、三萜、甾醇、黄酮及其苷类物质。还含有丰富的矿物元素，如钾、钠、钙、镁、铜、锰和锌等。

【附注】

1. 拟覆盆子

拟覆盆子 *Rubus idaeopsis* Focke 产伏牛山区的西峡、南召、嵩县、内乡等县；生于 1000～1500m 的溪旁、山坡灌丛；可补肾、添精、益髓，其果实亦作"覆盆子"用（李春奇等，2006）。

2. 红泡刺藤 *Rubus niveus* Thunb

产于伏牛山区南召、西峡、内乡、淅川等县；生于山坡杂木林、山谷河旁、田边。

根、叶和果实均可入药，根能治痔疮、肠胃炎及腹泻、毒蛇咬伤、疥疮、感冒初期发热头痛。果实作覆盆子入药，能补肾固精，兼治神经衰弱（李春奇等，2006）。

3. 插田泡 *Rubus coreanus* Miq.

产于伏牛山区；生于1500m以下的山坡灌丛、山谷、路旁、河边；根、叶及果入药，根能活血散淤，治鼻血、胃病、胃炎；叶可明目止泪，治眼疾、肾亏阴虚及无名肿毒；果实作覆盆子入药，能补肾固精，兼治神经衰弱（李春奇等，2006）。

4. 光滑高梁泡（变种）*Rubus lambertianus* Ser. var. *glaber* Hemsl

叶背面无毛，产于伏牛山南部，生于山坡、多石砾山谷、林缘；叶药用，治疗黄水疮、出血（李春奇等，2006）。

5. 木莓 *Rubus swinhoei* Hance

产于伏牛山区的西峡等县；生于山坡灌丛中；果实入药，有补肾益气作用（李春奇等，2006）。

6. 红毛悬钩子 *Rubus pinfaensis* Levi. et Vant

产伏牛山南部的西峡、南召、淅川等县；生于600~800m山坡灌丛、山谷溪旁或疏林中；根、叶入药，治外伤出血、妇科病、风湿性关节痛（李春奇等，2006）。

7. 多腺悬钩子 *Rubus phoenicolasius* Maxim

产于伏牛山区；生于山坡或山谷林下阴湿地方；根与叶药用，有补肾、解毒之效，枝杆治风热并发症（李春奇等，2006）。

8. 茅莓 *Rubus parvifolius* L.

产于伏牛山各地，生于向阳的山谷路旁或山坡林下；全株药用，有活血散淤、消肿止痛、祛风除湿之效，治咳血、吐血、妇科病、牙痛、骨髓炎、过敏性皮炎、丝虫、糖尿病、泌尿系统结石、酒醉不醒等（李春奇等，2006）。

9. 无腺白叶莓（变种）*Rubus innominatus* S. Moore var. *kuntzeanus* (Hemsl) Bailey

无腺毛，产于伏牛山南部的淅川；生于山坡灌丛、山坡杂木林中；治疗上呼吸道感染及扁桃腺炎、腮腺炎、小儿风寒咳嗽（李春奇等，2006）。

10. 秀丽莓 *Rubus amabilis* Focke

产伏牛山区灵宝河西、嵩县龙池漫、栾川老君山、卢氏大块地、鲁山石人山、南召宝天曼、西峡黄石庵等地；生于1200m以上的山坡、沟谷林下、林缘；根药用，有清热解毒、活血止痛之效，主治盗汗；茎、叶入药，能消食、利水、发表（李春奇等，2006）。

11. 针刺悬钩子 *Rubus pungens* Camb.

产于伏牛山区灵宝河西、嵩县龙池漫、栾川龙峪湾、卢氏大块地、鲁山石人山、内乡宝天曼、西峡太平镇等地；生于1000m以上的山地林下、林缘灌丛；根药用，有清热解毒、活血散淤、止痛之效，治腰痛、疮疥、无名肿毒、盗汗（李春奇等，2006）。

12. 菰帽悬钩子 *Rubus pileatus* Focke

产伏牛山区灵宝、卢氏、栾川、嵩县、洛宁、鲁山、南召、西峡、内乡、淅川等市县；生于 1000m 以上的山谷林下、林缘、溪旁（李春奇等，2006）。

13. 黄果悬钩子 *Rubus xanthocarpus* Bur. et Franch

产于伏牛山区；生于 600m 以上的山坡、山谷、路旁灌丛多石砾处；全草药用，消炎止痛，治眼疾、疮疖、无名肿毒（李春奇等，2006）。

【主要参考文献】

柴伟. 2005. 覆盆子化学成分和质量标准研究. 北京：中国中医科学院硕士学位论文

程宗清. 2008. 掌叶覆盆子栽培技术. 安徽林业科技，(3)：53，54

李春奇，苗菊茹，刘文琴. 2005. 覆盆子化学成分的研究. 中药材，28 (2)：99，100

李春奇，王庭梁，徐明辉等. 2006. 河南悬钩子属药用植物资源研究. 河南农业大学学报，40 (1)：45~48

刘劲松，王刚，王国凯. 2008. 覆盆子化学成分研究. 中国中医药科技，15 (3)：197，198

皮慧芳，吴继洲. 2003. 覆盆子的化学成分与药理作用研究述要. 中医药学刊，21 (12)：2169，2174

尚晓刚. 2009. 悬钩子栽培管理. 特种经济动植物，9：40

邵小明，孙长清，祝天才等. 2008. 掌叶覆盆子枝插繁殖的研究. 广西植物，28 (6)：816~818

施忠辉. 2000. 华东覆盆子栽培技术. 中国土特产，1：19，20

王传佳，徐小静，康志雄等. 2004. 覆盆子资源开发利用研究综述. 浙江林业科技，24 (1)：65~69

谢一辉，苗菊茹，刘文琴. 2005. 覆盆子化学成分的研究. 中药材，28 (2)：99，100

接 骨 木
Jiegumu
WILLIAMS ELDER TWIG

【概述】为伏牛山道地药材，始载于《本草新编》："接骨木，入骨节，专续筋接骨，折伤酒吞，风痒汤浴。独用之以接续骨节固奇，然用之生血活血药中，其接骨尤奇，但宜生用为佳。至干木用之，其力减半，炒用又减半也。"茎皮、根皮及叶供药用，具有舒筋活血、生肌长骨、镇痛止血、清热解毒之效，主治风湿痹痛、骨折、跌打损伤、烫伤、黄疸、荨麻疹和水肿等症（廖琼峰和毕开顺，2004）。我国有 5 种，包括接骨草、接骨木、毛接骨木、西伯利亚接骨木及西洋接骨木，伏牛山有 2 种即接骨木、接骨草，产于河南省各山区；生于海拔 500~1600m 的山坡、灌丛、沟边、路旁。

【商品名】接骨木

【别名】木蒴藋、续骨木、扦扦活、七叶黄荆、放棍行、珊瑚配、铁骨散、接骨丹、七叶金、透骨草、接骨风、马尿骚、臭芥棵、暖、骨树、自草柴、接骨草、青秆错、白马桑、大接骨丹、大婆参、插地活、公道老、舒筋树、根花木、木本接骨丹、九节风

【基原】忍冬科接骨木属植物接骨木 *Sambucus williamsii* Hance（*S. foetidissima* Nakai et Kitag.）的干燥茎枝。

【原植物】落叶灌木或小乔木，高 5~6m。老枝淡红褐色，髓淡褐色。小叶 5~7 个，有时 3 个或多达 11 个，卵圆形、椭圆形至长圆状披针形，长 5~15cm，宽 1.2~7cm，顶端尖，渐尖至尾尖，基部楔形或卵形，有时心形，边缘有不整齐锯齿，有时基

部或中部以下具 1 个至数个腺齿，幼时表面及中脉被疏柔毛，后光滑；托叶狭带形，或退化成带蓝色突起。圆锥形聚伞花序顶生，长 5～11cm，具总花梗；花小而密，白色或淡黄色；子房 3 室，花柱短，柱头 3 裂。果实红色，极少蓝紫黑色，卵圆形或近圆形，直径 3～5mm；分核 2 或 3 个，卵圆形至椭圆形，略有皱纹。花期 4～5 月；果熟期 9～10 月（丁宝章和王遂义，1997）。

【药材性状】干燥茎枝，多加工为斜向横切的薄片，呈长椭圆状，长 2～6cm，厚约 3mm，皮部完整或剥落，外表绿褐色，有纵行条纹及棕黑点状突起的皮孔；木部黄白色，年轮呈环状，极明显，且有细密的白色髓线，向外射出，质地细致；髓部通常褐色，完整或枯心成空洞，海绵状，容易开裂。质轻，气味均弱。以片完整、黄白色、无杂质者为佳。

【种质来源】本地野生

【生长习性及基地自然条件】生长于向阳山坡或栽培于庭园。

【种植方法】

一、育苗

1. 播种育苗

（1）种子采集。8 月当果实变为红色时即可采摘。采下的种子集中堆放在库房内，最好是用编织袋装起米堆放。待果肉腐熟后将果肉捣碎，水选后得到纯净种子，晾干即可存放。

（2）种子处理。春播种子需处理，可在播种前 30～50d 进行。将种子浸水 3～5d，捞出按 1∶3 的比例混沙，置于 10～25℃下。保持 60% 的湿度，每日翻动 2 次。当有 1/3 的种子裂嘴时即可播种。

（3）育苗方法。选择地势平坦、有机质含量高、土壤湿润、排水良好的地块，深翻，耙细整平，翻前施农家肥（3kg/m²）。播种采取床面条播，播种量 10～15g/m²，播深 1cm 左右。播种后第 3d 采用 24% 的果尔乳油进行化学除草，用药量 0.127～1.135ml/m²。幼苗期每天上午和下午各浇水 1 次，随着苗木的生长浇水量逐渐减少。7～8 月为生长旺盛期，可适时进行追肥。随时清除杂草，并且松土。

2. 扦插育苗

扦插在早春萌芽前进行，选健壮、芽饱满、无病虫的 1 年生枝条，截成 15～25cm 长的播穗，带 2～4 芽，上切口平剪，距芽约 1.0cm，下切口剪成马蹄状，用清水浸泡 24 h，让插条充分吸足水分。插前用 ABT 生根粉等处理，以促进生根。扦插时株行距为 5cm×20cm，插入深度 10～15cm。可采用地膜覆盖，以保持床面湿度和提高地温，还可以减少杂草滋生，覆膜扦插成活率可达 75%。扦插后 10d 左右，覆膜的插穗开始萌动。当苗高 15cm 时可进行中耕除草并追肥。

二、栽植

栽植前选根系完整、老根健壮、新根多、不伤根、不折枝、无病虫害的植株。接骨木在落叶期就形成越冬芽，而且越冬芽较肥大，萌芽早，因此，春季要及时抓紧时间栽植，栽植时挖 50cm×50cm 的定植坑，坑内加入适量腐熟的有机肥。剪掉过长根、衰老根，使根系舒展，把表土填入坑内，分层埋严踩实。山地栽后修鱼鳞坑以利蓄积雨水或灌溉。

三、田间管理

1. 中耕除草

生长期及时疏松土壤、铲除杂草，利于通风透光。在早春开花前铲草、深耕。

2. 灌溉施肥

接骨木根系繁茂，对水、肥需求量大。生长季节出现干旱时，及时进行灌溉。秋季落叶或萌芽前可根据土壤肥力及生长情况施农家肥。土地瘠薄、长势较弱株，每株施20～30kg 农家肥，肥沃地块可适量减少。施肥方法根据树冠大小而定，根据树冠投影范围，圆形或轮流半圆形施肥。

3. 整形修剪

春秋两季对老龄枝、病虫枝、风折枝进行修剪。修剪时在保持树形的前提下多留1～2 年生的新枝。

【采收加工】接骨木的采收加工应根据不同器官和不同用途确定采收时间和加工方法。果用可在种植后 3～4 年进入结果期时及时采收；用以榨油和作果品加工用的果实在秋季充分成熟后采摘；药用果应采集绿色果穗（确保药用成分未分解破坏）；花用者宜在盛花期采集花序，置于阴凉处干燥，花从花序轴上自然脱落。茎枝用可全年采集，叶用宜 6～10 月采，根用宜 9～10 月挖取。根采收后应洗净晾晒，其他器官则可直接晾晒，晒干后置干燥通风处贮藏。

【化学成分】接骨木根皮中分离得 α-莫诺苷（α-morroniside）、β-莫诺苷（β-morroniside）、caryop toside 等环烯醚萜类成分；β-谷甾醇（β-sitosterol）、胡萝卜苷（daucosterol）等三萜类成分（杨序娟和王乃利，2005a）；（＋）松脂素- 4″-O-β-D-葡萄吡喃糖苷［（＋）pinoresinol -4″- O-β- D -glucopyranoside］等木脂素类成分以及 3、4-二甲氧基-N-β-D-葡萄糖基吡咯等。

接骨木茎枝中含有熊果酸（ursolic acid）、齐墩果酸（oleanolic acid）、α-香树脂醇（α-amyrin）、白桦脂醇（betulin）、桦木酸（betulinic acid）、印楝素（azadirachtin）等三萜苷元类化合物；β-谷甾醇（β-sitosterol）、豆甾醇（stigmasterol）、胡萝卜苷（daucosterol）、蒲公英赛醇（taraxerol）等甾醇类化合物；以及香草醛（vanillin）、香草乙酮（acetovanillone）、松柏醛（coniferyl aldehyde）、丁香醛（syringaldehyde）、对羟基苯甲酸（p-hydroxybenzoic acid）、对羟基桂皮酸（4-hydroxycinnamic acid）、原儿茶酸（protocatechuic acid）等酚酸类化合物（杨序娟和黄文秀，2005b）。

接骨木叶中已分离得到山柰酚（kaempferol）、槲皮素（quercetin）、人参黄酮苷（panaseno side）等黄酮类成分及多种氰苷类成分。

接骨木果实中富含油脂，主要为油酸、亚油酸、亚麻酸。此外，含多种氨基酸、维生素 A、维生素 C、维生素 B_1、维生素 B_2、维生素 E、果胶、还原糖类以及微量元素锌、镍、铅、铜等（吴寿金和赵泰，2005）。

【鉴别】

1. 显微鉴别

茎横切面：木栓层为 10 余列细胞。皮层有呈螺状或网状加厚的细胞群，内侧有纤维束断续排列成环，有时可见石细胞。韧皮部薄壁细胞含红棕色物质，形成层明显，木质部宽广。髓细胞有时显的单纹孔。本品皮层、韧皮部及髓部的薄壁细胞含细小的草酸钙砂晶。

2. 理化鉴别

取本品粗粉 5g，加水 50ml，室温浸泡过夜后，过滤，滤液在 60℃ 水浴中加热 10min，趁热过滤，取滤液 5ml 于小试管中，密塞，强烈振摇，产生强烈而持久的泡沫，持续 10min 以上（检查皂苷）。

【附注】

接骨草 Sambucus chinensis Lindl.

多年生草本或亚灌木，高 1~2m。茎具棱，髓白色。叶具长柄，托叶叶状或有时退化呈蓝色的腺体；小叶 5~9 个，具短柄，狭卵形或披针形，长 6~13cm，宽 2~3cm，先端渐尖或长渐尖，基部钝或圆形，边缘具锯齿，表面深绿色，疏被短柔毛，沿脉较密，背面淡绿色，无毛，最上一对小叶基部不连合。大型复伞房状花序顶生；总花梗与花梗无毛或稀被毛，具不孕花变成黄色杯状腺体；萼筒杯状，5 齿裂；花冠辐状，檐部 5 裂；花柱极短，柱头 3 裂，子房 3 室。浆果状核果，近球形，直径 3~4mm，红色，分核 2~3 个，卵形，长 2~2.5mm，表面具瘤状突起。花期 4~5 月；果熟期 7~10 月。产于各山区；生于海拔 700~2000m 的山坡林下、灌木或草丛中。

【主要参考文献】

丁宝章，王遂义. 1997. 河南植物志. 第三册. 郑州：河南科学技术出版社：492

廖琼峰，毕开顺. 2004. 接骨木属植物的化学成分和药理活性研究进展. 中国中药杂志，29（2）：109

吴寿金，赵泰. 2005. 现代中草药成分化学. 北京：中国医药科技出版社：255

杨序娟，黄文秀. 2005b. 接骨木中的酚酸类化合物及其对类成骨细胞 UMR106 增殖及分化的作用. 沈阳药科大学学报，36（11）：1604

杨序娟，王乃利. 2005a. 接骨木中的三萜类化合物及其对类成骨细胞 UMR106 的作用. 沈阳药科大学学报，22（6）：449

旋 覆 花

Xuanfuhua

FLOS INULAE

【概述】旋覆花出自《神农本草经》，并列为下品。《本草纲目》列为湿草类。宋朝寇宗夷曰："花缘繁茂，圆而覆下，故曰旋覆。"味苦、辛、咸，性微温，入肺、胃、大肠经。《中华人民共和国药典》2005 版记载旋覆花具有降气、消痰、行水、止呕等功效。临床多用于风寒咳嗽、痰饮蓄结、胸膈痞满、喘咳痰多、呕吐噫气、心下痞硬等症状。产于河南省各地；生于海拔 2000m 以下的山坡、荒地、路旁、沟、河两岸。分布于我国北部、东北部、中部、东部及福建、广东、四川、贵州等地。主产于伏牛山的南北坡和大别山、太行山的部分地区。

【商品名】旋覆花

【别名】六月菊、鼓子花、滴滴金、小黄花子、金钱花、驴儿菜

【基原】本品为菊科植物旋覆花 *Inula japonica* Thunb. 或欧亚旋覆花 *Inula britanica* L. 的干燥头状花序。

【原植物】

1. 旋覆花 *Inula japonica* Thunb.

多年生草本，高 30～70cm。茎直立，单生或簇生，上部分枝，被长伏毛。基部叶有柄，下部叶通常宿存，向上渐小，椭圆形、长圆形至长圆状披针形，长 3～13cm，宽 0.7～3cm，先端钝或急尖，基部楔形，边缘具疏齿或全缘，表面被短伏毛或近无毛，背面被长伏毛和腺点。中上部叶无柄，基部微抱茎。头状花序直径 2～4cm，5～13 个排成伞房状；总苞半球形；总苞片 5 层，最外层草质，稍反卷，内层膜质，线状披针形，被伏毛或无毛，具缘毛；雌花舌状，长为总苞片的 2～2.5 倍，黄色，外面被柔毛，花柱外露，柱头 2 裂；两性花筒状，长约 5mm。雄蕊与花柱外露，花药基部具尾。果实长 1～1.2mm，具 10 条肋，被短糙毛；冠毛 1 层，与筒状花近等长，被齿状糙毛。花期 6～9 月；果熟期 7～10 月。

2. 欧亚旋覆花 *Inula britanica* L.

多年生草本，高 20～70cm。茎直立，被长柔毛。叶距回状披针形，先端钝尖，基部宽大心形或有耳，半抱茎，边缘有疏浅齿或近全缘，表面无毛或被疏伏毛，背面被密伏毛，有腺点。头状花序 1～8 个，生于茎或枝端，直径 2.5～5cm；总花梗长 1～4cm，被密长柔毛；总苞片 4 或 5 层，线状披针形，被毛、睫毛和腺点；雌花舌状，黄色，舌片线形，长 1～2cm；两性花筒状，有 5 个三角状披针形裂片。瘦果圆柱形，长 1～1.2mm，有浅沟，被短毛；冠毛白色，与筒状花药等长，有 20～25 条微糙毛。花期 6～9 月；果熟期 7～10 月（丁宝章和王遂义，1997）。

【药材性状】本品呈扁球形或类球形，直径 1～2cm。总苞由多数苞片组成，呈覆瓦状排列，苞片披针形或条形，灰黄色，长 4～11mm；总苞基部有时残留花梗，苞片及花梗表面被白色茸毛，舌状花 1 列，黄色，长约 1cm，多卷曲，常脱落，先端 3 齿裂；管状花多数，棕黄色，长约 5mm，先端 5 齿裂；子房顶端有多数白色冠毛，长 5～6mm。有的可见椭圆形小瘦果。体轻，易散碎。气微，味微苦。

【种植来源】野生或种植

【生长习性及基地自然条件】旋覆花以温暖湿润的气候最适宜，以肥沃的砂质壤土或腐殖质壤土生长良好。野生旋覆花生于海拔 150～2400m 的山坡路旁、湿润草地、河岸和田埂上。

【种植方法】

一、选地整地

播种前应进行秋耕，同时施用有机肥每亩 3000～4000kg。翌年 3 月下旬再浅耕 1 次，耙平作畦，畦宽 1～1.2m。

二、繁殖方法

按行距 30cm 开浅沟条播，将种子均匀撒入沟内，覆上薄土，稍镇压后浇水，每亩播种量 0.75～1kg，阳畦育苗，较直播提早 10～15d 进行，畦面整平后浇 1 次大水，待水渗下后，即可播种，撒播后，覆土 1 薄层，10～14d 出苗，待幼苗生有 3 或 4 片真叶时，按行株距 30cm×15cm 移栽。分株繁殖：4 月中旬至 5 月上旬进行，按行株距 30cm×15cm 开穴，将母株旁边所生的新株挖出，分栽于穴中，每穴栽苗 2 或 3 株，使根部舒展于穴中，盖土压实后浇水。

三、田间管理

天气干旱时，要及时浇水，在炎热干旱或大雨后表土板结时，要及时松上，以减少水分蒸发。

【采收加工】夏、秋两季花开放时采收，除去杂质，阴干或晒干。

环境、安全要求：农药、化肥等的使用必须符合国家的相关规定，不得污染环境。

【化学成分】大花旋覆花开花时期的地上部分含倍半萜内酯化合物大花旋覆花素（britanin）和旋覆花素（inulicin）。花含槲皮素（quercetin）、异槲皮素（isoquercetin）、咖啡酸（caffeic acid）、绿原酸（chlorogenic acid）、菊糖及蒲公英甾醇（taraxasterol）等多种甾醇。花含蒲公英甾醇（taraxasterol）；地上部分分离得旋覆花内酯（inulicin），另分得脱乙酰旋覆花内酯（desacetylinulicin）（国家中医药管理局，1999）。

【鉴 别】

1. 显微鉴别

本品表面观：苞片非腺毛 1～8 细胞，多细胞者基部膨大，顶端细胞特长；内层苞片另有 2 或 3 细胞并生的非腺毛。冠毛为多列性非腺毛，边缘细胞稍向外突出。子房表皮细胞含草酸钙柱晶，长约至 48μm，直径 2～5μm；子房非腺毛 2 列性：1 列为单细胞，另一列通常 2 细胞，长 90～220μm。苞片、花冠腺毛棒槌状，头部多细胞，多排成 2 列，围有角质囊，柄多细胞，2 列。花粉粒类球形，直径 22～33μm，外壁有刺，长约 3μm，具 3 个萌发孔。

2. 薄层鉴别

取本品粉末 2g，置具塞锥形瓶中，加石油醚（60～90℃）30ml，密塞，冷浸 1h，加热回流 30min，放冷，过滤，滤液浓缩至近干，残渣加石油醚（60～90℃）2ml 使溶解，作为供试品溶液。另取旋覆花对照药材 2g，同法制成对照药材溶液。照薄层色谱法试验，吸取上述两种溶液各 5μl，分别点于同一硅胶 G 薄层板上，以石油醚（60～90℃）-乙酸乙酯（5∶1）为展开剂，展开，取出，晾干，喷以 5％香草醛硫酸溶液，加热至斑点显色清晰。供试品色谱中，在与对照药材色谱相应的位置上，显相同颜色的主斑点（中华人民共和国药典委员会，2005）。

【附注】

1. 金沸草为条叶旋覆花 *Inula linariifolia* Turcz.

　　或旋覆花 *Inula japonica* Thunb. 的干燥地上部分。金沸草亦称金佛草，作为旋覆花的别名始载于《神农本草经》。当时入药部位主要是花序。后《日华子本草》载"叶止金疮血"，梅师方谓"其苗可敷金疮止血"，始以茎叶入药。《本草正义》谓：茎则质重，花则质轻，亦物理自然之性……若但以逐水导湿为治，似不如兼用其茎叶较为近理。指出了花序及全草的功效差异。我国药典已明确区分为旋覆花和金沸草二药。《中国药典》2005 版记载金沸草有降气，消痰，行水之功效用于风寒咳嗽，痰饮蓄结，痰壅气逆，胸膈痞满，喘咳痰多；外治疗疮肿毒。

2. 条叶旋覆花 *Inula linariifolia* Turcz.

　　产于河南省各山区；生于海拔 1800m 以下的山坡草地、山谷沟岸、路旁。全草入药，常和旋覆花混用，均称"佛花"。

　　多年生草本，高 30～70cm。茎直立，单生或 2～3 株簇生、上部分枝，被短柔毛，上部毛较密并杂有腺毛。基部叶具柄，中部叶无柄而微抱茎，向上渐次缩小，椭圆状披针形、披针形或线状披针形，长 2～8cm，宽 4～15mm，先端渐尖，基部渐狭或稍圆，全缘，反卷，表面近无毛，背面板长伏毛和腺点。头状花序多数，直径 1～2.5cm，在茎、枝端排列成伞房状；总苞半球形；总苞片 5 层，外层较短，草质，内层干膜质，三角状披针形，披短柔毛和腺毛；雌花舌状，长 8～10mm，黄色，先端 2～3 齿，背面板腺毛；两性花筒状，长 4～5mm，雌蕊和花柱外露。果实圆柱形，有肋，被短糙毛；冠毛 1 层，较筒状花短或近等长，具锯齿状糙毛。花期 7～9 月；果熟期 8～10 月。

　　条叶旋覆花和旋覆花的药材性状区别：①条叶旋覆花茎呈圆柱形，上部分枝，长 30～70cm，直径 0.2～0.5cm；表面绿褐色或棕褐色，疏被短柔毛，有多数细纵纹；质脆，断面黄白色，髓部中空。叶互生，叶片条形或条状披针形，长 5～10cm，宽 0.5～1cm，先端尖，基部抱茎，全缘，边缘反卷，上表面近无毛，下表面被短柔毛。头状花序顶生，直径 0.5～1cm，冠毛白色，长约 0.2cm。气微，味微苦。②旋覆花叶片椭圆状披针形，宽 1～2.5cm，边缘不反卷。头状花序较大，直径 1～2cm，冠毛长约 0.5cm。

　　条叶旋覆花和旋覆花的显微鉴别：①旋覆花茎横切面：表皮细胞 1 列，切向长 15～26μm，外被角质层。皮层细胞 5～10 列，切向长 30～78μm，胞间隙大而明显；内皮层细胞 1 列，扁平长方形，径向壁有时可见凯氏点。维管束新月形，位于韧皮部外侧；木质部由导管、木薄壁细胞、木纤维组成，细胞均木化，木射线细胞 2～10 列，常木化，韧皮射线非木化。髓周常有数列细胞木化，中心细胞破碎成空洞。旋覆花叶表面观：上下表皮细胞多角形，垂周壁强烈火波状弯曲。气孔不定式，少数不等式，气孔指数

16.6～25。非腺毛长 590～1250μm，多分布于叶片下表面，由 4～7 个细胞组成，顶部细胞较长，常断折；腺毛棒槌形，长 80～100μm，只存在于叶片下表面，单列或双列，5～18 个细胞组成，外面有膨大的角质囊。②线叶旋覆花茎横切面与旋覆花相似，但细胞较小，表皮细胞切向长 15～20μm，皮层细胞直径 13～36μm。内皮层细胞未见凯氏点。维管束 18～20 个排列成环状，射线细胞 1～4 列，木射线与有的韧皮射线均木化。叶上表皮细胞表面观多角形，垂周壁的平直；下表皮细胞垂周壁强烈波状弯曲，气孔多分布于下表面。腺毛较旋覆花的叶下表面所见者为密。

【主要参考文献】

丁宝章，王遂义. 1997. 河南植物志. 第三册. 郑州：河南科学技术出版社，609

国家中医药管理局. 1999. 中华本草. 第七册. 上海：上海科学技术出版社，871～877

中国药典委员会. 2005. 中华人民共和国药典. 一部. 北京：化学工业出版社，227，228

淡 竹 叶

Danzhuye

HERBA LOPHATHERI

【概述】淡竹叶为伏牛山道地药材品种，载于《本草纲目》草部湿草类。李时珍曰："处处原野有之。春生苗，高数寸，细茎绿叶，俨如竹米落地所生细竹之茎叶。其根一窠数十须，须上结子，与麦门冬一样，但坚硬尔。随时采之。八九月抽苗，结小长穗。"具有清热除烦、利尿的功效，用于热病烦渴、小便赤涩淋痛、口舌生疮等症。甘、淡，寒。归心、胃、小肠经。为禾本科淡竹叶属，约 2 种，分布于东亚，我国均产，河南有 1 种，产于伏牛山南部；生于山坡林下阴湿处。1977 年以来的历版《中国药典》对其均有收载。

【商品名】淡竹叶

【别名】竹叶门冬青、竹叶麦冬、野麦冬、土麦冬、金竹叶、长竹叶、淡竹米、林下竹、碎骨子、金鸡米、山鸡米、迷身草、山冬、地竹、甘竹叶

【基原】为禾本科植物淡竹叶 Lophatherum gracile Brongn. 的干燥茎叶。

【原植物】多年生草本。具木质缩短的根状茎。须根中部可膨大为纺锤形。秆高 40～100cm。叶鞘光滑或一边具纤毛；叶舌短小，质硬，长 0.5～1mm；叶片披针形，长 5～20cm，宽 2～3cm，基部狭缩成柄状，具明显横纹，无毛，有时两面均有柔毛或小刺状疣毛。圆锥花序长 10～25cm，分枝长 5～10cm，斜升或开展；小穗长 7～12mm（连同短芒），宽 1.5～2.5mm，具极短的柄；颖先端钝，通常具 5 条脉，边缘较薄呈膜质，第一颖长 3～4.5mm，第二颖长约 5mm；第一外稃长 6～7mm，宽约 3mm，顶端具短尖头；内稃较短，其后具长约 3mm 之小穗轴；不孕外稃互相密集包卷，并渐狭小，顶端具长 1～2mm 的短芒。花期 6～7 月；果期 8～10 月（丁宝章和王遂义，1997）。

【药材性状】本品长 25～75cm。茎呈圆柱形，有节，表面淡黄绿色，断面中空。

叶鞘开裂。叶片披针形，有的皱缩卷曲，长 5～20cm，宽 1～3cm；表面浅绿色或黄绿色。叶脉平行，具横行小脉，形成长方形的网格状，下表面尤为明显。体轻，质柔韧。气微，味淡（中华人民共和国药典委员会，2005）。

【种植来源】本地野生或栽培

【生长习性及基地自然条件】多生长于山坡林下或其他荫蔽处，为一种喜阴植物。分蘗较少，但生活力强，7～8 月开花。在林下、灌丛中和土壤较为板结的情况下，也生长良好。

【种植方法】

淡竹叶多为野生，少见栽培。人工繁殖籽播、分株皆可。籽播可于秋季果成熟时进行采集，以肥沃疏松的壤土或田园土作苗床，随采随播即可分株可在 3～5 月于野外采集挖取，进行分栽培育。分栽时要尽量保证每苗均具有较多的根系，剪去根部 3～5cm 以上的全部枝叶，以田园土栽种。盆栽观赏不宜分株，应选择根系发达、萌蘗旺盛的植株。栽时要使根部向四面舒展，栽后遮阴，保持土壤湿润，一般 15d 左右即可重新萌发。

淡竹叶耐贫瘠，喜温暖湿润，耐阴亦稍耐阳，在阳光过强的环境中，则生长不良，常表现为植株低矮、分蘗力降低、叶色发干偏黄等，观赏价值降低。其栽培用土以肥沃、透水性好的黄壤土、菜园土为宜。地植可选择通风好、无直射光的林中树下等遮阴处。盆栽可置于室内或阳光直射不到的阳台等处摆放。淡竹叶生长旺盛、分蘗力强，地植除药用等特殊需要外，株距最好不低于 25～30cm，盆栽以每盆一丛为好。淡竹叶虽生性粗放，但合理的水肥管理会使其生长迅速、枝繁叶茂。在其新叶萌发时及开花期前后，可适量追施 1 或 2 次较淡的腐熟饼肥水，地栽植株也可用淡尿素水灌根 1 或 2 次。

选择生长健壮、根系发达的植株，修剪去部分过长、过密及受损的老根，以利于根系的再生，提早萌发新的根系。将修剪后的根部在 3～5g/L 的高锰酸钾溶液中浸泡 1～2h。然后，将根部舒展，置于不透水的玻璃、陶瓷或塑料等器皿中，以陶粒、石子或小卵石等充填固定，加水以部分根系露出水面为宜。置于室内光线明亮处。新栽培的植株在新根及新叶长出前可每两天换一次水，正常养护一般春季 10～15d，夏季 7～10d 换一次水，平时要及时添水。换水时应适量添加水培植物专用营养液，以使植株生长健壮，提高观赏价值。

病虫害防治

1）白粉病。主要为害叶片，严重时在叶鞘、茎秆、穗部也能发生。可选用 20% 粉锈宁 2000 倍液进行喷洒防治。

2）蝗虫。危害茎叶，可用 40% 菊杀乳油 2000～3000 倍液进行喷洒灭虫。

【采收加工】5～7 月花未开时采收，拔取全株，清除杂草，切除须根，薄摊晒至 7 或 8 成干时，扎成小捆，晒干。以叶嫩、完整、干燥、色绿、无杂质者为佳。

环境、安全要求：农药、化肥等的使用必须符合国家的相关规定，不得污染环境。

【化学成分】叶和茎含三萜类和甾类物质芦竹素（arundoin）、白茅素（cylindrin）、无羁萜（friedelin）、β-谷甾醇（β-sitosterol）、菜油甾醇（campesterol）、蒲公英甾醇（taraxerol）、3,5-二甲氧基-4-羟基苯甲醛（4-hydroxy-3,5-dimethoxybenzaldehyde）、反式对羟

基桂皮酸（trans-*p*-hydroxy cinnamic acid）、苜蓿素、苜蓿素-7-*O*-*β*-D-葡萄糖苷（triein-7-*O*-*β*-D-glucoside）（陈泉等，2002a），另外还含酚性成分、氨基酸、有机酸、糖类等，已分离鉴定的包括牡荆素（vitexin）、胸腺嘧啶（thymine）、香草酸（vanillic acid）和腺嘌呤（adenine）（陈泉等，2002b；李志洲，2008；王微宏等，2002）。

【鉴别】

1. 显微鉴别

1) 叶横切面：上表皮细胞大小不一，位于叶脉间叶肉组织上方的细胞大而呈扇形，长宽可至 88μm，位于叶脉或机械组织上方的细胞极小，长宽约 8μm；下表皮细胞长方形，较小，排列整齐，有气孔；上下表皮均被角质层，有单细胞非腺毛。栅栏组织为 1 或 2 列短柱状细胞，海绵组织为 2～4 列细胞。主脉维管束外韧型，具束鞘纤维，木质部导管稀少，排成"V"形，韧皮部位于木质部下方，与木质部之间具 2 或 3 列纤维。叶脉处上下表皮内侧有厚壁纤维束。

2) 茎横切面：表皮为 1 列排列紧密的小长圆形细胞，细胞外壁增厚；具有层纹。表皮上有短小的单细胞非腺毛、气孔和角质层。表皮内侧为 1～3 列薄壁细胞，常被厚壁组织分隔成断续环状。薄壁细胞内侧为 4 或 5 列纤维排成环状，其中常嵌入小形维管束。纤维层内侧为薄壁组织，其间散有较大形的维管束。维管束形状与叶同。茎中央常破裂而中空。

3) 粉末特征：①叶上表皮细胞长方形或类方形，垂周壁彼状弯曲；外壁稍厚。有非腺毛及少数气孔。②叶下表皮长细胞呈长方形或长条形，垂周壁波状弯曲；短细胞（硅质细胞与检质细胞）与长细胞交替排列或数个相连，于叶脉处短细胞成串，硅质细胞短哑铃形，栓质细胞类方形、类长方形，壁不规则弯曲；气孔较多，保卫细胞哑铃形，副卫细胞略呈圆三角形。③非腺毛单细胞，有 3 种：一种甚细长，有的具螺状纹理；一种呈短圆锥形，基部横卧；一种呈棒状，先端钝圆，内含黄色分泌物。④叶鞘下表皮长细胞呈类长方形或长条形，垂周壁微波状弯曲，有的连珠状增厚，纹孔细小，孔沟明显；长短细胞相间排列；有气孔及非腺毛。此外，有茎表皮细胞、硅质细胞、检质细胞及纤维、环纹螺纹、孔纹导管等。

2. 理化鉴别

取本品粉末 1g，加乙醇 20ml 回流 1h，过滤。取滤液 5ml 置小蒸发皿中，于水浴上蒸干，残渣加乙酸 1ml 溶解，再加浓硫酸 1 或 2 滴，即显红色，渐变成紫红色、蓝紫色最后呈污绿色。取本品碎片 1g，加水 30ml，煮沸 10min，过滤。滤液浓缩成 1ml，加新制碱性酒石酸铜试液 2ml，置水浴上加热数分钟，产生棕红色沉淀。

【主要参考文献】

陈泉，吴立军，阮丽军. 2002b. 中药淡竹叶的化学成分研究（Ⅱ）. 沈阳药科大学学报，19（4）：257

陈泉，吴立军，王军等. 2002a. 中药淡竹叶的化学成分研究. 沈阳药科大学学报，19（1）：23

丁宝章，王遂义. 1997. 河南植物志. 第四册. 郑州：河南科学技术出版社，71

李志洲. 2008. 淡竹叶多糖的提取及体外抗氧化性研究. 中成药，30（3）：434

王微宏，范俊源，周春山. 2002. 淡竹叶及其水煎剂中氨基酸和微量元素的含量分析. 湖南医科大学学报，27

(3): 291

中华人民共和国药典委员会. 2005. 中华人民共和国药典. 北京: 化学工业出版社, 230

青 风 藤
Qingfengteng
CAULIS SINOMENII

【概述】青风藤是伏牛山常用中药材，载于宋代《图经本草》，为《中华人民共和国药典》2005 版收载品种。《图经本草》记载："清风藤，生天台山中。其苗蔓延木上，四时常有，彼土人采其叶入药。"；《植物名实图考》："南城县寻风藤，即清风藤，蔓延屋上，土人取茎治风湿。余询之南城人，云藤以缘枫树而出树梢者为真，年深藤老，治风有殊效，余皆无力。遣人求得，大抵与木莲相类。厚叶木强，藤硬如木，粗可一握，黑子隆起，盖即络石一种，而所缘有异。"；《本草汇言》："清风藤，散风寒湿痹之药也，能舒筋活血，正骨利髓，故风病软弱无力，并劲强偏废之证，久服常服，大建奇功。须与当归、枸杞合用方善也。"青风藤性平，味苦、辛。归肝、脾经。祛风湿，通经络，利小便。主要用于风湿痹痛，关节肿胀，麻痹瘙痒。

药材青风藤为防己科防己属植物青藤 *Sinomenium acutum*（Thunb.）Rehd. et Wils. 的干燥藤茎。另外青藤的变种毛青藤 *Sinomenium acutum*（Thunb.）Rehd. et Wils. var. *cinereum* Rehd. et wils. 的根茎在中药上也作为"青风藤"使用。

青风藤在伏牛山区均有分布。

【商品名】青风藤

【别名】青藤、寻风藤、滇防己、大青木香、青防己、青藤碱

【基原】本品为防己科植物青藤 *Sinomenium acutum*（Thunb.）Rehd. et Wils. 的干燥藤茎。

【原植物】多年生木质藤本，长可达 20m。根块状。茎圆柱形，灰褐色，具细沟纹。叶互生，厚纸质或革质，卵圆形，长 7~15cm，宽 5~12cm，先端渐尖或急尖，基部稍心形或近截形，全缘或 3~7 角状浅裂，上面绿色，下面灰绿色，近无毛，基出脉 5~7；叶柄长 5~15cm。花单性异株，聚伞花序排成圆锥状；花小，雄花萼片 6，淡黄色，2 轮，花瓣 6，淡绿色，雄蕊 9~12；雌花萼片、花瓣与雄花相似，具退化雄蕊 9，心皮 3，离生，花柱反曲。核果扁球形，熟时暗红色；种子半月形。花期 6~7 月，果期 8~9 月。生于山坡路旁、林下、溪边灌丛中。

【药材性状】呈细长圆柱形，直径 5~20mm，外表灰褐色或棕褐色，有纵皱及横向皮孔，节处膨大。体轻，质坚实而脆，易折断，断面灰黄色或淡灰棕色，不平坦。横切面韧皮部很窄，木质部导管与射线呈放射状排列，导管较大，中央为圆形的髓。气弱，味苦。

【种质来源】本地野生

【生长习性及基地自然条件】生于山坡林缘、沟边及灌丛中，常攀援于树上或岩石上。主要分布我国中部、南部至西南部各省区。主产于河南、安徽、江苏、浙江、

福建、广东、广西、湖北、四川、贵州、陕西等地。

【采收加工】秋末冬初采割藤茎，扎把或切长段，晒干。

环境、安全要求：农药、化肥等的使用必须符合国家的相关规定，不得污染环境。

【化学成分】

1）生物碱：青藤碱（sinomenine methyl）、青风藤碱（sinoacutine）、双青藤碱（disinomenine）、四氢表小檗碱（tetrahydroepiberberine）、尖防己碱（acutumine）、土藤碱（tuduranine）、木兰花（magnoflorine）、异青藤碱（isosinomenine）、白兰花碱（michelalbine）、千金藤碱（stephanine）、8,14-二氢萨鲁塔里定碱（8,14-dihydrosalutaridine）、千金藤宁碱（stepharanine）、蝙蝠葛宁碱（dauriporphine）、青风藤定碱（sinomendine）（陈雅研等，1991）。

2）三萜类化合物：羽扇豆醇（lupeol）、羽扇豆烯酮（lupenone）、赤杨醇（alnusonol）、赤杨酮（alnusenone）、乙酰齐墩果酸（acetyl-oleanolic acid）。

3）其他类化合物：β-谷甾醇（β-sitosterol）、豆甾醇（stigmasterol）、胡萝卜苷（daucosterol）、丁香树脂酚 4′,4′-O-β-D-葡萄糖苷（syringaresinol-4′,4′-O-bis-β-D-glucoside）、紫丁香苷（syringin）、丁香树脂酚-4′-O-β-D 葡萄糖苷（＋)-syringaresinol-4′-O-β-D-monoglucoside（班小红等，2008；宋永彬等，2007；王有志等，2004；周秋香等，2009）。

【鉴别与含量测定】

一、鉴别

1. 显微鉴别

本品横切面：表皮细胞 1 列，被厚角质层，有的具木栓细胞。皮层散有纤维及石细胞。中柱鞘纤维群新月形，其内侧常为 2～5 列石细胞，并切向延伸与射线中的石细胞群连接成环。维管束外韧型。韧皮射线向外渐宽，可见锥形或分枝状石细胞；韧皮部细胞大多颓废，有的外侧散有 1～3 个纤维，内侧有数列薄壁细胞。木质部导管单个散在或数个切向连接。环髓细胞壁稍厚，纹孔明显。薄壁细胞含淀粉粒及草酸钙针晶。粉末黄褐色或灰褐色。表皮细胞黄色或黄棕色，断面观类圆形或矩圆形，直径 24～78μm，被有角质层。石细胞淡黄色或黄色，类方形、梭形、椭圆形或不规则形，壁较厚，孔沟明显。皮层纤维微黄色或黄色，直径 27～70μm，壁极厚，胞腔狭窄。草酸钙针晶细小，存在于薄壁细胞中。

2. 薄层鉴别

取本品粉末 2g，加乙醇 25ml，加热回流 1h，过滤，滤液蒸干，残渣加乙醇 1ml 使溶解，作为供试品溶液。另取青藤碱对照品，加乙醇制成每毫升含 1mg 的溶液，作为对照品溶液。照薄层色谱法（《中华人民共和国药典》2005 版附录Ⅵ B）试验，吸取上述两种溶液各 5μl，分别点于同一用 2%氢氧化钠溶液制备的硅胶 G 薄层板上，以甲苯-乙酸乙酯-甲醇-水（2：4：2：1）10℃以下放置的上层溶液为展开剂，展开，取出，晾干，依次喷以碘化铋钾溶液和亚硝酸钠乙醇试液。供试品色谱中，在与对照品色谱相应的位置上，显相同颜色的斑点。

二、含量测定

1）色谱条件与系统适用性试验。用硅胶（直径约为 5μm）为填充剂；甲醇-乙二胺（100∶0.125）为流动相；检测波长为 262nm。理论板数按青藤碱峰计算应不低于 1500。

2）对照品溶液的制备。精密称取青藤碱对照品适量，加甲醇制成每毫升含 0.5mg 的溶液，即得。

3）供试品溶液的制备。取本品粉末（过三号筛）0.5g，精密称定，置具塞锥形瓶中，精密加入 70%乙醇 20ml，密塞，称定重量，超声处理（功率 250W，频率 20kHz）20min，放冷，再称定重量，用 70%乙醇补足减失的重量，摇匀，过滤，取续滤液，即得。

4）测定法。分别精密吸取对照品溶液与供试品溶液各 10μl，注入液相色谱仪，测定，即得。

本品含青藤碱（$C_{19}H_{23}NO_4$）不得少于 0.50%。

【附注】

毛青藤

毛青藤 *Sinomenium acutum*（Thunb.）Rehd. et Wils. var. *cinereum* Rehd. et wils. 为青藤的变种，也是防己科防己属植物，其根茎在中药上也作为"青风藤"使用。本变种与正品青藤极相似，主要区别在于：叶表面被短绒毛，下表面灰白色，绒毛更密；花序及幼茎亦有短绒毛。生于山坡灌丛中或山谷林荫下或沟旁。

药材为长圆形或不规则的厚片。片面灰黄色或浅灰棕色，木部有放射状纹理，习称"车轮纹"其间具有多数小孔。髓部淡黄白色，周边绿褐色或棕褐色。体轻，质硬而脆。气微，味苦。

【主要参考文献】

班小红，黄筑艳，李焱等. 2008. 青风藤化学成分的研究. 时珍国医国药，19（8）：1831，1832

陈雅研，邱翠嫦，沈莉等. 1991. 清风藤微生物碱的研究. 北京医科大学学报，23（3）：235～237

宋永彬，程维明，曲戈霞等. 2007. 青风藤化学成分的分离与鉴定. 沈阳药科大学学报，24（2）：79～81

王有志，李春荣，莫志贤. 2004. 青风藤化学成分与药理研究进展. 医药导报，23（3）：177～179

周秋香，李友宾，蒋建勤. 2009. 青风藤三萜类的化学成分. 药学与临床研究，17（2）：36～38

猫　眼　草

Maoyancao

HERBA EUPHORBIAE

【概述】本品为伏牛山常用中药材，为《中药材手册》和《河北中药手册》收载品种，为民间草药。在 20 世纪 60 年代曾作为防治慢性气管炎药物被应用，并收载于《中华人民共和国药典》1977 年版一部中。

猫眼草为大戟科大戟属猫眼草 *Euphorbia lunulata* Bge. 的全草。猫眼草味苦、性辛、凉。有毒。归肺、胃、肝、脾经。猫眼草作为传统中草药，有祛寒、镇咳、平喘、拔毒止痒、利尿消肿之功。在汉方外用药中，猫眼草属抗菌、抗病毒作用；外用于淋巴结结核、皮癣、灭蛆。在临床上用来治疗肝硬化腹水、百日咳、急性胰腺炎、尿毒症及肾病综合征等，具有镇痛、具有败毒抗癌、逐痰散结、抗病毒和抗生育作用。猫眼草生于山坡、荒野、田边及河岸向阳处，在整个伏牛山区均有分布。

【商品名】猫眼草

【别名】耳叶大戟、打碗花、猫耳眼、猫儿眼、细叶猫儿眼、打盆打碗、摔盆摔碗、打碗棵

【基原】本品为大戟科大戟属猫眼草 *Euphorbia lunulata* Bge. 的全草。

【原植物】多年生草本，无毛，高 25～30cm，通常多分枝，基部坚硬，具早落的鳞叶，叶绒状披针形，长 2～5cm，宽 2～3mm，先端钝尖或尖，基部楔形，全缘，两面无毛。总花序顶生，具伞梗 3～6 个，或单梗生于茎上部叶腋，或有时各伞梗再分生 2 或 3 个小伞梗，伞梗基部具轮生的苞叶 4 或 5 个，苞片宽线形，披针形至卵状披针形，有的基部具耳，伞梗顶端各具 2 苞片，苞片半圆形至三角状肾形，2 回分枝的小梗顶端之苞片常比伞梗的略小或近等大。杯状聚伞花序着生于小伞梗顶端的苞腋，顶端 4 裂，裂片间具 4 枚新月形的腺体，腺体无花瓣状附属物，子房 3 室，花柱 3，中部以上离生，先端 2 裂。蒴果，扁球形，无毛，种子卵形，长约 2mm，花期 5～6 月，果期 7～8 月。

【药材性状】全草长 20～40cm。茎呈圆柱形，直径 2～3mm；表面黄绿色，基部呈紫红色，具纵纹；质脆易折断。叶互生，无柄，叶片狭长形，易脱落往往皱缩，长 2.5～5cm，宽 2～3mm。茎上部的分枝处有的叶轮生。花序顶生或生于上部叶腋，多歧聚伞花序，基部的叶状苞片呈半月形至三角状肾形。蒴果三棱状卵圆形，光滑，气特异，味淡。

【种质来源】本地野生

【生长习性及基地自然条件】生于山坡、山谷或河岸向阳处。

【种植方法】

一、选地整地

在山间，草地，选择野生猫眼草生长的地方，按等高线方向或横山打带，带宽 1.5m，带间距离 2m，带内刨穴，行穴距 70cm×20cm，也可在退耕还林的地块进行整地、碎土、耙平、镇压。

二、种子繁殖

种子成熟时，采集种子，晾晒，促进种子后熟。秋末或春天，将种子播在穴内。复土、镇压、盖上树叶。

三、田间管理

出苗后，苗高 10～15cm 进行间苗，每穴留 1 或 2 株，通风透光。发现病株及时拔除，根部病害拔除后，在穴内撒上石灰，病株烧掉。

【采收加工】夏秋采集，割取全草，除去杂质，晒干。生用，亦用鲜品。环境、安全要求：农药、化肥等的使用必须符合国家的相关规定，不得污染环境。

【化学成分】地上部分含山柰酚（kaempferol），槲皮素（quercetin），槲皮苷（quercitrin），山柰酚-3-L-鼠李糖苷（kaempferol-3-L-rhamnoside），6,7-二羟基香豆精（6,7-dihydroxycoumarin）以及猫眼草素（maoyancaosu）I～VI。

种子含猫眼草素（maoyancaosu）V、VI 及七叶内酯（aesculetin）。另外尚含有甾醇、挥发油、酚类物质、有机酸、氨基酸与蜡质。从地上部分分离出种子也含猫眼草素（maoyancaosu）（余海忠等，2007）。

【鉴别】

1. 显微鉴别

1）叶表面观：上表皮细胞较平直，未见气孔；下表皮细胞壁略呈波状弯曲，气孔多数，不定式。

2）茎的表面观：表皮细胞类长方形、长条形，纵向延长，气孔多数。

3）茎横切面观察：表皮为 1 列类长方形细胞，切向延长。皮层细胞大小不一，卵圆形、长方形，切向延长；中柱鞘纤维束排列呈 1 轮，于韧皮部外侧，每个纤维群由10 余个至 20 多个纤维组成；木质部由导管、木薄壁细胞、木纤维组成，导管形较大而稀少；木射线细胞 1～3 列，狭长而小。髓部薄壁细胞圆形；中央全为空隙。

2. 理化鉴别

1）取本品 1g，加乙醇 10ml，在水浴上煮沸。过滤，取滤液 1ml 置试管中，滴加三氯化铁试剂，振摇后溶液呈污绿色（检查酚性物质）。

2）取滤液 1ml，加镁粉少许，振摇后滴加数滴浓盐酸，溶液品樱红色（检查黄酮）。

3）本品醇浸膏加热水溶解，溶液加盐酸酸化至 pH=3，用乙酸乙酯萃取，萃取液用纸层（新华层析滤液）或薄层层析法（青岛硅胶 G）检查，均用三氯化铁试剂显色，有黄色斑点。

【主要参考文献】

余海忠，刘慧宏，王海燕等. 2007. 中草药猫眼草活性物质应用研究进展. 安徽农业通报，13（21）：26～28

续 随 子

Xusuizi

SEMEN EUPHORBIAE

【概述】续随子是伏牛山常用药材，续随子始载于我国宋朝《开宝本草》（公元 974

年)，续随子的种子、茎、叶及茎中白色乳汁均可以入药。相继各家本草都有记载。《本草纲目》："续随子与大戟、泽漆、甘遂茎叶相似，主疗亦相似，其功皆长于利水，惟在用之得法，亦皆要药也。"；《本草经疏》："续随子，味辛气温，而其性有毒，实攻击克伐之药也。长于解蛊毒，以致腹痛胀满，攻积聚，下恶滞物，及散痰饮。至于妇人月闭、症瘕、疬癖、淤血，大小肠不利诸病，则各有成病之由，当求其本而治，不宜概施。盖此药之为用，乃以毒攻毒之功也。"续随子性辛，温，有毒，入肝、肾经。种子药用，能利尿、泻下、通经，外用涂治疥癣、恶疮等症，并可杀虫。

药材又名千金子、千两金、菩萨豆、小巴豆等，续随子是大戟科二年生草本植物续随子 *Euphorbia lathyris* L. 的成熟种子。续随子原产欧洲，我国引种栽培已久，各地有野生，生于向阳山坡。种子含油 40%～60%，有毒，不能食，可制肥皂和软皂，作润滑油。近些年来，欧美一些国家研究表明其是一种潜在的能源植物（能分泌可以直接燃烧或经过提炼可以燃烧的油）。现我国辽宁、吉林、黑龙江、河北、山西、内蒙古、贵州、广西等省（自治区）有栽培或逸为野生分布。

续随子在整个伏牛山区均有野生资源分布，部分地区有栽培品种。

【商品名】续随子

【别名】千金子《开宝本草》（江苏）、小巴豆（四川）、菩萨豆《日华子本草》、拒科子（本草纲言）、千两金《日华子本草》、打鼓子《全国中草药汇编》、一把伞、看园老、滩板救（湖南）、拒冬实、降龙草（陕西）、拒冬、联步。

【基原】本品为大戟科植物续随子 *Euphorbia lathyris* L. 的成熟种子。

【原植物】二年生草本，高约 1m，全株无毛，有白色乳汁，表面被白粉，幼嫩时较多。根短，呈圆锥状而稍弯曲，乳白色，老时木质化。茎直立，圆柱形，淡绿色，或有时带粉红色，单一，在开花前顶部分成 4 枝，呈聚伞状分枝，枝较柔软。单叶互生，平展，披针形，具短柄，全缘短尖，中肋明显，叶面深绿色，叶背淡绿色，长约 12cm，上部分枝处的对生叶或轮生叶较长，卵形至卵状披针形，无柄。总花序顶生，2～4 伞梗，呈伞状，每伞梗又作数回 2 叉状分枝，在分叉处着生三角状卵形苞片 1 对。花淡黄绿色，着生于分叉处，花单性，雌雄花均无花被，同生在一杯状总苞内，杯缘顶端 4 裂，裂片基环生有 8 个黄色腺体，椭圆形，为鸟巢花序；雄花多数，每 1 朵雄花只有 1 枚雄蕊，花药黄色；雌花只有 1 枚，居雄花的中央，柄长，伸出杯状总苞外而侧垂，子房 3 室，三角形，花柱 3 裂，蒴果 5 月成熟，幼时浓绿色，熟时变为淡褐色，每室有种子一粒；种子椭圆形，灰黑色，有褐色斑点，长 3～4mm，宽约 4mm。花期一般 4～5 月；果期 7～8 月。

【药材性状】种子椭圆形或卵圆形，长 3～4mm，直径 2～4mm。表面灰棕色，有网状皱纹，皱纹凹下部灰黑色，形成细斑点，一侧具有沟状种脊，顶端有圆形微突起的合点，基部有类白色突起的种脊。种皮薄脆，种仁白色或黄白色，富油质。气微，味辛。以粒饱满、种仁白色、油性足者为佳。

【种质来源】本地野生

【生长习性及基地自然条件】续随子喜温暖，光照及中生环境，抗逆性较强容易栽培，宜湿润，怕水涝，以土质疏松肥沃、排水良好的砂质壤土或黏壤土为好。产我国南北各地；多生于山坡林边湿地。生于向阳山坡。多为栽培。

【种植方法】

一、选地整地

选排水良好而肥沃的沙质壤土进行土地深耕 20～30cm，耙碎耙平，作宽 1～1.4m 的高畦。

二、种子繁殖

1. 选种

采种 8～9 月间，种子成熟时，割取全草，晒干，打下种子，去净杂质。

2. 播种

在北方春播 3 月下旬至 4 月下旬，南方进行秋播为 9 月中旬至 10 月初进行。每亩用种量为 2～2.5kg，行株距各为 33～40cm，根据土地肥力而定。

3. 播法

直播及育苗均可，以直播为佳。

（1）直播。分为条播或穴（点）播，条播按行距 30～40cm 开沟，深 3～4cm，将种子播入，覆土 2～3cm 厚度。点播按行距 30cm、株距 25cm 开穴，每穴播种子 5 或 6 粒，覆土 2～3cm 厚。

（2）育苗。撒播或条播。撒播法：将种子均匀地撒入苗床，覆土压实盖稻草或草木灰 1 层，2cm 左右再浇水湿润。条播法：按行距 10cm 开条沟，深 5～7cm，然后将种子均匀播入沟中，覆土 1～2cm，浇水湿润。

4. 移栽

至第二年 3 月下旬后移栽苗高 10cm 左右时进行移栽，有条件情况下，可带土移栽，按计划的密度进行。

三、田间管理

直播幼苗高达 10cm 左右时间苗，每穴留壮苗 1 或 2 株。生长期中松土除草 3 或 4 次。幼苗长高达 16～20cm 时培土。开花前，施追肥 2 次，以氮肥为主，适当加施磷钾肥。在天气干燥的情况下，注意适当灌水，在雨季注意排水，防止受涝。

四、防治病虫害

在夏季高温多雨的季节，易发生叶斑病，可用 1∶1∶200 波尔多液防治，还可用克菌丹防治；若发现枯萎病可撒石灰粉消毒。有地老虎、蛴螬为害，可用 90% 晶体敌百虫 1000～1500 倍液穴灌。（杨利民和韩梅，1994；程莉君等，2007）

【采收加工】秋季种子成熟后，南方一般在 7 月中旬、下旬；北方 8～9 月上旬，果实变黑褐色时采收，割取植株，晒干、脱粒、扬净、再晒至全干。

环境、安全要求：农药、化肥等的使用必须符合国家的相关规定，不得污染环境。

【化学成分】

1）脂肪油：种子含脂肪油 43.3%～47.0%，油中含多种脂肪酸，主要有油酸（oleie aeid）59.2%～81.3%、棕榈酸（palmitic acid）4.4%～7.2%、亚油酸（1inoleic acid）5.3%～2.71%、亚麻酸（linolenic acid）1.2%～2.8%等（危文亮等，2007）。

2）萜类：千金二萜醇二乙酸苯甲酸酯（1athyrol diacetate nicotinate）、巨大戟二萜醇-2，4，6，8，10-戊烯十四酸酯（ingenel-2，4，6，8，10-pentaentetradecanoate acid）、巨大戟二萜醇 3-十六烷酸酯（ingenol 3-hexadecanoate）、6，20-环氧千金二萜醇苯乙酸酯二乙酯（6，20-epoxylathyrol-pheny-lacetate-diacetate）、巨大戟二萜醇 3-O-十六烷酸酯（ingeol-3-O-hexadecanoate）等。7-羟基续随子萜醇（7-hydroxy lathyrol）、续随子环氢萜酯（epoxylathyrol）、续随子萜醇（lathyrol）、5，15，17-三乙酰基-3-苯甲酯基-17-羟基异续随子萜醇（5，15，17-tri-acety-3-O-benzoyl-17-hydroxy-isolathyrol）（Itokawa et al.，1990）。

3）甾类：β-谷甾醇（β-sitosterol）、菜油甾醇（campesterol）、豆甾醇（stigmaster-ol）、Δ⁷-豆甾醇（7-dehydrostigmasterol）、α-大戟甾醇（α-euphorbol）、γ-大戟甾醇（γ-euphorbol）、大戟甾体（euphorbiasteroid）。

4）香豆素：大戟双香豆素（双七叶内酯 euphorbetin）、异大戟双香豆素（isoeu-phorbetin）、瑞香素（daphnetin）、七叶内酯（aesculetin）。

5）黄酮类：山奈酚-3-葡萄糖醛酸苷（kaempferol-3-glucuronide）。

6）其他：含马栗树皮苷（aesculin）即七叶树苷卅烷（hentriacontane）、环木菠萝烯醇（cycloartenol）、24-亚甲四基环木菠萝烯醇（24-metylene cycloartenol）。

【鉴别】

1. 显微鉴别

1）横切面：种皮表皮细胞波齿状，外壁较厚，细胞内含棕色物质；下方为 1～3 列下皮薄壁细胞；内表皮为 1 列类方形栅状细胞，其侧壁内方及内壁明显增厚。内种皮栅状细胞 1 列，棕色，细长柱状，壁厚，木化，有时可见壁孔。外胚乳为数列类方形薄壁细胞；内胚乳细胞类圆形；子叶细胞方形或长方形；均含淀粉粒。

2）粉末特征：深棕色。①种皮厚壁栅状细胞 1 列，棕色或深棕色。细胞细长柱状，排列紧密，稍弧状偏弯，下段渐细，末端平整或钝圆，长（径向）72～288μm，宽（切向）9～22μm，壁厚 3～9μm，孔沟纤细而稀疏，胞腔较宽，充满红棕色或深棕色物。②种皮薄壁栅状细胞（外种皮内表皮）1 列，淡棕色。呈长方形或类方形，宽（切向）9～20μm，排列成短栅状，外侧径向薄壁而稍弯曲，向内瓦内壁增厚，约 1.5μm。表面观呈多角形，排列紧密，壁稍厚，无细胞间隙。③种皮表皮细胞（外种皮外表皮）椭圆形或半圆形，略呈乳头状或绒毛状突起，外壁稍厚，胞腔常充满黄棕色或红棕色物。④种皮下皮细胞类多角形，稍皱缩，壁稍厚，有大的椭圆形或类圆形的纹孔。⑤内胚乳细胞类圆形，直径 36～63μm，壁薄，胞腔内充满圆形或细粒状糊粉粒，并含脂肪油滴。⑥子叶细胞淡黄绿色，含颗粒状糊粉粒脂肪油滴。⑦外胚乳细胞类多角形，壁稍厚。

2. 理化鉴别

取本品 5g，研碎，加石油醚（60～90℃）适量，加热回流 30min，过滤。药渣加乙醇 50ml，加热回流 2h，回收乙醇至 20ml，备用。

1）取石油醚溶液 2ml 置试管中，置水浴上蒸干，残渣加冰醋酸 1ml 使溶解，再沿管壁加醋酐-硫酸 19：1）的混合液 1ml，两液接界面由淡棕色变为暗褐色或棕色（检查甾萜类）。

2）取乙醇溶液 1ml，加 3％碳酸钠溶液 1ml，置水浴上加热 10min，加 20％4-氨基安替比林 80％乙醇溶液和铁氰化钾试液各 2 滴，溶液显黄棕色或红棕色（检查香豆精类）。

【主要参考文献】

程莉君，钱学射，顾龚平等. 2007. 能源作物续随子的综合利用和栽培. 中国野生植物资源，26（4）：19～23

危文亮，金梦阳，马冲等. 2007. 续随子油脂肪酸组成分析. 中国油脂，32（5）：70，71

杨利民，韩梅. 1994. 一种多用途的植物—续随子的利用价值. 生物学通报，29（8）：46，47

H Itokawa，Y Ichihara，M Yahagi et al. 1990. Lathyrane diterpenes from *Euphorbia lathyris*. Phytochemistry，29（6）：2025，2026

黄　芪

Huangqi

RADIX ASTRAGALI

【概述】黄芪为伏牛山常用中药材，又名黄耆，为植物和中药材的统称。黄芪的药用历史迄今已有 2000 多年了，始见于汉墓马王堆出土的帛书"五十二病方"，在《神农本草经》列为上品，有"补虚"作用。黄芪历代本草均有记载：明《本草纲目》载"耆长也，黄芪色黄，为补者之长故名"。《本草逢原》载"黄芪能补五脏诸虚，治脉弦自汗，泻阴火，去肺热，无汗则发，有汗则止。"黄芪具有补气固表、利水退肿、托毒排脓、生肌等功效。现代研究，黄芪含皂甙、蔗糖、多糖、多种氨基酸、叶酸及硒、锌、铜等多种微量元素。有增强机体免疫功能、保肝、利尿、抗衰老、抗应激、降压和较广泛的抗菌作用。

药材黄芪是豆科植物膜荚黄芪 *Astragalus membranaceus*（Fisch.）和蒙古黄芪 *Astragalus membranaceus*（Fisch.）Bge. var. *mongholicus*（Bge.）Hsiao 的干燥根。主要分布在我国北方地区，是一种较名贵的中药材，由于长期大量采挖，近年来野生黄芪的数量急剧减少，若不加强保护和人工繁殖，有趋于绝灭的危险。因此确定黄芪为国家三级保护植物。

黄芪在伏牛山区的栾川、新安、伊川、卢氏等地有分布。

【商品名】黄芪

【别名】戴糁、戴椹、独椹、蜀脂、百本、王孙、百药棉、绵黄耆、黄耆箭芪、独根、二人抬、棉芪、绵芪、绵黄芪、棉黄芪、黄蓍、黄耆、箭芪、箭黄芪、内蒙古黄

芪、戴芪、土山爆张根、独根、大有芪等

【基原】本品为豆科植物膜荚黄芪 *Astragalus membranaceus*（Fisch.）和蒙古黄芪 *Astragalus membranaceus*（Fisch.）Bge. var. *mongholicus*（Bge.）Hsiao 的干燥根。

【原植物】

1. 膜荚黄芪

多年生草本，株高 50～80cm。主根深长，棒状，稍带木质，浅棕黄色。茎直立，上部多分枝。奇数羽状复叶互生；小叶 6～13 对，小叶片椭圆形或长卵圆形，先端钝尖、截形或具短尖头，全缘，下面被白色长柔毛；托叶披针形或三角形。总状花序腋生，小花梗被黑色硬毛；花萼钟形，萼齿 5 个；花冠蝶形，淡黄色；雄蕊 10，2 体（9+1）；子房被疏柔毛。荚果膜质膨胀，半卵圆形，先端尖刺状，被黑色短毛，种子 5～6 枚，肾形，黑色。花期 5～6 月；果期 7～8 月。

2. 蒙古黄芪

多年生草本。茎直立，上部有分枝。奇数羽状复叶互生，小叶 12～18 对；小叶片广椭圆形或椭圆形，下面被柔毛；托叶披针形。总状花序腋生；花萼钟状，密被短柔毛，具 5 萼齿；花冠黄色，旗瓣长圆状倒卵形，翼瓣及龙骨瓣均有长爪；雄蕊 10，二体；子房有长柄。荚果膜质，半卵圆形，无毛。花期 6～7 月；果期 7～9 月。生于向阳草地及山坡。

区别：蒙古黄芪形态极似膜荚黄芪，主要区别为小叶较多，12～18 对，较小，小叶片通常为椭圆形。子房及荚果均光滑无毛。

【药材性状】黄芪直根圆柱形、有的有分枝，上端较粗，长 30～90cm，直径 1～3.5cm，表面纵皱色淡棕黄色或淡棕褐色，有不整齐的纵皱纹或纵沟质，硬而韧有粉性，皮部黄白较疏松；木部菊花纹理状，气似豆腥味微甜。老根中心偶有枯朽状，黑褐色或呈空洞。气微，味微甜，嚼之微有豆腥味。

【种质来源】本地野生和种植居群

【生长习性及基地自然条件】黄芪分布于我国温带和暖温带地区，为深根性植物。喜凉爽气候，有较强的抗旱、耐寒能力，不耐热，不耐涝。气温过高常抑制植株生长，土壤湿度过大，常引起根部腐烂。宜在土层深厚、肥沃、疏松、排水良好的砂质土壤生长，在黏土上则根多，生长缓慢。多生于林缘、灌丛、林间草地、疏林下及草甸等处。花期 6～8 月；果期 7～9 月。

【种植方法】

一、选地整地

黄芪系深根作物，应选择土层深厚，土质疏松、肥沃、排水良好、向阳高燥的中性或微酸性砂质壤土，平地或向阳的山坡均可种植，前茬以禾本科作物为宜。于早春利用灭茬（旋耕）深松起垄机进行土壤深松起垄或小四轮悬挂凿式深松铲深松起垄，深度达 35cm 以上，利于保墒，同时提高出苗率 20％～30％。加深耕作层，改善耕层结构，利于根系伸长、增粗、分叉减少，既提高产量，又提高质量等级。结合整地化肥深施到耕层 15cm 左右做基肥，每亩施入有机肥 3000～4000kg，三元素复合肥（N、P、K 各 15％）20kg，配以复合生物菌肥 1kg。

二、种子繁殖

1. 种子选择

8～9 月时，选择 2～3 年生，品种特征明显。高矮适中、无病虫的健壮植株为种芪。黄芪种子成熟时，荚果下垂，果实变白，荚内种子呈绿褐色，此时即可采收。采收的种子晒干，脱粒，选择无病虫、籽粒饱满、有褐色光泽的优质种子播种。

2. 种子处理

由于黄芪种子种皮坚硬不易透水，存在休眠状态，故必须以机械、物理或化学方法促使其发芽。

1）沸水催芽。将选好的种子放入沸水中搅拌 1min 立即加入冷水，将水温调到 40℃后浸泡 2～4h，将种子膨胀的部分捞出，未膨胀的种子再以 40～50℃水浸泡到膨胀时捞出，加覆盖物闷 12h，待萌动时播种。

2）机械损伤。将种子用石碾快速碾数遍，使外种皮由棕黑色有光泽的变为灰棕色表皮粗糙时为度，以利种子吸水膨胀。亦可将种子拌入 2 倍的细砂揉搓，擦伤种皮时，即可带砂下种。

3）硫酸处理。对老熟硬实的种子，可用 70％～80％浓硫酸溶液浸泡 3～5min，取出迅速置流水中冲洗半小时后播种，此法能破坏硬实种皮，发芽率达 90％以上，但要慎用。

3. 播种

黄芪播种采用直播方式，春夏两季均可，春播在"清明"前，秋播在"白露"前后。以 7 月上中旬夏播最佳。在垄上开沟行距 25～30cm，深 3cm，播幅 10cm，施入三元素复合肥（N、P、K 各 15％）10kg 作种肥，复土 5cm，踩底格子后采用条播方式，把处理好的种子均匀撒入沟内，再覆土 3～5cm 镇压一次即可。一般每亩用种量 2～3kg。

三、田间管理

1）间苗、定苗、补苗。当苗高 5～7cm 时进行第一次间苗，通过 2 或 3 次间苗后，每隔 8～10cm 留壮苗 1 株。如遇缺棵，应小苗带土补植，也可重播催芽籽补苗。每亩留苗 2.2 万～2.4 万株为宜。

2）中耕除草。黄芪幼苗生长缓慢，不注意除草易造成草荒，因此，在苗高 5cm 左右时，要结合间苗及时进行中耕除草。第 2 次于苗高 8～9cm，第 3 次于定苗后各进行中耕除草 1 次。第二年以后于 5 月、6 月、9 月各除草一次。

3）追肥。黄芪喜肥，在生长第 1、2 年，每年结合中耕除草追一次肥，每亩追施腐熟人畜粪水 1000kg 或三元素复合肥（N、P、K 各 15％）7～8kg。第一年冬季枯苗后每亩施入厩肥 2000kg 加三元素复合肥（N、P、K 各 15％）10kg、饼肥 150kg，混合拌匀后于行间开沟施入，施后培土防冻。

4）打顶。为了控制植株高度生长，减少养分的消耗，于 7 月底前进行打顶，可以增产。

四、病虫害防治

黄芪的主要病虫有白粉病、紫纹羽病、根结线虫病、枯萎病、豆荚螟。

1）白粉病。高温多湿的 7～8 月为盛发期，危害叶片和荚果。受害叶片两面和荚果表面均生有白色绒状霉斑，后期出现很多小黑点，严重减产。可于发病初期用 25% 粉锈宁 1500 倍液或 1∶1∶120 波尔多液喷雾 2 或 3 次，效果较好。

2）黄芪紫纹羽病。俗称"红根病"。因发病后根部变成红褐色，先由须根发病，而后逐渐向主根蔓延，根部自皮层向内部腐烂，最后全根烂完。防治方法：除清除病残体、轮作、雨季排水外，可结合整地每 1 亩用 70% 敌克松 1.5～2.0kg 进行土壤消毒或发病初期用多菌灵、甲托、退菌特等灌根。

3）根结线虫病。根结线虫病防治要实行轮作，播前穴施 100% 粒满库颗粒剂，每亩 5kg，生育期发生，用 50% 辛硫磷乳油 1500 倍液或 80% 敌敌畏乳油 1000 倍液或 99% 敌敌畏乳油 800 倍液灌根。

4）枯萎病。防治枯萎病要选育抗病品种，用水稻等作物轮作两年的土地，种植前用抗菌剂浸种 10min 后再播种；发病后选用 50% 多菌灵 1000 倍液或 75% 百菌清 600 倍液喷雾。

5）蚜虫。7～8 月发生，为害嫩梢，高温干旱年份尤为严重，可用 40% 乐果 1000～1500 倍或 50% 避蚜雾 2000～3000 倍喷雾防治。

6）豆荚螟。成虫在黄芪嫩荚或花包上产卵，孵化后幼虫蛀入荚内咬食种子。老熟幼虫钻出果荚外，入土结茧越冬。在花期用敌敌畏或敌杀死按用量每隔 7d 喷施一次，连续喷 3 或 4 次，直到种子成熟为止。

【采收加工】一般 2～3 年采收，生长年限过久可产生黑心，影响品质。一般 9 月中下旬采收为佳。用工具小心挖取全根，避免碰伤外皮和断根，去净泥土，趁鲜切去芦头，修去须根，晒至半干，堆放 1～2d，使其回潮，再摊开晾晒，反复晾晒，直至全干，将根理顺直，扎成小捆，即可供药用。质量以条粗、皱纹少、断面色黄白、粉性足、味甘者为佳。

规格一般按粗细、长短分为三个等级。

环境、安全要求：农药、化肥等的使用必须符合国家的相关规定，不得污染环境。

【化学成分】

1）黄酮醇及其苷类：山奈酚（kaempferol）、槲皮素（quercetin）、异鼠李素（isorhamnetin）、鼠李柠檬素（rhamnocitin）、熊竹素（kumatakenin）、山奈素-4′-甲醚-3-β-D-葡萄糖苷、异鼠李素-3-β-D-葡萄糖苷（soquercetin-3-β-D-glucoside）、异槲皮苷（isoquercitin）、沙苑子苷（complanatuside）、芳香膜菊素（odoratin）、芳香膜菊素-7-O-β-D-葡萄糖苷（odoratin-7-O-β-D- glucoside）（陈建真等，2009；毕志明等，2007；宋纯清等，1997）。

2）异黄酮及其苷：8,3'-二羟基-7,4'-二甲氧基异黄酮（8,3'-dihydroxy-7,4'-dime-thoxyisoflavone）、7-羟基-4'-甲氧基异黄酮（7-dihydroxy-4'-methoxyisoflavone）、7,3'-二羟基-8,4'-二甲氧基异黄酮（7,3'-dihydroxy-8,4'-dimethoxyisoflavone）、7,3'-二羟基-4'-甲氧基异黄酮（7,3'-dihydroxy-4'-methoxyisoflavone）、毛蕊异黄酮-7-O-β-D-葡萄糖苷（calycosin-7-O-β-D-glucoside）、10-羟基-3,9-二甲氧基紫檀烷（10-hydroxy-3,9-di-methoxypterocarpan）、（3R）-8,2'-二羟基-7,4'-二甲氧基异黄烷（3R-8,2'-dihydroxy-7,4'-dimethoxyisoflavone）、2'-羟基-3',4'-二甲氧基异黄烷-7-O-β-D-葡萄糖苷（2'-hydrox-y-3',4'-dimethoxyisoflavone-7-O-β-D-glucoside）、5'-羟基-3'-甲氧基异黄酮-7-O-β-D-葡萄糖苷（5'-hydroxy-3'-methoxyisoflavone-7-O-β-D-glucoside）（陈建真等，2009，郑志仁等，1998；马晓丰等，2005；曹正中等，1999）。

3）皂苷类化合物：黄芪皂苷Ⅰ（astragaloside Ⅰ）、黄芪皂苷Ⅱ（astragaloside Ⅱ）、黄芪皂苷Ⅲ（astragaloside Ⅲ）、黄芪皂苷Ⅳ（astragaloside Ⅳ）、黄芪皂苷Ⅴ（astragaloside Ⅴ）、黄芪皂苷Ⅵ（astragaloside Ⅵ）、黄芪皂苷Ⅶ（astragaloside Ⅶ）、黄芪皂苷Ⅷ（astragaloside Ⅷ）、乙酰基黄芪皂苷（acetylastragaloside）、异黄芪皂苷Ⅰ（soastragalosidel Ⅰ）、异黄芪皂苷Ⅱ（soastragalosidel Ⅱ）、大豆皂苷Ⅰ（soyasa-ponins Ⅰ）、大豆皂苷B（soyasaponins B）（黄玫等，2009；温燕梅，2006）。

4）其他化合物：黄芪含有蔗糖，葡萄糖醛酸，黄芪多糖A、B、C、D，黏液质，多种氨基酸，苦味素，胆碱，叶酸，以及含有硒、硅、锌、钴、铜、钼等多种微量元素（杨立等，1990）。

【鉴别与含量测定】

一、鉴别

1. 显微鉴别

1）本品横切面：木栓细胞多列。栓内层为3～5列厚角细胞。韧皮部射线外侧常弯曲，有裂隙 1 纤维成束，壁厚，木化或微木化，与筛管群交互排列；近栓内层处有时可见石细胞，形成层成环。木质部导管单个散在或 2 或 3 个相聚；导管间有木纤维，射线中有时可见单个或 2～4 个成群的石细胞。薄壁细胞含淀粉粒。

2）粉末黄白色。纤维成束或散离，直径 8～30μm，壁厚，表面有纵裂纹，初生壁常与次生壁分离，两端常断裂成须状，或较平截。具缘纹孔导管无色或橙黄色，具缘纹孔排列紧密。石细胞少见，圆形、长圆形或形状不规则，壁较厚。

2. 薄层鉴别

取本品粉末 3g，加甲醇 20ml，加热回流 1h，过滤，滤液加于中性氧化铝柱（100～120 目，5g，内径 10～15mm）上，用 40％甲醇 100ml 洗脱，收集洗脱液，蒸干，残渣加水 30ml 使溶解，用水饱和的正丁醇振摇提取 2 次，每次 20ml，合并正丁醇液；用水洗涤 2 次，每次 20ml；弃去水液，正丁醇液蒸干，残渣加甲醇 0.5ml 使溶解，作为供试品溶液。另取黄芪甲苷对照品，加甲醇制成每毫升含 1mg 的溶液，作为对照品溶液。

参照薄层色谱法（《中华人民共和国药典》2005版附录Ⅵ B）试验，吸取上述两种溶液各 $2\mu1$，分别点于同一硅胶 G 薄层板上，以三氯甲烷-甲醇-水（13：7：2）的下层溶液为展开剂，展开，取出，晾干，喷以 10%硫酸乙醇溶液，在 105℃加热至斑点显色清晰。供试品色谱中，在与对照品色谱相应的位置上，日光下显相同的棕褐色斑点；紫外光灯（365nm）下显相同的橙黄色荧光斑点。

3. 理化鉴别

取本品粉末 2g，加乙醇 30ml，加热回流 20min，过滤，滤液蒸干，残渣加 0.3%氢氧化钠溶液 15ml 使溶解，过滤，滤液用稀盐酸调节 pH 至 5～6，用乙酸乙酯 15ml 振摇提取，分取乙酸乙酯液，用铺有适量无水硫酸钠的滤纸过滤，滤液蒸干。残渣加乙酸乙酯 1ml 使溶解，作为供试品溶液。另取黄芪对照药材，同法制成对照药材溶液。

照薄层色谱法（《中华人民共和国药典》2005版附录Ⅵ B）试验，吸取上述两种溶液各 $10\mu l$，分别点于同一硅胶 G 薄层板上，以三氯甲烷-甲醇（10：1）作为展开剂，展开，取出，晾干，置氨蒸气中熏后置紫外光灯（365nm）下检视。供试品色谱中，在与对照药材色谱相应的位置上，显相同颜色的荧光主斑点。

二、含量测定

1. 黄芪甲苷

1) 色谱条件与系统适用性试验。以十八烷基硅烷键合硅胶为填充剂；以乙腈-水（32：68）为流动相；蒸发光散射检测器。理论板数以黄芪甲苷峰计算应不低于 4000。

2) 对照品溶液的制备。取黄芪甲苷对照品适量，精密称定，加甲醇制成每毫升含 0.5mg 的溶液，即得。

3) 供试品溶液的制备。取本品中粉约 4g，精密称定，置索氏提取器中，加甲醇 40ml，冷浸过夜，再加甲醇适量，加热回流 4h，提取液回收溶剂并浓缩至干，残渣加水 10ml，微热使溶解，用水饱和的正丁醇振摇提取 4 次，每次 40ml，合并正丁醇液，用氨溶液充分洗涤 2 次，每次 40ml，弃去氨液，正丁醇液蒸干，残渣加水 5ml 使溶解，放冷，通过 D-101 型大孔吸附树脂柱（内径 1.5cm，长 12cm），以水 50ml 洗脱，弃去水液，再用 40%乙醇 30ml 洗脱，弃去洗脱液，继用 70%乙醇 80ml 洗脱，收集洗脱液，蒸干，用甲醇溶解并转移至 5ml 量瓶中，加甲醇至刻度，摇匀，即得。

4) 测定法。精密吸取对照品溶液 $10\mu l$、$20\mu l$，供试品溶液 $20\mu l$，注入液相色谱仪，测定，以外标两点法对数方程计算，即得。

本品按干燥品计算，含黄芪甲苷（$C_{41}H_{68}O_{14}$）不得少于 0.040%。

2. 毛蕊异黄酮苷

1) 色谱条件与系统适用性试验。以十八烷基硅烷键合硅胶为填充剂；以乙腈为流动性 A，以水（含 0.2%甲酸）为流动相 B，按下表进行梯度洗脱；检测波长为 260nm。理论板数按毛蕊异黄酮苷峰计算应不低于 3000。

时间/min	流动相 A/%	流动相 B/%
0~20	20→40	80→60
20~60	20	80

2）对照品溶液的制备。取毛蕊异黄酮苷对照品适量，精密称定，加甲醇制成每毫升含 50μg 的溶液，即得。

3）供试品溶液的制备。取本品粉末（过四号筛）1g，精密称定，置圆底烧瓶中，加甲醇 50ml，称定重量，加热回流 4h，放冷，再称定重量，加甲醇补足减失的重量，过滤，取续滤液 25ml，回收溶剂至干，残渣加甲醇溶解并定容至 5ml，即得。

4）测定法。分别精密吸取对照品溶液与供试品溶液各 10μl，注入液相色谱仪，测定，即得。

本品按干燥品计算，含毛蕊异黄酮苷（$C_{22}H_{22}O_{10}$）不得少于 0.02%。

【附注】

多序岩黄芪

Duoxuyanhuangqi

RADIX HEDYSARI

【概述】本品为豆科植物多序岩黄芪 *Hedysarum polybotrys* Hand.-Mazz. 的干燥根。因其皮色红润，故称红芪。自古与黄芪通用，但其原植物与黄芪同科不同属。红芪味甘性温，为补气要药，入药已有两千多年，医圣陶弘景以来多为历代名医推崇，有"补气神药"之誉。现代研究证明红芪富含红芪多糖、外源性氨基酸、硒等多种微量元素，诱导多种免疫因子生成、提高免疫力、延缓衰老。化学测定及生物学对照试验均表明红芪除含有黄芪的所有药用成分外，其主要增强免疫功能成分红芪多糖的平均含量是黄芪多糖的两倍多，还有多种特有的矿物质和氨基酸。

【商品名】红芪

【别名】岩黄芪、黑芪，红芪、独根

【基原】本品为豆科植物多序岩黄芪 *Hedysarum polybotrys* Hand.-Mazz. 的干燥根。

【原植物】多序岩黄芪 *Hedysarum polybotrys* Hand-Mazz 系多年生直立草本，高达 1.5m。根呈长圆柱形，少分枝，长 10~50cm，直径 0.6~2cm，表面红棕色，皮孔横长，黄色或暗黄色，略凸出。茎有细瘦分枝。单数羽状复叶互生，长达 15cm；小叶 7~25 片，长圆状卵形，长 1~3.5cm，宽 5~9mm，先端近平截或微凹，有小刺尖，基部宽楔形，全缘，下轴中脉被长柔毛：小叶柄甚短。总状花序腋生，长达 15cm，有花 20 余朵，花梗纤细，长 2~3mm，有长柔毛，花等斜钟形，被短毛，花萼下萼齿较长大；花冠淡黄色，长约 1cm，旗瓣长圆状倒卵形，龙骨瓣较旗瓣长。荚果有子房柄，具

3～5 节，有窄翅，表面有稀疏网纹及短柔毛，每节有圆形种子 1 粒。

【药材性状】本品呈圆柱形，少有分枝，上端略粗，长 10～50cm，直径 0.6～2cm。表面灰红棕色，有纵皱纹、横长皮孔及少数支根痕，外皮易脱落，剥落处淡黄色。质硬而韧，不易折断，断面纤维性，并显粉性，皮部黄白色，木部淡黄棕色，射线放射状，形成层环浅棕色。气微，味微甜，嚼之有豆腥味。

【种质来源】本地野生

【生长习性及基地自然条件】多序岩黄芪为深根植物，性喜凉爽，有较强的抗旱、耐寒能力，怕热怕涝，气温过高就会抑制地上部植株生长。土壤湿度大，会引起根部腐烂。适宜生长在土层深厚、肥沃、疏松、排水良好的砂质土壤。土质黏重则主根短，侧根多，生长缓慢，产量低。花期 6 月下旬至 7 月上旬；果熟期 7～9 月。红芪种皮较坚硬，吸水力差，发芽率为 60%～70%。种子萌发不喜高温。地温 7～8℃，湿度适宜时，10～15d 即可出苗。土壤干旱则不易萌发出苗。播种两年后开花结实。

多序岩黄芪在自然状态下，生长在海拔 1800～2500m 的高原山脊，台地及沟谷边缘。土壤为棕壤、褐土及淋溶褐土，土层深厚。生长区年平均气温 6～12℃，年平均降水 430～470mm，4～9 月相对干旱；植被以灌丛草原为主。

【种植方法】同黄芪

【采收加工】秋季挖根，堆起发热，以使糖化，然后去掉茎基须根，晒至柔软，手搓再晒，直至全干。除去杂质，大小分开，洗净，润透，切厚片，干燥。

【化学成分】3-羟基-9-甲氧基紫檀烷（3-hydroxyl-9-mlethoxyl-rosewood silane）、3-羟基-9-甲氧基香豆苯醚（3-hydroxy-9-methoxycoumestan）（图 22）、3,9-二羟基香豆苯醚（3,9-dihydroxycoumestan）、β-谷甾醇（β-sitosterol）、胡萝卜苷（β-sitostero-3-O-D-glucoside）。N,N,N-三甲基-色氨酸内铵盐、3-甲氧基-4-羟基-反式苯丙烯酸正十八醇酯，5,7,4′-三羟基-二氢黄酮-5-O-β-D-葡萄糖基-7-O-β-D-葡萄糖苷、3,4,5-三甲氧基桂皮酸甲酯（3,4,5-trimethoxyl-cinnamate）、香草酸（vanillic acid）、白桦脂酸（betulinic acid），二十六碳烯酸（hexacosenoic acid）、红芪木质素 A、异甘草素（isoliquiritigenin）、7-羟基-4′-甲氧基异黄酮、毛蕊异黄酮（calycosin）、芒柄花黄素（formononetin）（海力茜等，2002，2003，2004，2006）。

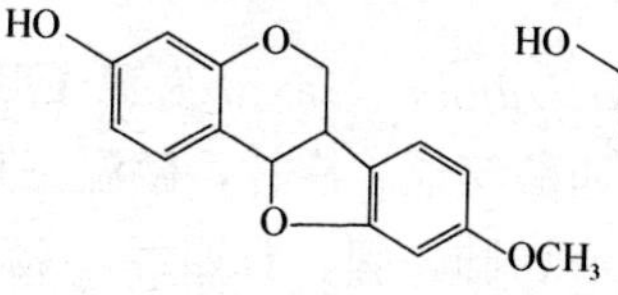

3-羟基-9-甲氧茎紫檀烷 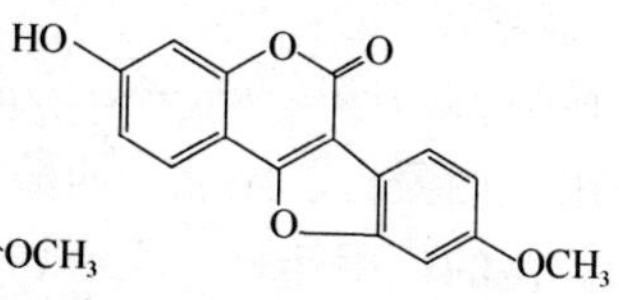　　　　3-羟基-9-甲氧基香豆苯醚

图 22　多序岩黄芪中部分成分结构式

【鉴别】

1. 显微鉴别

本品横切面：木栓层为 6～8 列木栓细胞。皮层狭窄，外侧有 2～4 列厚角细胞。韧

皮部较宽，外侧有裂隙，纤维成束散在，纤维壁厚，微木化；韧皮射线外侧常弯曲。形成层成环。木质部导管单个散在或 2 或 3 个相聚，其周围有木纤维。纤维束周围的薄壁细胞含草酸钙方晶。粉末黄棕色。纤维成束，直径 5～22μm，壁厚，微木化，周围细胞含草酸钙方晶，形成晶纤维，含晶细胞壁不均匀增厚。草酸钙方晶直径 7～14μm，长约至 22μm。具缘纹孔导管直径至 145μm。淀粉粒单粒类圆形或卵圆形，直径 2～19μm；复粒由 2～8 分粒组成。

2. 薄层鉴别

取本品粉末 5g，置索氏提取器中，加石油醚（60～90℃）80ml，加热回流 4h，提取液移置分液漏斗中，用 1% 碳酸钾溶液振摇提取 3 次（20ml、20ml、10ml），合并碳酸钾液，用稀盐酸调节 pH 至 1～2，再用乙醚振摇提取 3 次，每次 20ml，合并乙醚液，挥干，残渣加甲醇 1ml 使溶解，作为供试品溶液。另取红芪对照药材 5g，同法制成对照药材溶液。照薄层色谱法（《中华人民共和国药典》2005 版附录Ⅵ B）试验。吸取上述两种溶液各 10μl，分别点于同一硅胶 G 薄层板上，以石油醚（30～60℃）-乙酸乙酯-苯（3∶2∶2）为展开剂，展开，取出，晾干，喷以 1% 香草醛硫酸溶液。供试品色谱中，在与对照药材色谱相应的位置上，显相同颜色的桃红色斑点。

3. 理化鉴别

1）取本品粉末 3g，加水 30ml，加 0.2% 三酮溶液 2 滴，至沸水浴中加热 5min，冷后呈紫红色（检查氨基酸、多肽）。

2）薄层色谱 取本品粉末 3g，加水 15ml 冷浸过夜，过滤，作供试品溶液。另取精氨酸、脯氨酸、苏氨酸，以乙醇溶解成每毫升含 1mg 的对照溶液。取上述两种溶液点于同一硅酸 G 薄层板上，以乙醇-氨水-水（7∶1∶2）展开，展距 20cm，取出晾干，喷雾吲哚醌试剂，105℃烘烤数分钟，供试品色谱中在与对照品色谱相应的位置上显相同颜色的斑点。

红花岩黄芪

Hong Hua yan Huang qi

RADIX MULTIJUGATE SWEETVETCH

【概述】红花岩黄芪 *Hedrysarum multijugum* Maxin 为双子叶豆科植物。主要分布于新疆、青海、甘肃、内蒙古、湖北、西藏等地。性甘，微温。其根就是药材红花岩黄芪，常作为红芪和黄芪的代用药材。入心、肺、脾、肾四经。《新华本草纲要》：根：味甘、性微温。有补气固表、利尿、托毒排脓、生肌的功能。用于气短心悸，乏力、虚脱、自汗盗汗、体虚浮肿、慢性肾炎、久泻、脱肛、子宫脱垂、痈疽难溃、疮口不愈合。补气宜炙用；止汗、利尿、托毒排脓、生肌宜生用。

红花岩黄芪在伏牛山区有零星分布。

【商品名】红花岩黄芪

【别名】红黄芪、黄芪

【基原】为双子叶豆科植物红花岩黄芪 *Hedrysarum multijugum* Maxin 的根。

【原植物】半灌木，高可达 1m。幼枝密被短柔毛。叶柄甚短，密被短柔毛；托叶卵状披针形，长 2～4mm，下部连合，外面有毛；奇数羽状复叶，小叶 21～41 个；叶片卵形、椭圆形或倒卵形，长 5～12mm，宽 3～6mm，先端钝或微凹，基部近圆形，上面无毛，密布小斑点，下面密被平伏短柔毛。总状花序胶生，连花梗长 10～35cm；花 9～25 朵，疏生；苞片早落；花梗长 2～3mm，有毛；花萼钟状，长 5～6mm，外面被短柔毛，萼齿 5，三角状，短于萼筒；蝶形花冠紫红色，有黄色斑点，旗瓣和龙骨瓣近等长，翼瓣短。雄蕊 10，二体，花柱丝状，弯曲。荚果扁平，2 或 3 节，节荚斜圆形，表面有横肋纹和柔毛，中部常有 1～3 个极小针刺或边缘有刺毛。花期 6～7 月；果期 8～9 月。

【药材性状】同黄芪

【种质来源】本地野生

【采收加工】秋末挖取根，除去根头部及支根，晒干打把。

【化学成分】从红花岩黄芪中分离得到的成分主要有黄酮类、皂苷类等成分。

1）黄酮类化合物：7-羟基-4′-甲氧基异黄酮（7-dihydroxy-4′-methoxy-isoflavone）、5,7-二羟基-4′-甲氧基-8-异戊二烯基异黄酮（5,7-dihydroxy-8-C-prenyl-4′-methoxy isoflavone）、5,7-二羟基-4′-甲氧基异黄酮、5,7-二羟基-4′-甲氧基-6,8-二异戊烯基异黄酮（5,7-dihydroxy-4′-methoxy-6,8-di-C-prenyl-isoflavone）、芹菜素（apigenin）、5,7-二羟基-4′-甲氧基-6-异戊烯基异黄酮（5,7-dihydroxy-4′-methoxy-6-C-prenyl-isofla-vone）、5,7-二羟基-4′-甲氧基异黄酮-7-O-β-D-葡萄糖苷、柚皮素-5,7-二-O-葡萄糖苷（naringenin-5,7-di-O-glucoside）和 warangalone-4′-methyl ether（图 23）（王伟等，2005）。

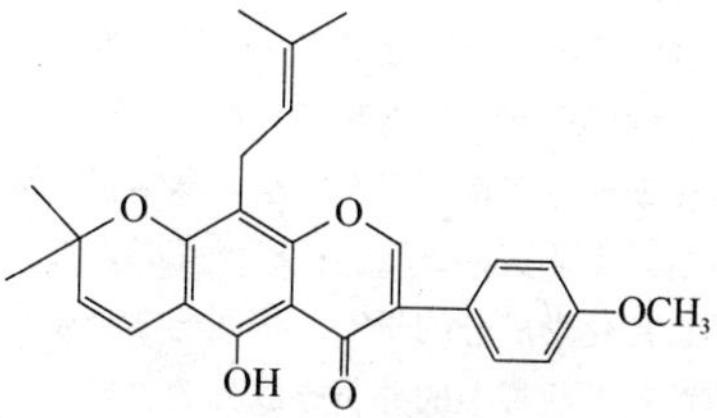

图 23　warangalone-4′-methyl ether 的结构式

2）皂苷类化合物：大豆皂苷 I（soyasaponins I）、大豆皂苷 II（soyasaponins II）、大豆皂苷 II 甲酯（soyasaponin II methyl ester）、大豆皂苷 B（soyasaponins B）。

3）其他化合物：β-谷甾醇（β-sitosterol）、白桦脂酸（betulinic acid）、1,7-二羟基-3,9-二甲氧基紫檀烯（1,7-dihydroxy-3,9-dimethoxy pterocarpene）、三十烷醇（tria-contanol）、二十四碳酸（tetracosenoic acid）、对香豆酸二十二酯（4′-hydroxy-trans-cinnamic acid docosyl ester）、豆甾醇（stigmasterol）、咖啡酸二十四酯（caffeic acid hexaeosanyl ester）（王伟等，2007）。

内蒙黄芪

Nei meng Huang qi

RADIX ASTRAGALI

内蒙黄芪 *Astragalus mongholicus* 别名锦芪、绵黄芪。为豆科黄芪属多年生草本植物，高 40～80cm。茎直立，主根长而粗壮。羽状复叶，小叶 25～37 片，小叶片短小而宽，呈宽卵圆形。总状花序腋生，总花梗较叶长，花多数，花梗与花萼有黑色短毛，花冠黄色，长 2cm。荚果膜质、膨胀，半卵形，有显著网纹，无毛，下垂。花期 6～7 月；果期 7～9 月。散生于草甸草原、山地林缘及灌丛中。分布于黑龙江、吉林、内蒙古、河北等省（自治区）。蒙古国及前苏联也有。根作中药，滋补强壮，补气固表，托疮生肌，滋肾补水。

【主要参考文献】

毕志明，余庆涛，李萍等. 2007. 蒙古黄芪地上部分的黄酮类成分. 中国天然药物，5（4）：263～265

曹正中，曹园，易以军等. 1999. 膜荚黄芪中新异黄酮苷的结构鉴定. 药学学报，34（5）：192～194

陈建真，吕圭源，叶磊等. 2009. 黄芪黄酮的化学成分与药理作用研究进展. 医药导报，28（10）：1314～1316

海力茜，梁鸿，赵玉英. 2002. 堵年生. 多序岩黄芪化学成分研究. 中国中药杂志，27（11）：843～845

海力茜，张庆英，梁鸿等. 2003. 多序岩黄芪化学成分研究. 药学学报，38（8）：592～595

海力茜，张庆英，王岩. 2006. 多序岩黄芪化学成分研究. 时珍国医国药，17（9）：1659

海力茜，张庆英，赵玉英等. 2004. 多序岩黄芪化学成分研究. 中国中药杂志，29（5）：432～434

黄玫，曲晶，李晓天等. 2009. 黄芪化学成分及对心血管系统作用的研究进展. 中国老年病学杂志，29（6）：1451～1453

马晓丰，田晓明，陈英杰等. 2005. 内蒙黄芪中黄酮成分的研究. 中草药，36（9）：1293～1296

宋纯清，郑志仁，刘涤等. 1997. 膜荚黄芪中的异黄酮化合物. 植物学报，39（8）：764～768

王伟，陈虎彪，王文明等. 2002. 红花岩黄芪黄酮类成分研究. 药学学报，37（3）：196～198

王伟，海力茜，赵玉英等. 2007. 红花岩黄芪皂苷的分离鉴定. 中国中药杂志，32（4）：315～317

王伟，梁鸿，王邠等. 2005. 红花岩黄芪新天然产物研究. 北京大学学报（医学版），37（5）：532～535

温燕梅. 2006. 黄芪的化学成分研究进展. 中成药，28（6）：879～883

杨立，肖倬殷，肖蓉. 1990. 川产膜荚黄芪化学成分的研究. 华西药学杂志，5（4）：211～215

郑志仁，宋纯清，刘涤等. 1998. 膜荚黄芪毛状根中的异黄酮成分的反相高效液相色谱法分析. 药学学报，33（2）：148～151

黄 栌

Huanglu

RAMULUS ET FOLIUM COTINI COGGYGIAE

　　【概述】 黄栌始载于《本草拾遗》，未被《中华人民共和国药典》收载。其味辛、凉，性苦。枝叶具清热解毒；活血止痛之功效；可用于治疗黄疸型肝炎；丹毒；漆疮；水火烫伤；结膜炎；跌打瘀痛等。黄栌属全世界有 5 种；中国有 2 种，3 变种，其中两个变种供药用。我国黄栌的两个变种分别是光叶黄栌 *Cotinus coggygria* Scop. var.

cinerea Engl. 和毛叶黄栌 *Cotinus coggygria* Scop. *pubescens* Engl.。其中光叶黄栌产河南伏牛山及太行山区，生于山坡灌木丛或疏林中。河北、山东等省也产；毛叶黄栌产河南各大山区，以伏牛山最多。

【商品名】黄栌

【别名】黄道栌、黄栌材、红叶、栌木、月亮柴

【基原】本品为漆树科植物光叶黄栌 *Cotinus coggygria* Scop. var. *cinerea* Engl. 和毛叶黄栌 *Cotinus coggygria* Scop. *pubescens* Engl. 的枝叶。

【原植物】

1. 光叶黄栌

落叶灌木，高 2～4m。树皮暗灰色，鳞片状；小枝灰色，生有柔毛。单叶互生，叶柄短；叶片倒卵形或卵圆形，长 3～8cm，宽 2.5～6cm，先端圆或微凹，基部圆形或阔楔形，全缘，两面或尤其叶背显着被灰色柔毛；侧脉 6～11 对，先端常叉开。圆锥花序，被柔毛；花杂性，径约 3mm；花梗长 7～10mm；花萼无毛，裂片卵状三角形，长约 1.2mm，宽约 0.8mm；花瓣卵形或卵状披针形，长 2～2.5mm，宽约 1mm，无毛；雄蕊 5 个，长约 1.5mm，花药卵形，与花丝等长；花盘 5 裂，紫褐色；子房近球形，径约 0.5mm，花柱 3 裂，分离，不等长，果肾形，长约 4.5mm，宽约 2.5mm，无毛。小坚果，扁肾形，不育花梗残存，成紫色细长羽毛状（国家中医药管理局，1999）。

2. 毛叶黄栌

落叶灌木，高可达 3m，常呈丛生状。分枝多，树冠圆形，幼枝棕褐色，通常被有短柔毛。叶互生，卵圆形或近圆形，长 5～7cm，宽 4～6cm，先端圆或微凹，基部圆形或阔楔形，全缘，叶背面灰绿色，沿脉密生灰白色短柔毛；叶柄长 1.5～5cm。圆锥花序大形，长 10～20cm，花杂性，黄绿色，直径约 3mm。果序圆锥状，有多数宿存的不孕花花梗、呈紫色或紫绿色羽毛状。核果肾形，直径 3～4mm，熟时红褐色，有皱纹。花期 5～6 月；果熟期 7～8 月（丁宝章和王遂义，1988）。

【药材性状】叶片纸质多缩皱，破碎，完整者展平后卵圆形至倒卵形，长 3～8cm，宽 2.5～10cm。灰绿色，两面均被白色短柔毛，下表面沿叶脉处较密；叶柄长 1（～4）～7.5cm。气微香，味涩、微苦。以叶多、色绿、无枝者为佳。

【种质来源】野生或种植

【生长习性及基地自然条件】喜光，也耐半阴；耐寒，耐干旱瘠薄和践行土壤，但不耐水湿。以深厚、肥沃而排水量好之沙壤土生长最好。生长快；根系发达。萌蘖性强。对二氧化硫有较强抗性。光叶黄栌生于海拔 700～1620m 的向阳山坡林中。毛叶黄栌生于海拔 800～1500m 的向阳山坡林中。

【种植方法】

一、立地条件

选地势较高，土壤肥沃，水肥条件较好，排水良好的壤土为育苗地。土壤黏度较大时，可结合整地加入适量细沙或蛭石进行土壤改良。

　　选地整地：时间以 3 月上中旬为宜，整地时施足基肥，每亩施腐熟有机肥 3000kg 左右，并施 30～50kg 复合肥，深翻耙细捡去杂物。

二、繁殖方法

1. 种子处理

　　黄栌的果皮有坚实的栅栏细胞层，阻碍水分的渗透，因此必须在播种前先进行种子处理。一般于 1 月上旬先将种子风选或水选除去秕种，然后加入清水，用手揉搓几分钟，洗去种皮上的黏着物，滤净水，重换清水并加入适量的高锰酸钾或多菌灵，浸泡 3d，捞出掺 2 倍的细沙，混匀后贮藏于背阴处，令其自然结冰进行低温处理。至 2 月中旬选背风向阳，地势高燥处挖深约 40cm，长宽 60～80cm 的催芽坑，然后将种沙混合物移入坑内，上覆 10cm 左右的细沙，中间插草束通气，坑的四周挖排水沟，以防积水。在催芽过程中应注意经常翻倒，并保持一定的湿度，使种子接受外界条件均匀一致，发芽势整齐，同时防止种子腐烂。3 月下旬至 4 月上旬种子吸水膨胀，开始萌芽，待有 25％～30％种子露白即可播种。

2. 播种

　　黄栌育苗一般以低床为主，为了便于采光，南北向作床，苗床宽 1.2m，长视地形条件而定，床面低于步道 10～15cm，播种时间以 3 月下旬至 4 月上旬为宜。播前 3～4d 用福尔马林或多菌灵进行土壤消毒，灌足底水。待水落干后按行距 33cm，拉线开沟，将种沙混合物稀疏撒播，每亩用种量 6～7kg。下种后覆土 1.5～2cm，轻轻镇压、整平后覆盖地膜。同时在苗床四周开排水沟，以利秋季排水。注意种子发芽前不要灌水。一般播后 2～3 周苗木出齐。

三、田间管理

　　1）灌溉与排水。苗木出土后，根据幼苗生长的不同时期对水分的需求，确定合理的灌溉量和灌溉时间。一般在苗木生长的前期灌水要足，但在幼苗出土后 20d 以内严格控制灌水，在不致产生旱害的情况下，尽量减少灌水，间隔时间视天气状况而定，一般 10～15d 浇水一次；后期应适当控制浇水，以利蹲苗，便于越冬。在雨水较多的秋季，应注意排水，以防积水，导致根系腐烂。

　　2）间苗、定苗。由于黄栌幼苗主茎常向一侧倾斜，故应适当密植。间苗一般分 2 次进行：第一次间苗，在苗木长出 2 或 3 片真叶时进行；第二次间苗在叶子相互重叠时进行，留优去劣，除去发育不良的、有病虫害的、有机械损伤的和过密的，同时使苗间保持一定距离，株距以 7～8cm 为宜。另外可结合一、二次间苗进行补苗，最好在阴天或傍晚进行。

四、病虫害防治

　　黄栌常见的病虫害主要有蚜虫、立枯病、白粉病和霉病等。

　　1）蚜虫。危害叶片、嫩茎、花蕾和顶芽，造成叶片皱缩，卷曲，虫瘿以致脱落，严重时导致植株枯萎、死亡。防治方法：可在早春刮除老树皮及剪除受害枝条，消灭越冬虫卵；蚜虫大量发生时，可喷 40％氧化乐果、5～8 月每 15d 喷一次乐果、50％马拉硫磷乳剂或 40％乙酰甲氨磷 1000～1500 倍液，也可喷鱼藤精 1000～2000 倍液。

　　2）黄栌立枯病。造成根部或根颈部皮层腐烂，严重时造成病苗萎蔫死亡。防治方法：清洁庭园卫生，及时处理病株，喷洒 50％的多菌灵 50％可湿性粉剂 500～1000 倍液或喷 1∶1∶120 倍波尔多液，每隔 10～15d 喷洒 1 次。

　　3）黄栌白粉病。可导致叶片干枯或提早脱落。防治方法：清洁庭园卫生，及时处理病株，剪除有病枯枝，就地销毁或运离病区；4 月中旬在地面上撒硫磺粉（15～22.5kg/公顷），黄栌发芽前在树冠上喷洒 3 波美度石硫合剂；发病初期喷洒 1 次 20％粉锈宁 800～1000 倍液，有效期可达 2 个月；或喷洒 70％甲基托布津 1000～1500 倍液数次。

　　【采收加工】选择结果早，品质优良的健壮母树，于 6 月下旬至 7 月上旬果实成熟变为黄褐色时，及时采收，将种子采集后风干、去杂、过筛、精选、晾干、存放到干燥阴凉处备用，并防止虫害、鼠害。

　　黄栌枝叶以叶多、色绿、无枝者为佳。

　　环境、安全要求：农药、化肥等的使用必须符合国家的相关规定，不得污染环境。

　　【化学成分】叶含鞣质，有没食子酸（gallic acid）、没食子酸四糖（gallic acid tetrasaccharide）、三没食子酰葡萄糖（trigalloylglucose）、三甲基没食子酰葡萄糖（trimethylgalloylglucose）；黄酮类有飞燕草素 3-半乳糖苷（delphinidin 3-galactoside），越橘花青苷（idaein, cyanidin-3-galactoside）、矮牵牛素-3-葡萄糖苷（petunidin-3-glucoside）、矢车菊素单葡萄糖苷（cyanidin monoglucoside）、飞燕草素单葡萄糖苷（dilphinidin monoglucoside）、芍药花素单葡萄糖苷（peonidin monoglucoside）等；另含挥发油，油中含香叶烯（myrcene）、α-蒎烯、莰烯、芳樟醇及萜品醇等。树干含鞣质、漆树素（fisetin）及二氢漆树素（国家中医药管理局，1999）。

　　【鉴别与含量测定】

　一、鉴别

1. 显微鉴别

　　1）叶的横切面：上、下表皮均被较明显的角质层，在毛基周围的角质层呈放射状，气孔不定式，下表面居多；非腺毛多为单细胞，偶见分隔单列非腺毛，此分隔非腺毛长 103～305～412μm，直径 27μm，以下表面为多；腺毛柄为单细胞，腺头为多细胞。栅栏组织通常 2 或 3 列，海绵组织排列疏松，并有草酸钙棱晶（方晶）及簇晶。维管束近于环状，位于横切面的中心。

　　韧皮部明显，其中具有树脂道；木质部较发达，导管呈放射状排列，中柱鞘为纤维群排列成连续的环，在中脉的基本组织中散有草酸钙棱晶及簇晶。在上、下表皮内侧通常各有数层厚用细胞。

　　2）叶柄的横切面：叶柄细长，取其中间直径 1.1mm 部分切片观察，表皮为 1 层细胞，外具毛茸，角质层明显。表皮下有 3～5 层厚角细胞。皮层薄壁细胞有些具有草酸钙簇晶；有些细胞有黑色团块。中柱鞘纤维为连续的环状；韧皮部分布有树脂道，平均直径约为 64μm，细胞中有黑色团块；形成层较明显；木质部维管束呈坏状排列。髓部为基本组织，有些细胞中有黑色块（国家中医药管理局，1999）。

2. 理化鉴别

取样品粉末 10g，加水 200ml，回流 1h 过滤。滤液先用石油醚提取 2 次，水相再以乙酸乙酯提取 3 次，合并乙酸乙酯提取液并以水洗 2 次，加无水硫酸钠干燥，回收溶剂，残渣加甲醇溶解，进行以下试验：①取甲醇溶液 1ml，加水 1ml，加 1% 三氯化铁溶液 2 滴，即呈墨绿色（检查酚类及鞣质）。②取上述甲醇溶液 1ml，加镁粉少许，再加盐酸数滴，呈樱红色（检查黄酮）。③取上述甲醇溶液，滴于滤纸上呈上黄色，在紫外光灯下呈暗红色，加三氯化铝 1 滴显黄绿色，在紫外光灯下呈棕黄色（检查黄酮）。

二、含量测定

黄栌茎枝中抗肝炎有效成分为漆黄素（3,7,3′,4′-四羟基黄酮）。漆黄素的含量测定方法，目前已有紫外分光光度（UV）法和 HPLC 法。对于 UV 法：漆黄素的紫外最大吸收波长为（367±1）nm，通过作标准工作曲线，检测其含量（申庆亮等，1990；龙丽辉和郭增军，2006）

【主要参考文献】

丁宝章，王遂义. 1988. 河南植物志. 第二册. 郑州：河南科学技术出版社，505

国家中医药管理局. 1999. 中华本草. 第五册. 上海：上海科学技术出版社，74～76

龙丽辉，郭增军. 2006. 黄栌中漆黄素提取工艺及含量测定方法的研究进展. 中华临床医学研究杂志，12（21）：2937，2938

申庆亮，李建华，于茂盛等. 1990. 紫外分光光度法测定黄栌糖浆中漆黄素含量. 中国中药杂志，15（7）：40，41

黄 药 子

Huangyaozi

RHIZOMA DIOSCOREAE BULBIFERAE

【概述】本品为伏牛山大宗药材。黄药子原名黄独，始载于《图经本草》名黄药子。《本草纲目》："黄药子，今处处人栽之。其茎高二、三尺，柔而有节，似藤实非藤也。叶大如拳，长三寸许，亦不似桑。其根长者尺许，大者围二、三寸，外褐内黄，亦有黄赤色者，肉色颇似羊蹄根，人皆捣其根入染蓝缸中，云易变色也。唐苏恭言，药实根即药子，宋苏颂遂以为黄药之实，然今黄药冬枯春生，开碎花无实，苏恭所谓药子，亦不专指黄药，则苏颂所以言，亦未可凭信也。"黄药子性苦、辛，凉。有小毒。解毒消肿，化痰散结，凉血止血。用于甲状腺肿大，淋巴结结核，咽喉肿痛，吐血，咯血，百日咳，癌肿；外用治疮疖。历代"本草"关于黄药子的原植物，记载不一，且与红药子混而不分。目前商品黄药子，主要为黄独的块茎，蓼科植物毛脉蓼、防己科植物金钱吊乌龟等，虽与多数"本草"所载不类，但与明代《本草原始》所载黄药子之图形及形态描述，完全一致。再证以北京故宫博物院所藏清代药用黄药子之标本，可见其使用历史已久。

产于河南伏牛山、大别山和桐柏山区；生于山坡灌丛、路旁、林缘或疏林中。

【商品名】黄药子

【别名】黄独、零余薯、金线吊虾蟆、香芋、黄狗头、红骡子、山藕、宝剑叶

【基原】为薯蓣科植物黄独 *Dioscorea bulbifera* L. 的块茎。

【原植物】藤本。茎和小枝幼时具疏生短柔毛，后变无毛。奇数羽状复叶，长 10～15cm；小叶 5 个，宽卵形或卵形，长 3.5～6.5cm，宽 2～4.2cm，先端钝，基部圆形或宽楔形，几无毛，网脉明显；叶柄长 2～5cm。花序圆锥形，顶生或腋生，常比叶稍短；总花梗长 4～5.5cm；苞片小，披针形；萼片 4 个，展开，白色，矩圆形，长约 1.2cm，外面边缘有短柔毛；雄蕊多数，无毛；心皮多数。瘦果倒卵形或椭圆形，扁，黄褐色，长 6～9mm，宽 4～5mm，有紧贴柔毛，羽状花柱长达 3.6cm。花期 6～7 月；果熟期 8～9 月。

【药材性状】块茎的横切片呈类圆形或圆形，直径 3～10cm，厚 0.3～1.5cm。外皮较薄，棕黑色，有皱褶，具多数短小的细根及黄白色或棕黄色微突起的须根痕。切面淡黄色至黄棕色，平滑或呈颗粒状凹凸不平。质脆，折断面颗粒状。气微，味苦。

【种质来源】本地野生或栽培

【生长习性及基地自然条件】喜温暖湿润气候，耐荫蔽。以阳光充足、土层深厚、疏松肥沃、排水良好的砂质壤土栽培为宜。

【种植方法】

一、栽培技术

用零余子繁殖。在冬季把落在地上的零余子拣回，放在木箱或竹篓里，贮藏室内过冬。于 3～4 月栽种。

二、田间管理

苗高约 30cm 时，浅薅除草，重施人畜粪水，同时把茎藤理附在攀援物上。

【采收加工】夏末至冬初均可采挖，以 9～11 月产者为佳。将块茎挖出，除去茎叶须根，洗净泥土，横切成片，厚 1～1.5cm，晒干或鲜用。

环境、安全要求：农药、化肥等的使用必须符合国家的相关规定，不得污染环境。

【化学成分】含黄药子素（diosbulbin）A-H，8-表黄药子素 E 乙酸酯（8-epidiosbulbin E acetate）。薯蓣皂苷元（diosgenin），D-山梨糖醇（D-sorbitol），2,4,6,7-四羟基-9-10-二氢菲（2,4,6,7-tetrahydroxy-9,10-dihydrophenanthrene），2,4,5,6-四羟基菲（2,4,5,6-tetrahydroxyphenanthrene）、4-羟基-2-反-3′,7′-二甲基-2′,6′-辛二烯基-6-甲氧基苯乙酮［4-hydroxy（2-*trans*-3′,7′-dimethylocta-2′,6′-dienyl）-6-methoxyacetophenone］、4,6-二羟基-2-O-（4′-羟丁基）苯乙酮［4,6-dihydroxy-2-O-（4′-hydroxybutyl）acetophenone］、二氢薯蓣碱（dihydrodioscorine）、蔗糖、还原糖、淀粉、皂苷、鞣

质等。

黄药子根中含岩白菜素（bergenin）。黄药子新内酯即 7-甲氧基岩白菜素（7-me-thoxybergenin）、黄药子酯即 2,6-二羟基苯乙酸甲酯（methyl-2,6-dihydroxyphenylac-erate）、丁香酸（syringic acid）、熊果苷（arbutin）、没食子酸（gallic acid）、（＋）-儿茶素（catechin）、原花色苷元 B-2 单没食子酸酯（proanthocyanidin B-2 monogallate）。还含有芳樟醇（linalool）、麦角甾醇（ergosterol）、5-豆甾-烯-3β-醇（stigmast-5-en-3β-ol）、槲皮素（quercetin）及 β-谷甾醇（β-sitosterol）（张杏红等，2000）。

挥发油，苯酚（phenol）、左旋芳樟醇（L-linalool）、甲苯（toluene）、间二甲苯（m-xylene）、樟脑烯（camphorene）、α-及 β-蒎烯（pinene）、月桂烯（myrcene）、左旋柠檬烯（limonene）、香荆芥酚（carvacrol）、1,3,3-三甲基双环［2.2,1］庚-2-酮（1,3,3-trimethylbicyclo［2,2,1］-heptan-2-ketone）、甲 基 异 丁 香 油 酚（methyli-soeugenol）、牻牛儿醇（geraniol）、丁香油酚（eugenol）、间苯甲酚（m-cresol）、邻苯甲酚（o-cresol）、茴香脑（anethole）、苯乙醇（phenyl ethyl alcohol）、3,5-二羟基甲苯（3,5-dihydroxytoluene）、丁酸（butyric acid）、2,3,6-三甲基茴香醚（2,3,6-trimethyl-anisole）、香茅醛（citronellal）、棕榈酸（palmitic acid）等成分（胡振英等，2005；朱芬兰和贾黎，2006）。

【鉴别】

1. 显微鉴别

1）块茎横切面：木栓细胞壁微木化，内侧石细胞断续排列成环。近外方的基本组织有分泌道。维管束外韧型，散在。黏液细胞多数，含草酸钙针晶束。薄壁细胞含淀粉粒。

2）粉末特征：①石细胞长棱形而两端钝圆，或不规则椭圆形、卵状三角形，孔沟密集。②淀粉粒长圆形、卵形、贝壳形或不规则条形，短径 $5\sim12\mu m$，长径 $15\sim21\mu m$，脐点点状。③黏液细胞类圆形，短径 $95\sim160\mu m$，长径 $150\sim300\mu m$，含草酸钙针晶束，长 $50\sim117\mu m$。④分泌道含树脂状物。

2. 理化鉴别

1）取本品粗粉 0.5g，加水 5ml，振摇后，过滤。取滤液 1ml，加 1％三氯化铁试液 2 滴，显绿色，并产生絮状沉淀（检查酚类和鞣质）；取本品粗粉 1g，加乙醇 10ml，热浸约 10min，过滤。取滤液滴在滤纸上，加 1％香草醛盐酸试液，显淡紫色；另取上述乙醇滤液，滴在滤纸上，加对二甲氨基苯甲醛试液，加热后显粉红色（检查萜类、内酯等）。

2）薄层色谱：取本品粗粉 5g，加乙醇 30ml，在水浴上回流提取 2h，过滤。滤液浓缩后作供试液。另取黄药子乙素作对照品。分别点样于同一硅胶 G-CMC 薄层板上，以乙酸乙酯-无水乙醇-环己烷（20：1.5：1）展开，喷以对二甲氨基苯甲醛试液，110℃烤 10min，供试液色谱在与对照品色谱相应位置上，显相同的樱红色斑点。

【主要参考文献】

朱芬兰，贾黎. 2006. 黄药子的研究进展. 时珍国医国药，17（5）：851～854

张杏红，李建恒，侯大宜．2000．黄药子的研究进展．中国药业，9（07）：61，62

博　落　回

Boluohui

HERBA MACLEAYAE

【概述】本品为伏牛山大宗药材。博落回茎中空，吹作声，如勃逻回，因名之。博落回始载于《本草纲目拾遗》："博落回，茎叶如蓖麻，茎中空，吹作声如博落回。折之有黄汁，药人立死，不可入口也。"《本草纲目》将本品列于草部毒草类。博落回性辛苦，温，有毒。具有消肿，解毒，杀虫的功效。用于治指疔，脓肿，急性扁桃体炎，中耳炎，滴虫性阴道炎，下肢溃疡，烫伤，顽癣。博落回中含有大量的异喹啉衍生物碱，在抗菌、杀虫、杀蛆、改善肝脏功能、增强免疫力、抗肿瘤等方面的独特作用已受到高度重视，但由于博落回成分较为复杂，且有一定的毒性，使博落回的应用受到一定限制。

产河南伏牛山，大别山和桐柏山区；生于山坡、林缘、路边、沟谷、草地。分布于长江流域中、下游各省。

【商品名】博落回

【别名】落回、号筒草、勃勒回、号筒秆、号筒青、滚地龙、山号筒、山麻骨、猢狲竹、空洞草、角罗吹、号角斗竹、亚麻筒、三钱三、山火筒、山梧桐、通大海、泡通珠、边天蒿、通天大黄、土霸王、号桐树

【基原】为罂粟科植物博落回 *Macleaya cordata*（Willd.）R. Br. 和小博落回 *Macleaya microcarpa*（Maxim.）Fedd 的带根全草

【原植物】多年生草本，高 1～2m，茎直立。叶宽卵圆状心脏形，长 15～30cm，宽 12～28cm，掌状 7～9 浅裂，边缘具粗齿，背面有白粉，有长柄。圆锥花序顶升，大形；萼片 2 个，花瓣状，长 0.8cm，花后脱落；雄蕊多数；子房上位，柱头 2 裂。蒴果扁平，倒披针形，长约 1.5cm，宽 0.5cm，有 3 或 4 个种子。花期 7～8 月；果熟期 8～9 月。

【药材性状】根及根茎肥壮。茎圆柱形，中空，表面有白粉，易折断，新鲜时断面有黄色乳汁流出。单叶互生，有柄，柄基部略抱茎；叶片广卵形或近圆形，长 13～30cm，宽 12～25cm，7～9 掌状浅裂，裂片边缘波状或具波状牙齿。花序圆锥状。蒴果狭卵形或倒披针形而扁平，下垂，种子 4～6 粒。

【种质来源】本地野生

【生长习性及基地自然条件】喜温暖湿润环境，耐寒、耐旱。喜阳光充足。对土壤要求不严，但以肥沃、沙质壤土和黏壤土生长较好。

【种植方法】

一、立地条件

选低洼宜涝地、地势高的黏土地不宜用作繁殖地。选地后进行整地，先将其翻深

20cm，除去较大的石块等杂物，耙细土壤，作成宽 1.2～1.5m、高 20cm 的畦，两畦之间留作业道 40～50cm。畦的长度自定，走向随地势而定。

种子繁殖北方地区宜在谷雨前后播种。先将种子用水浸泡 10～12h，捞出，沥干表面水分，待其能自然散开后加 2 倍量的细沙，拌匀；按行距 40～45cm 开沟，沟深 1～1.5m，踩平底格，施入充分腐熟并过细筛的厩肥作底肥，每亩 1000kg，或施入有机生物肥 25～30kg；再将种子与少量沙子混拌后均匀地撒入沟内。覆细土 1cm，稍加镇压，并保持土壤湿润。每亩用种量 0.3～0.4kg。

分根繁殖此法有 2 种形式：一是春季从返青的植株上挖取分蘖的小苗进行移栽；二是从老根上分取带有根芽的根茎，每段带有 1 或 2 个根芽进行移栽（春、秋均可）。行距 45～55cm、株距 30～40cm。每穴 1 株，施底肥。

二、田间管理

种子播种 2 周后开始出苗，20d 左右基本出齐。苗齐后分 2 次间苗，株距 40～45cm，间下的小苗可用于移栽。小苗初期需要较多的水分，而北方地区春季多干旱，应随时根据土壤湿度进行适当地浇水，保证根系尽快地形成，以促进植株的生长。结合中耕除草适当松土。当苗高 30cm 时，根据长势再次适量地进行根部追肥，以磷、钾肥为主，每亩 20～25kg，并进行根部培土。随着气温不断升高，根系也不断地发育完整，植株生长枝繁叶茂，此时进入粗放式管理，随时拔除大型的杂草（藜、苋、水红子等）。雨季要防止田间积水，以减少和防止病害的发生。由于种植 1 次可获益多年，每年只要重复上年的管理工作即可。根的分生力较强，亩产量每年有较大幅度地增加，每隔 2～3 年还可以进行一次分根，以扩大种植面积及植株的生长空间。

三、病虫害防治

病害主要是斑点病，危害叶片，病斑圆形或近圆形，直径 2～10cm，中心部分暗褐色，边缘黑褐色；后期中心部分灰褐色，其上生黑色小点，即病原菌的分生孢子器。病原为半知菌亚门叶点菌属真菌。发病规律：病菌以菌丝体和分生孢子器在病株残体上越冬，第 2 年在条件适宜时，分生孢子借雨水、气流传播而引起侵染。北方地区多在 8 月发生，但危害不重。防治：①冬前清除田间病、残体并集中销毁；②可选用 75% 的百菌清 600～800 倍液，或 50% 的多菌灵 600～700 倍液喷雾防治。

虫害苗期有蚜虫为害植株，可用 40% 的乐果乳剂 1200～1500 倍液喷杀，或采用其他杀虫剂喷杀。平时应多观察，对于病虫害做到早发现、早防治，以减少用药的剂量和次数。应用农药时要选择高效、低毒、低残留的新型药剂。禁用淘汰的有机磷类农药。

【采收加工】采收种子繁殖的第 1 年只能在 9 月采收 1 次，以后每年可采收 2 次；用根茎和分根法繁殖的 1 年可采收 2 次。2 次采收的时间分别为 7 月上旬和 9 月下旬。第 1 次采收应将粗壮、高大的植株割下来，其余的植株让其继续生长，至 9 月下旬完全割下来。

加工割下的植株应将下端的病、残叶剪下。晾晒 2～3d，每天翻动 2 次，使水分尽快蒸发。最后将叶片剪下来（或切成细丝），晒干或烘干。茎秆切成 0.2～0.3cm 的厚片或切成 1cm 的短段，晒干或烘干即可（孙伟等，2006）。

环境、安全要求：农药、化肥等的使用必须符合国家的相关规定，不得污染环境。

【化学成分】血根碱（sanguinarine）、白屈菜红碱（chelerythrine）、博落回碱（bocconine）。此外，尚分出原阿片碱（protopine）、α-别隐品碱（α-allocryptopine）、血根春碱（sanguirtrine）、氧化血根碱（oxysanguinarine）、B-碱（氯化物分子式 $C_{21}H_{16}O_5NCl$）、C-碱（$C_{21}H_{19}O_4N \cdot H_2O$）。从全草中分出了原阿片碱、α-别隐品碱及另一种 A-碱（氯化物分子式 $C_{20}H_{16}O_4NCl \cdot 3H_2O$）。根和地上部分含原阿片碱（protopine）、α-另隐品碱（α-allocryptopine）、白屈菜红碱（chelerythrine）、血根碱（sanguinarine）、黄连碱（coptisine）、沙明碱（coysamine）、小檗碱（berberine）以及微量的紫堇沙明碱（corysaminechloride）等。根尚含甲氧基白屈菜红碱（chelerythrine）、白屈菜如宾碱（chelirubine）、博落回根碱（bocconine）及博落回洛宁碱（bocconolline）。果实含生物碱达 3% 以上，从中分离出原阿片碱、α-别隐品碱、博落回碱（Ⅰ）及博落回碱（Ⅱ），（Ⅰ）与（Ⅱ）为互变异构体（邓敦和邓跃林，2009；钟明比等，2007）。

【主要参考文献】

邓敦，邓跃林. 2009. 博落回生物碱的研究进展. 家畜生态学报，4：16～20

孙伟，陈卫，王雅辉. 2006. 博落回的栽培. 特种经济动植物，04：25

钟明比，曾建国，陈应庄等. 2007. 落回中微量生物碱的研究进展. 湖南中医药大学学报，27（8）：387，388

葱　子

Congzi

SEMEN ALLII FISTULOSI

【概述】葱子原名葱实，始载于《神农本草经》，列为中品。苏颂："葱实本经不载所出州土，今处处有之，葱有数种，入药用山葱、胡葱，食品用冻葱、汉葱。"李时珍："葱从匆，外直中空，有匆通之象也。"可见本草记载的葱有多种，现今葱子原植物为葱。葱籽温，辛，有补肾明目之功效，可用于肾虚阳痿，目眩等症的治疗。河南各地广泛栽培。

【商品名】葱子或葱实

【别名】葱籽、大葱实、大葱子

【基原】本品为百合科植物葱 *Allium fistulosum* L. 的种子。

【原植物】草本植物。鳞茎单生，圆柱状，稀为基部膨大的卵状圆柱状，直径 1～2cm，有时可达 4.5cm，鳞茎外皮白色，稀淡红褐色，膜质至薄革质，不破裂。叶圆筒状，中空，向顶端渐狭，约与花葶等长，直径在 0.5cm 以上。花葶圆柱状，中空，高 30～100cm，中部以下膨大，向顶端渐狭，约在 1/3 以下被叶鞘。总苞膜质，2 裂。伞形花序球状，多花，较疏散。小花梗纤细，与花被片等长，或为其 2～3 倍长，基部无小苞片。花白色，花被片长 6～8.5mm，近卵形，先端渐尖，具反折的尖头，外轮的稍短。花丝为花被片长的 1.5～2 倍，锥形，在近基部合生与花被片贴生。子房倒卵状，腹缝线基部不明显的蜜穴，花柱细长，伸出花被外。花期4～5月；果熟期6～7月（丁宝章和王遂义，1997）。

【药材性状】本品呈三角状扁卵形，一面微凹，另面隆起，有棱线1或2条，长3～4mm，宽2～3mm。表面黑色，多光滑或偶有疏皱纹，凹面平滑。基部有两个突起，较短的突起先端灰棕色或灰白色，为种脐，较长的突起先端为珠孔。纵切面可见种皮菲薄，胚乳灰白色，胚白色，弯曲，子叶1枚。体轻，质坚硬。气特异嚼之有葱味。

【种质来源】种植居群

【种植方法】大葱幼苗期较长，一般采用育苗移栽法。

一、立地条件

选择前茬是玉米、大豆等地块进行种植。

选地整地：前茬是辣椒、韭菜、生姜、老菜园、树苗等地禁止种植。选择土壤疏松、有机质丰富、地势平坦、灌溉方便的地块作苗床。每亩撒施腐熟农家肥3000～4000kg、过磷酸钙25kg，然后耕翻耙平，作1m宽畦，并撒施毒谷防治地下害虫。在播后苗前，可每亩用33%施田补乳油100～150ml加水30～50kg喷洒床面以控制杂草生长。

二、育苗

1）育苗时间。分春、秋两季育苗。但以秋播为主，播种时间以9月中旬至10月上旬为宜（秋分前后各10d），让幼苗越冬前有40～50d生育期，长成2叶1心，株高10cm左右，以保证其安全越冬。大葱也可以春播（在春分前后播种），但产量较低。

2）幼苗期管理。①冬前管理。小苗出齐后，应控制水肥，中耕拔草，让幼苗生长健壮。冬前一般不追肥，土壤上冻前应结合追施稀粪灌足封冻水。如天气过于寒冷，还应覆盖1～2cm厚的马粪或碎草，以利于防寒保墒，保证幼苗安全越冬。越冬前幼苗以长到2叶1心为宜。②春苗管理。翌年日平均气温达13℃时浇返青水。浇返青水不宜太早，以免降低地温。如天气干旱，可于晴天中午浇1次小水，或在畦中施入腐熟农家肥以提高地温，数日后再浇返青水，然后中耕，间苗除草，使幼苗生长健壮。当幼苗进入旺盛生长期，应随水追肥2次，每亩每次用尿素5～8kg或用稀粪、沼液等。③及时间苗。间苗一般在浇返青水后进行，间去小苗、弱苗、双苗、不符合品种特性的苗，保持行株距为2～3cm，同时中耕，拔除杂草。苗高20cm时再间苗1次，同时中耕除草。

三、移栽

1）适时移栽。大葱一般在6月上、中旬至7月上旬移栽。壮苗标准是株高30～40cm，径粗1～1.5cm，无分蘖，无病虫害。

2）整地。在前茬作物收获后，立即清除枯枝落叶和杂草，亩施腐熟农家肥5000kg以上，三元素复合肥30～50kg，然后进行深翻，使土肥充分混合，耙平后开栽植沟。

3）起苗和选苗分级。起苗前1d将苗床浇透水，起苗后抖去植株上的泥土，将幼苗分成大、中、小三级，剔除病、弱、伤、残苗和有薹苗，然后将大、中、小分别栽植。

栽苗时，大苗略稀、小苗略密。起出后未能及时栽的葱苗，应根朝下放于阴凉处，防止秧苗发热、捂黄或腐烂。

4) 定植。大葱的定植方法有两种。一种是摆葱法，先按株距在葱沟壁陡一侧摆好葱苗，南北沟摆在西侧，东西沟摆在南侧，将葱苗根部按入沟底松土内，用小锄从沟另一侧取土埋至葱苗外叶分权处，然后踩实、顺沟灌水。一种是插葱法，用一只手拿葱身，一手拿葱权（葱权可用长约 33cm、下端有小权的木棍制成，木棍要刮削光滑），用葱权下端压住葱根基部，将葱秧垂直插入沟底松土内，深达外叶分权处（不要埋住五股权），然后两边压实、灌水。也可先灌水再插葱。栽葱时叶片分权方向要顺着沟的行向，便于以后管理时少伤叶片。

四、田间管理

1) 浇水。大葱定植后，进入炎夏季节，如土壤不干旱，一般不宜浇水，应加强中耕除草，疏松表土，促进根系发育。8 月上中旬（立秋后），气温仍偏高，葱白处于生长初期，植株生长较缓慢，对水分要求不高，这个时期一般浇水 2 或 3 次，要注意轻浇，在早、晚浇水保持地面湿润即可。8 月下旬至 10 月下旬天气转凉，大葱进入生长盛期，叶片和葱白重量迅速增加，需水量也相应增加，应结合追肥培土，每 5～7d 浇 1 次水，且水量要大，葱沟内要筑拦水埂，使每沟都浇足、浇匀。10 月下旬以后气温下降，大葱进入葱白充实期，植株生长缓慢，需水量减少，但仍需保持土壤湿润，这段时期灌水 2 次即可。

2) 追肥。天气转凉后，葱株生长逐渐加快，应追 1 次攻叶肥。每亩施腐熟农家肥 2000kg、尿素 10kg，将肥料施于沟脊，中耕混匀，锄于沟内，然后浇水，以促进大葱生长。8 月下旬，大葱进入生长盛期，此时以追施氮肥为主，适当增施磷、钾肥每亩施尿素 15kg、硫酸钾 20kg，或用三元素复合肥 30～40kg，结合追肥培土浇水。9 月葱茎开始加粗生长，仍需追施速效氮钾肥，一般每亩撒施尿素 15kg、硫酸钾 20kg，并结合浇水培土。

3) 培土。在大葱进入旺盛生长期后，随着叶鞘加长，应及时进行行间中耕，分次培土，将垄土壅入葱沟，到 8 月底 9 月初平沟，以后还要分次培土，将行间的潮土尽量培到植株两侧并拍实使原来的垄脊成沟，葱沟成脊。每次的培土高度应根据假茎生长高度而定，3～4cm，以不埋住五权股（外叶权处）为宜。从 8 月上旬到收获，一般培土 3 或 4 次（宁红军等，2009a，2009b，2009c）。

【采收加工】

1. 采收

夏、秋采集成熟种子，簸去杂质，晒干。

2. 分级

以粒饱满，色黑，无杂质者为佳。

环境、安全要求：农药、化肥等的使用必须符合国家的相关规定，不得污染环境。

【化学成分】有学者从葱子水提取物的 50％乙醇大孔树脂洗脱部位中分离得到了

7 个化合物，分别鉴定为腺苷、2,3,4,5,6-五羟基己酸、1,4-二羟基-2-甲氧基苯、S-顺式-烯丙基-L-半胱氨酸、S-反式-烯丙基- L-半胱氨酸、反-异扁柏脂素、β-谷甾醇（来威等，2009）。

【显微鉴别】

1) 种子横切面：种皮表上以细胞外壁外突起，细胞壁厚，被有薄角质层，细胞腔含暗褐色造壁物质，其下为数裂棕黄色薄壁细胞。胚乳细胞形大，壁甚厚，有大形纹孔，细胞腔中含有糊粉粒及脂肪油。

2) 粉末特片：灰黑色，种皮表皮细胞黑色，长条形、多角形、类圆形或不规则形，表面具网状纹理。胚乳细胞众多，多破碎，有较多大的类圆形或长圆形纹孔。

【主要参考文献】

丁宝章，王遂义. 1997. 河南植物志. 第四册. 郑州：河南科学技术出版社，400

来威，杨阳，詹勤等. 2009. 葱子化学成分的研究. 药学实践杂志，27（1）：38，39

宁红军，陈向华，卫洛生. 2009a. 大葱高效栽培技术（上）. 河南科技，(8)：19

宁红军，陈向华，卫洛生. 2009b. 大葱高效栽培技术（中）. 河南科技，(9)：19

宁红军，陈向华，卫洛生. 2009c. 大葱高效栽培技术（下）. 河南科技，(10)：19

黑 芝 麻

Heizhima

SEMEN SESAMI NIGRUM

【概述】始载于《神农本草经》，原名胡麻，列为上品。吴普曰："胡麻一名方金，神农雷公甘无毒，一名狗虱，立秋采。"《本草纲目》中列入谷部麻麦稻类胡麻项下，上书"胡麻即今油麻，汉使张骞始自大宛得油麻种来，故名胡麻，有迟、早二种，黑、白、赤三色，其茎皆方，秋开白花，亦有带紫艳者，节节结角，长者寸许"。黑芝麻味甘，性平，归肝、肾、大肠经。有补肝肾，益精血，润肠燥等功效。常用于头晕眼花，耳鸣耳聋，须发早白，病后脱发，肠燥便秘等症的治疗。原产热带非洲，现广泛种植于世界热带和温带地区。河南伏牛山等各地均普遍栽培，全国南北各省区也都有种植。

【商品名】黑芝麻

【别名】胡麻、油麻、巨胜子、狗虱、脂麻、乌麻子、交麻

【基原】本品为脂麻科植物芝麻 *Sesamum indicum* L. 的干燥成熟种子。

【原植物】一年生草本，高 1m。茎直立，四棱形，有纵槽，不分枝或分枝，被短柔毛。叶对生或上部互生，卵形，长圆形或披针形，长 5～15cm，宽 1～8cm，顶端急尖火渐尖，基部楔形，全缘或有锯齿，或下部叶 3 浅裂，两面无毛或稍有柔毛。叶柄长 1～6cm。花单生，或 2～3 朵簇生于叶腋。花萼稍合生，裂片披针形，长 5～8mm，被柔毛。花冠筒状，长 1.5～3cm，白色或淡紫色，裂片圆形。子房被柔毛，花柱无毛，柱头 2 裂。蒴果长圆形，长 2～3cm，4 棱或 6～8 棱，被短柔毛，纵裂。种子多数，白色、黑色或淡黄色。花期 7～8 月；果熟期 8～9 月（丁宝章和王遂义，1997）。

【药材性状】本品呈扁卵圆形，长约3mm，宽约2mm。表面黑色，平滑或有网状皱纹。尖端有棕色点状种脐。种皮薄，子叶2片，白色，富油性。气微，味甘，有油香气。

【种质来源】种植居群

【生长习性及基地自然条件】

1. 生长发育特征

黑芝麻生育期120d，株高1.5m以上，单秆型，单株结荚密而多，节间距2～3cm，每节可结蒴果5～7个。蒴果绕株环生，重重叠叠，密不见秆。单株结蒴果250～350个，籽粒紫黑色，茎秆粗壮抗病力较强，一般亩产120～150kg。

2. 生长条件

喜温，应在气温稳定在18～20℃时播种，低于15℃时种子易霉烂、出苗差。喜钾肥。钾肥能增加叶片中油分的形成和积累，因此种植芝麻一定要重视钾肥的施用。

对土地要求不高，除了盐碱地和涝洼地之外，一般地块都可种植。但土质肥沃、地力均匀、地势平坦和排水良好的壤土或沙质壤土地块栽培可获得高产。

【种植方法】

一、立地条件

黑芝麻适宜在排水良好、土壤肥力中等以上的新茬地（最忌连作、重茬）种植，也可与禾本科作物及甘薯、棉花等轮作倒茬，做到种地养地相结合，减轻病虫草害。黑芝麻种子小，幼苗拱土力弱，苗期生长缓慢，与杂草竞争力弱。

选地整地：应提高整地质量，首先要做到地表平整、无坷垃、无残枝、无硬物、无杂草，小雨田间不积水，大雨芝麻不受淹；其次，要施足底肥，除施用农家肥外，可根据地力情况施用氮、磷、钾肥，一般每生产100kg产量需全氮10kg、磷2.5kg、钾10kg，氮肥可分一半为基肥，一半追肥。培肥地力，底墒水充足。

二、繁殖方法

种子繁殖。黑芝麻播种期有春播和夏播。春播在谷雨前后，夏播在芒种前后，以麦茬、油菜茬为主。播种方式有撒播和条播两种。撒播：每亩地用种量0.45kg。将种子混合土杂肥撒于地面，播后用耙轻耙一次，并轻压；条播：采用宽窄行（47cm，33cm），株距23～26cm或33cm等行距。

播种前用55℃温水浸种10min或60℃温水浸种5min，晾干后播种，或用0.5%硫酸铜溶液浸种0.5h，可预防并减少病害的发生。

三、田间管理

1) 间苗补苗。出苗后长出第一对真叶时应疏苗，长2或3对真叶时应间苗，4对真叶时及时定苗。每亩地留苗8000株左右。

2) 除草、中耕。间苗后应浅锄松土除草，苗高5cm时，第二次中耕并定苗，其后再中耕1或2次。注意锄地不能伤根，苗长到33cm左右时，应壅土培根，抗风防倒伏。

3) 修剪、施肥。芝麻开花期需肥多，应于初花期每亩追施尿素 10～12.5kg，盛花期用磷酸二氢钾 120～150g 兑水进行根外追肥。在封顶时选晴天用手摘掉植株顶端，摘心长度以 2cm 为宜（白铁军和田冬梅，2007）。

四、病虫害防治

1. 病害

青枯病。

1) 为害症状：黑芝麻青枯病主要是由于田间土壤湿度过大引起，病菌随病株残体在土壤中越冬，借流水或农事操作传播。连作田块病情更重，发病高峰常在炎热的 7～8 月，暴风雨过后，温度骤然升高，有利于病害发生流行。黑芝麻青枯病属细菌性病害，病菌从根部伤口侵入或从自然孔口侵入，并在植株导管内从下向上蔓延。受害植株根茎外部呈黑褐色条斑，内部维管束呈褐色，有细菌溢浓渗出，干燥后变成漆黑晶亮颗粒。在发病初期，病株似缺水状，白天萎蔫，夜间恢复正常，几天后叶片从顶部向下急剧萎蔫，老叶挂垂，继而全株死亡。叶片发病后，叶脉呈墨绿条斑，迎光透视，其中心呈油渍状。蒴果受害后呈水渍状病斑，并且逐渐变成深褐色、粗细不同的条斑，使病蒴瘦缩，进而使种子瘦瘪，失去发芽能力。

2) 防治技术：①农业防治。选择抗病良种并与非茄科、非豆科作物进行三年轮作；要做好田间排渍，黑芝麻对水的反应非常敏感，做到雨停田间无积水；增施有机肥，尤以钾肥为佳；及时拔除和烧毁病株。②化学防治。用石灰水 1 份、石灰粉 15 份，进行病穴消毒；在播种前用百菌清进行土壤处理防效较好；或者在发病初期，用 50% 多菌灵可湿性粉剂 800～1000 倍液喷施或每亩用 3% 甲酚愈创苯酚 50ml 加多菌灵丹 100g，兑水 50kg 喷施。

2. 虫害

（1）小红蚂蚁

1) 为害症状：为地下害虫，体细小、红色，专咬食根部而致全株于死地。

2) 防治技术：施用酸性肥料，用过磷酸钙 15kg 混合土杂肥 100kg 作基肥，有驱避作用。如发现虫情，及时用敌百虫 1500 倍液淋根杀灭。

（2）地老虎

1) 为害症状：白天潜伏于近根部的表土中，夜间出来咬断幼苗基部，造成断株缺苗。

2) 防治技术：可用炒香的米糠拌敌百虫撒于地角诱杀。发现被咬断植株时，可用小木棍拨开近根部的泥土，即可发现其虫而杀之。幼苗期用杀虫双 800 倍液喷洒全田，可兼治其他害虫。

（3）蛀果虫

1) 为害症状：当蒴果将要成熟时，其幼虫蛀入蒴果内咬食幼嫩籽和组织，造成空壳或脱落。

2) 防治技术：幼果形成时，即开始用药防治，用乐果等内吸性药物喷洒，每隔5～7d 喷 1 次，连喷 2 或 3 次。

【采收加工】

1. 采收

芝麻的果实是由下而上逐渐成熟的，当植株下部叶片凋萎脱落，茎秆和叶片由绿变黄，蒴果呈现淡黄色，中部蒴果籽粒饱满时就应及时收获。一般在 8～9 月割取地上部，捆成小捆，顶端向上，放置在地势高燥而又向阳的场所充分晾晒，使其尽快降低水分，以防止发霉变质造成损失。干后打出种子，筛去瘪粒、灰沙和杂质，再晒干即得。

2. 加工

黑芝麻 除去杂质，洗净，晒干。用时捣碎。

炒黑芝麻 取净黑芝麻，照清炒法（《中华人民共和国药典》2005 版一部附录ⅡD）炒至有爆声。用时捣碎。

3. 分级

以粒大饱满、色黑、干燥无杂质者为佳。

环境、安全要求：农药、化肥等的使用必须符合国家的相关规定，不得污染环境。

【化学成分】

黑芝麻种子含脂肪油可达 45%～55%，油中主要成分为油酸（约 48%）、亚油酸（约 37%）、棕榈酸（约 15.42%）、硬脂酸、花生油酸、亚油烯酸、廿四烷酸的甘油酯。并含芝麻素（sesamin，$C_{20}H_{18}O_6$）、芝麻林素（sesamolin，$C_{20}H_{18}O_7$）、芝麻酚（sesamol，$C_7H_6O_3$）、维生素 E、植物甾醇、卵磷脂等成分。植物蛋白约含 22%，有 α-球蛋白、白蛋白及 β-球蛋白，还有一种糖蛋白，称芝麻凝集素。糖类：车前糖（planteose）、芝麻糖（sesamose）、水苏糖和糖等。尚含胡麻苷（pedaliin）、细胞色素 c（cytochrome c）、叶酸、烟酸、菜油甾醇、4-甲基甾醇及锰、铁等多种微量元素。

每 100g 黑芝麻中约含有硫胺素 0.66mg、核黄素 0.25mg、烟酸 5.9mg、钾 358mg、钠 8.3mg、钙 780mg、镁 290mg、铁 22.7mg、锰 17.85mg、锌 6.13mg、磷 516mg 和硒 4.7μg（肖培根，2002）。

【鉴别与含量测定】

一、鉴别

1. 显微鉴别

1）种子横切面：种皮部分最外为一列栅状排列的圆柱细胞。径向 60～102μm，切向 15～34μm，外壁向外凸出呈圆头状。细胞内充满黑色素，并含一个球状草酸钙结晶体，系由大量小柱晶结合而成，向内为一层扁长方形的薄壁细胞。子叶呈双面形，上表皮之下为圆柱形的栅状细胞。胚乳与胚的细胞内充满糊粉粒和脂肪油。

2）粉末特征：灰黑色，有香气，油性。种皮细胞顶面观呈多角形，胞腔内充满黑色素，并含有球状草酸钙晶体，直径 25～48μm；草酸钙柱晶，呈棱柱状、棒状或片状，长约 24μm；子叶及胚乳细胞含大量糊粉粒及脂肪油滴。

2. 理化鉴别

1）检查芝麻酚：取本品 1g，研碎，加石油醚（60～90℃）10ml，浸泡 1h，倾取上清液，置试管中，加含蔗糖 0.1g 的盐酸 10ml，振摇 0.5min，酸层显粉红色，静置后，渐变为红色。

2) 薄层色谱：取本品 0.5g，捣碎，加三氯甲烷 10ml，浸渍 2h，过滤，滤液挥干，残渣加三氯甲烷 1ml 使溶解，作为供试品溶液。另取芝麻素对照品及 β-谷甾醇对照品，加三氯甲烷分别制成每毫升含 2mg 的溶液，作为对照品溶液。照薄层色谱法（《中华人民共和国药典》2005 版附录Ⅵ B）试验，吸取供试品溶液 5μl、对照品溶液各 2μl，分别点于同一硅胶 G 薄层板上，以环己烷-乙醚-乙酸乙酯（20：5.5：2.5）为展开剂，展开，取出，晾干，喷以 10% 硫酸乙醇溶液，加热至斑点显色清晰。供试品色谱中，在与对照品色谱相应的位黄上，显相同颜色的斑点。

二、含量测定

黑芝麻中芝麻素的含量测定

1) 色谱条件与系统适用性试验。以十八烷基硅烷键合硅胶为填充剂；以甲醇-水（85：15）为流动相；紫外检测波长：290nm。流速 2ml/min；柱温：30℃。

2) 对照品标准曲线的建立。准确称取芝麻素标准样品 5mg，以无水甲醇定容至 25ml 作为标准溶液。然后分别配制成 200μg/ml、100μg/ml、40μg/ml、20μg/ml、5μg/ml 的标准溶液。将配制好的芝麻素标准溶液分别以 10μl 进样，测定进样量与峰面积之间的关系。

3) 供试品溶液的制备。称取黑芝麻 400g 放入玻璃瓶，加入 2000ml 石油醚提取 3h，萃取 2 次，将提取液上硅胶柱，用石油醚洗涤、去杂，用石油醚：乙酸乙酯＝9：1 洗脱，每 50ml 洗脱液收集 1 次；将洗脱液进行薄层层析，展开剂为正己烷：丙酮＝2：1，显色剂为硫酸显色剂；浓缩、重结晶，得到较纯的芝麻素。

4) 测定法。取适量的提纯的芝麻素，用无水甲醇稀释成一定的倍数，取 10μl 进样，通过标准曲线的计算，即得（陈志强和刘洋，2007）。

【主要参考文献】

白铁军，田冬梅. 2007. 黑芝麻高产栽培. 新农业，（4）：20，21

陈志强，刘洋. 2007. HPLC 法测定黑芝麻中芝麻素的含量. 江西农业学报，19（11）：68，69

丁宝章，王遂义. 1997. 河南植物志. 第三册. 郑州：河南科学技术出版社，458

肖培根. 2002. 新编中药志. 北京：化学工业出版社，（2）：602～605

槐　花

Huaihua

FLOS SOPHORAE

【概述】本品为伏牛山区常用药材。本品始载于《日华子诸家本草》。《图经本草》列于槐实条下，谓："槐，今处处有之，其木有极高大者。谨按《尔雅》，槐有数种，昼合夜开者名守宫槐，叶细而青绿者但谓之槐，其功用不言有别。四月、五月开花，六月、七月结实，七月采嫩实捣取汁作煎，十月采老实入药，皮根采无时。今医家用槐者最多。"《本草衍义》曰"槐花，今染家亦用。收时折其未开花，煮一沸，出之釜中，有所澄，下稠黄滓，渗漉为饼，染色更鲜明，治疗、肠风热，泻血甚佳，不可过剂"。槐米（花）味苦，性微寒。归肝、大肠经。有凉血止血，清肝泻火之功效。可用于治疗便血、痔血、血痢、崩漏、吐血、衄血、肝热目赤、头痛眩晕。河南伏牛山区等各地均有广泛栽培。

【商品名】槐花：为花初开时采收者。槐米：为花蕾幼小时采收者。

【别名】槐蕊、豆槐花、槐花米、槐树花、家槐花、金药树花

【基原】本品为豆科植物槐 *Sophora japonica* L. 的花蕾（槐米）及干燥花（槐花）。

【原植物】落叶乔木，高 15～25m。小枝绿色，幼时具短毛，老时有白色皮孔。奇数羽状复叶，小叶 7～15（17）个，卵状长圆形，长 2.5～7.5cm，宽 1.5～3cm，先端渐尖而具细突尖，基部宽楔形，背面灰白色，疏生短柔毛。小叶柄长 2.5mm，有毛，叶柄基部膨大，托叶镰刀状，长约 8mm，早落。顶生圆锥花序，长宽各约 20cm，萼钟状，具 5 个小齿，被梳毛；花冠乳白色，旗瓣宽心性，具短爪，有紫脉；雄蕊 10 个，不等长。荚果肉质，长 2.5～5cm，无毛，不开裂。种子间显然细缩，种子 1～6 个，肾形。花期 7～8 月；果熟期 9～10 月。

【药材性状】

1. 槐花

皱缩而卷曲，花瓣多散落。完整者花萼钟状，黄绿色，先端 5 浅裂；花瓣 5 个，黄色或黄白色，1 片较大，近圆形，先端微凹，其余 4 片长圆形。雄蕊 10 个，其中 9 个基部连合，花丝细长。雌蕊圆柱形，弯曲。体轻。气微，味微苦。以花初开、干燥、色浅黄、无破碎、无梗叶杂质者为佳。

2. 槐米

为干燥的花蕾，呈卵形或椭圆形，长 2～6mm，直径约 2mm。花萼下部有数条纵纹。萼的上方为黄白色未开放的花瓣。花梗细小。体轻，手捻即碎。气微，味微苦涩。以花蕾幼小如米、色黄绿、干燥、无杂质者为佳。

【种质来源】野生或种植

【生长习性及基地自然条件】槐树中等喜光，对土壤的要求不苛刻，中性、酸性、石灰性及轻度盐碱土（含盐量不超过 0.2％的土壤）均能栽培。但是过于干旱、瘠薄。多风的地方很难长成高大良材。在低洼积水处生长不良，甚至落叶死亡。在湿润肥沃的土壤条件下，则生长快、寿命长，树龄可达百年以上。根系深、萌发力强。比较耐旱。槐树对二氧化硫、氯气、氯化氢及烟尘等有害气体有较强的抗性。

【种植方法】

一、立地条件

对气候适应性较强，在土层较深厚的地方均可栽培，以湿润、深厚、肥沃、排水良

好的砂质壤土为佳。

二、繁殖方法

可采用播种繁殖，也可用根蘖进行分株繁殖。

1. 种子繁殖

1) 种子处理。选成熟、饱满的种子先用 70～80℃ 温水浸种 24h，捞出后掺 2～3 倍细沙，拌匀，堆放室内，催芽时注意经常翻倒，使上下温度一致，以使发芽整齐，一般需 7～10d，待种子裂口 25%～30% 时，即可播种。

2) 播种。一般采用大田垄播，按行距 50～65cm 作垄。播时在垄上开浅沟，沟深 7cm、播幅 10cm 左右进行条播，播后施基肥。然后覆土 5cm，压实。

2. 分株繁殖

在老树的脚下挖取分蘖苗进行栽植。栽植按 1.3～1.8m 的行距挖坑，每坑栽一株苗，回填土后踩实，浇水、封掩，经过 4～5 年即可成林。

三、田间管理

1. 苗圃管理

幼苗长到 5～8cm 时间苗，按株距 15cm 定苗。6～8 月用锄头拉沟，施 2 次尿素，每次亩施尿素 10kg。同时要及时中耕除草，灌溉排水。为减少除草的用工，可以结合撒丁草胺毒土（每亩用 5% 颗粒剂 2kg 或 60% 乳油 0.5kg，掺湿润细土 10kg），可保持 40d 左右不生杂草。喷 10.8% 盖草能乳油 500 溶液可杀死已长出的单子叶杂草，对苗木无害。苗高可达 1～1.5m，地径 1cm 以上。每公顷可产合格苗 10 万～15 万株。

2. 大苗培育

用于城市绿化和四旁植树的树苗，一般 3 年以才可出圃。一年生苗因枝条顶端芽密、节枝短，树干极易发生弯曲，必须经过养根、养干阶段。

1) 养根。移栽地每公顷施腐熟饼肥 4500kg 或人畜粪 37 500kg，然后翻耕整平做高床。

2) 养干。苗木截干后的第一年是培养通直树干的关键阶段。要加强水肥管理，每公顷施饼肥 4500kg，复合肥 750kg。及时去蘖，每株留一个直立向上，生长健壮的枝条，其余全部去掉。养干期间顶芽尤为重要，需倍加保护。移植后一年苗高可达 3～4m。树干通直，粗壮光滑。次年即可再移植，继续栽培，以达到定植规格。

3. 造林

宜选择深厚、肥沃、排水良好的沙质壤土造林。在过于干旱、瘠薄的重黏土壤和低洼积水处生长不良，甚至死亡。全垦整地或带状整地，挖 70cm×70cm×70cm 的栽植穴。栽植密度为每公顷 1650 株，株行距 2m×3m。3 月上旬选用根系发达完整，苗高 1m 以上，地径超过 1cm 的壮苗造林，栽植时要保持填土细碎、根系舒展、根土密接、踏实土面、浇透定根水（孔祥能，2005）。

四、病虫害防治

1. 病害

溃疡病。

1) 为害症状：幼苗，幼树易患溃疡病，多在 3～4 月发生，以早春到初夏时发展最快。发病初期，在皮孔处生灰色小泡，破裂后流出红褐色液体，小泡连片后为大泡，呈水渍状。渐成白色粉状小点，树皮失水黄干，达一圈后树木死亡。

2) 防治技术：①树干涂白，防治冻害和日灼，常用涂白剂配方是：生石灰 5 份，硫磺粉 1.5 份，食盐 2 份加水 36 份搅匀即可。②对已发病的枝木，可刮去病祛斑，露出木质部，然后在剥皮处用 70% 甲基托布津 1 份加植物油 2.5 份，或 50% 多菌灵可温性粉剂 1 份加植物油 1.5 份混合均匀涂抹病部，对治愈病斑有较好的效果。③苗木发病重者，可及早进行截干，使其自根颈处重新萌发。

2. 虫害

(1) 蚜虫

1) 为害症状：槐蚜一年发生多代，世代重叠，以成虫和若虫群集嫩梢、花序上刺吸汁液危害。被害嫩梢、花瓣卷缩，妨碍生长、开花，并诱发煤污病。

2) 防治技术：①在树基近根部周围刨穴，将 3% 呋喃丹颗粒剂施于穴中，每株 0.25～0.5kg，灌水封土。②蚜虫初期，用药棉蘸吸 40% 氧化乐果乳剂 10 倍液，绕树捆扎一圈。③蚜虫盛期，用 40% 氧化乐果 1500 倍液或 10% 蚜虱净 3000 倍液喷雾，效果较好。

(2) 槐尺蠖

1) 为害症状：是国槐主要食叶害虫，也取食刺槐。一年发生 3 或 4 代，1 代幼虫始见于 5 月上旬。各代幼虫危害盛期分别为 5 月下旬、7 月上旬、8 月下旬至 9 月上旬，以蛹在树干周围 1.2m 内的松土中越冬，入土深度 3～6cm。大发生时，短期内可把一株大树叶片吃光。

2) 防治技术：①冬季在树冠下周围土壤中挖蛹，消灭越冬蛹。②5 月中旬至 6 月下旬重点防治 1 或 2 代幼虫，可用 50% 杀螟松乳油，或 80% 敌敌畏乳油 1000～1500 倍液，或 50% 辛硫磷乳油 2000～4000 倍液喷洒。③用 8000～10 000 倍 20% 灭幼脲 1 号，或 600～800 倍每毫升有效含量 100 亿孢子的 Bt 乳剂喷雾。

(3) 锈色粒肩天牛

1) 为害症状：属于鞘翅目天牛科，危害树干，3 年发生一代，以幼虫在枝干蛀道内越冬。本地区 4 月开始蛀食，5 月底开始羽化出孔，6 月中下旬为羽化盛期，6 月下旬天气炎热时会下到地面上，6 月上旬开始产卵，7 月上中旬为产卵盛期，每晚由树冠内下到主干或主枝上进行产卵。7 月下旬幼虫开始蛀干。成虫需补充营养，采食 1～2 年生小枝树皮。卵产于主干及主枝基部树皮上。

2) 防治技术：①成虫防治：6～7 月人工捕捉或在主干及主枝上喷洒药物防治，药液可采用 1.2% 百虫杀 800～1000 倍液等。②卵及未蛀入木质部幼虫防治树干涂白，预防成虫产卵。对于已产树皮上卵块，在幼虫未蛀入木质部前用铁丝钩杀虫卵及幼虫。有益生物取食所产新卵，应加以保护和利用。③蛀孔内幼虫防治：用 80％敌敌畏 500 倍液注入蛀孔内或用毒签插入蛀孔内毒杀幼虫。④打孔注药：4 月、9 月在树干基部用机械打孔后，按每 1cm 树干直径注入 1ml 农药原液，使药液顺树液流动而遍布树干，毒杀幼虫，常用农药为 80％敌敌畏或 50％甲胺磷，孔口用黄泥封住。⑤加强人工检疫，及时清除死树（崔茁壮等，2009）。

五、留种技术

选树龄约在 30 年以上、品质优良、结实丰富、种粒大、种仁饱满、生长健壮、无病虫害的树木上采种。采种可从 10 月底开始。果实采摘后，用水浸泡，搓去果实，可得净种。

【采收加工】

1. 采收

夏季花开放或花蕾形成时采收，及时干燥，除去枝、梗及杂质。前者习称"槐花"，后者习称"槐米"。

2. 炮制

炒槐花 取净槐花，照清炒法（《中华人民共和国药典》2005 版一部附录ⅡD）炒至表面深黄色。

槐花炭 取净槐花，照炒炭法（《中华人民共和国药典》2005 版一部附录ⅡD）炒至表面焦褐色。

环境、安全要求：农药、化肥等的使用必须符合国家的相关规定，不得污染环境。

【化学成分】槐花与槐米所含成分基本相同，主要含有三萜皂苷：赤豆皂苷（adzukisaponin）Ⅰ、Ⅱ、Ⅳ、Ⅴ，大豆皂苷（soyasaponin）Ⅰ、Ⅲ，槐花皂苷（kaikasaponin）Ⅰ、Ⅱ、Ⅲ（图 24）。还含黄酮类：槲皮素（quercetin）、芸香苷（rutin）、异鼠李素（isorhamnetin）、异鼠李素-3-芸香糖苷（isorhamnetin-3-rutinoside）、山奈酚-3-芸香糖苷（kaempferol-3-rutinoside）。又含白桦脂醇（betulin），槐花二醇（sophoradiol）（肖培根，2002）。

【鉴别与含量测定】

一、鉴别

1. 显微鉴别

本品粉末黄绿色。花粉粒类球形或钝三角形，直径 14～19μm。具 3 个萌发孔。非腺毛 1～3 细胞，长 86～660μm，气孔不定式，副卫细胞 4～8 个。草酸钙方晶少见。

2. 理化鉴别

1）检查黄酮方法 1：取本品粉末 0.2g，加乙醇 15ml，置水浴上加热 5min，过滤，取滤液 1ml，加浓盐酸 1 或 2 滴，再加镁粉少许，即显樱红色。

2）检查黄酮方法 2：取上述滤液 2 或 3 滴，滴于滤纸上，再滴加 2％氯化铝乙醇溶液，在两液接触部分呈黄色，在紫外灯（365nm）下显黄色（肖培根，2002）。

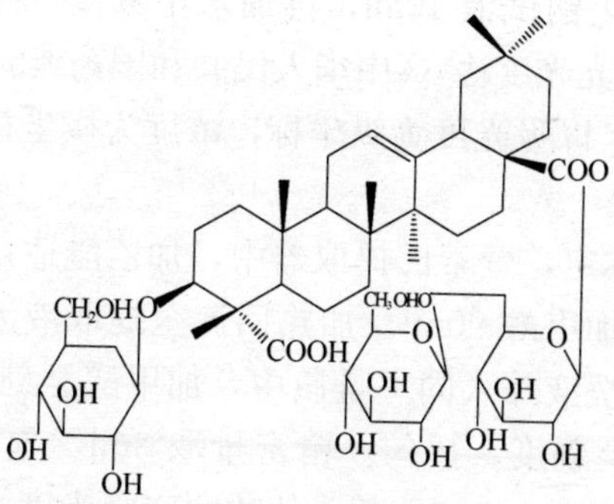

赤豆皂苷Ⅳ 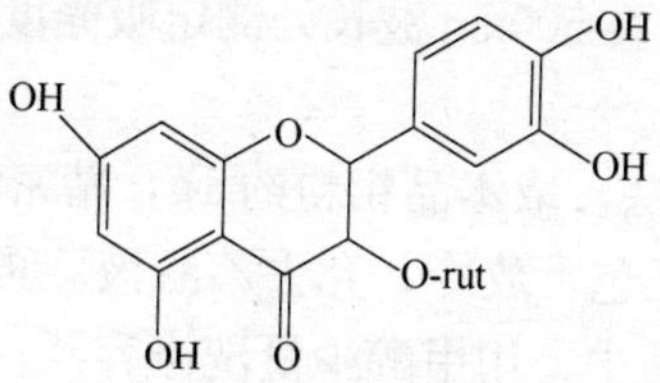　　　　　　　　　　　芸香苷(芦丁)

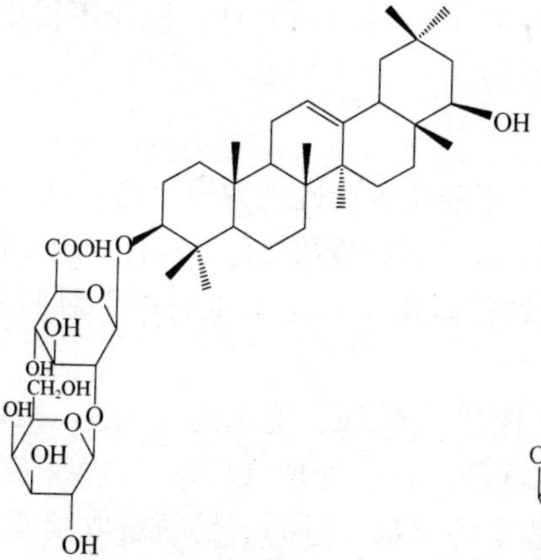

槐花皂苷Ⅰ 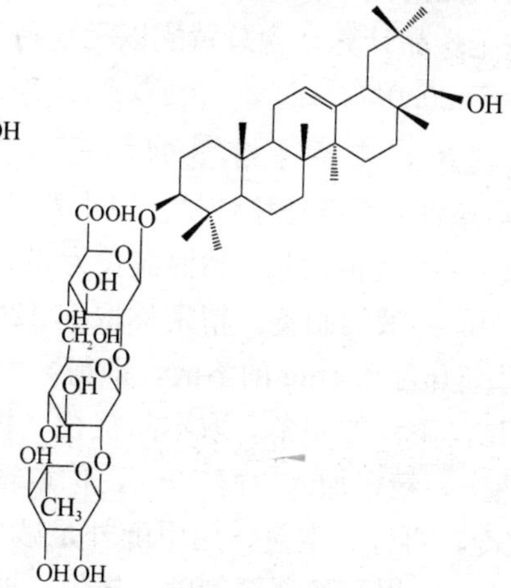　　　　　　　　　　　　槐花皂苷Ⅱ

图 24　槐米中部分化合物的结构式

3）薄层色谱：取本品粉末 0.2g，加甲醇 5ml，密塞，振摇 10min，过滤，滤液作为供试品溶液。另取芦丁对照品，加甲醇制成每毫升含 4mg 的溶液，作为对照品溶液。照薄层色谱法（《中华人民共和国药典》2005 版一部附录ⅥB）试验，吸取上述两种溶液各 10μl，分别点于同一硅胶 G 薄层板上，以乙酸乙酯-甲酸-水（8：1：1）为展开剂，展开，取出，晾干，喷以三氯化铝试液，待乙醇挥干后，置紫外光灯（365nm）下检视。供试品色谱中，在与对照品色谱相应的位置上，显相同颜色的荧光斑点。

二、含量测定

1. 槐花（槐米）总黄酮含量的测定

1）对照品溶液的制备。精密称取在 120℃干燥至恒重的芦丁对照品 50mg，置 25ml量瓶中，加甲醇适量，置水浴上微热使溶解，放冷，加甲醇至刻度，摇匀。精密量取10ml，置 100ml 量瓶中，加水至刻度，摇匀，即得（每毫升中含无水芦丁 0.2mg）。

2）标准曲线的制备。精密量取对照品溶液 1ml，2ml，3ml，4ml，5ml 与 6ml，分别置 25ml 量瓶中，各加水至 6.0ml，加 5％亚硝酸钠溶液 1ml，混匀，放置 6min，加 10％硝酸铝溶液 1ml，摇匀，放置 6min，加氢氧化钠试液 10ml，再加水至刻度，摇匀，放置 15min，以相应试剂为空白，照紫外-可见分光光度法（《中华人民共和国药典》2005 版一部附录ⅤA），在 500nm 波长处测定吸光度，以吸光度为纵坐标，浓度为横坐标，绘制标准曲线。

　　3）测定法。取本品粗粉约 1g，精密称定，置索氏提取器中，加乙醚适量，加热回流至提取液无色，放冷，弃去乙醚液。再加甲醇 90ml，加热回流至提取液无色，转移至 100ml 量瓶中，用甲醇少量洗涤容器，洗液并入同一量瓶中，加甲醇至刻度，摇匀。精密量取 10ml，置 100ml 量瓶中，加水至刻度，摇匀。精密量取 3ml，置 25ml 量瓶中，照标准曲线制备项下的方法，自"加水至 6.0ml"起，依法测定吸光度，从标准曲线上读出供试品溶液中含无水芦丁的重量（μg），计算，即得。

　　本品按干燥品计算，含总黄酮以无水芦丁（$C_{27}H_{30}O_{16}$）计，槐花不得少于 8.0%；槐米不得少于 20.0%。

2. 槐花（槐米）中芦丁含量的测定

　　1）色谱条件与系统适用性试。以十八烷基硅烷键合硅胶为填充剂；以甲醇-1% 冰醋酸溶液（32：68）为流动相；检测波长为 257nm。理论板数按芦丁峰计算应不低于 2000。

　　2）对照品溶液的制备。精密称取在 120℃减压干燥至恒重的芦丁对照品适量，加甲醇制成每毫升含 0.1mg 的溶液，即得。

　　3）供试品溶液的制备。取本品粗粉（槐花约 0.2g、槐米约 0.1g），精密称定，置具塞锥形瓶中，精密加入甲醇 50ml，称定重量，超声处理（功率 250W，频率 25kHz）30min，放冷，再称定重量，用甲醇补足减失的重量，过滤。精密量取续滤液 2ml，置 10ml 量瓶中，加甲醇稀释至刻度，摇匀，即得。

　　4）测定法。分别精密吸取对照品溶液与供试品溶液各 10μl，注入液相色谱仪，测定，即得。

　　本品按干燥品计算，含无水芦丁（$C_{27}H_{30}O_{16}$）槐花不得少于 6.0%；槐米不得少于 15.0%。

【主要参考文献】

崔苗壮，王伟，李红涛. 2009. 槐树几种主要害虫防治技术. 中国园艺文摘，（5）：50，51

孔祥能. 2005. 槐树育苗造林技术. 安徽林业科技，（4）：34

肖培根. 2002. 新编中药志. 北京：化学工业出版社，816～820

漏　芦

Loulu

RADIX RHAPONTICI

　　【概述】本品出自《神农本草经》，列为上品，云"味苦咸寒。主皮肤热，恶创，疽痔，湿痹，下乳汁。久服轻身益气，耳目聪明，不老延年。一名野兰。生山谷。历代本草都有记载，《本草纲目》云"漏芦，下乳汁、消热毒、排脓、止血、生肌、杀虫，故东垣以为手，足阳明药，而古方治痈疽发背，以漏芦汤为首称也"。根入药，具有清热解毒、排脓消肿、通乳等效，主治乳腺炎、乳汁不通、腮腺炎、疖肿、淋巴结结核、风湿性关节炎等症。苦，寒。归胃经。约 20 种，分布于亚洲和欧洲，我国有 3 种，河南有 1 种，分布于伏牛山和太行山；生于海拔 200～1500m 的山坡、草地、灌丛中。

【商品名】漏芦

【别名】野兰、鹿骊、鬼油麻、和尚头、大头翁、独花山牛蒡、祁漏芦、禹漏芦、龙葱根、毛头、狼头花、野兰、鬼油麻、和尚头、独花山牛蒡、华州漏芦、禹州漏芦

【基原】本品为菊科植物祁州漏芦 *Rhaponticum uniflorum* （L.）DC. 的干燥根。

【原植物】多年生草本，高 30～80cm。根圆柱形，直径 1～2cm，暗棕色，上部密被残存叶柄。茎直立，不分枝，单生或数个丛生，具条纹。基部叶大，具长柄，长椭圆形，长 10～15cm，宽 5～10cm，羽状深裂至浅裂，裂片长圆形，长 2～3cm，边缘具不规则的齿，两面被软毛；制备叶具短柄或无柄，较小。头状花序直径约 5cm；总苞宽钟形，基部凹；总苞片先端具干膜质附片，外层的短，卵形，中层的附片宽，掌状分裂，内层的披针形，先端急尖；花淡紫色，花冠筒细长筒状，长 2～3cm，上部稍扩展成圆筒状，檐部 5 裂片长约 7mm；雄蕊 5 个；花柱细长，伸出花冠外。果实倒圆锥形，长 5～6mm，先端平截，具 4 棱；冠毛刚毛状，具羽状短毛，长为花冠的一半。花期 5～6 月；果熟期 7～8 月（丁宝章和王遂义，1997）。

【药材性状】本品呈圆锥形或扁片块状，多扭曲，长短不一，直径 1～2.5cm。表面暗棕色、灰褐色或黑褐色，粗糙，具纵沟及菱形的网状裂隙。外层易剥落，根头部膨大，有残茎及鳞片状叶基，顶端有灰白色绒毛。体轻，质脆，易折断，断面不整齐，灰黄色，有裂隙，中心有的呈星状裂隙，灰黑色或棕黑色。气特异，味微苦（中华人民共和国药典委员会，2005）。

【种植来源】本地野生或栽培

【生长习性及基地自然条件】生于海拔 200～1500m 的山坡丘陵地、松林下或桦木林下，生于林缘、干燥山坡、草丛向阳处。

【种植方法】

一、立地条件

漏芦对土壤要求不十分严格，一般的土壤均适合生长，以沙质壤土为佳，低洼易涝、黏质土不宜种植. 应选取向阳坡地，或者沙质土壤土地。选好地后进行深翻 25～30cm，施入腐熟的农家肥 2.25～3kg/m²，撒匀、耙细，做成宽 1.2m，高 20～25cm 的床，耙平床面，留作业道 30cm（孙伟，2001）。

二、育苗

6 月下旬到野外收集成熟饱满的种子，采收后立即进行育苗。先将苗床浇透水，再将种子均匀地撒播于床面，每 4cm² 播 1 粒种子，覆土 1～1.5cm，搭遮阴棚或盖遮阴物 7～10d 出苗，随时拔去杂草，适当浇水，促进生长。

三、移栽

小苗出土后生长较快，10～20d 长两片真叶，即可进行移栽。结合除草、松土先将床面耙一下。选择傍晚或阴天进行穴栽，每穴 1 株，株距 12～15cm，行距 15cm，两行间相对交错栽植。浇足水，移栽成活率 95％以上，留少部分做补苗用。

四、田间管理

移栽定苗之后，除正常的除草、松土外，如果遇干旱还应及时浇水，当年不开花，第 2 年清明过后开始返青出苗。此时要在床面上撒一些过筛农家肥，以促进早期生长。在开花前再撒一些磷酸二氢钾，每亩 3～5kg，提高开花结实率；或采用叶面喷肥方法，浓度 0.25％，10d 1 次，喷 2 次。种子成熟后及时采收，防止因连雨天造成发芽，发毒或腐烂。

第 3 年是关键的一年，除重复上一年的管理工作外，选择粗壮植株留种，其余一律打去花顶，促进根系发达。8 月上旬再追磷、钾肥 1 次，提高其产量和药材质量。

五、病虫害防治

根腐病危害根部，主要是由高温多雨积水造成的，因此要注意排水。如果已经发生根腐病，可用 800 倍代森锌液浇灌防治。

虫害主要是蛴螬、蝼蛄中咬食根部，用 40％氧化乐果 1000～1200 倍液浇灌，或投放毒饵。

【采收加工】漏芦生长 3 年（实际是 2 年半）后可以采收。10 月中下旬待地上部分枯萎时，先将桔叶割下来，把根挖出，抖净或洗去泥土，除去残留叶柄，晒至 6～7 成干时，扎成 1kg 左右的小把，再晒干。或者趁鲜切成 2～3mm 的片，再晒干或烘干即可入药。

环境、安全要求：农药、化肥等的使用必须符合国家的相关规定，不得污染环境。

【化学成分】

1) 蜕皮甾酮类：蜕皮甾酮（ecdysterone）、漏芦甾酮（rhapontisterone）、土克甾酮（turkesterone）、β-谷甾醇（β-sitosteml）和豆甾醇（stigmasterol）以及脂溶性成分牛蒡子醛（arctinal）、牛蒡子醇-b（arctinol-b）、棕榈酸（palmitic acid）、硬脂酸乙酯（ethyl stearate）。

2) 有机酸类：对羟基苯甲酸（para-hydroxybenzoic acid）、原儿茶酸（protocate-chuic acid）、香草酸（vanillic acid）、咖啡酸（caffeic acid）、阿魏酸（ferulic acid）、氯原酸（chlorogenic acid）、新氯原酸（neochlorogenic acid）和异氯原酸（isochlorogenic acid）a，b，c，d。

3) 挥发油类：安息香醛（benzaldehyde）、软木烯（cycloheptene）、9-氧杂双环（6，1，0）壬烷-1，2，3-二甲基环己烷［9-oxabiclo（6，1，0）nonane-1，2，3-trimethylcy-clohexane］、双环（7，1，0）癸烷［bicyclo（7，1，0）decane］、1-十三烯-香附烯（1-tridecene cyperene）、α-cedecene、反式丁香烯（trans-caryophyllene）、α-香柑油烯-β-檀香萜烯（α-bergamotene-β-santalene）、γ-榄香烯（γ-elemene）、菖蒲二烯（acoradiene）、

1-十五烯（1-pentadecene）、金合欢醇-β-甜没药烯（farnesol-β-bisabolene）、caryopllene oxide、二丁基邻苯二甲酸盐（dibutylphalate）、棕榈酸（hexadecanoic acid）。

此外还含有蛋白质、脂类、纤维素、胡萝卜烯、维生素 C、氨基酸、无机元素、糖类、噻吩等（布日额等，2004）。

【鉴别】

1）本品横切面：表皮常已脱落，后生皮层为数层至 20 余层棕色细胞，壁稍厚，木化及木栓化。韧皮部较宽广，射线宽。形成层成环。木质部导管较多，大型导管群常与小型导管群相间排列；木射线常有径向裂隙，中央有时呈星状裂隙，其周围的细胞壁木栓化。薄壁组织中有分泌管分布，内含红棕色分泌物。

2）粉末棕色：网纹导管和具缘纹孔导管较多，直径约至 133μm。分泌管长条状，直径 24～68μm，内含红棕色分泌物。根头部非腺毛细胞甚长，木化，长 0.5～4mm，直径 20～30μm。后生皮层细胞类方形或长方形，壁稍厚，红棕色，木化及木栓化。

3）取本品粉末 1g，加甲醇 20ml，超声处理 20min，过滤，滤液蒸干，残渣加乙酸乙酯 1ml 使溶解，作为供试品溶液。另取漏芦对照药材 1g，同法制成对照药材溶液。照药典薄层色谱法（《中华人民共和国药典》2005 版附录 Ⅵ B）试验，吸取上述两种溶液各 5μl，分别点于同一硅胶 G 薄层板上，以环己烷-丁酮（4：1）为展开剂，展开，取出，晾干，置紫外光灯（365 nm）下检视。供试品色谱中，在与对照药材色谱相应的位置上，显相同的荧光斑点。

【主要参考文献】

布日额，东格尔道尔吉，其其格玛. 2004. 漏芦属植物化学成分及生物活性研究进展. 中国民族民间医药杂志，
　　70：291

丁宝章，王遂义. 1997. 河南植物志. 第三册. 郑州：河南科学技术出版社，705，706

孙伟. 2001. 漏芦栽培与管理. 技术与市场，9：28

中华人民共和国药典委员会. 2005. 中华人民共和国药典. 北京：化学工业出版社，257

糙　苏

Caosu

RADIX SEU HERBA PHLOMIDIS UMBROSAE

【概述】糙苏为伏牛山道地药材，始载于《中华本草》。产于伏牛山和太行山；生于海拔 1000m 以上的上坡林下或山谷阴湿处。唇形科糙苏属全世界约 100 种以上，我国有 41 种、15 变种、10 变型，分布于全国，伏牛山区有 4 种及 2 变种。根入药，有消肿、生肌、续筋、接骨之功效，并兼补肝肾、强腰膝和安胎之效。味辛，性平。

【商品名】糙苏

【别名】野山药、大叶糙苏、山苏子、续断、山芝麻、蜂窝草、白丹参、山芝麻、常山

【基原】为唇形科植物糙苏 *Phlomis umbrosa* Turcz 的根及全草。

【原植物】多年生草本，高达 30cm。根粗壮，木质，须根肉质，略呈纺锤形，茎直立，多分枝，被白色长硬毛或有时上部被星状短柔毛。叶近圆形，宽卵形或卵状长圆形，长 4～14cm，宽 3.5～12cm，花序基部叶长 1～3cm，宽 1～2.8cm，先端急尖或短渐尖，基部心形，稀圆形或楔形，缘具不整齐的具尖刺的锯齿、齿状牙齿或圆齿，表面散生短伏糙毛或分枝毛，或有时近无毛，背面被较密的分枝毛和星状毛；叶柄长 3～11.5cm，最上部长仅 5mm，具糙毛。轮伞花序具 4～8 花，1～3 轮着生于主侧枝端，形成假圆锥花序；苞片线状披针形至钻形，较花萼短，被长硬毛或星状柔毛，稀近无毛；花萼管状，长 7～10mm，外被星状微柔毛，有时脉上散生硬毛，花萼裂片先端尖刺状，齿间具 2 个不明显小齿，被丛毛；花冠长 1.5cm，白色，粉红色或浅紫色，上唇盔状，外面密被长硬毛，缘具不整齐的穗状小齿，下唇 3 裂，中裂较大，缘具穗状小齿；雄蕊 4 个，内藏，花丝有微柔毛，前对花丝下部在花冠筒上有突起的附属物。小坚果黑褐色，柱状长圆形，无毛，具 3 棱。花期 7～8 月；果熟期 9～10 月（丁宝章和王遂义，1997）。

【药材性状】块根呈椭圆形、长椭圆形或偏圆形，长 0.8～3cm，直径 0.5～1.5cm，少数可达 4cm；表面棕色或棕褐色，有粗纵皱，有的一端残留茎基，另端为连接两块根间的细根，有的两侧端均有细根，细根直径约 2mm。质硬，不易折断，断面黄色或黄白色。气微，味淡。

【种质来源】本地野生或栽培

【生长习性及基地自然条件】生于海拔 200～4200m 的疏林下，林缘，草丛，路旁草坡上。在山区的很多地方都有分布，生长环境要求不高，沟壑，山地，沙地，河流两岸都可以作为种植糙苏的理想场所。

【种植方法】人工栽种糙苏的方法仅有一些尝试，初步栽种实验的结果表明，采用在秋季采集种子并干燥保藏，到春季下雨前再将种子散播在山坡空地上的方法是可行的，糙苏喜阴，多生长于疏林下的阴坡或干草坡，综合开发利用这一天然植物资源有很好的经济效益。

繁殖培育：种子繁殖容易，扦插分根也可，凡有肥大根茎的用根部繁殖。

【采收加工】春、秋采挖，去净泥土，晒干。

环境、安全要求：农药、化肥等的使用必须符合国家的相关规定，不得污染环境。

【化学成分】糙苏中的生物活性成分主要有黄酮，环烯醚萜苷，二萜和三萜及苯丙素苷等化合物。从糙苏全草的脂溶性部分分离出了 16 种化合物（刘世旺等，1999），分别为：1-O-β-D-葡萄糖-2-O-顺-二十碳烯-9-酸-甘油酯、甘油酸甘油三酯、齐墩果酸、马斯里酸、熊果酸、2α-羟基-熊果酸、3α-羟基-熊果酸、β-谷甾醇葡萄糖苷、2,6-二聚果糖、D-果糖、D-吡喃葡萄糖、豆甾醇、β-谷甾醇、油酸、亚油酸、月桂酸（付宏征等，1999）。从糙苏地上全草中分得 9 种化合物（赵静等，1999），分别是 β-谷甾醇、熊果酸、黄花香茶菜素 A（sculponeatin A）、黄花香茶菜素 C（sculponeatin C）、2α-羟基熊果酸（2α-hydroxyursolic acid）、委陵菜酸（tormentic acid）、ent-7α,16β,17-三羟基贝壳杉烷（ent-7α, 16β, 17-trihydroxykaurane）、β-谷甾醇葡萄糖苷（β-sitosteryl-gluco-side）和葡萄糖（glucose）等化合物。从糙苏的根茎中用 95％的乙醇浸提再经硅胶柱色谱分离纯化，分得 3 种化合物，分别为糙苏苷（umbroside）、4-羟甲基-2-糠醛（4-hydroxymethyl-2-furfuraldehyde）和黄花香茶菜素 A（sculponeatin A）。从中药糙苏的块根中分离并鉴定了 8 种亲水性的物质（杨永利等，2004），其中包括 5 个环烯醚萜苷：山栀苷甲酯、8-乙酰基山栀苷甲酯、芝麻糖苷 sesamoside、phloyoside Ⅰ、phloyoside Ⅱ、一个苯丙素苷 Forsythoside B 及 β-胡萝卜苷和 D-葡萄糖。糙苏块根中主要物质结构见图 25。

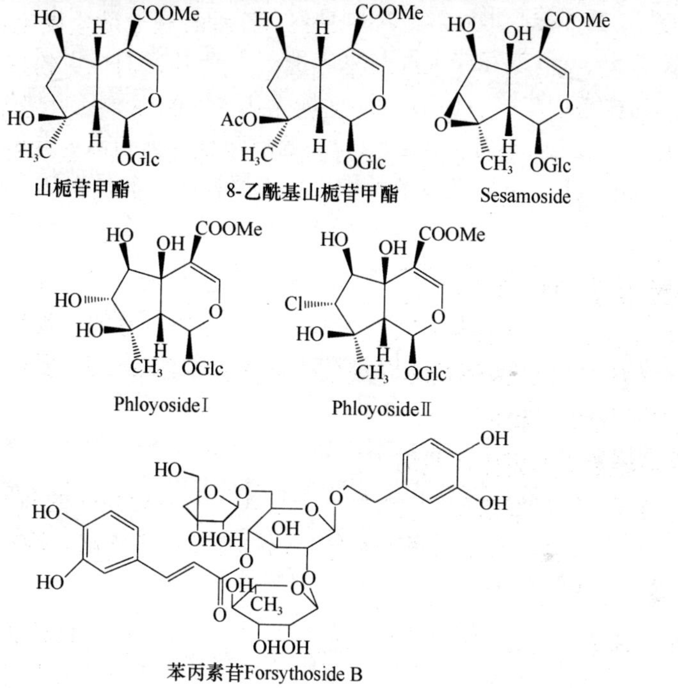

图 25　糙苏中部分成分结构式

【理化鉴别】

1）取本品粉末 5g，加甲醇 35ml，置水浴上回流 15min，过滤。取滤液 2ml，置水浴上蒸干，残渣加水 2ml 使溶解，滴加 10％α-萘酚的乙醇溶液 2 滴，振摇，沿管壁缓缓加入硫酸 0.5ml，两液接界处显紫红色环。（检查糖类）

2）取上述 1）项的甲醇提取液 1ml，加饱和硼酸的丙酮溶液与 10％枸橼酸的丙酮溶液各 0.5ml，置水浴上蒸干，残渣置紫外光灯下检视，显黄绿色荧光。

【附注】

1. 变种

宽苞糙苏 Phlomis umbrosa var. latibracteata Sun ex C. H. Hu 与正种的区别：苞片线状长圆形或倒卵状长圆形，短于花萼，长 5～7mm，宽 1.8～2.5mm，先端具硬尖。产于伏牛山灵宝、卢氏及信阳鸡公山；生于山坡林下，山谷草地。分布于陕西。

南方糙苏 *Phlomis umbrosa* var. *australis* Hemsl. 与正种区别：须根不呈纺锤状。叶薄，具长柄，具圆齿状锯齿，顶端的齿有时长许多。苞片草质，线状披针形，稍比萼短。产于伏牛山或大别山南部；生于海拔 1000m 以上的山坡灌丛、草地及沟边。全草入药，民间治感冒咳嗽、肠胃炎、肺炎；根治肺结核咳嗽。

2. 大花糙苏 *Phlomis megalantha* Diels

产于伏牛山栾川鸡脚尖；生于海拔 2000m 以上的林下阴湿处。分布于山西、陕西、湖北、四川等省区。多年生草本，高 15～50cm。根木质，由主根生出多数木质坚硬的须根。茎直立，疏被倒向硬毛。叶卵圆形或卵状长圆形，长 3.5～10.5cm，宽 2.5～8cm，先端钝尖，基部深心形，缘具深圆锯齿，表面散生伏贴硬毛，背面脉上被具节长硬毛；叶柄长 1.5～9cm 或花序下部叶近无柄，被具节硬毛。轮伞花序多花，1 或 2 轮着生于茎顶；苞片线状钻形，长 1.5cm，被具节硬毛；花萼管状钟形，长 18～22mm，外面沿脉疏被具节硬毛，裂片 5 个，微凹，裂片间具 5 条刺尖，被柔毛；花冠黄色至白色，长 35～45mm，上、下唇被具节长硬毛，上唇盔状，缘具穗状小齿，内面边缘具长硬毛，下唇 3 裂，先端具芒尖，中裂片较大，缘具穗状小齿，2 侧裂片全缘，较小；雄蕊 4 个，2 强，包于上唇中，前对雄蕊花丝下部微有突起，毛环不明显；花柱无毛。小坚果褐色，长圆状楔形，无毛。花期 6～8 月；果熟期 9～10 月。

3. 串铃草 *Phlomis mongolica* Turcz

产于伏牛山北部陕县、灵宝、洛宁、栾川及太行山济源、辉县、林州等；生于海拔 600～2000m 的山坡草地。多年生草本，高 40～70cm。根木质，粗厚，须根常作块根状增粗。茎不分枝或少分枝，被具节疏柔毛或平展具节刚毛，节上较密。基生叶卵状三角形至三角状披针形，长 4～13.5cm，宽 2.7～7cm，先端钝，基部心形，边缘为圆齿状，表面均被中枝特长星状刚毛及单毛，背面被疏或较密星状柔毛或被丛生刚毛，稀被单毛，叶柄长 7～13.5cm；茎生叶同形，较小，具短柄。轮伞花序多花，彼此分离；苞片线状钻形，长约 12mm，与萼等长，先端刺状；花萼管状，长约 1.4mm，外面脉上被具节刚毛，齿 5 个，顶端有刺尖头；花冠紫色，长约 2.2cm，上唇边缘流苏状，下唇中裂片圆倒卵形，顶端微凹；后对花丝基部在毛环上有反折距状附属器。小坚果顶端被毛。花期 5～9 月；果熟期 7～10 月。

4. 柴续断 *Phlomis szechuanensis* C. Y. Wu

产于伏牛山南部的西峡、淅川；生于海拔 700～1300m 的山坡或山谷林下。多年生草本，高达 1.5m。茎直立，四棱形，多分枝，被污黄色星状柔毛。叶宽卵形、椭圆形至卵状披针形，下部叶较大，向上渐小，长 3～10cm，宽 1.5～7cm，先端渐尖，基部截状宽楔形，缘有锯齿，表面暗绿色，两面均被较密的星状毛和分枝毛；叶柄长 5～30mm，密被星状毛。轮伞花序多花，半球形，由 1～3 轮生于主茎或侧枝上，形成假圆锥花序；苞片线形至钻形，3 裂，被星状柔毛；花萼管状，长 10～12mm，外面被星状分枝柔毛，具 10 脉，裂片 5 个，先端刺芒状；花冠白色，长 2cm，上唇盔状，缘具穗状细齿，内面被髯毛，下唇 3 裂，仅缘具绢状柔毛，中裂片较大，2 侧裂片较小，全缘，先端均有芒尖；雄蕊 4 个，内藏，花丝被柔毛，前对雄蕊花丝下部有突起的附属物；花柱无毛，柱头 2 裂相等。小坚果褐色，柱形，有 3 棱，无毛，先端有 3 个突起。花期 8～9 月；果熟期 9～10 月。

【主要参考文献】

丁宝章，王遂义. 1997. 河南植物志. 第三册. 郑州：河南科学技术出版社，356

付宏征，刘世旺，林文翰. 1999. 糙苏的化学成分. 药学学报，54（4）：297

刘世旺，付宏征，林文翰. 1999. 糙苏的化学成分研究. 中草药，30（3）：161

杨永利，郭守军，孙坤等. 2004. 中药糙苏亲水性化学成分的研究. 兰州大学学报，40（2）：6

赵静，杨秀伟，付宏征等. 1999. 糙苏的化学成分研究. 中草药，30（2）：90